インド医学

The Indian Medicine

चरकसंहिता
チャラカ本集

Caraka's Compendium

改訂版

総 論 篇
सूत्रस्थानम्

一般社団法人
日本アーユルヴェーダ学会
Āyurveda Society in Japan
訳

せせらぎ出版

改訂出版によせて

一般社団法人 日本アーユルヴェーダ学会理事長　北西　剛

インドアーユルヴェーダ医学は中国を経て、日本にもその一部が伝わり、古代のギリシャ、中世のアラビアを経て西進し、西洋の医学にもとりこまれている。したがって、西洋の医学にも使用されている種々の薬物がインド起源であり、ススルタ・サムヒターに影響を受けているというのが定説である。

このたび改訂出版される『チャラカ本集 改訂版・総論篇』は2ヵ国語(サンスクリット原文のローマ字表記、日本語)に対訳された労作である。この『チャラカ本集』はアーユルヴェーダの3大古典のうち最古のものであり、哲学的にも、倫理的にも優れた内容に溢れ、現代にも生き続けている貴重な世界の財産といってもよい。

さて、日本におけるアーユルヴェーダ医学の歴史を遡って今般改訂出版される『チャラカ本集 改訂版・総論篇』が長い歴史と学会関係者の努力の賜物であることを思い出していただきたい。

日本においてはじめてインド医学が研究誌に登場するのが1921年(大正10年)泉芳環の「印度の医方及び薬物 －ヘルンの図書の解説として－」、続いて1923年(大正12年)同氏の「印度の古典に顕われたる医方及び薬物について」、根淵竹孫の「仏典より見たる古代印度の医学思想」があり、宇井伯寿によって「チャラカ本集に於ける論理説」の論文が印度学仏教学研究2巻に登場する。

昭和に入って、大地原誠玄が訳した「国訳古代印度医典チャラカ本集」と「シュスルタ医学」が発表され、1941年(昭和16年)にサンスクリット語からの大地原誠玄訳の『ススルタ本集』が出版された。

戦後になって印度医学が論文として登場するのが1961年(昭和36年)の善波周による「インド医学における科学と論理」になる。続いてインド伝統医学研究が始められたのは1967年(昭和42年)前本学会理事長である幡井勉(東邦大学医学部教授)、丸山昌郎(日本民族医学研究所)らによりインド伝承医学研究会が設立され、1968年(昭和43年)にインド伝承医学研究調査視察団が丸山博(大阪大学医学部教授)、幡井勉、石原明等の9名が訪印しアーユルヴェーダ大学や研究所を歴訪した。その一年後の1969年(昭和44年)丸山博教授の大阪大学にてアーユルヴェーダセミナーが初めて開講され、1970年(昭和45年)丸山博らの呼びかけでアーユルヴェーダ研究準備会が発足し、アーユルヴェーダ研究会が有志約50名により設立されたのに始まる(会長：丸山博)。

当時すでに日本の西欧医学偏重への反省をこめてアーユルヴェーダ医学が生命と健康の科学として、食を中心に、実用的な学問として理解されはじめていた。時を同じくして日本医史学会の『ススルタ大医典』出版委員会が中心となり、千葉大学伊東弥恵治教授と鈴木正夫教授により完成した『ススルタ大医典』I～III巻の刊行もアーユルヴェーダ医学の歴史に残る偉業であろう。

1975年(昭和50年)第1回日本アーユルヴェーダ研究会総会が大阪(会長：丸山博)において開催され、研究会設立の目的もインド伝統医学アーユルヴェーダとその関連分野を研究し、健康と医療の理想的なあり方、「いのち」の認識の深化とその普及につとめるということが掲げられた。

1987年(昭和62年)には日本アーユルヴェーダ研究会にヨーガ療法の研究者等も参画するようになり、学術発表の範囲も大きく変遷し始めた。1989年(平成元年)にはNHKテレビにて「中国・インド伝承医学」が詳細に放映され、国民の間に大きく浸透した。1998年(平成10年)第20回日本アーユルヴェーダ研究会総会(福井市　会長：山崎正)において、日本アーユルヴェーダ学会(The Society of Ayurveda in Japan)と名称を研究会から学会に改めた。

2008年(平成20年)記念すべき第30回日本アーユルヴェーダ学会総会が宝塚市において、本邦初のインド国家認定アーユルヴェーダ医師である稲村晃江(イナムラ・ヒロエ・シャルマ)会長により開催され、同時に会長の献身的な努力により日本アーユルヴェーダ研究会誌全37巻より優れた論文を抜粋した論文集(第30回学会総会記念号)が発刊された。この記念号は過去の日本におけるアーユルヴェーダ研究が収められた総ページ数464頁にも及ぶ集大成である。

このような歴史の中で、日本アーユルヴェーダ学会関係者らの大変な努力によって『チャラカ本集　総論篇』の訳出が約10年をかけてすすめられ、2003年から2008年にかけて「アーユルヴェーダ研究 別冊」として4回に分けて刊行された。そして2011年にこの4分冊にさらに精査を加え、索引を付し、単行本として初版が出版された後、今般、改訂出版のはこびとなったものである。

改訂版となる本書は、第一段にサンスクリット原文のローマ字を載せ、第二段には日本語訳を載せた大作である。多くの時間と会員の努力によって初めて成し得た労作であり、その完成に日本アーユルヴェーダ学会会員を代表して拍手をお贈りしたい。

目次内容を見てみると、薬剤に始まり、健康法、治療の基本事項、治療の準備、疾患の種類、栄養と治療方針、飲食物に区分され、それぞれが基本事項の四章群として分けられ詳しく丁寧に解説されている。結びとして2章があり、生気(生命)が宿る領域と心臓につながる脈管群が述べられている。

私にとって、大変に興味を引くのは、健康法に関する第5章から7章の食に関する内容であり、準備に関する第13章と14章の油剤法と発汗法、汗は生体内に取り込まれた毒物を排泄するためにも大変な役割を担っていることが最近明らかにされ、特に皮脂腺からの汗が有害金属として知られている水銀、鉛、カドミューム、砒素などの排泄に役立っている。いろんな発汗法について述べられているが、どの方法が一番皮脂腺からの汗排泄に有効か検証できないものかと願っている。ここでは適切な浄化法をどのように選択するのかが解説されている。さらに第16章の治療に優れた医者はどのような医者を指すかなどは現在にも通じることであり日頃の診療に活かしたい内容である。

本チャラカ本集では多くの植物が登場するがその表記法にはサンスクリット名のカタカナ表記なども併記されている。

多くの困難を乗り越えて『チャラカ本集 改訂版・総論篇』は完成したのであり、今日アーユルヴェーダ医学を学ぶ私達にとっても、またこれからアーユルヴェーダ医学を学ぶ人にとっても、その本流に触れるために、本書が寄与するところ多大であることを信じている。

ここに、長年にわたり翻訳等の作業にご尽力いただいた学会関係者の氏名を次に記して、心からなる謝意を表しお礼申し上げたい。

翻訳協力者(敬称略、順不同)

稲村晃江(イナムラ・ヒロエ・シャルマ)、U.K.クリシュナ、中村知見、潮田妙子、仙田伊津美、高峰靖子、土江正司、牧野博子、渡辺京子、 青山圭秀、上馬場和夫、松岡恭子、中川和也、長澤宏、木村慧心、佐藤真紀子、 野坂見智代、竹内裕司、(故)H.S.シャルマ、(故)山内宥厳、(故)難波恒雄

2024年6月

(きたにし耳鼻咽喉科院長　北西 剛)

インド医学

チャラカ本集 改訂版・総論篇

＊

目　次

出版によせて …… 北西　剛　i

भेषजचतुष्कः

I　薬剤に関する四章群

第1章　「長寿を…」の章

アーユルヴェーダの成立 …… 003

[3-5] バラドヴァージャ、アーユルヴェーダを学ぶためインドラ神の館へ赴く　003
[6-7] 聖仙たち、会議を開く　004
[8-14] 集結した聖仙たちの名前　004
[15-19] 討論　005
[20-22] バラドヴァージャ、インドラ神の面前で教えを請う　006
[23-26] インドラ神、バラドヴァージャにアーユルヴェーダを伝授する　006
[27-29] アーユルヴェーダ、地上へ伝授される　007
[30-31] アートレーヤ（プナルヴァス）の６人の弟子　007
[32-33] アグニヴェーシャ、最初に教本を著わす　007
[34-40] ６人の弟子の教本、大聖仙を喜ばせる　008

生命とアーユルヴェーダについて …… 009

[41] アーユルヴェーダの定義　009
[42] 生命［アーユス］の定義と別名　009
[43] アーユルヴェーダは神聖な学問　009

世界を構成する６つの原理 …… 010

[44-45] 類似の原則［サーマーニャ］と相違の原則［ヴィシェーシャ］　010
[46-47] アーユルヴェーダの主題　010
[48] ９種の物質（世界の成因）：生物と無生物　010
[49] 属性［グナ］と作用［カルマ］　011
[50] 分離不可能な結合［サマヴァーヤ］の定義　011
[51] 物質［ドラヴィヤ］の定義　011
[51] 属性［グナ］の定義　012
[52] 作用［カルマ］の定義　012

病気と健康……012

［53］アーユルヴェーダの目的　012
［54］病気の３種の原因　012
［55］病気発生の２つの場と健康の原因　013
［56］我［アートマン］の定義　013

身体的ドーシャと精神的ドーシャ……013

［57］３種の身体的ドーシャと２種の精神的ドーシャ　013
［58］ドーシャの鎮静法　014
［59-61］ヴァータ、ピッタ、カパの属性と鎮静法　014
［62-63］治療可能な病気と不治の病の対処法　014

味［ラサ］の定義と組成……015

［64］味［ラサ］の定義と五大元素［マハーブータ］　015
［65］味［ラサ］の種類　015
［66］ドーシャを増減させる味　015

物質の分類……016

［67］効能による薬物の分類　016
［68］起源による薬物の分類　016
［68-69］動物起源の薬物　016
［70］土壌起源の薬物　016
［71-73］植物起源の薬物：植物の４分類と使用部分　017

主な薬物……017

［74-76］要約　017
［77-79］16種の根が有用な薬用植物の名称と作用　018
［80-85］19種の果実が有用な薬用植物の名称と作用　019
［86-87］４種の主要な油脂の名称と作用　019
［88-91］５種の塩の名称と作用　020
［92-104］８種の尿の名称と作用　021
［105-113］８種の乳の名称と作用　022

浄化療法に有効な樹木……024

［114-115］乳液を使用する３種の樹木とその作用　024
［116-118］樹皮を使用する３種の樹木とその作用　024
［119］まとめ　024
［120-123］薬物の知識と正しい使用の重要性　025
［124-125］薬物の知識がないことによる害悪　025
［126-132］にせ医者を排斥せよ　025
［133］医者を志願する者がすべきこと　026
［134-135］最良の薬物と最高の医者　026
［136-140］第１章のまとめ　027

第2章　「アパーマールガの種子…」の章
（パンチャカルマ用植物と28種の薬用粥）

5種の浄化療法［パンチャカルマ］に用いる薬用植物 ……029

［3-6］経鼻頭部浄化法［シローヴィレーチャナ］に用いる薬用植物　029
［7-8］催吐法［ヴァマナ］に用いる薬用植物　030
［9-10］催下法［ヴィレーチャナ］に用いる薬用植物　030
［11-13］煎剤経腸法［アースターパナ］に用いる薬用植物　031
［14］油剤経腸法［アヌヴァーサナ］に用いる薬用植物　031
［15］５種の浄化療法［パンチャカルマ］の前処置　032
［16］実践は理論より優る　032

28種の薬用粥［17-33］……032

［34-35］第２章のまとめ　036
［36］医療に適している医者　036

第3章　「アーラグヴァダ…」の章（32種の泥膏）

32種の泥膏 ……037

［3-17］皮膚病を治す15種の泥膏　037
［18-20］ヴァータ性疾患を治す５種の泥膏　040
［21-22］痛風を治す３種の泥膏　041
［23-24］頭痛を治す２種の泥膏　042
［25］側胸痛を治す泥膏　042
［26-27］熱感を除去する２種の泥膏　043
［28］悪感を除去する泥膏　043
［28］毒を除去する泥膏　043
［29(1)］皮膚病と多汗症を治す泥膏　044
［29］身体の悪臭を除去する泥膏　044
［30］第３章のまとめ　044

第4章　「600種類の浄化剤…」の章（50種の煎剤群）

600種類の浄化剤など ……045

［3］本章の要約　045
［4］600種類の浄化剤　045
［5］６種類の浄化成分含有部位　046
［6］５種類の煎剤薬効源　046
［7］５種類の煎剤製剤法とその効き目の強さの順序　046
［8］50種類の煎剤群（薬効による分類）　047

[9] 第１群：（１番）延命薬10種　049
（２番）滋養薬10種　049
（３番）やせ薬10種　049
（４番）通じ薬10種　050
（５番）癒合促進薬10種　050
（６番）消化力増進薬10種　050
[10] 第２群：（７番）体力増進薬10種　051
（８番）色つや向上薬10種　051
（９番）のどによい薬10種　051
（10番）強壮薬10種　051
[11] 第３群：（11番）満腹感除去薬10種　052
（12番）痔疾薬10種　052
（13番）皮膚病薬10種　052
（14番）止痒薬10種　053
（15番）駆虫薬10種　053
（16番）解毒薬10種　053
[12] 第４群：（17番）催乳薬10種　054
（18番）母乳浄化薬10種　054
（19番）精液形成促進薬10種　054
（20番）精液浄化薬10種　055
[13] 第５群：（21番）油剤補助薬10種　055
（22番）発汗補助薬10種　055
（23番）催吐補助薬10種　056
（24番）催下補助薬10種　056
（25番）煎剤経腸法補助薬10種　056
（26番）油剤性経腸法補助薬10種　057
（27番）経鼻頭部浄化補助薬10種　057
[14] 第６群：（28番）制吐薬10種　057
（29番）口渇抑止薬10種　058
（30番）しゃっくり抑止薬10種　058
[15] 第７群：（31番）秘結薬10種　058
（32番）便色回復薬10種　059
（33番）抗利尿薬10種　059
（34番）尿色回復薬10種　059
（35番）利尿薬10種　059
[16] 第８群：（36番）鎮咳薬10種　060
（37番）呼吸困難除去薬10種　060
（38番）消炎薬10種　060
（39番）解熱薬10種　061
（40番）疲労回復薬10種　061
[17] 第９群：（41番）灼熱感鎮静薬10種　061
（42番）引熱薬10種　062
（43番）蕁麻疹鎮静薬10種　062
（44番）四肢筋肉痛鎮静薬10種　062

(45番)疝痛鎮静薬10種　063
〔18〕第10群：(46番)止血薬10種　063
(47番)鎮静薬10種　063
(48番)蘇生薬10種　064
(49番)妊娠促進薬10種　064
(50番)老化遅延薬10種　064

追記……065

〔20〕薬剤の列挙数を500にした理由　065
〔21-22〕煎剤の数が500を満たしていない理由　065
〔23-28〕第４章のまとめ　066
〔29〕最高の名医(大医王［ビシャグヴァラ］)　066

स्वस्थचतुष्कः

Ⅱ 健康法に関する四章群

第５章 「適量を食べる…」の章(毎日の健康法)

〔3-4〕食事の適量とその尺度　071

重性の食品と軽性の食品……071

〔5〕軽性の食品と重性の食品の食事量　071
〔6〕重性の食品と軽性の食品の適量　072
〔7〕重性および軽性の食品の摂取量　072
〔8-9〕適量の食事の効果　073
〔10-12〕控えるべき食品と常食すべき食品　073
〔13〕病気予防の重要性　073

毎日の健康法［ディナ・チャリヤー］……074

〔15-19〕眼軟膏塗布　074
〔20-55〕薬用喫煙　075
(１)常用［プラーヨーギカ］の棒状薬用喫煙剤に用いる生薬　075
(２)棒状薬用喫煙剤［ドゥーマ・ヴァルティ］の作り方　075
(３)油性の棒状薬用喫煙剤に用いる生薬　076
(４)頭部浄化用の棒状薬用喫煙剤に用いる生薬　076
(５)薬用喫煙の効果　076
(６)薬用喫煙の適時と適切な薬用喫煙　077
(７)薬用喫煙の副作用とその治療　077
(８)薬用喫煙の禁忌　078
(９)薬用喫煙の方法　079

(10)煙管の大きさ　079
(11)適切な薬用喫煙と不適切な薬用喫煙の徴候　079
[56-70] 経鼻法(鼻腔への油剤滴下)　080
(1)アヌタイラを使用する季節とアヌタイラ使用の効果　080
(2)アヌタイラの製法　081
(3)アヌタイラの使用法　082
[71-72] 歯磨きの方法とその効果　082
[73] 歯を浄化するのに適した樹木　082
[74-75] 舌磨きとその効果　083
[76-77] 生薬を口に含む効果(口中清涼剤)　083
[78-80] 口いっぱいに油を含む(油剤によるうがい)　083
[81-83] 頭の塗油の効果　084
[84] 外耳道への油剤の注入[カルナ・タルパナ]の効果　084
[85-89] オイルマッサージ[アビヤンガ]の効果　084
[90-92] 足のオイルマッサージ[パーダ・アビヤンガ]の効果　085
[93] 身体の清拭の効果　085
[94] 入浴の効果　086
[95] 清潔な衣服を着る効果　086
[96] 香料、花飾りを身につける効果　086
[97] 宝飾品を身につける効果　086
[98] 足などの洗浄の効果　086
[99] 散髪、爪切りなどの効果　087
[100] 履物着用の効果　087
[101-102] 日傘、杖などを使用する効果　087

追記……087

[103] 健康管理の重要性　087
[104] 学問と仕事の両立　088
[105-111] 第５章のまとめ　088

第6章　「人が食べた…」の章(季節の健康法)

[3] 季節との順応[リトゥ・サートミヤ]　091
[4] 季節と１年の区分　091
[5] 放出期と吸収期の特徴　092
[6] 吸収期に人間の体力が低下する理由　092
[7] 放出期に人間の体力が増進する理由　093
[8] 吸収期・放出期の体力の増減の順序　093

季節の健康法[リトゥ・チャリヤー]……093

[9-16] 初冬の健康法　093
[17-21] 厳冬の健康法　095
[22-26] 春の健康法　095
[27-32] 夏の健康法　096

〔33-40〕雨季の健康法　097
〔41-48〕秋の健康法　098

順応〔サートミヤ〕……099

〔49〕オーカ・サートミヤの定義　099
〔50〕環境への順応、疾病への順応　099
〔51〕第６章のまとめ　099

第7章　「生理的衝動を抑えてはいけない…」の章

生理的衝動……101

〔3-5〕13の生理的衝動　101
〔6-7〕排尿を抑えることによる症状とその治療　102
〔8-9〕排便を抑えることによる症状とその治療　102
〔10-11〕精液の停滞による症状とその治療　102
〔12-13〕放屁を抑えることによる症状とその治療　103
〔14-15〕嘔吐を抑えることによる症状とその治療　103
〔16-17〕くしゃみを抑えることによる症状とその治療　103
〔18〕げっぷを抑えることによる症状とその治療　104
〔19〕あくびを抑えることによる症状とその治療　104
〔20〕空腹を抑えることによる症状とその治療　104
〔21〕口渇を抑えることによる症状とその治療　104
〔22〕涙を抑えることによる症状とその治療　105
〔23〕睡眠を抑えることによる症状とその治療　105
〔24-25〕激しい運動後の息切れを抑えることによる症状とその治療　105
〔26-29〕抑えるべき衝動　105
〔30〕無分別などの衝動を抑制する効果　106

運動……106

〔31-33〕運動の定義とその効果、やり過ぎた時の症状　106
〔34〕過剰に実行するとよくない習慣　107
〔35〕過剰な実行による症状　107
〔35〕運動をしてはいけない人　107

悪習の断ち方……108

〔36-37〕悪習を断つための段階的方法　108
〔38〕悪習を断つための段階的方法の効果　108

体質〔デーハ・プラクリティ〕……108

〔39-40〕体質〔デーハ・プラクリティ〕の定義　108
〔41〕健康な人はすべての味を均等に用いるのがよい　109

老廃物の増減 ……109

［42］老廃物の通路　109
［43］老廃物の増減　109
［44］老廃物の増減の治療　109
［45］健康法を実践する理由　110

内因性疾患と外因性疾患 ……110

［46-50］内因性疾患の予防法　110
［51-52］外因性疾患の原因、知的過失　111
［53-54］外因性疾患の予防法　111
［55］病気の予防と治療に必要な要因　111
［56-57］避けるべき人　112
［58-59］交際すべき人　112
［60］有益なことを実践するために最善の努力を　112
［61］発酵乳［ダディ］の摂取法　112
［62］発酵乳［ダディ］の摂取法に反したときの症状　113
［63-66］第７章のまとめ　113

第8章　感覚機能序説の章

［3］感覚機能の要点　115

精神［マナス］ ……115

［4］精神［マナス］の定義　115
［5］一人に一つの精神　116
［6］気質の決め方　116
［7］知覚には精神と感覚の連携が必要　116

感覚機能［インドリヤ］：５つの五個一組 ……117

［8］５つの感覚機能　117
［9］５つの感覚機能に関連する物質　117
［10］５つの感覚器官　117
［11］５つの感覚対象　117
［12］５つの感覚認識　117

マナスとインドリヤの相関性 ……118

［13］我に付随する要素と性質　118
［14］感覚機能と優勢な元素　118
［15］感覚機能の変動は精神の変動を伴う　118
［16］精神の対象　119

善行［サドヴリッタ］ ……119

［17］感覚機能と精神を健全に　119

〔18〕善行：しなくてはいけないこと　120
〔19-27〕悪事：してはいけないこと　121
〔28-29〕神の祝福を受ける方法　126
〔30-33〕第８章のまとめ　127
〔34〕その他の善行　127

निर्देशचतुष्कः

Ⅲ　基本事項の訓示に関する四章群

第9章　治療の四本柱の概略の章

治療の四本柱と健康、病気、治療の定義 ……131

〔3〕治療の四本柱　131
〔4〕健康と病気の定義　131
〔5〕治療の定義　132

治療の四本柱に必要な四条件 ……132

〔6〕医者の資質と条件　132
〔7〕治療薬の条件　132
〔8〕看護人の資質と条件　132
〔9〕患者の資質と条件　133

医者について ……133

〔10-14〕四本柱のうち医者が最重要である理由　133
〔15-17〕無知な医者の害悪　134
〔18〕生命の救済者たる医者の定義　134
〔19〕名医の定義　134
〔20-25〕医者の義務　135
〔26〕医の倫理の四条件　136
〔27-28〕第９章のまとめ　136

第10章　治療の四本柱の詳細の章

治療の役割に関する討論 ……137

〔3〕アートレーヤの主張　137
〔4〕マイトレーヤの反論　137
〔5(1-4)〕アートレーヤの結論　138
〔5〕熟練者は調査する　139
〔6〕治療の原則　139

〔7-8〕治療で名声を得る方法　140

予後……140

〔9-10〕治る病気と治らない病気の分類　140
〔11-13〕治りやすい病気の定義　141
〔14-16〕治りにくい病気の定義　141
〔17-18〕緩和可能な病気の定義　142
〔19-20〕治療放棄すべき病気の定義　142
〔21-22〕鑑別の重要性　142
〔23-24〕第10章のまとめ　143

第11章　3つの探求〈念願〉の章

3つの探求……145

〔3〕3つの探求とは　145
〔4〕1番目は生命の探求　145
〔5〕2番目は富の探求　146
〔6〕3番目は来世の探求　146

我〔アートマン〕と来世の存在に関する議論……147

〔7-13〕我〔アートマン〕と来世の存在の証明　147
〔14-16〕無神論を排斥する理由　149

4つの検討法と再生説……149

〔17〕4つの検討法　149
〔18-19〕信頼すべき大家の定義　149
〔20〕直接観察の定義　150
〔21-22〕推論の定義　150
〔23-25〕ユクティの実例と定義　150
〔26〕正当な論議による結論　151
〔27-29〕再生を肯定する聖典　151
〔30〕直接観察による再生説の証明　152
〔31〕推論による再生説の証明　153
〔32〕ユクティによる再生説の証明　153
〔33〕正しい行い(義務)　153

7つの三つ組……154

〔34〕7つの三つ組とは　154
〔35〕生命を維持する3本の支柱　154
〔36〕3種類の体力　154
〔37(1)〕3種類の病因　155
〔37〕感覚機能の対象との不健康な接触　155
〔38〕触覚機能の遍在性　156

[39-41] 行為に関する過剰接触、無接触、過誤接触　157
[42] 季節の過剰、季節の不足、季節の異変　157
[43] 病気の原因の要約　158
[44] あらゆる物事の快調・不調の原因　158
[45] ３種類の病気(内因性・外因性・心因性)　158
[46] 心因性疾患の予防法　159
[48] ３種類の病路(外病路・中間病路・内病路)　159
[49(1)] 末端系の疾患　160
[49(2)] 中間病路の疾患　160
[49] 腹部の疾患　161
[50-53] ３種類の医者　161
[54-55] ３種類の療法　161
[56-63] 賢い者と愚かな者　162
[64-65] 第11章のまとめ　163

第12章　「ヴァータの長所と短所…」の章

[3] 大聖仙たちのヴァータに関する質問　165

ヴァータの増悪・鎮静とその作用機序……166

[4] ヴァータの６つの属性　166
[5] ヴァータの増悪　166
[6] ヴァータの鎮静　166
[7] 増悪・鎮静の作用機序　167

身体内と自然界のヴァータ……167

[8(1)] 身体内ヴァータの正常時の作用　167
[8(2)] 身体内ヴァータの増悪時の作用　168
[8(3)] 自然界ヴァータの正常時の作用　168
[8(4)] 自然界ヴァータの増悪時の作用　169
[8] ヴァーユ神への賛辞　169

質疑応答……170

[9-10] マリーチの質問とヴァーリヨーヴィダの返答　170
[11] ピッタの作用　170
[12] カパの作用　171
[13-15] アートレーヤの結論　171
[16-17] 第12章のまとめ　172

कल्पनाचतुष्कः

Ⅳ 準備に関する四章群

第13章　油剤法の章

［3-8］油剤法に関するアグニヴェーシャの質問　175

４種の良質の油剤とその性質、適用、使用法……176

［9］油剤の原料は２種類　176
［10］植物性油剤の原料　176
［11］動物性油剤の原料　177
［12］ごま油とひまし油の性質　177
［13］油脂類ではギーが最も優秀　177
［14］ギーの性質　178
［15］植物性油の性質　178
［16］獣脂の性質　178
［17］髄脂の性質　178
［18(1)］季節と油脂類　179
［18-19］油剤服用の時期と適用者に関する規則　179
［20-21］規則違反による弊害　179
［22］油剤法の補助飲料［アヌパーナ］　179

調合油剤……180

［23-28］油剤法に用いる24種類の調合油剤　180
［29］油剤の３種類の用量　181
［30-34］最大量の油剤が適用される人と最大量服用の効能　181
［35-37］中間量の油剤が適用される人と中間量服用の効能　182
［38-40］少量の油剤が適用される人と少量服用の効能　182
［41-43］ギー服用の適用例　182
［44-46］ごま油服用の適用例　183
［47-49］獣脂服用の適用例　183
［50］髄脂服用の適用例　184
［51］油剤服用期間　184
［52］油剤法をすべき人　184
［53-56］油剤法をしてはいけない人　184
［57］油剤法不足の徴候　185
［58］適切な油剤法の徴候　185
［59］過剰な油剤法の徴候　185
［60］油剤服用の前日の食事　186
［61］浄化用と鎮静用油剤の服用適時　186
［62-64］油剤服用時にすべきことと禁忌　186

[65-69] 下痢傾向の人と便秘傾向の人の定義 186
[70-72] 油剤服用によるのどの渇きの治療 187
[73] 油剤の消化不良によるのどの渇きの治療 188
[74-76] 誤った油剤法による副作用の症状 188
[77-78] 誤った油剤法による副作用の治療 188
[79] 誤った油剤法による副作用の原因 189
[80] 浄化油剤法のときの食生活 189
[81] 鎮静油剤法のときの食事箋(調合油剤) 189
[82-90] 調合油剤の対象者 190
[91] 皮膚病やその他の病気の人が避けるべき調合油剤 191
[92-95] 皮膚病やその他の病気の人のための調合油剤 191
[96-97] 急激な油剤投与の弊害 192
[98] 塩を添加した油剤の特長 192
[99] 油剤法、発汗法の順序 193
[100] 第13章のまとめ 193

第14章 発汗法の章

発汗法について ……… 195

[3-5] 発汗法の効果 195
[6] 発汗法の有効性 196
[7-10] 病気に応じた発汗法の処方 196
[11-12] 目と心臓部の保護 196
[13] 適切な発汗の徴候 197
[14-15] 過剰な発汗の徴候とその治療 197
[16-19] 発汗法をしてはいけない人 197
[20-24] 発汗法の適応症 198

発汗法の材料 ……… 199

[25-27] ピンダ・スヴェーダナとプラスタラ・スヴェーダナに用いる材料 199
[28] ブー、クティ、ジェーンターカ・スヴェーダナの材料 199
[29-33] ナーディー・スヴェーダナの材料 199
[34] アヴァガーハナとパリシェーカ(潅注法)の材料 200
[35-36] ウパナーハ・スヴェーダナの材料 200
[37-38] ウパナーハ・スヴェーダナの固定布の材料と貼付時間 201

火を用いる発汗法 ……… 201

[39-40] 13種の発汗法 201
[41] サンカラ·スヴェーダナ 202
[42] プラスタラ・スヴェーダナ 202
[43] ナーディー・スヴェーダナ 202
[44] パリシェーカ·スヴェーダナ 203
[45] アヴァガーハ·スヴェーダナ 203

［46］ジェーンターカ・スヴェーダナ　203
［47-49］アシュマガナ・スヴェーダナ　205
［50-51］カルシュー・スヴェーダナ　206
［52-54］クティー・スヴェーダナ　206
［55］ブー・スヴェーダナ　206
［56-58］クンビー・スヴェーダナ　207
［59-60］クーパ・スヴェーダナ　207
［61-63］ホーラーカ・スヴェーダナ　207

その他の発汗法 ……208

［64］10種類の火を用いない発汗法　208
［65-66］３対６種類の発汗法　208
［67］発汗法後の注意　208
［68-71］第14章のまとめ　209

第15章　医療用品の準備の章

［3-5］催吐法などのための医療用品の準備　211
［6-7］準備すべき医療用品　212
［8］催吐法の前処置　215
［9］吐剤服用手順　215
［10］吐剤の適量　215
［11-12］吐剤服用後の処置　216
［13(1-4)］適切または不適切な催吐法の症状　217
［13］不十分または過剰な催吐法による副作用　217
［14-15］催吐法の後療法　218
［16］嘔吐後の食事　218
［17］下剤服用手順　219
［18］浄化法を受ける資格　220
［19-21］所定の医療用品がなくても浄化法は可能　220
［22］浄化法の効果　221
［23-25］第15章のまとめ　221

第16章　「治療に優れた医者…」の章

［3］有能な医者による浄化法の効能　223
［4］無能な医者による浄化法の弊害　223
［5-6］適切な浄化法後の症状　224
［7-8］不十分な浄化法後の症状　224
［9-10］過剰な催下法後の症状　224
［11-12］過剰な催吐法後の症状　225
［13-16］浄化法の適応症　225
［17-19］浄化法の効能　225
［20-21］浄化法が緩和療法より優秀な理由　226

［22-23］浄化法後の養生　226
［24-25］過剰および不十分な浄化法の治療　227
［26］誤った方法で行われた油剤法などの対処法　227
［27-28］生命の停止は自然の成り行き　227
［29-30］治療の目的に関するアグニヴェーシャの質問　227
［31-33］アートレーヤの返答　228
［34］治療の定義　228
［35-36］治療の目的　228
［37-38］有能な医者の長所　229
［39-41］第16章のまとめ　229

रोगचतुष्कः

V　疾患に関する四章群

第17章　「頭部疾患は何種類…」の章（種々の疾患）

［3-4］アグニヴェーシャによる質問　233
［5-7］アートレーヤの返答　233

5種類の頭部疾患……234

［8-12］頭部疾患の原因および頭部の重要性　234
［13-14］頭部疾患の名称　235
［15-21］ヴァータ性頭部疾患の診断と症状　235
［22-23］ピッタ性頭部疾患の診断と症状　236
［24-25］カパ性頭部疾患の診断と症状　236
［26］3（トリ）ドーシャ性頭部疾患の診断と症状　237
［27-29］寄生虫による頭部疾患の診断と症状　237

5種類の心疾患……237

［30-31］ヴァータ性心疾患の診断と症状　237
［32-33］ピッタ性心疾患の診断と症状　238
［34-35］カパ性心疾患の診断と症状　238
［36］3（トリ）ドーシャ性心疾患の診断と症状　238
［36-40］病原菌による心疾患の診断と症状　239

62種類のドーシャの増減による症状……239

［41-44］62種類のドーシャの増減の組み合わせ　239
［45-61］ドーシャの増減による症状　240
（1）ヴァータが増悪しているとき　240

(２)ピッタが増悪しているとき　240
(３)カパが増悪しているとき　241
(４)ヴァータが減少しているとき　241
(５)ピッタが減少しているとき　241
(６)カパが減少しているとき　242
(７)ヴァータとピッタが減少しているとき　242
(８)ヴァータとカパが減少しているとき　242
(９)ピッタとカパが減少しているとき　242
[62] ドーシャの増悪・減少・平衡　243

18種類のダートゥ減少[クシャヤ]による症状 ……243

[63] ダートゥ減少[クシャヤ]による症状の分類　243
[64-69] ダートゥ(身体構成要素)の減少による症状　243
[70-72] マラ(老廃物)の減少による症状　244
[73] オージャス(活力素)の減少による症状　244
[74-75] オージャス(活力素)の定義　245
[76-77] オージャス(活力素)減少の原因　245

糖尿病に伴う７種類の膿疱 ……246

[78-81] 糖尿病の原因と症状　246
[82] 未治療の糖尿病に見られる膿胞　246
[83-90] ７種類の膿胞の名称と形状　247
(１)シャラーヴィカー型(皿型〈噴火口型潰瘍〉)の形状　247
(２)カッチャピカー型(亀の甲型〈癰〉)の形状　247
(３)ジャーリーニー型(網目型〈篩〉)の形状　247
(４)サルシャピー型(辛子粒型〈小膿胞〉)の形状　248
(５)アラジー型(火炙り型〈乾性壊疽〉)の形状　248
(６)ヴィナター型(陥没型〈湿性壊疽〉)の形状　248
(７)ヴィドラディ(膿瘍)の形状　248
[91-94] 内部の膿瘍の病因　248
[95-97] 膿瘍の定義と症状　249
[98-100] 成熟した膿瘍の症状と内容物　250
[101-102] 発症部位に特有な症状　250
[103] 膿瘍の診断と治療　251
[104-107] 膿胞の予後　251
[108-110] その他の膿胞　252
[111] 膿胞の合併症　252

14種のドーシャの進路 ……252

[112-113] ３種のドーシャの三進路　252
[114] 季節変動によるドーシャの三進路　253
[115-118] 機能別のドーシャの二進路　253
[119] 長寿の秘訣　254
[120-121] 第17章のまとめ　254

第18章　3種の腫脹〈浮腫〉の章

［3］腫脹［ショータ］の分類　255

外因性腫脹……255

［4］外因性腫脹の原因　255
［5］外因性腫脹の治療　256

内因性腫脹……256

［6］内因性腫脹の一般的原因　256
［7(1)］ヴァータ性腫脹の原因と症状　257
［7(2)］ピッタ性腫脹の原因と症状　258
［7(3)］カパ性腫脹の原因と症状　258
［7］2(ドヴィ)ドーシャ性および3(トリ)ドーシャ性腫脹　259
［8］腫脹の別の分類　259
［9-15］各腫脹の定義
（1）ヴァータ性腫脹の定義　259
（2）ピッタ性腫脹の定義　259
（3）カパ性腫脹の定義　260
（4）2(ドヴィ)ドーシャ性と3ドーシャ性腫脹の定義　260
［16-17］難治性腫脹の好発部位　260
［18］腫脹の合併症　261
［19-22］カパ性腫脹の発病機序　261
［23-27］ピッタ性腫脹の発病機序　261
［28-32］ヴァータ性腫脹の発病機序　262
［33］その他の腫脹　263
［34-36］3(トリ)ドーシャ性腫脹の発病機序　263

治療の留意点……263

［37-41］予後による疾患の分類　263
（1）重症の疾患(難治［クリッチュラ・サーディヤ］)　263
（2）軽症の疾患(治り易い［スカ・サーディヤ］)　264
（3）軽症の不治の疾患(緩和可能［ヤーピヤ］)　264
（4）重症の不治の疾患(治療放棄すべきもの［プラティヤーキイェーヤ］)　264
［42-43］無数の疾患　264
［44-47］3つの要点　265
［48］生理的ドーシャと病的ドーシャ　265
［49-51］生理的ドーシャの機能　265
［52-53］病的ドーシャの症状　266
［54-56］第18章のまとめ　266

第19章　「８種類の腹部疾患…」の章（48疾患）

[3] 48疾患の列挙　269
[4(1)]（１）８種類ずつある４疾患（腹部疾患、排尿困難、母乳異常、精液異常）　270
[4(2)]（２）７種類ずつある３疾患（クシュタ、ピダカー、ヴィサルパ）　271
[4(3)]（３）６種類ずつある２疾患（下痢、ウダーヴァルタ）　271
[4(4)-1]（4-1）５種類ずつある12疾患（グルマ、脾臓疾患、咳、呼吸困難、しゃっくり、口渇）　271
[4(4)-2]（4-2）５種類ずつある12疾患（嘔吐、食欲不振、頭部疾患、心疾患、貧血、精神異常）　272
[4(5)]（５）４種類ずつある10疾患（てんかん、眼疾患、耳疾患、急性鼻炎、口腔疾患、グラハニー病、酩酊、失神、消耗性疾患、勃起不能）　272
[4(6)] ３種類ずつある３疾患（浮腫、白斑、出血）　273
[4(7)] ２種類ずつある８疾患（発熱、創傷、拘縮、坐骨神経痛、黄疸、消化不良、痛風、痔核）　273
[4(8)] １種類だけの３疾患（痙性対麻痺、昏睡、神経症）　274
[4(9)-1-3] 20種類ずつある３疾患（寄生虫症、尿疾患、女性性器疾患）　274
[5-6] 内因性疾患とドーシャの関係　276
[7] 内因性疾患と外因性疾患の関係　276
[8-9] 第19章のまとめ　277

第20章　主要疾患の章（140種の単一ドーシャ性疾患）

[3] ４種類の疾患、２種類の疾患、無数の疾患　279
[4] 外因性疾患と内因性疾患の原因　279
[5] 共通の誘因　280
[6] ４種類の疾患の症状の併発　280
[7] 外因性疾患と内因性疾患の相違点　280
[8] ドーシャの領域区分　280
[9] ドーシャが正常なとき、異常なとき　281
[10] 共通疾患と個別疾患　281
[11] 80種類のヴァータ性疾患　282
[12] ヴァータの属性と症状　283
[13] ヴァータ増悪の治療　284
[14] 40種類のピッタ性疾患　284
[15] ピッタの属性と症状　285
[16] ピッタ増悪の治療　286
[17] 20種類のカパ性疾患　286
[18] カパの属性と症状　287
[19] カパ増悪の治療　287
[20-22] 診断の重要性　288
[23-25] 第20章のまとめ　288

योजनाचतुष्कः

Ⅵ 栄養管理に関する四章群

第21章　8種類の望ましくない体格の章（肥満とやせすぎ）

［3］８種類の身体上の問題点　293
［4］肥満の特徴、原因、症状　293
［5-9］肥満になる仕組みと定義　294
［10-14］やせすぎの原因と症状　295
［15］やせすぎの定義　296
［16-17］肥満とやせすぎの比較　296
［18-19］均整のとれた体格　296
［20］肥満とやせすぎの治療方針　296
［21-28］肥満の治療　297
［29-33］やせすぎの予防　298
［34］肥る要因　298
［35］睡眠の原因　299
［36］睡眠の効果　299
［37-38］不適切な睡眠、適切な睡眠　299
［39-43］昼寝のすすめ　299
［44-49］昼寝の禁止　300
［50］夜更かし、昼寝、坐位の睡眠の特徴　301
［51］肥満とやせすぎは睡眠と食物から　301
［52-54］不眠の治療　301
［55-56］過剰睡眠の治療　301
［57］不眠の原因　302
［58-59］睡眠の分類　302
［60-62］第21章のまとめ　302

第22章　減量法と滋養法の章（６種の療法）

［3-4］６種の療法（減量法、滋養法、乾剤法、油剤法、発汗法、停滞法）　305
［5-8］６種の療法に関するアグニヴェーシャの質問　306
［9-11］６種の療法の定義　306
［12-17］６種の療法に用いる薬剤　307
［18］その他の10種類の減量法［ランガナ］　307
［19-24］種々の減量法［ランガナ］の実施法　308
［25］肉類は最良の滋養薬　308
［26-28］滋養法［ブリンハナ］の応症　309
［29-31］乾剤法［ルークシャナ］の適応症　309
［32-33］停滞法［スタンバナ］の適応症　310

[34-37] 適正な減量法と過剰な減量法　310
[38] 適正な滋養法と過剰な滋養法　310
[39(前半)] 適正な乾剤法と過剰な乾剤法　311
[39-40] 適正な停滞法と過剰な停滞法　311
[41-43] 6種の療法のまとめ　311
[44] 第22章のまとめ　312

第23章　栄養過多〈高栄養法〉の章 (高栄養法と痩躯法)

[3-4] 栄養過多になる原因　313
[5-7] 栄養過多による疾患　313
[8-25] 栄養過多による疾患の治療法　314
[26-29] 栄養不足[アパタルパナ]による疾患　316
[30-31] 栄養不足[アパタルパナ]の治療法　317
[32-33] 慢性のやせすぎの治療　317
[34-37] 滋養飲料[タルパナ]の処方　318
[38] 酒による病気を治すマンタ(香煎飲料)　318
[39] 即効性のサンタルパナ・マンタ(滋養香煎飲料)　318
[40] 第23章のまとめ　319

第24章　適切に造られた血液の章 (造血のしくみと意識障害)

清浄な血液と悪化した血液 ……321

[3-4] 健康的な生活と清浄な血液　321
[5-10] 血液悪化の原因　322
[11-17] 悪化した血液に起因する病気(血液性疾患)　322
[18-19] 血液性疾患の治療　323
[20-21] 各ドーシャによって悪化した血液の特徴　323
[22] 清浄な血液の色　324
[23] 瀉血後の食事　324
[24] 清浄な血液をもつ人の特徴　324

意識障害 ……325

[25-29] 酩酊、失神、昏睡の発病機序　325
[30-34] 酩酊[マダ]のドーシャ別の特徴　325
[35-41] 失神[ムールッチャー]のドーシャ別の特徴　326
[42] 昏睡と酩酊・失神との相違点　327
[43-45] 昏睡の特徴　327
[46-53] 昏睡の治療　327
[54-58] 酩酊と失神の治療　328
[59-60] 第24章のまとめ　329

अन्नपानचतुष्कः

Ⅶ 飲食物に関する四章群

第25章　人間の源の章（主要食品、重要事項、84種の薬味酒）

人間と疾患に関する大聖仙たちの会議……333

［3-25］聖仙たちの議論　333
［26-29］プナルヴァス・アートレーヤの結論　337
［30-35］有益な食物と有害な食物の定義　337

主要食品と重要事項……339

［36］食品の種類　339
［37-38］有益な食品　339
［39］有害な食品　340
［40］155項目の最重要事項　341
［41-44］治療への応用　349
［45］健全・不健全［パティヤ・アパティヤ］の定義　349
［46-47］状況に応じた治療　350

84種のアーサヴァ（薬味酒）……350

［48-49(1-2)］９種の材料　350
［49(3)］６種の穀物酒　351
［49(4)］26種の果実酒　351
［49(5)］11種の根酒　351
［49(6)］20種の木髄酒　352
［49(7)］10種の花酒　352
［49(8)-(9)］４種の茎酒と２種の葉酒　352
［49］４種の樹皮酒 と１種の砂糖酒　353
［50］アーサヴァ（薬味酒）の効能　353
［51］第25章のまとめ　354

第26章　「アートレーヤ、バドラカーピヤ…」の章（味に関する討論）

味に関する討論……355

［3-7］討論に参加した大聖仙たち　355
［8］味は何種類か　356
［9］アートレーヤの結論　357

薬物について……358

［10-11］五大元素に基づく薬物の特徴　358
（１）地元素優勢［パールティヴァ］　359
（２）水元素優勢［アーピヤ］　359
（３）火元素優勢［アーグネーヤ］　359
（４）風元素優勢［ヴァーヤヴィヤ］　359
（５）空元素優勢［アーカーシーヤ］　360
［12］すべての物質が薬　360
［13］薬物の作用、効力、作用の場、時、機序、効能　360
［14-24］63種類の味　361
［25-27］味の処方　362
［28］ラサ（味）とアヌラサ（隠れた味）の定義　362
［29-35］十種の属性（優などの性質［パラーディ・グナ］）　362
［36-37］文意を汲むこと　364

ラサ（味）について……364

［38-39］ラサ（味）の源　364
［40］六味と五大元素　364
［41］ラサ（味）の動き　365
［42-44］ラサ（味）の作用と過剰摂取時の副作用　365
（１）甘味の作用と過剰摂取の副作用　365
（２）酸味の作用と過剰摂取時の副作用　366
（３）塩味の作用と過剰摂取の副作用　367
（４）辛味の作用と過剰摂取の副作用　368
（５）苦味の作用と過剰摂取の副作用　369
（６）渋味の作用と過剰摂取の副作用　369
［45-52］ラサ（味）とヴィールヤ（効力〈薬力源〉）　370
［53-56］ラサ（味）の属性　372

消化後の味［ヴィパーカ］、効力〈薬力源〉［ヴィールヤ］、特殊作用［プラバーヴァ］……372

［57-58］ラサ（味）とヴィパーカ（消化後の味）　372
［59-60］ラサ（味）と排泄作用　373
［61-62］ヴィパーカ（消化後の味）と排泄作用とドーシャ　373
［63］ヴィパーカ（消化後の味）の強弱　373
［64-65］８種のヴィールヤ（効力〈薬力源〉）と２種のヴィールヤ（効力〈薬力源〉）　373
［66］ラサ（味）、ヴィールヤ（効力〈薬力源〉）、ヴィパーカ（消化後の味）の相違点　374
［67-72］プラバーヴァ（特殊作用）とその例　374
［73-79］六味の特徴　375

健康を害する食事……376

［80-81］「不適合食」とは　376
［82-84］「食い合わせ」の実例　377
［85-101］健康を害する「食い合わせ」　380

［102-103］「食い合わせ」による病気　383
［104-106］「食い合わせ」による病気の治療　383
［107-113］第26章のまとめ　384

第27章　飲食物の摂取規定の章（飲食物の分類）

［3］生命の根源　387
［4］飲食物の作用　387
［5-7］飲食物の分類　388

第1群：禾穀類（かこくるい） ……389

［8-12］シャーリ米類　389
［13-15］シャシュティカ米類とその他の品種　390
［16-18］雑穀　390
［19-20］大麦と竹の種子　391
［21-22］小麦、オヒシバ、シコクビエ　391

第2群：豆類 ……391

［23-25］緑豆、マーシャ、ラージャマーシャ　391
［26-29］クラッタ、マクシュタカなど　392
［30-32］胡麻、フジマメ類　393
［33-34］キマメ、オランダヒユなど　393

第3群：肉類 ……393

［35-36］プラサハ（餌をもぎ取って食べる鳥獣）　393
［37-38］ブーミシャヤ（土穴動物）　394
［39］アーヌーパ・ムリガ（沼沢地生息動物）　394
［40］ヴァーリシャヤ（水生動物）　395
［41-44］アンブチャーリン（水禽類（すいきんるい））　395
［45-46］ジャーンガラ・ムリガ（乾地森林動物）　396
［47-49］ヴィシュキラ（家禽（かきん））　396
［50-52］プラトゥダ（ついばむ鳥類）　397
［53-55］肉類分類の命名法　397
［56-57］肉類の性質　398
［58］肉食鳥獣の性質　398
［59-60］ウズラなどのヴィシュキラ（家禽（かきん））、プラトゥダ（ついばむ鳥類）、ジャーンガラ（乾地森林動物）の肉の性質　398
［61(1)］ノガンなどのヴィシュキラ（家禽（かきん））の肉の性質　399
［61-62］山羊肉と羊肉の性質　399
［63-84］個別の肉の性質　399
［85-86］卵の性質　402
［87］肉類は最良の滋養薬　402

第４群：野菜類 ……403

［88-90］ガジュツ、イヌホウズキなど　403
［91-93］ツナソ、カタバミ、ツルムラサキ　403
［94-97］ハリビユ、ツルレイシなど　404
［98-103］煮物用野菜　405
［104-108］サンヘンプ、ベンガルボダイジュなど　406
［109-113］ゴマ、ベニバナ、キュウリなど　406
［114-118］スイレン、ハスなど　407
［119-124］ヤムイモ類、キノコ類など　408

第５群：果実類 ……409

［125-128］ブドウ、ナツメヤシ、イチジクなど　409
［129-133］アムラノキ、ココヤシ、モモなど　410
［134-137］グアバ、セイヨウナシなど　410
［138-141］ベルノキ、マンゴー、ナツメなど　411
［142-145］ヤサイカラスウリ、バナナなど　412
［146-150］インドガキ、ザクロなど　412
［151-156］タマリンド、シトロン、ダイダイなど　413
［157-160］アーモンド、ピスタチオ、クルミなど　414
［161-165］ワイルドマンゴー、レモン、フサナリイチジクなど　415

第６群：生食用野菜類（香味野菜類） ……416

［166-169］ショウガ、ダイコンなど　416
［170-173］アジョワン、レモングラスなど　416
［174-177］ニンジン、タマネギなど　417

第７群：酒類 ……418

［178-181］スラー酒、マディラー酒、ジャガラ酒　418
［182-185］アリシュタ酒、砂糖酒など　418
［186-189］含蜜糖酒、アークシキー酒など　419
［190-192］大麦濁酒、四国稗酒など　420
［193-195］酒の性質　420

第８群：水 ……421

［196-197］雨水の属性　421
［198-200］雨水と土壌　421
［201-202］インドラ神の水　422
［203-206］季節別の水の属性　422
［207-208］季節はずれの雨水と秋の水　423
［209-212］河川水の属性　423
［213-216］その他の水　423

第９群：乳製品 ……… 424

［217-220］牛乳、水牛乳、駱駝乳　424
［221-224］奇蹄動物乳、山羊乳、羊乳、母乳　425
［225-227］ダヒ（発酵乳）　425
［228-230］乳清、バターミルク、フレッシュ・バターなど　426
［231-233］ギー（バターオイル）　426
［234-236］初乳、移行乳、チーズ類など　427

第10群：サトウキビ製品と蜂蜜 ……… 427

［237］サトウキビ汁　427
［238-240］含蜜糖と分蜜糖　428
［241-242］精製砂糖の種類　428
［243-249］蜂蜜　428

第11群：加熱調理食品 ……… 430

［250-252］汁状粥、糊状粥、重湯　430
［253-256］煎り米の汁状粥、重湯、粉　430
［257-259］米飯　431
［260-262］クルマーシャなど　431
［263-264］サクトゥ（香煎）　432
［265-267］穀物粉の料理　432
［268-270］肉、野菜などの料理　433
［271-274］小麦料理、豆料理　433
［275-277］一般的注意、ヴィマルダカ　434
［278-280］発酵乳製品、甘味飲料　434
［281-283］ラーガシャーダヴァ、マンゴーとアンマロクの舐剤　435
［284-285］酢酸発酵飲料　435

第12群：調味料 ……… 436

［286-288］ごま油　436
［289-291］ひまし油、からし油、アーモンデット油　436
［292-294］あまに油、べにばな油、その他の植物油　437
［295］髄脂と獣脂　437
［296-299］干しショウガ、ナガコショウ、黒コショウ、アギ　438
［300-304］塩類　438
［305-306］ヤヴァクシャーラ、クシャーラ　439
［307-308］香辛料　439

食品全般の注意事項 ……… 440

［309-310］穀物　440
［311］肉類　440
［312-315］肉の煮汁　441
［316-318］廃棄すべき野菜、果物など　441

食後の飲み物 ……442

［319-320］ドーシャ別の食後の飲み物　442
［321-324］症状別の食後の飲み物　442
［325-330］食後の飲み物の作用と性質　443

消化に関する重性・軽性 ……444

［331-333］生息場所と食性　444
［334-335］食肉の部位　444
［336-338］本来の重性・軽性　444
［339-341］調理と量による重性・軽性の変化　445
［342-344］アグニ（消化力）と重性・軽性　445
［345-350］食物礼讃　446
［351-352］第27章のまとめ　446

第28章　「飲食物の種々の形状…」の章（飲食物の代謝とダートゥ性疾患）

飲食物の代謝 ……449

［3-4］飲食物のゆくえ　449
［5］排出物［キッタ］の役割　451
［6-8］無益な食事以外の病気の原因　451

身体構成要素別の症状 ……453

［9-10］栄養体液の悪化による疾患　453
［11-12］血液の悪化による疾患　453
［13-14］筋肉の悪化による疾患　454
［15］脂肪の悪化による疾患　454
［16］骨の悪化による疾患　454
［17］骨髄の悪化による疾患　455
［18-19］精液の悪化による疾患　455
［20］感覚機能の悪化による疾患　455
［21］靱帯などの悪化による疾患　455
［22］老廃物の悪化による疾患　456

飲食物と健康 ……456

［23-24］有益な飲食物のすすめ　456
［25-30］身体構成要素別の疾患の治療　456
［31-33］ドーシャの移動　457
［34-35］健康人と病人の違い　458
［36-40］賢人と凡人の違い　458
［41-42］食事に関する８項目　459
［43-44］健康に害があるものは避けるべし　459
［45-48］第28章のまとめ　459

Ⅷ 結びの二章

第29章　10の生気〈生命〉の座の章（総論篇の全容）

［3-4］10の生気〈生命〉の座　463

総論篇の全容と２種の医者 ……464

［5-6］２種の医者　464
［7(1-2)］生命の救済者［プラーナービサラ］の見分け方　464
［7(3-4)］薬剤に関する四章群（第１章から第４章）　465
［7(5)］健康法に関する四章群（第５章から第８章）　465
［7(6)］基本事項の訓示に関する四章群（第９章から第12章）　465
［7(7-8)］準備に関する四章群（第13章から第16章）　466
［7(9)-1］疾患に関する四章群（第17章から第20章）　466
［7(9)］栄養管理に関する四章群（第21章から第24章）　466
［7(10)］飲食物に関する四章群（第25章から第28章）　466
［7］結びの２章（第29章と第30章）　467
［8-9］病気を悪化させる医者の見分け方　467
［10-12］にせ医者を排斥せよ　468
［13］優秀な医者を尊敬せよ　469
［14］第29章のまとめ　469

第30章　心臓に根差す十大脈管の章（本集の全容）

心臓に根差す十大脈管 ……471

［3］心臓の別名　471
［4-8］心臓の重要性と十大脈管　472
［9-11］オージャスの作用　472
［12］シラー、ダマニー、スロータスの語源　473
［13-14］心臓と十大脈管とオージャスのために　473
［15］６事項のもっとも優秀なもの　473

アーユルヴェーダの学習法 ……474

［16-19］アーユルヴェーダの伝達法　474
［20］８つの質問　475
（１）アーユルヴェーダとアタルヴァヴェーダ　475
（２）アーユスの同義語　475
（３）－１　アーユルヴェーダの定義　476
（３）－２　幸福か不幸かの基準　476

（３）－３　有益か否かの基準　476
（３）－４　尺度の有無　477
（４）アーユルヴェーダの目的　477
（５）－１　アーユルヴェーダの永遠性　478
（５）－２　アーユルヴェーダの永遠性　478
（６）アーユルヴェーダの８部門　479
（７）アーユルヴェーダの学習者　479
（８）アーユルヴェーダを学ぶ目的　479

篇・章の題名 ……480

［30］医者の８つの質問　480
［31］アーユルヴェーダの類義語　480
［32］本集の主題　480
［33-35］スターナ（篇）の題名　481
［36-46］シュローカ・スターナの章の題名　482
［47］ニダーナ・スターナの章の題名　483
［48-49］ヴィマーナ・スターナの章の題名　483
［50-52］シャーリーラ・スターナの章の題名　484
［53-55］インドリヤ・スターナの章の題名　484
［56-61］チキツァー・スターナの章の題名　485
［62-64］カルパ・スターナの章の題名　486
［65-68］シッディ・スターナの章の題名　486
［69-71］タントラとスターナの語源　487

結び ……487

［72-83］不完全な知識しかない６種類の医者　487
［84-85］苦痛と幸福の源　489
［86-89］第30章のまとめ　489

索引 ……491

※植物の学名・和名の対照表は以下のサイトからダウンロードできます。
https://www.ayv-society.com/_userdata/floraofthecaraka%20samhita.pdf

भेषजचतुष्कः

bheṣajacatuṣkaḥ

I

薬剤に関する四章群

prathamo'dhyāyaḥ

CHAPTER 1

第1章
「長寿を…」の章

athāto dīrghañjīvitīyaṃ adhyāyaṃ vyākhyāsyāmaḥ ‖ [1]
iti ha smāha bhagavānātreyaḥ ‖ [2]

それでは「長寿を…」の章を述べよう、と尊者アートレーヤが語り始めた。[1–2]

アーユルヴェーダの成立

バラドヴァージャ、アーユルヴェーダを学ぶためインドラ神の館へ赴く

dīrghañjīvitamanvicchanbharadvājaṃ upāgamat ǀ
indramugratapā budhvā śaraṇyamamareśvaram ‖ [3]
brahmaṇā hi yathāproktamāyurvedaṃ prajāpatiḥ ǀ
jagrāha nikhilenādāvaśvinau tu punastataḥ ‖ [4]
aśvibhyāṃ bhagavāñchakraḥ pratipede ha kevalam ǀ
ṛṣiprokto bharadvājastasmācchakramupāgamat ‖ [5]

長寿を求めて、偉大な苦行者であるバラドヴァージャは神々の中の神であり救世主であるインドラ神の館へ行った。ブラフマー神が説いたアーユルヴェーダを、最初に受け継いだのはプラジャーパティ神である。プラジャーパティ神からアシュヴィン双神へ、アシュヴィン双神からインドラ神[尊いシャクラ]へと、余すところなく伝授された。そういうわけで、聖仙たちから任命されたバラドヴァージャはインドラ神のところへ行ったのであ

る。[4–5]

聖仙たち、会議を開く

vighnabhūtā yadā rogāḥ prādurbhūtāḥ śarīriṇām |
tapopavāsādhyayanabrahmacaryavratāyuṣām || [6]
tadā bhūteṣvanukrośaṃ puraskṛtya maharṣayaḥ |
sametāḥ puṇyakarmāṇaḥ pārśve himavataḥ śubhe || [7]

人々の苦行[タパ]、断食[ウパヴァーサ]、学習[アディヤヤナ]、禁欲〈梵行〉[ブラフマチャリヤ]、宗教上の遵守[ヴラタ(誓戒)]、長寿[アーユシャ（＝アーユス)]の達成に障害となるさまざまな病気が発生したとき、神聖で偉大な聖仙たちは生命あるものを思いやり、ヒマラヤ山の神聖な場所に集まった。[6–7]

集結した聖仙たちの名前

aṅgirā jamadagniśca vaśiṣṭhaḥ kaśyapo bhṛguḥ |
ātreyo gautamaḥ sāṅkhyaḥ pulastyo nārado'sitaḥ || [8]
agastyo vāmadevaśca mārkaṇḍeyāśvalāyanau |
pārikṣirbhikṣurātreyo bharadvājaḥ kapiñja(ṣṭha)laḥ || [9]
viśvāmitrāśmarathyau ca bhārgavaścyavano'bhijit |
gārgyaḥ śāṇḍilyakauṇḍilyau(nyau) vārkṣirdevalagālavau || [10]

アンギラー、ジャマダグニ、ヴァシシュタ、カシュヤパ、ブリグ、アートレーヤ、ガウタマ、サーンキャ、プラスティヤ、ナーラダ、アシタ、アガスティヤ、ヴァーマデーヴァ、マールカンデーヤ、アシュヴァラーヤナ、パーリクシ、遊行者のアートレーヤ、バラドヴァージャ、カピンジャラ、ヴィシュヴァーミトラ、アシュマラティヤ、バールガヴァ、チャヴァナ、アビジト、ガールギャ、シャーンディリヤ、カウンディリヤ、ヴァールクシ、デーヴァラ、ガーラヴァ、[8–10]

sāṅkṛtyo baijavāpīśca kuśiko bādarāyaṇaḥ |
baḍiśaḥ śaralomā ca kāpyakātyāyanāvubhau || [11]
kāṅkāyanaḥ kaikaśeyo dhaumyo mārīcakāśyapau |
śarkarākṣo hiraṇyākṣo lokākṣaḥ paiṅgireva ca || [12]
śaunakaḥ śākuneyaśca maitreyo maimatāyaniḥ |
vaikhānasā bālakhilyāstathā cānye maharṣayaḥ || [13]
brahmajñānasya nidhayo da(ya)masya niyamasya ca |

tapasastejasā dīptā hūyamānā ivāgnayaḥ ॥ [14]
sukhopaviṣṭāste tatra puṇyāṃ cakruḥ kathāmimām ।

サーンクリティヤ、バイジャヴァーピ、クシカ、バーダラーヤナ、バディシャ、シャラローマン、カーピャとカーティヤーヤナ、カーンカーヤナ、カイカシェーヤ、ダウミヤ、マーリーチャ、カーシュヤパ、シャルカラークシャ、ヒラニヤークシャ、ローカークシャ、パインギも、シャウナカ、シャークネーヤ、マイトレーヤ、マイマターヤニ、彼らに加えヴィカーナス派とヴァーラキリヤ派の聖仙たちや、その他の偉大な聖仙たちもいた。彼らはすべて神聖な知識や自制(禁戒)や心の抑制(勧戒)を備えており、燃えさかる火のように苦行の輝きに満ちていた。彼らは安らかに坐し、気高い討議を行った。[11–14]

討論

dharmārthakāmamokṣāṇāṃ ārogyaṃ mūlaṃ uttamam ॥ [15]
rogāstasyāpahartāraḥ śreyaso jīvitasya ca ।
prādurbhūto manuṣyāṇāmantarāyo mahānayam ॥ [16]
kaḥ syātteṣāṃ śamopāya ityuktvā dhyānmāsthitāḥ ।
atha te śaraṇaṃ śakraṃ dadṛṣurdhyānacakṣuṣā ॥ [17]
sa vakṣyati śamopāyaṃ yathāvadamaraprabhuḥ ।

健康は法〈徳〉[ダルマ]、実利〈目的〉[アルタ]、願望〈快楽〉[カーマ]、解脱[モークシャ]を実現するための最良の基盤であるが、病気はこの基盤や幸福、そして人生そのものを破壊してしまう。昨今、病気が生じ人類にとって最大の障害となっているが、病気の改善にはどんな方法があるだろうか。そう言って、彼らは修行に入り瞑想した。そして、瞑想によりインドラ神が救いの神だと悟った。かの神々の中の神、不死身のインドラ神こそが、唯一さまざまな病気の正しい克服法を伝えてくれるだろうと悟った。[15–17]

kaḥ sahasrākṣabhavanaṃ gacchet praṣṭuṃ śacīpatim ॥ [18]
ahamarthe niyujyeyamatreti prathamaṃ vacaḥ ।
bharadvājo'bravīttasmādṛṣibhiḥ sa niyojitaḥ ॥ [19]

千の目をもつインドラ神の館へ行き、インドラ神[シャチーパティ]から学ぶ勇気のある者はだれか。この問い掛けに、「私にその役目を任せてください」と最初に口を開いたのがバラドヴァージャだったので、聖仙たちは彼を任命した。[18–19]

バラドヴァージャ、インドラ神の面前で教えを請う

sa śakrabhavanaṃ gatvā surarṣigaṇamadhyagam |
dadarśa balahantāraṃ dīpyamānamivānalam || [20]
so'bhigamya jayāśīrbhirabhinandya sureśvaram |
provāca vinayāddhīmānṛṣīṇāṃ vākyamuttamam || [21]
vyādhayo hi samutpannāḥ sarvaprāṇibhayaṅkarāḥ |
tadbrūhi me śamopāyaṃ yathāvadamaraprabho || [22]

彼はインドラ神[シャクラ]の館に赴き、悪魔バラの征伐者であるインドラ神が神々しい聖仙たちの中心に座り、炎の如く光り輝いているのを見た。賢明なバラドヴァージャはインドラ神の真正面に立ち、賞賛と勝利の祝辞を述べて恭しく礼拝し、聖仙たちの言葉をインドラ神に告げた。「不死身の神々の長よ、すべての生き物に恐怖心を起こさせるさまざまな病気が生じています。病気を改善する方法を私にお教えください。」[20–22]

インドラ神、バラドヴァージャにアーユルヴェーダを伝授する

tasmai provāca bhagavānāyurvedaṃ śatakratuḥ |
padairalpairmatiṃ buddhvā vipulāṃ paramarṣaye || [23]
hetuliṅgauṣadhajñānaṃ svasthāturaparāyaṇam |
trisūtraṃ śāśvataṃ puṇyaṃ bubudhe yaṃ pitāmahaḥ || [24]

それで偉大なインドラ神[シャタクラウトゥ]は、この聖仙が広大な知性と理解力を有する者だと見極め、彼に簡潔な言葉でアーユルヴェーダを伝授した。アーユルヴェーダは健康人にも病人にも最上の道であり、病因論と症候論と治療論の３教典〈３原則〉[トリ・スートラ]を備えた永遠不変の神聖な学問であり、ブラフマー神[ピタ―・マハ]（創造主）が最初に会得したものである。このアーユルヴェーダを、インドラ神はバラドヴァージャに伝授したのである。[23–24]

so'nantapāraṃ triskandhaṃ āyurvedaṃ mahāmatiḥ |
yathāvadacirāt sarvaṃ bubudhe tanmanā muniḥ || [25]
tenāyuramitaṃ lebhe bharadvājaḥ sukhānvitam |
ṛṣibhyo'nadhikaṃ tacca śaśaṃsānavaśeṣayan || [26]

偉大な理解力に恵まれた聖仙であるバラドヴァージャは一心不乱に集中し、３本柱〈３原則〉[トリ・スカンダ]からなる終わりがないほど広大なアーユルヴェーダを、短期間で正確かつ完璧に会得した。このことによってバラドヴァージャは果てしなく幸福な生命を得た。

そして彼はアーユルヴェーダを、付け加えたり省略したりせず、そのまま聖仙たちに伝えた。[25–26]

アーユルヴェーダ、地上へ伝授される

ṛṣayaśca bharadvājājjagṛhustaṃ prajāhitam |
dīrghamāyuścikīrṣanto vedaṃ vardhanaṃ āyuṣaḥ || [27]
maharṣayaste dadṛṣuryathāvajjñānacakṣuṣā |
sāmānyamca viśeṣaṃ ca guṇān dravyāṇi karma ca || [28]
samavāyaṃ ca tajjñātvā tantroktaṃ vidhiṃ āsthitāḥ |
lebhire pramaṃ śarma jīvitaṃ cāpyanitvaram || [29]

長寿を望む聖仙たちもまた、バラドヴァージャから有益で寿命を長くする神聖なヴェーダの知識を伝授された。すべての偉大な聖仙たちはさらに、サーマーニャ(類似)、ヴィシェーシャ(相違)、グナ(属性)、ドラヴィヤ(物質)、カルマ(作用)、サマヴァーヤ(分離不可能な結合)に関する知識を正確に理解した。こうして、彼らはその教本の教義に忠実に従い、無上の幸福と不朽の寿命を実現した。[27–29]

アートレーヤ(プナルヴァス)の6人の弟子

atha maitrīparaḥ puṇyamāyurvedaṃ punarvasuḥ |
śiṣyebhyo dattavān ṣaḍbhyaḥ sarvabhūtānukampayā || [30]
agniveśaśca bhel(ḍ)aśca jatūkarṇaḥ parāśaraḥ |
hārītaḥ kṣārapāṇiśca jagṛhustanmunervacaḥ || [31]

さて、プナルヴァスは親切心から、すべての生命あるものにたいする思いやりをもって、神聖なアーユルヴェーダを6人の弟子に伝授した。つまりアグニヴェーシャ、ベーラ、ジャトゥーカルナ、パラーシャラ、ハーリータ、クシャーラパーニが、聖仙プナルヴァスから神聖な教えの言葉を授かった。[30–31]

アグニヴェーシャ、最初に教本を著わす

buddherviśeṣastatrāsīnnopadeśāntaraṃ muneḥ |
tantrasya kartā prathamamagniveśo yato'bhavat || [32]
atha bhelādayaścakruḥ svaṃ svaṃ tantraṃ, kṛtāni ca |
śrāvayāmāsurātreyaṃ sarṣisaṅghaṃ sumedhasaḥ || [33]

アグニヴェーシャがアーユルヴェーダ教本を最初に著したのは、彼に非凡な才能があったからで、聖仙の教え方に差異があったからではない。その後、ベーラたちもそれぞれ自分の教本を著わした。知性に溢れた彼ら全員が、聖仙の集団の中に座っていたアートレーヤの前で自分の著作を発表した。[32–33]

６人の弟子の教本、大聖仙を喜ばせる

śrutvā sūtraṇamarthānāmṛṣayaḥ puṇyakarmaṇām ｜
yathāvatsūtritamiti prahṛṣṭāste'numenire ‖ [34]
sarva evāstuvanstānśca sarvabhūtahitaiṣiṇaḥ ｜
sādhu bhūteṣvanukrośa ityuccairabruvan samam ‖ [35]
taṃ puṇyaṃ śuṣruvuḥ śabdaṃ divi devarṣayaḥ sthitāḥ ｜
sāmarāḥ paramarṣīṇāṃ śrutvā mumudire param ‖ [36]
aho sādhviti nirghoṣo lokānstrīnanvavādayat ｜
nabhasi snigdhagambhīro harṣādbhūtairudīritaḥ ‖ [37]

聖仙たちはそれぞれの著作の内容が慈悲に満ちているのを聞いて非常に満足し、すべて正確に編纂されていると高く評価した。聖仙たち全員がすべての生命あるものの愛護者である６人の弟子を褒めたたえ、「生命あるものに大きな恩恵をもたらした」と大声で言い放った。偉大な聖仙たちから発せられたこの声高で気高い言葉は、天界に住む聖仙たちや神々の耳にも届き、彼らは非常に喜んだ。喜びとともに空に発せられた「素晴らしい」という深く慈愛のこもった声が、三世界（天・地・空）［トリ・ローカ］に鳴り響いた。[34–37]

śivo vāyurvavau sarvā bhābhirunmīlitā diśaḥ ｜
nipetuḥ sajalāścaiva divyāḥ kusumavṛṣṭayaḥ ‖ [38]
athāgniveśapramukhān viviṣurjñānadevatāḥ ｜
buddhiḥ siddhiḥ smṛtirmedhā dhṛtiḥ kīrtiḥ kṣamā dayā ‖ [39]
tāni cānumatānyeṣāṃ tantrāṇi paramarṣibhiḥ ｜
bha(bhā)vāya bhūtasaṅghānāṃ pratiṣṭhāṃ bhuvi lebhire ‖ [40]

心地よい風が吹きはじめ、すべての方角が光で満たされ、聖なる花吹雪と雨が降ってきた。そして、知識［ジュニャーナ］、理性［ブッディ］、成功［シッディ］、記憶力［スムリティ］、記銘力［メーダー］、決意［ドリティ］、名声［キールティ］、忍耐［クシャマー］、慈悲［ダヤー］の女神がアグニヴェーシャたちの身体の中へ入っていった。このようにして、偉大な聖仙たちに承認された彼らの教本は、生命あるものの繁栄のため、全世界の強力な基礎として確立されたのである。[38–40]

生命とアーユルヴェーダについて

アーユルヴェーダの定義

hitāhitaṃ sukhaṃ duhkhamāyustasya hitāhitam |
mānaṃ ca tacca yatroktamāyurvedaḥ sa ucyate || [41]

アーユルヴェーダは、有益な人生、有害な人生、幸福な人生、不幸な人生、寿命をより良くするものと悪化させるもの、寿命の長さ、そして生命の本質を取り扱う。[41]

生命[アーユス]の定義と別名

śarīrendriyasattvātmasaṃyogo dhāri jīvitam |
nityagaścānubandhaśca paryāyairāyurucyate || [42]

「アーユス」とは、身体[シャリーラ]、感覚器官〈感覚機能〉[インドリヤ]、精神[サットヴァ]、我[アートマン]が結合したものを指す。また、「アーユス」には「ダーリ(支えるもの)」、「ジーヴィタ(生命あるもの)」、「ニティヤガ(流転するもの)」、「アヌバンダ(つなぐもの)」[注1]という別名がある。[42]

注1 現世と来世を"つなぐもの"。

アーユルヴェーダは神聖な学問

tasyāyuṣaḥ puṇyatamo vedo vedavidāṃ mataḥ |
vakṣyate yanmanuṣyāṇāṃ lokayorubhayorhitam || [43]

ヴェーダ[注1]学者たちは、このアーユス(生命)のヴェーダ(科学〈知識〉)であるアーユルヴェーダを最も神聖なものとみなしている。アーユルヴェーダは人間にとって二世界(天・地)で有益であるといわれている。[43]

注1 古代インドのバラモン教の聖典の総称である。元来は知識一般を指す用語。

世界を構成する6つの原理

類似の原則[サーマーニャ]と相違の原則[ヴィシェーシャ]

sarvadā sarvabhāvānāṃ sāmānyaṃ vṛddhikāraṇam |
hrāsaheturviśeṣaśca, pravṛttirubhayasya tu ||［44］
sāmānyamekatvakaraṃ, viśeṣastu pṛthaktvakṛt |
tulyārthatā hi sāmānyaṃ, viśeṣastu viparyayaḥ ||［45］

物質の類似[サーマーニャ]は常に増大を引き起こし、相違[ヴィシェーシャ]は減少を引き起こす。増加と減少は、それぞれ類似しているものどうし、相違しているものどうしを付加することにより生じる。類似が同一化をもたらすのにたいして、相違は多様化をもたらす。言い換えると、類似は類似の効果〈作用〉を促すのにたいして、相違は相違の効果〈作用〉を促す。［44–45］

アーユルヴェーダの主題

sattvamātmā śarīraṃ ca trayametattridaṇḍavat |
lokastiṣṭhati saṃyogāttatra sarvaṃ pratiṣṭhitam ||［46］
sa pumāṃścetanaṃ tacca taccādhikaraṇaṃ smṛtam |
vedasyāsya, tadarthaṃ hi vedo'yaṃ saṃprakāśitaḥ ||［47］

精神[サットヴァ]・我[アートマン]・身体[シャリーラ]— この三本柱が一体となって生命界を支えている。この三位一体の生命体がプルシャ［プマーンス］(人間)であり、意識を有するものであり、アーユルヴェーダの主題である。アーユルヴェーダは、人間のためだけに明るみに出されたのである。［46–47］

9種の物質(世界の成因)：生物と無生物

khādīnyātmā manaḥ kālo diśaśca dravyasaṃgrahaḥ |
sendriyaṃ cetanaṃ dravyaṃ, nirindriyamacetanam ||［48］

アーカーシャ(空元素)、ヴァーユ(風元素)、テージャス(火元素)、アプ(水元素)、プリティヴィー(地元素)、我[アートマン]、精神〈思考機能〉[マナス]、時間[カーラ]、方角[ディシャ]が物質の総体[ドラヴィヤ・サングラハ](宇宙の成因)である。感覚器官〈感覚機能〉[インドリヤ]をもつ物質[ドラヴィヤ]が生物[チェータナ]であり、感覚器官〈感覚機能〉をもたない物質が無生物[アチェータナ]である。[48]

属性[グナ]と作用[カルマ]

sārthā gurvādayo buddhiḥ prayatnāntāḥ parādayaḥ |
guṇāḥ proktāḥ prayatnādi karma ceṣṭitamucyate || [49]

感覚器官〈感覚機能〉の対象〈シャブダ(音)、スパルシャ(触)、ルーパ(色)、ラサ(味)、ガンダ(香)〉、グル(重性)ではじまる性質(A)[グル・アーダヤ]、知性[ブッディ]、プラヤトナ(努力)で終わる性質(B)[プラヤトナ・アンター]、パラ(優性)ではじまる性質(C)[パラ・アーダヤ]を、グナ(属性)と呼ぶ。力が加わることにより起こる動作をカルマ(作用)と呼ぶ。[49]

(A) 重性 — 軽性[グル — ラグ]、冷性 — 温性[シータ — ウシュナ]、油性 — 乾性[スニグダ — ルークシャ]、緩慢性 — 鋭性[マンダ — ティークシャナ]、停滞性 — 移動性[スティラ — サラ]、柔性 — 硬性[ムリドゥ — カティナ]、清澄性 — 粘液性[ヴィシャダ — ピッチラ]、滑性 — 粗性[シュラクシュナ — カラ]、微細性 — 粗大性[スークシュマ — ストゥーラ、固形性 — 流動性[サーンドラ — ドラヴァ]。(20の属性).

(B) 欲求[イッチャー]、嫌悪[ドヴェーシャ]、快感[スカ]、不快感[ドゥカ]、意思的努力[プラヤトナ](5つの属性).

(C) 優性[パラ]、劣性[アパラ]、適用[ユクティー]、数[サンキャー]、結合[サンヨーガ]、分離[ヴィバーガ]、個別性[プリタクトヴァ]、測量[パリマーナ]、加工[サンスカーラ]、反復[アビヤーサ](10の属性、パラーディ・グナ)

備考 第26章29-35節参照。

分離不可能な結合[サマヴァーヤ]の定義

samavāyo'pṛthagbhāvo bhūmyādīnāṃ guṇairmataḥ |
sa nityo yatra hi dravyaṃ na tatrāniyato guṇaḥ || [50]

プリティヴィー(地元素)などの物質は、それぞれのグナ(属性)と分離して存在し得ない。これを、サマヴァーヤ(分離不可能な結合)という。これは永遠の真実である。なぜなら、属性のない物質はあり得ないからである。[50]

物質[ドラヴィヤ]の定義

yatrāśritāḥ karmaguṇāḥ kāraṇaṃ samavāyi yat |
taddravyaṃ

そこに作用と属性が依拠していて、それが分離不可能な結合[サマヴァーヤ]の原因[カーラナ]になっているものがドラヴィヤ(薬物を含む物質)である。

属性[グナ]の定義

samavāyī tu niśceṣṭaḥ kāraṇaṃ guṇaḥ ॥ [51]

グナ(属性)は物質に分離不可能な状態で結合していて作用を欠いている。分離不可能な結合が作用を欠いていることの原因である。[51]

作用[カルマ]の定義

saṃyoge ca vibhāge ca kāraṇaṃ dravyamāśritam ।
kartavyasya kriyā karma karma nānyadapekṣyate ॥ [52]
ityuktaṃ kāraṇaṃ

結合[サンヨーガ]と分離[ヴィバーガ]の原因であり、物質に依拠し、成されるべきことを遂行するのがカルマ(作用)である。カルマ(作用)はそれ以外の何ものも必要としない。
以上、原因〈世界を構成する6つの範疇〉[カーラナ]について述べた。[52]

病気と健康

アーユルヴェーダの目的

kāryaṃ dhātusāmyaṃ ihocyate ।
dhātusāmyakriyā coktā tantrasyāsya prayojanam ॥ [53]

さて、つぎに結果[カーリヤ]であるダートゥ・サーミヤ(生命を維持し養う要素[ダートゥ]の平衡状態[サーミャ])について検討しよう。なぜなら、この教本の目的はダートゥ・サーミヤの達成だからである。[53]

病気の3種の原因

kālabudhīndriyārthānāṃ yogo mithyā na cāti ca ।
dvayāśrayāṇāṃ vyādhīnāṃ trividho hetusaṃgrahaḥ ॥ [54]

精神と身体の２種の病気の原因は、時[カーラ]、理性[ブッディ]、感覚対象[インドリヤ・アルタ]の３種との、それぞれ過誤、過小、過度の３種の接触の仕方をすることである。[54]

病気発生の２つの場と健康の原因

śarīraṃ sattvasaṃjñaṃ ca vyādhīnāmāśrayo mataḥ |
tathā sukhānāṃ yogastu sukhānāṃ kāraṇaṃ samaḥ || [55]

身体と精神の両者は、健康〈快適な状態〉[スカ]と同様に病気を生じる場でもあると考えられている。身体と精神が互いに調和よく作用しあうことが、健康の基盤[カーラナ]である。[55]

我[アートマン]の定義

nirvikāraḥ parastvātmā sattvabhūtaguṇendriyaiḥ |
caitanye kāraṇaṃ nityo draṣṭā paśyati hi kriyāḥ || [56]

最高我[パラ・アートマン]は、不変であり、超微細であり、精神[サットヴァ]と元素[ブータ]の属性と感覚器官〈感覚機能〉[インドリヤ]とを連結して生命を起こさせる源である。最高我は永遠であり、すべての行為を見ている。

(A) ブータ[元素]は５つある。プリティヴィー[地]、アプ[水]、テージャス[火]、ヴァーユ[風]とアーカーシャ[空]。その属性はそれぞれガンダ[香]、ラサ[味]、ルーパ[色]、スパルシャ[触]、シャブダ[音]である。[56]

身体的ドーシャと精神的ドーシャ

３種の身体的ドーシャと２種の精神的ドーシャ

vāyuḥ pittaṃ kaphaścoktaḥ śārīro doṣasaṃgrahaḥ |
mānasaḥ punaruddiṣṭo rajaśca tama eva ca || [57]

手短かに言うと、ヴァータ[注1]とピッタとカパは身体的ドーシャであり、ラジャスとタマスは精神的ドーシャである。[57]

(A) ドーシャとは生理学的機能を起こす要因であるが、病気を引き起こすものとしても知られている。

注1 原文、英文ともにvāyuであるが、便宜上、身体的ドーシャを指す場合は「ヴァータ」、五大元素のひとつを指す場合は、「ヴァーユ」とする。ヴァータ、ヴァーユともに「風」を意味する。他に「アニラ」、「マールタ」「パヴァナ」などの同義語がある。

ドーシャの鎮静法

praśāmyatyauṣadhaiḥ pūrvo daivayuktivyapāśrayaiḥ |
mānaso jñānavijñānadhairyasmṛtisamādhibhiḥ || [58]

前述の身体的ドーシャは、信仰療法および合理的療法によって鎮静されるが、精神的ドーシャは真理、専門的知識、堅忍、神を想起すること[スムリティ]、瞑想[サマーディ]によって治療される。[58]

ヴァータ、ピッタ、カパの属性と鎮静法

rūkṣaḥ śīto laghuḥ sūkṣmaścalo' tha viśadaḥ kharaḥ |
viparītaguṇairdravyairmārutaḥ sampraśāmyati || [59]
sasnehamuṣṇaṃ tīkṣṇaṃ ca dravaṃ amlaṃ saraṃ kaṭu |
viparītaguṇaiḥ pittaṃ dravyairāśu praśāmyati || [60]
guruśītamṛdusnigdhamadhurasthirapicchilāḥ |
śleṣmaṇaḥ praśamaṃ yānti viparītaguṇairguṇāḥ || [61]

ヴァータは乾性、冷性、軽性、微細性、移動性、清澄性、粗性という属性をもつので、逆の属性をもつ薬物によって即座に鎮静される。
ピッタの属性は軽度の油性、温性、鋭性、流動性、酸味、移動性、辛味なので、逆の属性をもつ薬物や物質によって即座に鎮静される。
カパの属性は重性、冷性、柔性、油性、甘味、停滞性、粘液性なので、逆の属性をもつ薬物や物質によって鎮静される。[59–61]

治療可能な病気と不治の病の対処法

viparītaguṇairdeśamātrākalopapāditaiḥ |
bheṣajairvinivartante vikārāḥ sādhyasammatāḥ || [62]
sādhanaṃ na tvasādhyānāṃ vyādhīnāmupadekṣyate |
bhūyaścāto yathādravyaṃ guṇakarmāṇivakṣyate || [63]

治療可能な病気は、反対の属性をもつ薬物を場所と服用量と時間を慎重に考慮して処方す

ることにより回復できる。不治の病の処置については本章では言及しない。
ついで、薬物の属性[グナ]と作用[カルマ]について詳細に説明しよう。[62–63]

味[ラサ]の定義と組成

味[ラサ]の定義と五大元素[マハーブータ]

rasanārtho rasastasya dravyamāpaḥ kṣitistathā ǀ
nirvṛttau ca viśeṣe ca pratyayāḥ khādayastrayaḥ ǁ [64]

ラサ(味)はラサナー(味覚の感覚器官である舌)の対象である。味の原因物質はアプ(水元素)とプリティヴィー(地元素)である。アーカーシャ(空元素)、ヴァーユ(風元素)、テージャス(火元素)の3種は、甘味などの味を出現させ識別するための要素である。[64]

味[ラサ]の種類

svāduramlo' tha lavaṇaḥ kaṭukastikta eva ca ǀ
kaṣāyaśceti ṣaṭko'yaṃ rasānaṃ saṃgrahaḥ smṛtaḥ ǁ [65]

甘味、酸味、塩味、辛味、苦味、渋味が味の6個1組[シャトカ](六味)である。[65]

ドーシャを増減させる味

svādvamlalavaṇā vāyuṃ, kaṣāyasvādutiktakāḥ ǀ
jayanti pittam, śleṣmāṇaṃ kaṣāyakaṭutiktakāḥ ǁ [66]
(kaṭvamlalavaṇāḥ pittaṃ, svādvamlalavaṇāḥ kapham ǀ
kaṭutiktakaṣāyāśca kopayanti samīraṇam [1])

六味のうち甘味・酸味・塩味はヴァータを鎮静し、渋味・甘味・苦味はピッタを鎮静し、渋味・辛味・苦味はカパを鎮静する。[66]
(辛味・酸味・塩味はピッタを増悪させ、甘味・酸味・塩味はカパを増悪させ、辛味・苦味.渋味はヴァータを増悪させる。[1])

物質の分類

効能による薬物の分類

kiñciddoṣapraśamanaṃ kiñciddhātupradūṣaṇam |
svasthavṛttau mataṃ kiñcittrividhaṃ dravyamucyate || [67]

薬物[ドラヴィヤ]は3種類に分類できる。(1)ドーシャを鎮静させるもの、(2)ダートゥ(身体構成要素)に悪影響を与えるもの、(3)健康を維持するために摂取するもの、である。[67]

起源による薬物の分類

tat punastrividhaṃ proktaṃ jāṅgamaubhidapārthivam |

薬物[ドラヴィヤ]は起源別に3種類に分類できる。(1)動物起源、(2)土壌起源、(3)植物起源。

動物起源の薬物

madhūni gorasāḥ pittaṃ vasā majjā'sṛgāmiṣam || [68]
viṇmūtracarmareto'sthisnāyuśṛṅganakhāḥ khurāḥ |
jaṅgamebhyaḥ prayujyante keśā lomāni rocanāḥ || [69]

蜂蜜、乳、乳製品、胆汁、筋肉脂肪(獣脂)[ヴァサー]、骨髄、血液、肉、便、尿、皮革、精液、骨、靭帯[スナーユ]、角、爪、ひづめ、産毛を含む体毛、牛などの胆汁の凝固物[ローチャナー]が動物起源の薬物として用いられる。[68–69]

土壌起源の薬物

suvarṇaṃ samalāḥ pañca lohāḥ sasikatāḥ sudhā |
manaḥśilāle maṇayo lavaṇaṃ gairikāñjane || [70]
bhaumamauṣadhamuddiṣṭam-

金[スヴァルナ]、鉱石類(鉄くず、瀝青(れきせい))、5種類の金属[注1][パンチャ・ローハ]、砂[シカター]、石灰[スダー]、鶏冠石(四硫化ヒ素)[マナハシラー]、石黄(三硫化ヒ素)[アーラ]、宝石類[マニ]、塩[ラヴァナ]、紅土[ガイリカ]、輝安鉱(硫化アンチモン)[アンジャナ] — これが土壌より得られる薬物[アウシャダ]である。[70]

注1 5種類の金属とは銀、銅、鉄、鉛、錫。

植物起源の薬物：植物の4分類と使用部分

-audbhidaṃ tu caturvidham |
vanaspatistathā vīrudvānaspatyastathauṣadhiḥ || [71]
phalairvanaspatiḥ puṣpairvānaspatyaḥ phalairapi |
oṣadhyaḥ phalapākāntāḥ pratānairvīrudhaḥ smṛtāḥ || [72]
mūlatvaksāraniryāsanāl (ḍ) asvarasapallavāḥ |
kṣārāḥ kṣīraṃ phalaṃ puṣpaṃ bhasma tailāni kaṇṭakāḥ || [73]
patrāṇi śuṅgāḥ kandāśca prarohāścaudbhido gaṇaḥ |

植物起源の薬物は4種類に分類される。(1)ヴァナスパティ（実の植物)、(2)ヴィールドゥ（つる性植物)、(3)ヴァーナスパティヤ(花と実の植物)、(4)オーシャディ（一年生植物)である。
(1)「実の植物」は実で知られる植物で、(3)「花と実の植物」は花と実で知られる植物で、(4)「一年生植物」は実り熟した後に枯れる植物で、(2)「つる性植物」はつるがのび拡がる植物である。植物の使用部位は、根、樹皮、木髄、樹脂、茎、搾り汁、若葉、アルカリ(腐食性の灰汁)[クシャーラ]、乳液、果実、花、灰[バスマ]、油、とげ、葉、葉芽、根茎、新芽である。[71–73]

主な薬物

mūlinyaḥ ṣoḍaśaikonāḥ phalinyo vimśatiḥ smṛtāḥ || [74]
mahāsnehāśca catvāraḥ pañcaiva lavaṇāni ca |
aṣṭau mūtrāṇi saṃ{ṅ}khyātānyaṣṭāveva payāṃsi ca || [75]
śodhanārthāśca ṣaḍ vṛkṣāḥ punarvasunidarśitāḥ |
ya etān vetti saṃyoktuṃ vikāreṣu sa vedavit || [76]

有用な根を有する植物は16種類あり、有用な果実を有する植物は19種類、主要な油脂類[マハースネーハ]は4種類、塩は5種類、尿は8種類あり、乳も8種類あるが、さらにプナルヴァスは浄化療法に有効な樹木が6種類あることを付け加えた。病人にたいしてこれらを適切に処方する術を知っている者が、真にアーユルヴェーダを知る者である。[74–76]

16種の根が有用な薬用植物の名称と作用

hastidantī haimavatī śyāmā trivṛdadhoguḍā |
saptalā śvetanāmā ca pratykśreṇī gavākṣyapi || [77]
jyotiṣmatī ca bimbī ca śaṇapuṣpī viṣāṇikā |
ajagandhā dravantī ca kṣīriṇī cātra ṣoḍaśī || [78]
śaṇapuṣpi ca bimbī ca chardane haimavatyapi |
śvetā jyotiṣmatī caiva yojyā śīrṣavirecane || [79]
ekādaśāvaśiṣṭā yāḥ prayojyāstā virecane |
ityuktā nāmakarmabhyāṃ mūlinyaḥ,

16種の根が有用な薬用植物とは、ハスティダンティー［トウダイグサ科クロトン・オブロンギフォリウス］、ハイマヴァティー［アヤメ科ハナショウブ＊］、シュヤーマー［ヒルガオ科フウセンアサガオの黒花種］、トリヴリト［フウセンアサガオ］、アドーグダー［トウダイグサ科ユーフォルビア・アカウリス＊］、サプタラー［トウダイグサ科ユーフォルビア・ピロサ＊］、シュヴェータナーマー［マメ科チョウマメの白花種］、ダンティー［pratyakśrenī トウダイグサ科ヤトロパ・モンタナ］、ガヴァークシー［ウリ科コロシントウリ］、ジョーティシュマティー［ニシキギ科ヒマラヤツルウメモドキ］、ビンビー［ウリ科ヤサイカラスウリ］、シャナプシュピー［マメ科サンヘンプ］、ヴィシャーニカー＊、アジャガンダー［シソ科セルピウムソウ（英名クリーピング・タイム）＊］、ドラヴァンティー［トウダイグサ科ヤトロパ・グランドゥリフェラ（英名フィジック・ナッツ）］そしてクシーリニー＊である。この16種のうちシャナプシュピー、ビンビー、ハイマヴァティーは催吐法（嘔吐誘発）［チャルダナ］[注1]に、シュヴェターとジョーティシュマティーは経鼻頭部浄化法［シールシャ・ヴィレーチャナ］[注2]に有用である。残り11種は催下法（瀉下）［ヴィレーチャナ］[注3]に用いられる。以上、有用な根を有する薬用植物の名称と作用を述べた。［77–79］

注１　催吐薬を用いて吐かせる浄化治療法。５種の浄化療法［パンチャカルマ］のひとつ。「ヴァマナ」が一般的用語。

注２　鼻腔から薬剤を注入し、頭部の浄化を計る治療法。「シローヴィレーチャナ（シラス・ヴィレーチャナ）」が一般的用語。他に「ナスヤ」、「ナスタ」、「ナーヴァナ」の用語がある。

注３　瀉下薬（下剤）を用いて利通させる浄化治療法。この療法に用いる下剤を「催下剤」とよぶことにする。

備考　５種の浄化療法［パンチャカルマ］とはつぎの５つの療法を指す。
１．経鼻頭部浄化法［シローヴィレーチャナまたはナスヤ］　２．催吐法〈嘔吐誘発〉［ヴァマナ］　３．催下法（瀉下）［ヴィレーチャナ］　４．煎剤経腸法（浣腸）［アースターパナまたはニルーハ・バスティ］　５．油剤経腸法（浣腸）［アヌヴァーサナ・バスティ］

19種の果実が有用な薬用植物の名称と作用

phalinīḥ śṛṇu ‖ [80]
śaṅkhinyatha viḍaṅgāni trpuṣaṃ madanāni ca |
ḍhāmārgavamathekṣvāku jīmūtaṃ kṛtavedhanam |
ānūpaṃ sthalajaṃ caiva klītakaṃ dvividhaṃ smṛtam ‖ [81]
prakīryā codakīryā ca pratyakpuṣpā tathā'bhayā |
antaḥkoṭarapuṣpī ca hastiparṇyāśca śāradam ‖ [82]
kampillakāragvadhayoḥ phalaṃ yat kuṭajasya ca |
dhāmārgavamathekṣvāku jīmūtaṃ kṛtavedhanam ‖ [83]
madanaṃ kuṭajaṃ caiva trapuṣaṃ hastiparṇinī |
etāni vamane caiva yojyānyāsthāpaneṣu ca ‖ [84]
nastaḥ pracchardane caiva pratyakpuṣpī vidhīyate |
daśa yānyavaśiṣṭāni tānyuktāni virecane ‖ [85]
nāmakarmabhiruktāni phalānyekonavimśatiḥ |

つぎに果実が有用な薬用植物を挙げるので聞きなさい。シャンキニー［ウリ科クテノレプシス・ケラシフォルミス＊］、ヴィダンガ［ヤブコウジ科エンベリア］、トラプシャ［ウリ科キュウリ］、マダナ［アカネ科ハリザクロ］、ダーマールガヴァ［ウリ科ヘチマ］、イクシュヴァーク［ユウガオ］、ジームータ［ウリ科ルファ・エチナタ（ヘチマの1種）、クリタヴェーダナ［ウリ科トカドヘチマ］、水生と陸生の2種類のクリータカ［スペインカンゾウ＊］、プラキールヤー＊、ウダキールヤー［マメ科クロヨナ＊］、アパーマールガ［pratyakpuṣpā ヒユ科アラデイノコズチ］、ハリータキー［abhayā シクンシ科ミロバランノキ］、アンタハコータラプシュピー［ヒルガオ科オオバアサガオ属の1種＊］、ハスティパルニー［ウリ科キュウリの変種＊］、カンピッラカ［トウダイグサ科クスノハカシワ］の果実、アーラグヴァダ［マメ科ナンバンサイカチ］、クタジャ［キョウチクトウ科セイロンライティア（英名コネッシ）］。
この19種のうちダーマールガヴァ、イクシュヴァーク、ジームータ、クリタヴェーダナ、マダナ、クタジャ、トラプシャ、ハスティパルニーの8種は催吐法（嘔吐誘発）［ヴァマナ］やアースターパナ・バスティ（煎剤経腸法[注1]）に用いられる。アパーマールガは経鼻頭部浄化法［ナスタ］に用いられる。残りの10種は催下法（瀉下）に用いられる。以上、19種の有用な果実を有する薬用植物の名称と作用を述べた。[80–85]

注1　アースターパナあるいはニルーハと呼ばれる浣腸で用いられる薬剤は、煎じ液に油剤を加えたものである。なお、パンチャカルマにおける浣腸療法を、一般的な浣腸と区別して「経腸法」とした。

4種の主要な油脂の名称と作用

sarpistailaṃ vasā majjā sneho diṣṭaścaturvidhaḥ ‖ [86]

pānābhyañjanabastyartham nasyārtham caiva yogataḥ |
snehanā jīvanā varṇyā balopacayavardhanāḥ || [87]
snehā hyete ca vihitā vātapittakaphāpahāḥ |

主要な油脂類[マハースネーハ]は、ギー[注1]（バターオイル）[サルピス]、油[タイラ]、獣脂[ヴァサー]、骨髄脂肪（髄脂）[マッジャー][注2]の４種であり、それぞれ服用、オイルマッサージ[アビヤンジャナ][注3]、経腸法〈浣腸〉剤[バスティ]、経鼻法〈点鼻〉[ナスヤ]として用いられる。これらの油脂類は、油性、活力、色つや、体力、発育を増進させ、さらに増大したヴァータ、ピッタ、カパを抑制する。[86–87]

注１　「インドで常用されている精製バター。英語のバターオイルにあたる。……その製法はヒツジ、ヤギ、ウシ、スイギュウ、ヤクなどの発酵乳の粗製バターをとろ火で溶解し、水分と微量のタンパク質を除去して、透明なバターオイルの部分をすくい取る。……中国唐代の乳製品の「醍醐（だいご）」が、それにあたることもほぼ定説化しつつある」（『Super Niponica 2001』小学館）。なお、インドでは、単に「ギー」というときは、牛のギーを指す。また、発酵乳（ダヒ）からギーを分離した後の残りの液体をバターミルク（ラッシー）という。サルピスの異名はグリタ。

注２　マッジャーは骨髄のこと。油剤の１種として扱われるときは、骨髄内の脂肪成分を指すと思われるので、略して「髄脂」とする。

注３　アビヤンガと同義。身体に油剤を塗擦すること。

5種の塩の名称と作用

sauvarcalam saindhavam ca viḍamaudbhidameva ca || [88]
sāmudreṇa sahaitāni pañca syurlavaṇāni ca |
snigdhānyuṣṇāni tīkṣṇāni dīpanīyatamāni ca || [89]
ālepanārthe yujyante snehasvedavidhau tathā |
adhobhāgordvabhāgeṣu nirūheṣvanuvāsane || [90]
abhyañjane bhojanārthe śirasaśca virecane |
śastrakarmaṇi vartyarthamañjanotsādaneṣu ca || [91]
ajīrṇānāhayorvāte gulme śūle tathodare |
uktāni lavaṇāni—

スヴァルチャラ＊などの植物から採取したサウヴァルチャラー塩、サインダヴァ塩（岩塩）、尿から採取したヴィダ塩、土から採取したアウドビダ塩そして海水から採取したサームドラ塩が５種類の塩である。５種の塩は油性、温性、鋭性を有し、アグニ（消化機能）にたいする最良の増進剤となり、泥膏貼付[アーレーパナ]、油剤法[スネーハナ]、発汗法[スヴェーダナ]、催下法（瀉下）、催吐法（嘔吐誘発）、煎剤経腸法（浣腸）[ニルーハ]および油剤経腸法(浣腸)[アヌヴァーサナ]、オイルマッサージ[アビヤンガ]、食事、頭部浄化法[シロー・ヴィレーチャナ]、外科的処置、坐薬、眼軟膏[アンジャナ]、香油按摩[ウトサーダナ]として、不消化[注1]〈消化力減退〉[アジールナ]やアーナーハ(鼓腸〈便秘〉)、ヴァータ性疾患、グルマ(腹部腫瘍)、シューラ(疝痛)、ウダラ(腹部疾患)のときに用いられる。以上、塩について述べた。[88–91]

注１　アジールナは、主として、食べたものの消化が完了していない状態や消化力減退を指す。「不消化」(梵和)

８種の尿の名称と作用

ūrdhvaṃ mūtrāṇyaṣṭau nibodha me ‖ [92]
mukhyāni yāni diṣṭāni sarvāṇyātreyaśāsane |
avimūtamajāmūtraṃ gomūtraṃ māhiṣaṃ ca yat {tathā} ‖ [93]
hastimūtramathoṣṭrasya hayasya ca kharasya ca |
uṣṇaṃ tīkṣṇamatho'rūkṣaṃ kaṭukaṃ lavaṇānvitam ‖ [94]
mūtramutsādane yuktaṃ yuktamālepaneṣu ca |
yuktamāsthāpane mūtraṃ yuktaṃ cāpi virecane ‖ [95]
svedeṣvapi ca tadyuktamānāheṣvagadeṣu ca |
udareṣvatha cārśaḥsu gulmikuṣṭhikilāsiṣu ‖ [96]
tadyuktamupanāheṣu pariṣeke tathaiva ca |

つぎに、アートレーヤの教本の中で重要なものとして明記されている８種の尿を挙げるので聞きなさい。牝羊尿、牝山羊尿、牝牛尿、牝水牛尿、牝象尿、牝ラクダ尿、牝馬尿、牝ロバ尿。一般的に尿は温性、鋭性、軽度の乾性で、辛性、塩性という属性を有する。そして香油按摩[ウトサーダナ]、泥膏貼付[アーレーパナ]、煎剤経腸法(浣腸)[アースターパナ]、催下法〈瀉下〉[ヴィレーチャナ]、発汗法[スヴェーダナ]に用いられ、アーナーハ(鼓腸〈便秘〉)、中毒[アガダ]、ウダラ(腹部疾患)、アルシャ（痔核)、グルマ(腹部腫瘤)、クシュタ(皮膚病)、キラーサ(らい性皮疹)に有効であり、また泥膏貼付[ウパナーハ]や灌注法[注1][パリシェーカ]として使用される。[92–96]

注１　灌注＝患者の身体に薬液などを注ぐこと。(医学英和大辞典)

dīpanīyaṃ viṣaghnaṃ ca krimighnaṃ copadiśyate ‖ [97]
pāṇḍurogopasṛṣṭānāmuttamaṃ śarma cocyate |
śleṣmāṇaṃ śamayet pītaṃ mārutaṃ cānulomayet ‖ [98]
karṣet pittamadhobhāgamityasmin guṇasaṃgrahaḥ |
sāmānyena mayoktastu pṛthaktvena pravakṣyate ‖ [99]

さらに食欲や消化力を増進させ、毒を排斥し、駆虫薬ともなり、パーンドゥ・ローガ(貧血）で苦しむ者にとって最上の効果がある。尿はカパを鎮静し、ヴァータを駆風し、ピッタを催下〈瀉下〉剤とともに肛門から排泄させる。これが尿の性質に関する私の総論である。つぎは、個別に述べることにしよう。［97–99］

avimūtraṃ satiktaṃ syāt snigdhaṃ pittāvirodhi ca |
ājaṃ kaṣāyamadhuraṃ pathyaṃ doṣānnihanti ca || ［100］
gavyaṃ samadhuraṃ kiñciddoṣaghnaṃ krimikuṣṭhanut |
kaṇḍūṃ ca śamayet pītaṃ samyagdoṣodare hitam || ［101］

牝羊の尿は軽度の苦味で、油性で、ピッタと拮抗しない。牝山羊の尿は渋味と甘味があり、身体経路にたいして有益であり、すべてのドーシャを抑制する。牝牛の尿はわずかに甘味があり、ドーシャを鎮静し、クリミ（寄生虫病）とクシュタ（皮膚病）を破壊し、かゆみを取りのぞく。飲用するとトリドーシャ（３つのドーシャ）によるウダラ（腹部疾患）に有効である。［100–101］

arśaḥśophodaraghnaṃ tu sakṣāraṃ māhiṣaṃ saram |
hāstikaṃ lavaṇaṃ mūtraṃ hitaṃ tu krimikuṣṭhinām || ［102］
praśastaṃ baddhaviṇmūtraviṣaśleṣmāmayārśasām |
satiktaṃ śvāsakāsaghnamarśoghnaṃ cauṣṭramucyate || ［103］
vājināṃ tiktakaṭukaṃ kuṣṭhavraṇaviṣāpaham |
kharamūtramapasmāronmādagrahavināśanam || ［104］
itīhoktāni mūtrāṇi yathāsāmarthyayogataḥ |

牝水牛の尿は弱アルカリ性で、緩下性があり、痔［アルシャ］とショーパ（浮腫）とウダラ（腹部疾患）を抑制する。牝象の尿は塩味で、クリミ（寄生虫病）とクシュタ（皮膚病）の患者に有効である。また尿と便の停滞、毒、カパ性疾患、痔に勧められる。牝ラクダの尿は軽度の苦味で、呼吸困難や咳、痔を抑える。牝馬の尿は苦味と辛味があり、クシュタ（皮膚病）と創傷、毒を抑制する。牝ロバの尿はてんかん［アパスマーラ］、狂気（精神異常）［ウンマーダ］、グラハ（憑依による発作）を抑制する。以上、尿の効能と用途を述べた。［102–104］

８種の乳の名称と作用

ataḥ kṣīrāṇi vakṣyante karma caiṣāṃ guṇāśca ye || ［105］
avikṣīramajākṣīraṃ gokṣīraṃ māhiṣaṃ ca yat |
uṣṭrīṇāmatha nāgīnāṃ vaḍavāyāḥ striyāstathā || ［106］
prāyaśo madhuraṃ snigdhaṃ śītaṃ stanyaṃ payomatam |
prīṇanaṃ bṛṃhaṇaṃ vṛṣyaṃ medhyaṃ balyaṃ manaskaram || ［107］

jīvanīyaṃ śaharaṃ śvāsakāsanibarhaṇam |
hanti śoṇitapittaṃ ca sandhānaṃ vihatasya ca || [108]
sarvaprāṇabhṛtāṃ sātmyaṃ śamanaṃ śodhanaṃ tathā |
tṛṣṇāghnaṃ dīpanīyaṃ ca śreṣṭhaṃ kṣīṇakṣateṣu ca || [109]

つぎに8種の乳とそれらの属性と作用についても述べよう。羊、山羊、牛、水牛、ラクダ、象、馬の乳それに母乳である。一般に乳は甘味があり、油性、冷性、催乳作用があり、元気づけ、身体を頑丈にし、精子を形成し、知性や体力や心を増進させ、活力を与え、疲労を取り、呼吸困難や咳やラクタピッタ(出血)[注1]を制し、傷を癒し、全生物にとって健康に良く、ドーシャの鎮静剤となり、マラ(老廃物)を排除し、渇きを癒し、食欲増進剤となる。乳は、クシーナ(衰弱)やクシャタ(損傷)〈肺結核[クシーナ・クシャタ]〉に非常に有益である。[105–109]

注1　身体各部からの出血を主症状とする疾患、内的出血。元のサンスクリットは、ここではショーニタピッタ。ローヒタピッタ、アスリクピッタなどともいうが、ラクタピッタが一般的である。ラクタピッタは特有の疾患概念なのでサンスクリットのままにし、一応「出血」という訳を添えた。

pāṇḍuroge'mlapitte ca śoṣe gulme tathodare |
atīsāre jvare dāhe śvayathau ca viśeṣataḥ || [110]
yoniśukrapradoṣeṣu mūtreṣvapracureṣu ca |
purīṣe grathite pathyaṃ vātapittavikāriṇām || [111]
nasyālepāvagāheṣu vamanāsthāpaneṣu ca |
virecane snehane ca payaḥ sarvatra yujyate || [112]
yathākramaṃ ksīraguṇānekaikasya pṛthak pṛthak |
annapānādike'dhyāye bhūyo vakṣyāmyaśeṣataḥ || [113]

乳は、貧血[パーンドゥローガ]、過酸症[アムラピッタ]、肺病〈消耗性疾患〉[ショーシャ]、腹部腫瘍[グルマ]、腹部疾患[ウダラ]、下痢[アティーサーラ]、発熱[ジュヴァラ]、灼熱感[ダーハ]、浮腫[シュヴァヴァトゥ]、とくに種々の女性器疾患に有用で、さらに精液、排尿減少、硬い便、ヴァータやピッタ性の疾患にも有効である。乳は経鼻頭部浄化法[ナスヤ]、泥膏貼付[アーレーパ]、入浴剤、催吐剤(嘔吐誘発)、煎剤経腸法(浣腸)[アースターパナ]、催下法(瀉下)[ヴィレーチャナ]、油剤法[スネーハナ]のすべてに用いられる。食物と飲料の章で、8種の乳の作用と使用法を詳細に述べることにする。[110–113]

浄化療法に有効な樹木

乳液を使用する3種の樹木とその作用

athāpare trayo vṛkṣāḥ pṛthagye phalamūlibhiḥ |
snuhyarkāśmantakāsteṣāmidaṃ karma pṛthak pṛthak || [114]
vamane'śmantakaṃ vidyāt snuhīkṣīraṃ virecane |
kṣīramarkasya vijñeyaṃ vamane savirecane || [115]

乳液を使用する3種の樹木がある。それは棘のあるスヌヒー[トウダイグサ科キリンカク]、アルカ[ガガイモ科カロトロピス・ギガンテア(紫花種)]、心臓形の葉のアシュマンタカ[クワ科フィクス・ルンフィ＊]であり、パリニー（果実が有用な植物)やムーリニー（根が有用な植物)とは異なるものである。アシュマンタカは催吐剤として、スヌヒーの乳液は催下(瀉下)剤として、そしてアルカの乳液は催吐剤としても催下剤としても知られている。[114–115]

樹皮を使用する3種の樹木とその作用

imāṃstrīnaparān vṛkṣānāhuryeṣāṃ hitāstvacaḥ |
pūtīkaḥ kṛṣṇagandhā ca tilvakaśca tathā taruḥ || [116]
virecane prayoktavyaḥ pūtīkastilvakastathā |
kṛṣṇagandhā parīsarpe śotheṣvarśahsu cocyate || [117]
dadruvidradhigaṇḍeṣu kuṣṭheṣvapyalajīṣu ca |
ṣaḍvṛkṣāñchodhanānetānapi vidyādvicakṣaṇaḥ || [118]

3種の樹皮が有用な樹木がある。プーティーカ[マメ科リスノツメ＊]、クリシュナガンダー[ワサビノキ科ワサビノキ]、ティルヴァカ[スイカズラ科ヴィブルヌム・ネルヴォスム＊]であり、その樹皮が有用である。プーティーカとティルヴァカは催下剤として用いられ、クリシュナガンダーはパリーサルパ(丹毒)や浮腫[ショータ]、痔、白癬(はくせん)、膿瘍、甲状腺腫、皮膚病[クシュタ]、アラジーに用いられる。医者は今ここに挙げた6種の樹木のことも知っておくべきである。[116–118]

まとめ

ityuktā phalamūlinyaḥ snehāśca lavaṇāni ca |
mūtrṃ kṣīrāṇi vṛkṣāśca ṣaḍye diṣṭapayastvacaḥ || [119]

以上、果実と根を用いる薬用植物、油脂、塩、尿、乳、そして乳液と樹皮を用いる6種の樹木を述べた。[119]

薬物の知識と正しい使用の重要性

auṣadhīrnāmarūpābhyāṃ jānate hyajapā vane |
avipāścaiva gopāśca ye cānye vanavāsinaḥ || [120]
na nāmajñānamātreṇa rūpajñānena vā punaḥ |
oṣadhīnāṃ parāṃ prāptiṃ kaścidveditumarhati || [121]
yogavittvapya {vinnāma} rūpajñastāsāṃ tattvaviducyate |
kiṃ punaryo vijānīyādoṣadhīḥ sarvathā bhiṣak || [122]
yogaṃ āsāṃ tu yo vidyāddeśakālopapāditam |
puruṣaṃ puruṣaṃ vīkṣya sa jñeyo bhiṣaguttamaḥ || [123]

山羊飼いや羊飼い、牛飼い、その他森に住む者は植物の名前や形状を知っている。しかし、植物の名前や形状を知っているだけでは、植物に関して完全に理解していることにはならない。たとえ植物の形状を知らなくても、その応用法を知っている者が真の識者であり、ましてやあらゆる局面から植物を知る者が真の識者であることはいうまでもない。これらの植物類を場所と時に照らし、しかも個々人の体質を留意して処方する者が、最高の医者である。[120–123]

薬物の知識がないことによる害悪

yathā viṣaṃ yathā śastraṃ yathā'gniraśaniryathā |
tathauṣadhamavijñātaṃ vijñātamamṛtaṃ yathā || [124]
auṣadhaṃ hyanabhijñātaṃ nāmarūpaguṇaistribhiḥ |
vijñātaṃ cāpi duryuktamanarthāyopapadyate || [125]

薬は知識がなければ毒や凶器、火、稲妻のごときものになるが、知識があれば甘露のごときものになる。名前や形状、属性や作用が分からない薬や、よく分かっていても不適切に投与された薬は厄介な問題をもたらす。[124–125]

にせ医者を排斥せよ

yogādapi viṣaṃ tīkṣṇamuttamaṃ bheṣajaṃ bhavet |
bheṣajaṃ cāpi duryuktaṃ tīkṣṇaṃ saṃpadyate viṣam || [126]
tasmānna bhiṣajā yuktaṃ yuktibāhyena bheṣajam |

dhīmatā kiṃ{ñ}cidādeyaṃ jīvitārogyakāṅkṣiṇā ǁ ［127］
kuryānnipatito mūrdhni saśeṣaṃ vasavāśaniḥ ǀ
saśeṣamāturaṃ kuryānna tvajñamatamauṣadham ǁ ［128］
duhkhitāya śayānāya śraddadhānāya rogiṇe ǀ
yo bheṣajamavijñāya prājñamānī prayacchati ǁ ［129］
tyaktadharmasya pāpasya mṛtyubhūtasya durmateḥ ǀ
naro narakapātī syāt tasya saṃbhāṣaṇādapi ǁ ［130］
varamāśīviṣaviṣaṃ kvathitaṃ tāmrameva vā ǀ
pītamatyagnisantaptā bhakṣitāvā'pyayoguḍāḥ ǁ ［131］
natu śrutavatāṃ veśaṃ bibhratā śaraṇāgatāt ǀ
gṛhītamannaṃ pānaṃ vā vittaṃ vā rogapīḍitāt ǁ ［132］

激しい毒も適切な投与法によって最良の薬となる。一方、最良の薬でさえも投与法を誤ると激しい毒に変わってしまう。したがって、長寿や健康を切に願う賢明な者は、理に適った投与法を知らない医者(にせ医者)から処方されたいかなる薬もけっして服用すべきではない。インドラ神の稲妻がたとえ頭に落ちたとしても助かるかもしれない。しかし、無知な医者から処方された薬はけっして患者の命を救いはしない。自分を賢人だと思いこみ、病に苦しみ寝たきりで医者を信頼し切っている患者に知らない薬を投与する医者。このように医者としての使命感がない、罪深い死の権化である邪悪な医者と話すだけでも、人は地獄に落ちる。学者の衣をまとっただけの者は、病に冒され医者を頼りにしている者に食事の接待や金銭を強要するよりも、蛇毒や溶けた銅や赤く熱された鉄の塊を飲み込むのがふさわしい。［126–132］

医者を志願する者がすべきこと

bhiṣagbubhūṣurmatimān ataḥ svaguṇasampadi ǀ
paraṃ prayatnamātiṣṭhet prāṇadaḥ syādyathā nṛṇām ǁ ［133］

医者になろうと望む賢明な者は、よい性質を身につけるために全力で努力しなければいけない。さもないと人類にたいして生命を与える者にはなれない。［133］

最良の薬物と最高の医者

tadeva yuktaṃ bhaiṣajyaṃ yadārogyāya kalpate ǀ
sa caiva bhiṣajāṃ śreṣṭho rogebhyo yaḥ pramocayet ǁ ［134］
samyakprayogaṃ sarveṣāṃ siddhirākhyāti karmaṇām ǀ
siddhirākhyāti sarvaiśca guṇairyuktaṃ bhiṣaktamam ǁ ［135］

健康をもたらし得る薬物こそが、まさに最良の薬物である。そして患者を病気から救うことのできる医者こそが、まさに最高の医者である。治療の成功は、すべての処置が適切に施されたことの証しである。同時に治療の成功は、医者が名医としてのすべての資質を備えているということを指し示すものでもある。[134–135]

第1章のまとめ

tatra ślokāḥ —
āyurvedāgamo heturāgamasya pravartam |
sūtraṇasyābhyanjñānamāyurvedasya nirṇayaḥ || [136]
sampūrṇaṃ kāraṇaṃ kāryamāyurvedaprayojanam |
hetavaścaiva doṣāśca bheṣajaṃ saṃgraheṇa ca || [137]
rasāḥ sapratyayadravyāstrividho dravyasaṃgrahaḥ |
mūlinyaśca phalinyaśca snehāsca lavaṇāni ca || [138]
mūtraṃ kṣīrāṇi vṛkṣāśca ṣaḍye kṣīratvagāśrayāḥ |
karmāṇi caiṣāṃ sarveṣāṃ yogāyogaguṇāguṇaḥ || [139]
vaidyāpavādo yatrasthāḥ sarve ca bhiṣajāṃ guṇāḥ |
sarvametat samākhyātaṃ pūrvādhyāye maharṣiṇā || [140]

最後は、要約の詩節[シュローカ]である。[注1]
アーユルヴェーダの成立、その理由と伝授の経緯、教本編纂の承認、アーユルヴェーダの定義、原因と作用の定義、アーユルヴェーダの目的、病因、ドーシャ、薬物のまとめ。味と味を生じさせる元素と識別させる元素、物質の3分類、根や果実を用いる植物類、油脂、塩、尿、乳、乳液と樹皮を用いる6種の樹木、それらの作用、適切な処方の長所と不適切な処方の短所、にせ医者とすべての資質が備わった名医。第1章では、これらすべてが偉大な聖仙によって述べられた。[136–140]

注1　詩節(偈)[シュローカ]という韻文で各章の内容をまとめている。

---

ityagniveśakṛte tantre carakapratisamskṛte sūtrasthāne dīrghañjīvitīyo nāma prathamo'dhyāyaḥ || (1)

以上で、アグニヴェーシャが著し、チャラカが改訂した本集・総論篇の第1章「長寿を…」を終わる。(1)

dvitīyo’dhyāyaḥ

CHPTER 2

第2章
「アパーマールガの種子…」の章

（パンチャカルマ用植物と28種の薬用粥）

athāto’pāmārgataṇḍulīyamadhyāyaṃ vyākhyāsyāmaḥ ॥ [1]
iti ha smāha bhagavānātreyaḥ ॥ [2]

それでは「アパーマールガの種子…」の章を述べよう、と尊者アートレーヤが語り始めた。[1–2]

5種の浄化療法[パンチャカルマ]に用いる薬用植物

経鼻頭部浄化法[シローヴィレーチャナ]に用いる薬用植物

apāmārgasya bījāni pippalīrmaricāni ca ।
viḍaṅgānyatha śigrūṇi sarṣapāṃstumburūṇi ca ॥ [3]
ajājīṃ cājagandhāṃ ca pīlūnyelāṃ hareṇukām ।
pṛthvīkāṃ surasāṃ śvetāṃ kuṭherakaphaṇijjhakau ॥ [4]
śirīṣabījaṃ laśunaṃ haridre lavaṇadvayam ।
jyotiṣmatīṃ nāgaraṃ ca dadyācchīrṣavirecane ॥ [5]
gaurave śirasaḥ śūle pīnase’rdhāvabhedake ।
krimivyādhavapasmāre ghrāṇanāśe pramohake ॥ [6]

アパーマールガ[ヒユ科アラディノコズチ]の種子、ピッパリー[コショウ科インドナガコショウ]の実、マリチャ[コショウ科コショウ]、ヴィダンガ[ヤブコウジ科エンベリア]、シグル[ワサビノキ科ワサビノキ]、サルシャパ[アブラナ科アブラナの変種＊]の種子、トゥンブル[ミカン科フユザンショウ]、ジーラカ[ajājī セリ科クミン]、アジャガンダー［セリ科(英名クリーピング・タイム)＊］、ピール[トゲマツリ科サルヴァドラ・ペルシカ]の果実、エーラー［ショウガ科ショウズク(英名カルダモン)］、ハレーヌカー［ショウガ科ナガミショウズク(英名セイロン・カルダモン)＊］、プリトヴィーカー［キンポウゲ科ニゲラ・サティヴァ＊］、スラサー［シソ科カミメボウキ(英名ホーリー・バジル)］、シュヴェーター［マメ科チョウマメの白花種］、クテーラカ[シソ科(英名シュラッビー・バジル)＊］、パニッジャカ[シソ科マヨラナ＊]、シリーシャ［マメ科ビルマネムノキ］の種子、ラシュナ[ユリ科ニンニク]、２種のハリドラー［ウコン二種[注1]］、塩二種[注2][ラヴァナ・ドヴァヤ]、ジョーティシュマティー［ニシキギ科ヒマラヤツルウメモドキ］、シュンティー［nāgara 干しショウガ]は、頭重感や頭痛、慢性鼻炎、寄生虫症、てんかん、嗅覚障害、および失神[プラモーハ]のときに行う頭部のドーシャの浄化[シールシャ・ヴィレーチャナ]のために用いられる。[3–6]

注１　第３章[3–5]参照。

注２　岩塩と草から採取した塩。総論篇第１章88節を参照。

催吐法[ヴァマナ]に用いる薬用植物

madanaṃ madhukaṃ nimbaṃ jīmūtaṃ kṛtavedhanam |
pippalīkuṭajekṣvākūṇyelāṃ dhāmārgavāṇi ca || [7]
upasthite śleṣmapitte vyādhāvāmāśayāśraye |
vamanārthaṃ prayuñjīta bhiṣagdehamadūṣayan || [8]

マダナ[アカネ科ハリザクロ(英名エメティック・ナッツ]、マドゥカ[マメ科スペインカンゾウ]、ニンバ[センダン科センダン(ニーム)]、デーヴァダーリー［jīmūta ウリ科ルファ・エチナタ(英名ブリストリー・ルファ)］、コーシャータキー［kṛtavedhana ウリ科トカドヘチマ］、ピッパリー［コショウ科インドナガコショウ］、クタジャ［キョウチクトウ科セイロン・ライティア］、イクシュヴァーク[ウリ科ユウガオ]、エーラー［ショウガ科ショウズク(英名カルダモン)］、ダーマールガヴァ［ウリ科ヘチマ］は、アーマーシャヤ(胃)の病気でカパとピッタが増大している場合に、催吐剤として、身体に悪影響が出ないように用いる必要がある。[7–8]

催下法[ヴィレーチャナ]に用いる薬用植物

trivṛtāṃ triphalāṃ dantīṃ nīlinīṃ saptalāṃ vacām |
kampīllakaṃ gavākṣīṃ ca kṣīriṇīmudakīryakām || [9]
pīlūnyāragvadhaṃ drākṣāṃ dravantīṃ niculāni ca |
pakvāśayagate doṣe virekārthaṃ prayojayet || [10]

トリヴリター［ヒルガオ科フウセンアサガオ］、トリパラー（三果[注1]）、ダンティー［トウダイグサ科カラナシ］、ニーリニー［マメ科タイワンコマツナギ］、サプタラー［＊］、ヴァチャー［サトイモ科ショウブ］、カンピッラカ[トウダイグサ科クスノハガシワ]、ガヴァークシー[ウリ科コロシントウリ]、クシーリニー[*]、ウダキールヤカー[マメ科クロヨナ*]、ピール[トゲマツリ科サルヴァドラ・ペルシカ]、アーラグヴァダ[マメ科ナンバンサイカチ]、ドラークシャー[ブドウ科ブドウ]、ドラヴァンティー[トウダイグサ科セトロンパ・グランドゥリフェラ]、ニチュラ[サガリバナ科バリントニア・アクタングラ]。以上の薬用植物を、パクヴァーシャヤ(腸)に位置するドーシャを浄化する催下法〈瀉下〉のために処方することができる。[9–10]

注1 薬剤の名前で、3種のミロバランの混合粉末剤。アーマラキー(アンマロク=エンベリカ・ミロバラン)、ハリータキー(ミロバランノキ=ケブラ・ミロバラン)、ビビータキー(セイタカミロバラン=ベレリカ・ミロバラン)の果実を用いる。

煎剤経腸法[アースターパナ]に用いる薬用植物

pāṭalāṃ cāgnimanthaṃ ca bilvaṃ śyonākameva ca ǀ
kāśmaryaṃ śālaparṇīṃ ca pṛśniparṇīṃ nidigdhikām ǁ [11]
balāṃ śvadaṃṣṭrāṃ bṛhatīmeraṇḍaṃ sapunarnavam ǀ
yavān kulatthān kolāni guḍūcīṃ madanāni ca ǁ [12]
palāśaṃ kattṛṇaṃ caiva snehāṅśca lavaṇāni ca ǀ
udāvarte vibandheṣu yuñjyādāsthāpaneṣu ca ǁ [13]

パータラー[ノウゼンカズラ科サイトウジュ]、アグニマンタ[クマツヅラ科アオクサギ*]、ビルヴァ[ミカン科ベルノキ]、ショーナーカ[ノウゼンカズラ科ソリザヤノキ]、カーシュマリヤ[クマツヅラ科キダチキバナヨウラク]、シャーラパルニー[マメ科タマツナギ]、プリシュニパルニー[マメ科オオバフジホグサ]、カンタカーリー[nidigdhikāナス科ニシキハリナスビ]、バラー[アオイ科マルバキンゴジカ]、ゴークシュラ[śvadaṃṣṭrāハマビシ科ハマビシ]、ブリハティー[ナス科シロスズメナスビ]、エーランダ[トウダイグサ科トウゴマ]、プナルナヴァー[オシロイバナ科ナハカノコソウ]、ヤヴァ[イネ科オオムギ]、クラッタ[マメ科ドリコス・ビフロルス(英名ホースグラム)]、コーラ[クロウメモドキ科ナツメ]、グドゥーチー[ツヅラフジ科イボナシツヅラフジ]、マダナ[アカネ科ハリザクロ]、パラーシャ[マメ科ハナモツヤクノキ]、カトトリナ[イネ科レモングラス*]、油脂[スネーハ]、塩[ラヴァナ]。以上はウダーヴァルタ(腸蠕動不全)と便秘[ヴィバンダ]にたいする煎剤経腸法(浣腸)[アースターパナ]に用いられる。[11–13]

油剤経腸法[アヌヴァーサナ]に用いる薬用植物

ata evauṣadhagaṇāt saṅkalpyaṃ anuvāsanam ǀ
mārutaghnamiti proktaḥ saṃgrahaḥ pāñcakārmikaḥ ǁ [14]

上記の薬用植物群の中からヴァータを鎮静させる薬用植物で油剤経腸法(浣腸)[アヌヴァーサナ]に用いる薬剤を作りなさい。

以上、簡単に、パンチャカルマ（５種の浄化療法）に用いる薬用植物を述べた。[14]

５種の浄化療法[パンチャカルマ]の前処置

tānyupasthitadoṣāṇāṃ snehasvedopapādanaiḥ |
pañcakarmāṇi kurvīta mātrākālau vicārayan || [15]

ドーシャが増悪している者にたいしては、かならず、油剤法[スネーハナ]と発汗法[スヴェーダナ]を施した後に、量と時間とを十分に考慮したうえで、これら５種の浄化療法[パンチャカルマ]を行いなさい。[15]

実践は理論より優る

mātrākālāśrayā yuktiḥ, siddhiryuktau pratiṣṭhitā |
tiṣṭhatyupari yuktijño dravyajñānavatāṃ sadā || [16]

適切な薬物の投与法は量と時間に基づいて決定され、治療の成功は適切な投与法によって決まる。ゆえに適切な投与法を知る者は、薬物の理論しか知らない者よりもはるかに優れている。[16]

28種の薬用粥

ata ūrdhvaṃ pravakṣyāmi yavāgūrvividhauṣadhāḥ |
vividhānāṃ vikārāṇāṃ tatsādhyānāṃ nivṛttaye || [17]

これからさらに、さまざまな治癒可能な病気の改善に用いる種々の薬用粥[ヤヴァーグー]について話そう。[17]

pippalīpippalīmūlacavyacitrkanāgaraiḥ |
yavāgūrdīpanīyā syācchūlaghnī copasādhitā || [18]
dadhitthabilvacāṅgerītakradāḍimasādhitā |
pācanī grāhiṇī, peyā savāte pāñcamūlikī || [19]
śālaparṇībalābilvaiḥ pṛśniparṇyā ca sādhitā |
dāḍimāmlā hitā peyā pittaśleṣmātisāriṇām || [20]

1：ピッパリー［コショウ科インドナガコショウ］、ピッパリーの根、チャヴィヤ［コショウ科ジャワナガコショウ］、チトラカ［イソマツ科インドマツリ(プルンバーゴの白花種)］、シュンティー［nāgara干しショウガ］を加えて調理した粥［ヤヴァーグー］は、食欲と消化力を増し、疝痛を和らげる。

2：カピッタ［dadhitthaミカン科ナガエミカン(ウッドアップル)］、ビルヴァ［ミカン科ベンガルカラタチ(ストーンアップル)］、チャーンゲーリー［カタバミ科カタバミ］、バターミルク［タクラ[注1]］、ダーディマ［ザクロ科ザクロ］を加えて調理した粥は、消化を助け、収斂〈秘結〉作用がある。

3：小五根[注2]を加えた汁状粥［ペーヤー］はヴァータ性の下痢に有効である。

4：シャーラパルニー［マメ科タマツナギ］、バラー［アオイ科マルバキンゴジカ］、ビルヴァ［ミカン科ベルノキ］、プリシュニパルニー［マメ科オオバフジホグサ］を加え、ダーディマ［ザクロ科ザクロ］で酸味をつけて調理した汁状粥［ペーヤー］は、ピッタ性およびカパ性下痢に有効である。［18–20］

注1　タクラは発酵乳(ダヒ)に水を加え撹拌し、乳脂肪を分離した後に残る液体。水分と脂肪分の含有量により3種類に分類される。酸味があり、ミネラルや乳酸菌を含み、消化しやすいので、インドでは栄養源として一般的に飲用されている。

注2　ラグ・パンチャムーラ laghu pañcamūla［小五根］：シャーラパルニー sālaparṇī［タマツナギ］、プリシュニパルニー pṛśniparṇī［オオバフジホグサ］、ブリハティー bṛhatī［テンジクナスビ］、カンタカーリー kaṇ†akārī［ニシキハリナスビ］、ゴークシュラ gokṣura［ハマビシ］。以上の5種の植物の根の等量の合剤。

payasyardhodake chāge hrīberotpalanāgaraiḥ |
peyā raktātisāraghnī pṛśniparṇyā ca sādhitā ||［21］
dadyāt sātiviṣāṃ peyāṃ sāme sāmlāṃ sanāgarām |
śvadaṃṣṭrākaṇṭakārībhyāṃ mūtrakṛchre saphāṇitām ||［22］
viḍaṅgapippalīmūlaśigrubhirmaricena ca |
takrasiddhā yavāgūḥ syāt krimighnī sasuvarcikā ||［23］

5：フリーベーラ［アオイ科パヴォニア・オドラータ＊］、ウトパラ［スイレン科ムラサキスイレン］、ナーガラ［干しショウガ］、プリシュニパルニー［マメ科オオバフジホグサ］を、水で半分の濃度に薄めた山羊乳に加え調理した汁状粥［ペーヤー］は出血性の下痢を抑える。プリシュニパルニー［オオバフジホグサ］だけを加えて調理した汁状粥も同様の薬効がある。［21］

6：アーマ(未消化物)を伴う下痢には、アティヴィシャー［キンポウゲ科アコニトゥム・ヘテロフィルム］、シュンティー［干しショウガ］を加え、ダーディマ［ザクロ科ザクロ[注1]］で酸味をつけた飲料を処方する必要がある。

7：ゴークシュラ［śvadaṃṣṭrāハマビシ科ハマビシ］とカンタカーリ［ナス科ニシキハリナスビ］とパーニタ(サトウキビの濃汁)を加えた飲料を排尿困難に対して処方する必要がある。［22］

8：ヴィダンガ［ヤブコウジ科エンベリア］、ピッパリームーラ［コショウ科インドナガコショウの根］、シグル［ワサビノキ］、マリチャ［コショウ］を加えてバターミルク［タクラ］で調理し、スヴァルチ

カー［炭酸ソーダ］を加えた粥［ヤヴァーグー］は、クリミ（腸内寄生虫）を駆除する。［23］

注1　サンスクリット原文にダーディマの記載はないが、［20］節のダーディマ・アムラに準じたものと思われる。

mṛdvīkāsārivālājapipplīmadhunāgaraiḥ |
pipāsāghnī, viṣaghnī ca somarājīvipācitā || ［24］
siddhā varāhaniryūhe yavāgūrbṛmhaṇī matā |
gavedhukānāṃ bhṛṣṭānāṃ karśanīyā samākṣikā || ［25］
sarpiṣmatī bahutilā snehanī lavaṇānvitā |
kuśāmalakaniryūhe śyāmākānāṃ virūkṣiṇī || ［26］

9：ドラークシャー［mṛdvīkā ブドウ］、サーリヴァー［ガガイモ科インドサルサ］、炒り米、ピッパリー［インドナガコショウ］、蜂蜜、シュンティー［nāgara 干しショウガ］を加え調理した粥は、極度の渇きを癒す。

10：ソーマラージー［マメ科オランダヒユ＊］の種子を加えて調理した粥は解毒作用がある。

11：豚の肉汁で調理した粥は体を肥らせる。

12：炒ったガヴェードゥカ［イネ科ジュズダマ（ハトムギの野生種）］と蜂蜜で調理した粥は痩せさせる。

13：多量の胡麻とギーと塩を加えて調理した粥は、身体内の油性を増大させる。

14：シュヤーマーカ［イネ科インドヒエ＊］をクシャ［イネ科クシャソウ］とアーマラキー［āmalaka トウダイグサ科アンマロクノキ］の煎じ液で調理した粥は、身体内の油性を減少させる。［24–26］

daśamūlīśṛtā kāsahikkāśvāsakaphāpahā |
yamake madirā siddhā pakvāśayarujāpahā || ［27］
śākairmāmsaistilairmāṣaiḥ siddhā varco nirasyati |
jambvāmrāsthidadhitthāmlabilvaiḥ sāṅgrāhikī matā || ［28］
kṣāracitrakahiṅgvamlavetasairbhedinī matā |
abhayāpippalīmūlaviśvairvātānulomanī || ［29］

15：十根［ダシャムーラ(A)］の煎液を加えて調理した粥は、咳、しゃっくり、呼吸困難およびカパを鎮静する。

16：油脂二種［ヤマカ］（ギーと植物性油）で調理した粥にマディラー酒（酒の１種）を加えたものは、腸の痛みを軽減する。

17：野菜、肉、テイラ［ゴマ科ゴマ］、マーシャ［マメ科ケツルアズキ］で調理された粥は便を排泄させる。

18：ジャンブー［フトモモ科ムラサキフトモモ］とアームラ［ウルシ科マンゴー］の種子、酸味のカピッタ［dadhitta ミカン科ナガエミカン］とビルヴァ［ミカン科ベンガルカラタチ］の果実で調理した粥は収斂

〈秘結〉作用がある。

19：ヤヴァクシャーラ(オオムギの全草より得られる灰)、チトラカ[イソマツ科インドマツリ(プルンバーゴ・セイラニカの白花種]、ヒング[セリ科アギ]、アムラヴェータサ[オトギリソウ科ガルシア・ペドゥンクラータ＊]を加えて調理した粥は、便塊を砕く。

20：ハリータキー [abhayā シクンシ科ミロバランノキ]、ピッパリー・ムーラ[コショウ科インドナガコショウの根]、シュンティー [viśva 干しショウガ]を加えて調理した粥は腸内ガスを排出させる。[27–29]

（A） ビルヴァ [ベルノキ]、アグニマンタ[アオクサギ＊]、シュヨーナーカ(シヨーナーカ)[ソリザヤノキ]、ガンバーリー [キダチキバナヨウラク]、パータラー [サイトウジュ]、シャーラパルニー [タマツナギ]、プリシュニパルニー [オオバフジホグサ]、ブリハティー [シロスズメナスビ]、カンタカーリー [ニシキハリナスビ]、ゴークシュラ[ハマビシ]の根。前の5つは大五根(ブリハト・パンチャムーラ)と呼ばれ、後の5つは小五根(ラグ・パンチャムーラ)と呼ばれる。これらを合わせてダシャムーラ(十根)という。

takrasiddhā yavāgūḥ syādghṛtavyāpattināśinī |
tailavyāpadi śastā syāt takrapiṇyākasādhitā || [30]
gavyamāṃsarasaiḥ sāmlā viṣamajvaranāśinī |
kaṇṭhyā yavānāṃ yamake pippalyāmalakaiḥ śṛtā || [31]
tāmracūḍarase siddhā retomārgarujāpahā |
samāṣavidalā vṛṣyā ghṛtakṣīropasādhitā || [32]
upodikādadhibhyāṃ tu siddhā madavināśinī |
kṣudhaṃ hanyādapāmārgakṣīragodhārasaiḥ śṛtā || [33]

21：バターミルク[タクラ]で調理した粥は、ギーの過剰摂取による障害を取り除く。

22：バターミルクとゴマの絞りかす[ピニャーカ]とで調理した粥は、油の過剰摂取によって生じた障害に有効である。

23：牛肉の煮汁で調理した粥をダーディマ[ザクロ]で酸味をつけたものは、弛張熱を緩解させる。

24：油脂二種[ヤマカ]（ギーと植物性油)に、ピッパリー [コショウ科インドナガコショウ]とアーマラキー [āmalaka トウダイグサ科アンマロクノキ]を加えて調理したヤヴァ [イネ科オオムギ]の粥は、のどにたいして有効である。

25：鶏の肉汁で煮た粥は、精液の通路の痛みを軽減する。

26：マーシャ [マメ科ケツルアズキ]をギーと牛乳で調理した豆粥は、強精剤[ヴリシャ]となる。

27：ウポーディカー [ツルムラサキ科ツルムラサキ]とダヒ(発酵乳)[ダディ][注1]を加えて調理した粥は、酩酊[注2][マダ]を治す。

28：牛乳とイグアナの肉汁とアパーマールガ[ヒユ科アラデイノコズチ]を加えて調理した粥は、食欲を減退させる。[31–33]

注１　dadhiは発酵乳の一種である。下記引用文のダヒはダディのヒンディ語。「……インドのダヒ、……トルコ・バルカン諸国のヨーグルト……カフカスのケフィア……などはすべて発酵乳の一種である。日本では……中国より伝わった「酪(らく)」がその一種と考えられ、……」Super Nipponica 2001

注２　昏睡、酩酊。

第２章のまとめ

tatra ślokaḥ —
aṣṭāviṃśatirityetā yavāgvaḥ parikīrtitāḥ |
pañcakarmāṇi cāśṛtya prokto bhaiṣajyasaṃgrahaḥ || [34]
pūrvaṃ mūlaphalajñānahetoruktaṃ yadauṣadham |
pañcakarmāśrayajñānahetostat kīrtitaṃ punaḥ || [35]

最後は、要約の詩節[シュローカ]である。
28種類の薬用粥[ヤヴァーグー]と５種の浄化療法[パンチャカルマ]に使用する薬草を挙げた。前章では有用な根と果実の知識のためであったが、本章ではパンチャカルマでの使用法を知らせるために、再び薬用植物について述べた。[34–35]

医療に適している医者

smṛtimān hetuyuktijño jitātmā pratipattimān |
bhiṣagauṣadhasaṃyogaiścikitsāṃ kartumarhati || [36]

優れた記憶力、熟練した診断力と治療薬の合理的適用[ユクティ]、自制心、正しい即断力[プラティパッティ]。これらの能力を備えた者こそが、薬物を組み合わせた処方をして患者の治療を行う資格がある。[36]

---

ityagniveśakṛte tantre carakapratisamskṛte śloka sthāne apāmārgataṇḍulīyo nāma dvitīyo'dhyāyaḥ || (2)

以上で、アグニヴェーシャが著し、チャラカが改訂した本集・総論篇の第２章「アパーマールガの種子…」を終わる。(2)

tṛtīyo'dhyāyaḥ

CHAPTER 3

第3章 「アーラグヴァダ…」の章

（32種の泥膏）

athāta āragvadhīyamadhyāyaṃ vyākhyāsyāmaḥ ॥ [1]
iti ha smāha bhagavānātreyaḥ ॥ [2]

それでは「アーラグヴァダ…」の章を述べよう、と尊者アートレーヤが語り始めた。[1–2]

32種の泥膏

皮膚病を治す15種の泥膏

āragvadhaḥ saiḍagajaḥ karañjo vāsā guḍūcī madanaṃ haridre ।
śryāhvaḥ surāhvaḥ khadiro dhavaśca nimbo viḍaṅgaṃ karavīrakatvak ॥ [3]
granthiśca bhaurjo laśunaḥ śirīṣaḥ salomaśo guggulukṛṣṇagandhe ।
phaṇijjhako vatsakasaptaparṇau pīlūni kuṣṭhaṃ sumanaḥ pravālāḥ ॥ [4]
vacā hareṇustrivṛtā nikumbho bhallātakaṃ gairikaṃ añjanaṃ ca ।
manaḥśilāle gṛhadūma elā kāśīsalodhrārjunamustasarjāḥ ॥ [5]

1：アーラグヴァダ[マメ科ナンバンサイカチ]、チャクラマルダ[eḍagajaマメ科コエビスグサ]、カランジャ[マメ科クロヨナ＊]、ヴァーサー[キツネノマゴ科マラバールナッツ]、グドゥーチー[ツヅラフジ科イボナシツヅラフジ]、マダナ[アカネ科ハリザクロ]、ウコン二種(ハリドラー[ショウガ科ウコン(英名ターメリック)]とダールハリドラー[メギ科メギ属の1種(英名ツリーターメリック)])。

2：サララ[śryāhvaヒマラヤマツ]の樹脂、デーヴァダール[surāhvaヒマラヤスギ]、カディラ[アセンヤクノキ]、ダヴァ[シクンシ科アノゲイッスス・ラティフォリア(アメリカスズカケノキ)]、ニンバnimba[センダン(ニーム)]、ヴィダンガ[エンベリア]、カラヴィーラ[キョウチクトウ]。

3：ブールジャ[カバノキ科ヒマラヤシダレカンバ]、ラシュナ[ユリ科ニンニク]、シリーシャ[マメ科ビルマネムノキ]、緑礬(硫酸鉄鉱物)[lomaśaカーシーサ]、グッグル[カンラン科コミフォラ・ムクル]、シグル[kṛṣṇagandhāワサビノキ科 ワサビノキ]。

4：パニッジャカ[シソ科マヨラナ＊]、クタジャ[キョウチクトウ科セイロンライティア(英名コネッシ)]、サプタパルナ[キョウチクトウ科ジタノキ]、ピール[トゲマツリ科サルヴァドラ・ペルシカ]、クシュタ[キク科モッコウ]、ジャーティー[sumanasモクセイ科オオバナソケイ＊]の若芽。

5：ヴァチャー[サトイモ科ショウブ]、ハレーヌ[ショウガ科ナガミショウズク＊]、トリヴリター[ヒルガオ科フウセンアサガオ]、ダンティー[nikumbhaトウダイグサ科カラナシ]、バッラータカ[ウルシ科スミウルシノキ]、紅土[ガイリカ]、輝安鉱(硫化アンチモン)[アンジャナ]。

6：鶏冠石(四硫化ヒ素)[マナハシラー manaḥśilā]、石黄(三硫化ヒ素)[ālaハリターラ]、台所のすす、エーラー[ショウズク(英名カルダモン)]、緑礬(硫酸鉄鉱物)[カーシーサ]、ロードラ[ハイノキ科シムプロコス・ラケモサ(英名ロードツリー)]、アルジュナ[シクンシ科アルジュナミロバラン]、ムスタ[カヤツリグサ科ハマスゲ]、サルジャ[フタバガキ科ヴァテリア・インディカ(サラノキ)]。[3–5]

ityardharūpairvihitāḥ ṣaḍete gopittapītāḥ punareva piṣṭāḥ ।
siddhāḥ paraṃ sarṣapatailayuktāścūrṇapradehā bhiṣajā prayojyāḥ ॥ [6]
kuṣṭhāni kṛcchrāṇi navaṃ kilāsaṃ sureśaluptaṃ kiṭibhaṃ sadadru ।
bhagandarārśāṃsyapacīṃ sapāmāṃ hanyuḥ prayuktāstvacirānnarāṇām ॥ [7]

以上の半節に1つずつの6種類の処方を牛の胆汁に浸し、さらに摺りつぶしたものは、非常によく効くことが分かっている。この粉末剤をからし油と混ぜて調合した泥膏[注1][プラデーハ]は医者が処方すべきものである。この泥膏は、難治性の皮膚病[クシュタ]や急性の白斑〈らい性皮疹〉[キラーサ]、脱毛症、キティバ(皮膚病の一種〈ケロイド〉)、白癬、痔瘻(じろう)、痔核、頚部リンパ腺腫、丘疹を速やかに消退させる。[6–7]

注1　泥膏：泥剤ともいう。pastaまたはpasteに対する用語。医薬品の粉末と油脂を煉和して泥状にした皮膚用の外用薬。

kuṣṭhaṃ haridre surasaṃ paṭolaṃ nimbāśvagandhe suradāruśigrū ।
sasarṣapaṃ tumburudhānyavanyaṃ caṇḍāṃ ca cūrṇāni samāni kuryāt ॥ [8]
taistakrapiṣṭaiḥ prathamaṃ śarīraṃ tailāktamudvartayituṃ yateta ॥
tenāsya kaṇḍūḥ piḍakāḥ sakoṭhāḥ kuṣṭhāni śophāśca śamaṃ vrajanti ॥ [9]

7：クシュタ[キク科モッコウ]、2種類のハリドラー[ウコン二種(ターメリックとツリーターメリック)]、トゥラシー[シソ科カミメボウキ(英名ホーリーバジル)]、パトーラ[ウリ科トリコサンテス・ディオイカ]、ニンバ[センダン科センダン]、アシュヴァガンダー[ナス科ウィタニア・ソムニフェラ]、デーヴァダール[マツ科ヒマラヤスギ]、シグル[ワサビノキ科ワサビノキ]、サルシャパ[アブラナ科アブラナの変種*]、トゥンブル[ミカン科フユザンショウ]、ダーニャカ[コエンドロ(英名コリアンダー)]、カイヴァルタ・ムスタカ[vanyaカヤツリグサ科チペルス・テヌイフロルス*]、チャンダー[セリ科ヨーロッパトウキ(アンジェリカ)]の粉末を同量混ぜる。これをバターミルク[タクラ]で練ったものは、前もって油を塗っておいた身体に外用剤として塗擦する。このようにして、かゆみやせつ(吹き出物)[ピダカー]、じんま疹様皮疹[コータ]、皮膚病[クシュタ]、様々な種類の浮腫[ショーパ]を軽快させる。[8–9]

kuṣṭhāmṛtāsaṅgakaṭaṅkaṭerīkaśīsakampillakamustalodhraḥ |
saugandhikaṃ sarjaraso viḍaṅgaṃ manaḥśilāle karavīrakatvak || [10]
tailāktagātrasya kṛtāni cūrṇānyetāni dadyādavacūrṇanārtham |
dadruḥ sakaṇḍūḥ kiṭibhāni pāmā vicarcikā caiva tathaiti śāntiṃ || [11]

8：クシュタ[キク科モッコウ]、トゥッタ(胆礬(たんばん))[アムリターサンガ]、ダールハリドラー[kaṭaṅkaterīメギ科ベルベリス・アリスタタ(英名ツリーターメリック)]、カーシーサ(緑礬(りょくばん))、カンピッラカ[トウダイグサ科クスノハガシワ]、ムスタ[カヤツリグサ科ハマスゲ]、ロードラ[ハイノキ科英名ロードツリー]、硫黄[サウガンディカー]、サルジャ[フタバガキ科サラノキ]の樹脂、ヴィダンガ[ヤブコウジ科エンベリア]、鶏冠石[マナハシラー]、石黄[ālaハリターラ]、カラヴィーラ[キョウチクトウ科キョウチクトウ]。これらを粉末状にしたものを、油を塗っておいた身体に振りかける粉末外用剤として処方する。このようにして白癬、かゆみ、キティバ(皮膚病の一種〈ケロイド〉)、丘疹、湿疹〈水泡〉[ヴィチャルチカー]を抑える。[10–11]

manaḥśilāle maricāni tailamārkaṃ payaḥ kuṣṭhaharaḥ pradehaḥ |
tutthaṃ viḍaṅgaṃ maricāni kuṣṭhaṃ lodhraṃ ca tadvat samanaḥśilaṃ syāt || [12]

9：鶏冠石[マナハシラー]、石黄[ālaハリターラ]、マリチャ[コショウ科コショウ]、からし油〈ごま油〉、アルカ[ガガイモ科カロトロピス・ギガンテア(紫花種)*]の乳液を混ぜ合わせたものは、皮膚病[クシュタ]を治療する泥膏となる。

10：胆礬(硫酸銅)[トゥッタ]、ヴィダンガ[ヤブコウジ科エンベリア]、マリチャ[コショウ]、クシュタ[キク科モッコウ]、ロードラ[ハイノキ科ロードツリー]、鶏冠石[マナハシラー]を混ぜ合わせた泥膏も同様の効果がある。[12]

rasāñjanaṃ saprapunāḍabījaṃ yuktaṃ kapitthasya rasena lepaḥ |
karañjabījaiḍagajaṃ sakuṣṭhaṃ gomūtrapiṣṭaṃ ca paraḥ pradehaḥ || [13]

11：ラサーンジャナ[ダールハリドラー(メギ科英名ツリーターメリック)の抽出物]とチャクラマルダ[prapunnāḍaマメ科コエビスグサ]の種子にカピッタ[ミカン科ナガエミカン(ウッドアップル)]の汁を混ぜ

合わせたものも、同様の泥膏[レーパ]となる。

12：カランジャ[マメ科クロヨナ＊]の種子、チャクラマルダ[コエビスグサ]、クシュタ[キク科モッコウ]を牛尿で摺りつぶしたものも、非常に効果のある泥膏[プラデーハ]となる。[13]

ubhe haridre kuṭajasya bījaṃ karañjabījaṃ sumanaḥ pravālān |
tvacaṃ samadhyāṃ hayamārakasya lepaṃ tilakṣārayutaṃ vidadhyāt || [14]

13：ウコン二種(ハリドラー[ショウガ科ウコン(英名ターメリック)]とダールハリドラー[メギ科英名ツリーターメリック])やクタジャ[キョウチクトウ科セイロンライティア(英名コネッシ)]の種子、カランジャ[マメ科クロヨナ＊]の種子、ジャーティー[sumanas モクセイ科オオバナソケイ(ジャスミン)＊]の若葉、カラヴィーラ[hayamāraka キョウチクトウ科キョウチクトウ]の樹皮と木髄に、ゴマのアルカリ(胡麻灰)[ティラ・クシャーラ]を加えたものは、皮膚疾患にたいする泥膏[レーパ]となる。[14]

manaḥśilātvak kuṭajāt sakuṣṭhāt salomaśaḥ saiḍagajaḥ karañjaḥ |
granthiśca bhaurjaḥ karavīramūlaṃ cūrṇāni sādhyāni tuṣodakena || [15]
palāśanirdāharasena vāpi karṣoddhṛtānyāḍhakasammitena |
darvīpralepaṃ pravadanti lepametaṃ paraṃ kuṣṭhanisūdanāya || [16]

14：鶏冠石[マナハシラー]、クタジャ[キョウチクトウ科セイロンライティア(英名コネッシ)]の樹皮、クシュタ[キク科モッコウ]、緑礬(りょくばん)(硫酸鉄鉱物)[カーシーサ]、チャクラマルダ[eḍagaja マメ科コエビスグサ]、カランジャ[マメ科クロヨナ＊]、ブールジャ[カバノキ科ヒマラヤシダレカンバ]の節、カラヴィーラ[キョウチクトウ科キョウチクトウ]の根—これらを粉末にしたもの各々約12グラム[1カルシャ]に、酸味の重湯(おもゆ)[トゥショーダカ]とパラーシャ[マメ科ハナモツヤクノキ]の根を燃やして得た汁をそれぞれ3.072g[1アーダカ]ずつ加えて加熱する。そして、半個体状まで煮詰まったら、皮膚病[クシュタ]を治療する泥膏として用いる。[15–16]

parṇāni piṣṭvā caturaṅgulasya takreṇa parṇānyatha kākamācyāḥ |
tailāktagātrasya narasya kuṣṭhānyudvartayedaśvahanacchadaiśca || [17]

15：アーラグヴァダ[caturaṅgula マメ科ナンバンサイカチ]とカーカマーチー[ナス科イヌホオズキ]の葉や、さらにカラヴィーラ[aśvahana キョウチクトウ]の葉をバターミルク[タクラ]ですりつぶしたものを、身体に油を塗布した患者の皮膚病の部位に塗擦するとよい。[17]

ヴァータ性疾患を治す5種の泥膏

kolaṃ kulatthāḥ suradārurāsnāmāṣātasītailaphalāni kuṣṭham |

vacā śatāhvā yavacūrṇaṃ amlaṃ uṣṇāni vātāmayināṃ pradehaḥ ll [18]
ānūpamatsyāmiṣavesavārairuṣṇaiḥ pradehaḥ pavanāpahaḥ syāt l
snehaiścaturbhirdaśamūlamiśrairgandhauṣadhaiścānilahṛt pradehaḥ ll [19]
takreṇa yuktaṃ yavacūrṇamuṣṇaṃ sakṣāramartiṃ jaṭhare nihanyāt l
kuṣṭhaṃ śatāvhāṃ savacāṃ yavānāṃ cūrṇaṃ satailāmlamuśanti vāte ll [20]

1：バダラ[kolaクロウメモドキ科ナツメ]、クラッタ[マメ科英名ホースグラム]、デーヴァダール[suradāru マツ科ヒマラヤスギ]、ラースナー[キク科プルケア・ランケオラータ]、マーシャ[マメ科ケツルアズキ]、アタシー[アマ科アマ]、油用の種子(トウダイグサ科トウゴマの種など)、クシュタ[キク科モッコウ]、ヴァチャー[サトイモ科ショウブ]、シャタプシュパ[śatāhvaセリ科イノンド(英名ディル)＊]、大麦粉と酢を混ぜ合わせて加熱したものは、ヴァータ性疾患によって生じる痛みにたいして有用な泥膏となる。
2：沼沢地生息動物[アーヌーパ]と魚の肉で調理した熱いヴェーシャヴァーラ(vesavāra 挽肉料理)[注1]は、ヴァータを鎮静する泥膏となる。
3：同様に、四種類の油脂(ギー、油、筋肉内脂肪、骨髄内脂肪)や十根[ダシャムーラ][注2]、香辛料を調合した泥膏は、ヴァータを鎮圧する。
4：大麦粉にバターミルク[タクラ]を混ぜ合わせて温め、アルカリ[クシャーラ]を加えた泥膏は、腹痛を取りのぞく。
5：クシュタ[キク科モッコウ]、シャタプシュパー[śatāhvaセリ科英名ディル＊]、ヴァチャー[サトイモ科ショウブ]、大麦粉に油と酢を加えた泥膏は、ヴァータ性疾患にたいして処方される。
[18–20]

注１　第27章[268-270]の訳注参照。第14章42節と第27章269節ではveśavāra。

注２　総論篇第２章27節の訳注を参照。

痛風を治す３種の泥膏

ubhe śatāvhe madhukaṃ madhūkaṃ balāṃ priyālaṃ ca kaśerukaṃ ca l
ghṛtaṃ vidārīṃ ca sitopalāṃ ca kuryāt pradehaṃ pavane sarakte ll [21]
rāsnā guḍūcī madhukaṃ bale dve sajīvakaṃ sarṣabhakaṃ payaśca l
ghṛtaṃ ca siddhaṃ madhuśeṣayuktaṃ raktānilārtiṃ praṇudet pradehaḥ ll [22]
vāte sarakte saghṛtaṃ pradeho godhūmacūrṇaṃ chagalīpayaśca l

1：２種類のシャタプシュパー[śatāhvaセリ科イノンド(英名ディル)とセリ科ウイキョウ(英名フェンネル)]、マドゥヤシュティ[madhukaマメ科スペインカンゾウ]、マドゥーカ[アカテツ科イリッペ]、バラー[アオイ科マルバキンゴジカ]、プリヤーラ[ウルシ科ロネホインドウミソヤ(英名アーモンデット)]、カシェールカ[カヤツリグサ科スキルプス・キソール(英名ラッシュ・ナッツ)]、ヴィダーリー[マメ科カイコンクズ＊]を、ギーと氷砂糖に混ぜ合わせたものは、ヴァータラクタ(痛風)の痛みにたいする泥膏として用いられる。

2：ギーにラースナー［キク科プルケア・ランケオラータ］、グドゥーチー［ツヅラフジ科イボナシツヅラフジ］、マドゥヤシュティ［madhuka スペインカンゾウ］、2種類のバラー［マルバキンゴジカとシマイチビ＊］、ジーヴァカ［ラン科ミクロスティルス・ワリチ（ホザキイチョウラン）＊］、リシャバカ［ラン科ミクロスティルス・ムスキフェラ＊］、牛乳さらに蜜蝋［マドゥーシェーシャ］を加えて調合した泥膏は、ヴァータラクタ（痛風）の痛みを軽減する泥膏として用いられる。

3：ヴァータラクタ（痛風）には、小麦粉（ゴードゥーマ［コムギ］）に山羊の乳とギーを混ぜ合わせたものを泥膏として用いる。［21–23 (1)］

頭痛を治す2種の泥膏

natotpalaṃ candanakuṣṭhayuktaṃ śirorujāyāṃ saghṛtaṃ pradehaḥ ॥ ［23］
prapauṇḍarīkaṃ suradāru kuṣṭhaṃ yaṣṭyāvhamelā kamalotpale ca ।
śirorujāyāṃ saghṛtaḥ pradehaho lohairakāpadmakacorakaiśca ॥ ［24］

1：頭痛には、タガラ［nata オミナエシ科インドカノコソウ＊］、ウトパラ［スイレン科ムラサキスイレン］、チャンダナ［ビャクダン 科ビャクダン］、クシュタ［キク科モッコウ］をギーに練り混ぜたものを泥膏として使用する。［23］

2：プラパウンダリーカ［スイレンの根茎＊］、デーヴァダール［suradāru マツ科ヒマラヤスギ］、クシュタ［キク科モッコウ］、マドゥヤシュティ［yaṣṭyāhva マメ科スペインカンゾウ］、エーラー［ショウガ科ショウズク（英名カルダモン）］、カマラ［ハス科ハス］、ウトパラ［スイレン科ムラサキスイレン］、アグル［ジンチョウゲ科ジンコウ］、エーラカー［ガマ科ヒメガマ（英名エレファントグラス）］、パドマカ［バラ科ヒマラヤザクラ］、チョーラカ［セリ科アンジェリカ・グラウカ＊］をギーに練り混ぜたものは、頭痛に対する泥膏［プラデーハ］となる。［24］

側胸痛を治す泥膏

rāsnā haridre naladaṃ śatāvhe dve devadārūṇi sitopalā ca ।
jīvantimūlaṃ saghṛtaṃ satailamālepanaṃ pārśvarujāsu koṣṇam ॥ ［25］

1：ラースナー［キク科プルケア・ランケオラータ］、2種類のハリドラー［ウコン二種］、ジャターマーンシー［nalada オミナエシ科カンショウ＊］、2種類のシャタプシュパー［śatāvhā イノンド二種］、デーヴァダール［マツ科ヒマラヤスギ］の種子、氷砂糖、ジーヴァンティー［ガガイモ科レプタデニア・レティクラータ］の根をギーと油に練り混ぜて温めた泥膏は、側胸痛に用いられる。［25］

熱感を除去する2種の泥膏

śaivālapadmotpalavetratuṅgaprapauṇḍarīkāṇyamṛṇālalodhram |
priyaṅgukāleyakacandanāni nirvāpaṇaḥ syāt saghṛtaḥ pradehaḥ || [26]
sitālatāvetasapadmakāni yaṣṭyāhvaṃ aindrī nalināni dūrvā |
yavāsamūlaṃ kuśakaśayośca nirvāpaṇaḥ syāñjalamerakā ca || [27]

1：シャイヴァーラ[マツモ科マツモ＊]、カマラ[ハス科ハス]、ウトパラ[スイレン科ムラサキスイレン]、ヴェートラ[ヤシ科カラムス・テヌイス＊]、プンナーガ[tuṅgaオトギリソウ科テリハボク＊]、プラパウンダリーカ[＊]、ウシーラ[amṛṇālaイネ科ベチベル]、ロードラ[ハイノキ科ロードツリー]、プリヤング[クマツヅラ科カリカルパ・マクロフィラ＊]、カーレーヤカ[ビャクダン科ビャクダンの変種(黄色種)]、チャンダナ[ビャクダン]をギーに練り混ぜた泥膏は、熱感を鎮める。
2：シター[白砂糖＊]、マンジシュター[latāアカネ科アカネ]、ヴェータサ[ヤナギ科サリックス・カプレア(英名カントリー・ウィロウ)＊]、パドマカ[バラ科ヒマラヤザクラ]、マドゥヤシュティ[yaṣṭyāhvaマメ科スペインカンゾウ]、アインドリー[ゴマノハグサ科バコパ〈ウリ科コロシント〉＊]、カマラ[nalinaハスの小型種]、ドゥールヴァー[イネ科ギョウギシバ]、ヤヴァーサ[マメ科ヘディサルム・アルハギ(英名キャメルズ・ソーン)]の根、クシャ[イネ科クシャソウ]、カーシャ[イネ科ナンゴクワセオバナ]、フリーベーラ[jalaアオイ科パヴォニア・オドラータ＊]、エーラカー[ガマ科英名エレファントグラス]も熱感を冷ますための泥膏となる。[26–27]

悪感を除去する泥膏

śaileyamelāguruṇi sakuṣṭhe caṇḍā nataṃ tvak suradāru rāsnā |
śītaṃ nihanyādacirāt pradeho

1：シャイレーヤ[ウメノキゴケ科パルメリア・ペルラータ＊]、エーラー[ショウガ科ショウズク(英名カルダモン)]、アグル[ジンチョウゲ科ジンコウ]、クシュタ[キク科モッコウ]、チャンダー[セリ科ヨーロッパトウキ(アンジェリカ)]、タガラ[nataオミナエシ科インドカノコソウ＊]、トヴァク[クスノキ科セイロンニッケイの樹皮＊]、デーヴァダール[suradārマツ科ヒマラヤスギ]、ラースナー[キク科プルケア・ランケオラータ]、これらは中毒による悪感[シータ]を直ちに除去する泥膏として用いられる。

毒を除去する泥膏

viṣaṃ śirīṣastu sasindhuvāraḥ || [28]

1：シリーシャ[マメ科ビルマネムノキ]とシンドゥヴァーラ[クマツヅラ科タイワンニンジンボクの白花種]は、解毒作用のある泥膏になる。[28]

皮膚病と多汗症を治す泥膏

śirīṣalāmajjakahemalodhraistvagdoṣasaṃsvedaharaḥ pragharṣaḥ |

1：シリーシャ［マメ科ビルマネムノキ］、ラーマッジャカ［イネ科ベチベルの変種＊］、ナーガケーシャラ［hema オトギリソウ科セイロンテツボク］、ロードラ［ハイノキ科ロードツリー］―これらの粉末を塗擦［プラガルシャナ］すると、皮膚疾患や過度の発汗を抑制する。［29 (1)］

身体の悪臭を除去する泥膏

patrāmbulodhrābhyacandanāni śarīradaurgandhyaharaḥ pradehaḥ ||［29］

1：パトラ［クスノキ科タマラニッケイの葉］、フリーベーラ［ambu アオイ科パヴォニア・オドラータ＊］、ロードラ［ハイノキ科ロードツリー］、ウシーラ［abhaya イネ科ベチベル］、チャンダナ［ビャクダン科ビャクダン］は、不快な体臭を除去する。［29］

第3章のまとめ

tatra ślokaḥ —
ihātrijaḥ siddhatamānuvāca dvātriṃśataṃ siddhamaharṣipūjyaḥ |
cūrṇapradehān vividhāmayaghnānāragvadhīye jagato hitārtham ||［30］

最後は、要約の詩節［シュローカ］である。
成就した大聖仙たちから崇拝されているアトリの息子アートレーヤが、この「アーラグヴァダ…」の章で、世界の幸福のために、さまざまな病気を治療する32種の有益な粉末剤と泥膏を示した。［30］

---

ityagniveśakṛte tantre carakapratisaṃskṛte ślokasthāne āragvadhīyo nāma tṛtīyo'dhyāyaḥ ||（3）

以上で、アグニヴェーシャが著し、チャラカが改訂した本集・総論篇の第3章「アーラグヴァダ…」を終わる。（3）

caturtho'dhyāyaḥ

CHAPTER 4

第4章
「600種類の浄化剤…」の章
（50種の煎剤群）

athātaḥ ṣaḍvirecanaśatāśritīyamadhyāyaṃ vyākhyāsyāmaḥ ‖ [1]
iti ha smāha bhagavān ātreyaḥ ‖ [2]

それでは「600種類の浄化剤…」の章を述べよう、と尊者アートレーヤが語り始めた。[1–2]

600種類の浄化剤など

iha khalu ṣaḍ virecanaśatāni bhavanti, ṣaḍ virecanāśrayāḥ, pañca kaṣāyayonayaḥ, pañcavidhaṃ kaṣāyakalpanaṃ, pañcāśanmahākaṣāyāḥ, pañca kaṣāyaśatāni, iti saṃgrahaḥ ‖ [3]

600種類の浄化剤［ヴィレーチャナ］。６種類の植物の浄化成分含有部位。５種類の煎剤薬効源。５種類の煎剤の製剤法。50種類の煎剤群［マハー・カシャーヤ］。500種類の煎剤［カシャーヤ］。以上がこの章の要約である。[3]

600種類の浄化剤

ṣaḍ virecanaśatāni, iti yaduktam, tadiha saṃgraheṇodāhṛtya vistareṇa kalpopaniṣadi vyākhyāsyāmaḥ; (tatra) trayastriṃśadyogaśataṃ praṇītaṃ phaleṣu, ekonacatvāriṃśajjīmūtakeṣu yogāḥ, pañcacatvāriṃśadikṣvākuṣu, dhāmārgavaḥ ṣaṣṭidhā bhavati yogayuktaḥ, kuṭajastvaṣṭādaśadhā yogameti, kṛtavedhanaṃ ṣaṣṭidhā bhavati yogayuktaṃ, śyāmātrivṛdyogaśataṃ praṇītaṃ daśāpare cātra bhavanti yogāḥ, caturaṅgulo dvādaśadhā yogameti, lodhraṃ vidhau ṣoḍaśayogayuktaṃ, mahāvṛkṣo bhavati viṃśatiyogayuktaḥ, ekonacatvārimśat saptalāśaṅkhinyoryogāḥ, aṣṭacatvārimśaddantīdravantyoḥ, iti ṣaḍvirecanaśatāni ‖［4］

600種類の浄化剤をここでは簡潔に述べ、詳細はカルパ・スターナ(薬学篇)で述べることにしよう。
マダナ・パラ［phalaアカネ科ハリザクロ果実］には133種類の処方、デーヴァダーリー［jīmūtakaウリ科ルファ・エチナタ(ヘチマの１種)］には39種類の処方、カトゥトゥンビー［ikṣvākuウリ科ユウガオ］には45種類の処方がある。ダーマールガヴァ［ウリ科ヘチマ］には60種類の処方、クタジャ［キョウチクトウ科セイロンライティア(英名コネッシ)］には18種類の処方、コーシャータキー［kṛtavedhanaウリ科トカドヘチマ］には60種類の処方がある。シュヤーマー［ヒルガオ科フウセンアサガオの黒色変種］とトリヴリト［ヒルガオ科フウセンアサガオ］とは合わせて110種類の処方がある。アーラグヴァダ［caturaṅglaマメ科ナンバンサイカチ］には12種類の処方、ロードラ［ハイノキ科シムプロコス・ラケモサ(英名ロードツリー)］には16種類の処方、スヌヒー［mahāvṛkṣaトウダイグサ科キリンカク］には20種類の処方がある。サプタラー［トウダイグサ科ユーフォルビア・ピロサ＊］とシャンキニー［ウリ科クテノレプシス・ケラシフォルミス＊］は合わせて39種類の処方、ダンティー［トウダイグサ科カラナシ］とドラヴァンティー［トウダイグサ科ヤトロパ・グランドゥリフェラ］は合わせて48種類の処方がある。以上が600種類の浄化剤である。［4］

６種類の浄化成分含有部位

ṣaḍ virecanāśrayā iti kṣīramūlatvakpatrapuṣpaphalānīti ‖［5］

植物の６種類の浄化成分含有部位は、乳液［クシーラ］、根［ムーラ］、樹皮［トヴァチャ（トヴァク）］、葉［パトラ］、花［プシュパ］、果実［パラ］である。［5］

５種類の煎剤薬効源

pañca kaṣāyayonaya iti madhurakaṣāyo'mlakaṣāyaḥ kaṭukaṣāyastiktakaṣāyaḥ kaṣāya kaṣāyaśceti tantre saṃjñā ‖［6］

５種類の煎剤薬効源［カシャーヤ・ヨーニ］とは、この教本では、甘味煎剤、酸味煎剤、辛味煎剤、苦味煎剤、渋味煎剤のことである。［6］

５種類の煎剤製剤法とその効き目の強さの順序

pañcavidhaṃ kaṣāyakalpanamiti tadyathā — svarasaḥ,
kalkaḥ, śṛtaḥ, śītaḥ, phāṇṭaḥ, kaṣāya iti ǀ
(yantraniṣpīḍitāddravyādrasaḥ svarasa ucyate ǀ
yaḥ piṇḍo rasapiṣṭānāṃ sa kalkaḥ parikīrtitaḥ ‖

vanhau tu kvathitaṃ dravyaṃ śṛtamāhuścikitsakāḥ |
dravyāḍāpotthitāttoye pratapte niśi samsthitāt ||
kaṣāyo yo'bhiniryāti sa śītaḥ samudāhṛtaḥ |
kṣiptvoṣṇatoye mṛditaṃ tat phāṇṭaṃ parikīrtitam ||)
teṣāṃ yathāpūrvaṃ balādhikyam; ataḥ kaṣāyakalpanā vyādhyāturabalāpekṣiṇī; na tvevaṃ khalu sarvāṇi sarvatropayogīni bhavanti || [7]

5種類の煎剤製剤法とは、圧搾液(液剤)[スヴァラサ]、練剤[カルカ]、煎剤[シュリタ]、冷たい浸出液(冷浸剤)[シータ]、温かい浸出液(温浸剤)[パーンタ]である。
機械的に圧力をかけて薬草から搾り出した汁が、圧搾液(液剤)[スヴァラサ]である。少量の液体とともに揉みつぶした薬草の塊が、練剤[カルカ]である。薬草を煮沸したものが煎剤[シュリタまたはクヴァータ]であると医者は言う。薬草を熱湯の中に浸して一晩置いてからよく揉みほぐし濾過した液が、冷たい浸出液(冷浸剤)[シータ]である。薬草を水から煮て沸騰させ、火からおろしてからよく揉みほぐし濾過したものが、温かい浸出液(温浸剤)[パーンタ]である。
上述の製剤法は、効き目が強いものから順に述べたので、投薬するときは病気の重さと患者の体力に応じて選ぶとよい。これらの製剤法があらゆる症例に等しく有用だとは限らない。[7]

50種類の煎剤群(薬効による分類)

pañcāśanmahākaṣāyā iti yaduktaṃ tadanuvyākhyāsyāmah; tadyathā — jīvanīyo bṛmhaṇīyo lekhanīyo bhedanīyaḥ sandhānīyo dīpanīya iti ṣaṭkaḥ kaṣāyavargaḥ; balyo varṇyaḥ kaṇṭhyo hṛdya iti catuṣkaḥ kaṣāyavargaḥ; tṛptighno'rśoghnaḥ kuṣṭhaghnaḥ kaṇḍūghnaḥ krimighno viṣaghna iti ṣaṭkaḥ kaṣāyavargaḥ; stanyajananaḥ stanyaśodhanaḥ śukrajananaḥ śukraśodhana iti catuṣkaḥ kaṣāyavrgaḥ; snehopagaḥ svedopgo vamanopago virecanopaga āsthāpanopago'nuvāsanopagaḥ śirovirecanopaga iti saptakaḥ kaṣāyavargaḥ; chardinigrahaṇastṛṣṇānigrahaṇo hikkānigrahaṇa iti trikaḥ kaṣāyavargaḥ; purīṣasaṃgrahaṇīyaḥ purīṣavirajanīyo mūtrasaṃgrahaṇīyo mūtravirajanīyo mūtravirecanīya iti pañcakaḥ kaṣāyavargaḥ; kāsaharaḥ śvāsaharaḥ śothaharo jvaraharaḥ śramahara iti pañcakaḥ kaṣāyavargaḥ; dāhapraśamanaḥ śītapraśamana udardapraśamano'ṅgamarda praśamanḥ śūlapraśamana iti pañcakaḥ kaṣāyavargaḥ; śoṇitāsthāpano vedanāsthāpanaḥ sañjñāsthāpanaḥ prajāsthāpano vayaḥsthāpana iti pañcakaḥ kaṣāyavargaḥ; iti pañcāśan-mahākaṣāyā mahatāṃ ca kaṣāyāṇāṃ lakṣaṇodāharaṇārthaṃ vyākhyātā bhavanti teṣāmekaikasmin mahākaṣāye daśa daśāvayavikān kaṣāyānanuvyākhyāsyāmaḥ; tānyeva pañca kaṣāyaśatāni bhavanti || [8]

つぎに冒頭で述べた50種類の煎剤群[マハーカシャーヤ]を説明しよう。

1群：（１番）延命薬［ジーヴァニーヤ］、（２番）滋養薬［ブリンハニーヤ］、（３番）やせ薬［レーカニーヤ］、（４番）通じ薬［ベーダニーヤ］、（５番）癒合促進薬［サンダーニーヤ］、（６番）消化力増進薬［ディーパニーヤ］の６種類の煎剤群からなる。

第２群：（７番）体力増進薬［バリヤ］、（８番）色つや向上薬［ヴァルニヤ］、（９番）のどによい薬［カンティヤ］、（10番）強壮薬〈健胃・強心〉［フリディヤ］、の４種類の煎剤群からなる。

第３群：（11番）満腹感除去薬［トリプティ・ゴナ］、（12番）痔疾薬［アルショーゴナ］、（13番）皮膚病薬［クシュタ・ゴナ］、（14番）止痒薬［カンドゥー・ゴナ］、（15番）駆虫薬［クリミ・ゴナ］、（16番）解毒薬［ヴィシャ・ゴナ］の６種類の煎剤群からなる。

第４群：（17番）催乳薬（母乳形成促進薬）［スタニヤ・ジャナナ］、（18番）母乳浄化薬［スタニヤ・ショーダナ］、（19番）精液形成促進薬［シュクラ・ジャナナ］、（20番）精液浄化薬［シュクラ・ショーダナ］の４種類の煎剤群からなる。

第５群：（21番）油剤法補助薬［スネーハ・ウパガ］、（22番）発汗法補助薬［スヴェーダ・ウパガ］、（23番）催吐法補助薬［ヴァマナ・ウパガ］、（24番）催下法補助薬［ヴィレーチャナ・ウパガ］、（25番）煎剤経腸法（浣腸）補助薬［アースターパナ・ウパガ］、（26番）油剤経腸法（浣腸）補助薬［アヌヴァーサナ・ウパガ］、（27番）経鼻頭部浄化法補助薬［シローヴィレーチャナ・ウパガ］の７種類の煎剤群からなる。

第６群：（28番）制吐薬［チャルディ・ニグラハナ］、（29番）口渇抑制薬［トリシュナ・ニグラハナ］、（30番）しゃっくり抑制薬［ヒッカー・ニグラハナ］の３種類の煎剤群からなる。

第７群：（31番）秘結薬［プリーシャ・サングラハニーヤ］、（32番）便色回復薬［プリーシャ・ヴィラジャニーヤ］、（33番）抗利尿薬［ムートラ・サングラハニーヤ］、（34番）尿色回復薬［ムートラ・ヴィラジャニーヤ］、（35番）利尿薬［ムートラ・ヴィレーチャニーヤ］の５種類の煎剤群からなる。

第８群：（36番）鎮咳薬［カーサハラ］、（37番）呼吸困難除去薬［シュヴァーサハラ］、（38番）消炎薬［ショータハラ］、（39番）解熱薬［ジュヴァラハラ］、（40番）疲労回復薬［シュラマハラ］、の５種類の煎剤群からなる。

第９群：（41番）灼熱感鎮静薬［ダーハ・プラシャマナ］、（42番）冷感鎮静薬［シータ・プラシャマナ］、（43番）蕁麻疹鎮静薬［ウダルダ・プラシャマナ］、（44番）四肢筋肉痛鎮静薬［アンガマルダ・プラシャマナ］、（45番）疝痛鎮静薬［シューラ・プラシャマナ］の５種類の煎剤群からなる。

第10群：（46番）止血薬［ショーニタ・スターパナ］、（47番）鎮痛薬［ヴェーダナー・スターパナ］、（48番）蘇生薬（意識回復薬）［サンジュニャー・スターパナ］、（49番）妊娠促進薬［プラジャー・スターパナ］、（50番）老化遅延薬［ヴァヤス・スターパナ］の５種類の煎剤群からなる。

以上、50種類の煎剤群［マハー・カシャーヤ］の効能を説明するために列挙した。つぎに各々に属している10種の煎剤を挙げれば、500種類を網羅することになる。[8]

1群:
(1番)延命薬10種

tadyathā — jīvakarṣabhakau medā mahāmedā kākolī kṣīrakākolī mudgaparṇīmāṣaparṇyau jīvantī madhukamiti daśemāni jīvanīyāni bhavanti (1),

ジーヴァカ[ラン科ミクロスティルス・ワリチ*]、リシャバカ[ラン科ミクロスティルス・ムスキフェラ*]、メーダー[ユリ科ポリゴナトゥム・ヴェルティキラトゥム*]、マハーメーダー[ユリ科ポリゴナトゥム・ヴェルティキラトゥム*]、カーコーリー[ショウガ科ロスコエア・プロケラ*]、クシーラカーコーリー[ショウガ科ロスコエア・プロケラの変種*]、ムドガパルニー[マメ科モスビーン]、マーシャパルニー[マメ科ソリザヤアズキ*]、ジーヴァンティー[ガガイモ科レプタデニア・レティクラータ]、マドゥカ[マメ科スペインカンゾウ]。これら10種が延命薬[ジーヴァニーヤ]である。

(2番)滋養薬10種

kṣīriṇī rājakṣavakāśvagandhākākolīkṣīrakākolīvāṭyāyanībhadraudanībhāradvājīpayasyarṣyagandhā iti daśemāni bṛmhaṇīyāni bhavanti (2),

クシーリニー[*]、ラージャクシャヴァカ[トウダイグサ科ユーフォルビア・ミクロフィラ(英名アストマ・ウィード)*]、アシュヴァガンダー[ナス科ウィタニア・ソムニフェラ]、カーコーリー[ショウガ科ロスコエア・プロケラ*]、クシーラカーコーリー[ショウガ科ロスコエア・プロケラの変種*]、ヴァートヤーヤニ[アオイ科シマイチビ*]、バドラウダニー[アオイ科マルバキンゴジカ*]、バーラドヴァージー[アオギリ科アブロマ・アウグスタ(英名デヴィルズ・コットン)*]、パヤスヤー[ヒルガオ科ヤツデアサガオ*]、リシヤガンダー[ナス科ウィタニア・コアグレンス*]。これら10種が滋養薬[ブリンハニーヤ]である。(2)

(3番)やせ薬10種

mustakakuṣṭhaharidrādāruharidrāvacātiviṣākaṭurohiṇīcitrkacirabilvahaimavatya iti daśemāni lekhanīyāni bhavanti (3),

ムスタ[カヤツリグサ科ハマスゲ]、クシュタ[キク科モッコウ]、ハリドラー[ショウガ科ウコン(英名ターメリック)]、ダールハリドラー[メギ科メギ属(英名ツリー・ターメリック)]、ヴァチャー[サトイモ科ショウブ]、アティヴィシャー[キンポウゲ科アコニトゥム・ヘテロフィルム]、カトゥカー[kaṭurohinī ゴマノハグサ科コオウレン]、チトラカ[イソマツ科インドマツリ(プルンバーゴの白花種)]、チラビルヴァ[ニレ科ホロプテリア・インテグリフォリア*]、ハイマヴァティー[アヤメ科ハナショウブ*]。これら10種がやせ薬[レーカニーヤ]である。(3)

(4番)通じ薬10種

suvahārkorubūkāgnimukhīcitrācitrakacirabilvaśaṅkhinīśakulādanīsvarṇakṣīriṇya iti daśemāni bhedanīyāni bhavanti (4),

スヴァハー[ウマノスズクサ科インドウマノスズクサ*]、アルカ[ガガイモ科カロトロピス・ギガンテア(紫花種)*]、エーランダ[urubūka トウダイグサ科トウゴマ]、アグニムキー[ユリ科キツネユリ(グロリオサ・スペルバ)]、チトラー[トウダイグサ科ヤトロパ・モンタナ]、チトラカ[イソマツ科インドマツリ(プルンバーゴの白花種)]、チラビルヴァ[イラクサ科ホロプテリア・インテグリフォリア*]、シャンキニー[ウリ科クテノレプシス・ケラシフォルミス*]、シャクラーダニー[ゴマノハグサ科コオウレン*]、スヴァルナクシーリニー[トウダイグサ科ユーフォルビア・トムソニアナ*]。これら10種が通じ薬[ベーダニーヤ]である。(4)

(5番)癒合促進薬10種

madhukamadhuparṇīpṛśniparṇyambaṣṭhakīsamaṅgāmocarasadhātakīlodhrapriyaṅgukaṭphalānīti daśemāni sandhānīyāni bhavanti (5),

マドゥカ[マメ科スペインカンゾウ]、マドゥパルニー[ツヅラフジ科イボナシツヅラフジ*]、プリシュニパルニー[マメ科オオバフジホグサ]、アンバシュタキー[ツヅラフジ科ミヤコジマツヅラフジ属(英名ヴェルヴェット・リーフ)*]、サマンガー[マメ科オジギソウ]、モーチャラサ[キワタ科インドワタノキの樹脂]、ダータキー[ミソハギ科ウッドフォルディア・フロリバンダ(英名レッドベルブッシュ)]、ロードラ[ハイノキ科英名ロードツリー]、プリヤング[クマツヅラ科カリカルパ・マクロフィラ*]、カトパラ[ヤマモモ科ミリカ・ナギ(英名チャイニーズ・ストロベリー)]。これら10種が癒合促進薬[サンダーニーヤ]である。(5)

(6番)消化力増進薬10種

pippalīpippalīmūlacavyacitrakaśṛṅgaverāmlavetasamaricājamodābhallātakāsthihiṅguniryāsā iti daśemāni dīpanīyāni bhavanti (6), iti ṣaṭkaḥ kaṣāyavargaḥ ॥ [9]

ピッパリー[コショウ科インドナガコショウ]、ピッパリー・ムーラ[インドナガコショウの根]、チャヴヤ[コショウ科ジャワナガコショウ]、チトラカ[イソマツ科プルンバーゴ・セイラニカ(白花種)]、シュンティー[śṛṅgavera ショウガ科干しショウガ]、アムラヴェータサ[オトギリソウ科ガルシニア・ペドゥンクラータ*]、マリチャ[コショウ]、アジャモーダー[セリ科オランダミツバ(英名セロリ)]、バッラータカ・アスティ[ウルシ科スミウルシノキ(英名マーキング・ナッツ)の核果]、ヒング・ニルヤーサ[セリ科アギ(英名アサフェティダ)]。これら10種が消化力増進薬[ディーパニーヤ]である。(6)
以上が6種類の第1の煎剤群である。[9]

第2群：
(7番)体力増進薬10種

aindryṛṣabhyatirasarṣyaproktāpayasyāśvagandhāsthirārohiṇībalātibalā iti daśemāni balyāni bhavanti (7),

アインドリー［ゴマノハグサ科オトメアゼナ＊］、リシャビー［マメ科ハッショウマメ］、アティラサー［ユリ科(英名クライミング・アスパラガス)］、リシュヤプロークター［マメ科ソリザヤアズキ＊］、パヤスヤー［ヒルガオ科ヤツデアサガオ＊］、アシュヴァガンダー［ナス科ウィタニア・ソムニフェラ］、スティラー［マメ科タマツナギ］、ローヒニー［センダン科ソイミダ・フェブリフゲ＊］、バラー［アオイ科マルバキンゴジカ］、アティバラー［アオイ科アブチロン・インディクム＊］。 これら10種が体力増進薬［バリヤ］である。(7)

(8番)色つや向上薬10種

candanatuṅgapadmakośīramadhukamañjiaṣṭhāsārivāpayasyāsitālatā iti daśemāni varṇyāni bhavanti (8),

チャンダナ［ビャクダン科ビャクダン］、プンナーガ［tuṅgaオトギリソウ科テリハボク＊］、パドマカ［バラ科ヒマラヤザクラ］、ウシーラ［イネ科ベチベル］、マドゥカ［マメ科スペインカンゾウ］、マンジシュター［アカネ科アカネ］、サーリヴァー［ガガイモ科インドサルサ］、パヤスヤー［ヒルガオ科ヤツデアサガオ＊］、シター［イネ科ギョウギシバの白花種＊］、ラター［イネ科ギョウギシバの黒花種＊］。これら10種が色つやを良くする薬［ヴァルニヤ］である。(8)

(9番)のどによい薬10種

sārivekṣumūlamadhukapippalīdrākṣāvidārīkaiṭaryahansapādībṛhatīkaṇṭakārikā iti daśemāni kaṇṭhyāni bhavanti (9),

サーリヴァー［ガガイモ科インドサルサ］、イクシュ［イネ科サトウキビ］(の根)、マドゥカ［マメ科スペインカンゾウ］、ピッパリー［コショウ科インドナガコショウ］、ドラークシャー［ブドウ科ヨーロッパブドウ］、ヴィダーリー［マメ科カイコンクズ＊］、カイダルヤ［ミカン科オオバゲッキツ(英名カレーツリー)＊］、ハンサパーディー［イノモトソウ科ハンゲツクジャクシダ］、ブリハティー［ナス科シロスズメナスビ］、カンタカーリー［ナス科ニシキハリナスビ］。 これら10種がのどによい薬［カンティヤ］である。(9)

(10番)強壮薬10種

āmrāmrātakalikucakaramardavṛkṣāmlāmlavetasakuvalabadaradāḍimamātuluṅgānīti daśemāni hṛdyāni bhavanti (10), iti catuṣkaḥ kaṣāyavargaḥ ॥ [10]

アームラ[ウルシ科マンゴー]、アームラータカ[同科アムラノキ]、ラクチャ [likucaクワ科ラクーチャパンキ]、カラマルダ[キョウチクトウ科カリッサ]、ヴリクシャームラ[オトギリソウ科ガルシニア・インディカ]、アムラヴェータサ[同科ガルシニア・ペドゥンクラータ＊]、クヴァラ[クロウメモドキ科ナツメの大型種]、バダラ[同科ナツメ]、ダーディマ[ザクロ科ザクロ]、マートゥルンガ[ミカン科ミカン属ザボン＊]。これら10種が強壮薬〈健胃・強心薬〉[フリディヤ]である。(10)
以上が4種類の第2の煎剤群である。[10]

第3群：
(11番)満腹感除去薬10種

nāgaracavyacitrakaviḍaṅgamūrvāguḍūcīvacāmustapippalīpaṭolānīti daśemāni tṛptighnāni bhavanti (11),

シュンティー [nāgaraショウガ科ショウガ(干しショウガ)]、チャヴィヤ[コショウ科ジャワナガコショウ]、チトラカ[イソマツ科プルンバーゴ(白花種)]、ヴィダンガ[ヤブコウジ科エンベリア]、ムールヴァー [ガガイモ科ツナガガイモ＊]、グドゥーチー [ツヅラフジ科イボナシツヅラフジ]、ヴァチャー [サトイモ科ショウブ]、ムスタ[カヤツリグサ科ハマスゲ]、ピッパリー [コショウ科インドナガコショウ]、パトーラ[ウリ科カラスウリ属(トリコサンテス・ディオイカ)]。これら10種が満腹感除去薬[トリプティ・ゴナ]である。(11)

(12番)痔疾薬10種

kuṭajabilvacitrakanāgarātiviṣābhayādhanvayāsakadāruharidrāvacācavyānīti daśemānyarśoghnāni bhavanti (12),

クタジャ [キョウチクトウ科セイロンライティア(英名コネッシ)]、ビルヴァ [ミカン科ベルノキ]、チトラカ[イソマツ科プルンバーゴ(白花種)]、シュンティー [nāgaraショウガ科ショウガ(干しショウガ)]、アティヴィシャー [キンポウゲ科アコニトゥム・ヘテロフィルム]、ハリータキー [abhayāシクンシ科ミロバランノキ]、ダンヴァヤーサ[ハマビシ科ファゴニア・クレティカ]、ダールハリドラー [メギ科ツリー・ターメリック]、ヴァチャー [サトイモ科ショウブ]、チャヴヤ[コショウ科ジャワナガコショウ]。これら10種が痔疾除去薬[アルシャ・ゴナ(アルショーゴナ)]である。(12)

(13番)皮膚病薬10種

khadirābhyāmalakaharidrāruṣkarasaptaparṇāragvadhakaravīraviḍaṅgajātīpravāla iti daśemāni kuṣṭhaghnāni bhavanti (13),

カディラ[マメ科アセンヤクノキ]、ハリータキー[abhayāシクンシ科ミロバランノキ]、アーマラキー[āmalakaトウダイグサ科アンマロクノキ]、ハリドラー[ショウガ科ウコン]、バッラータカ[aruṣkaraウルシ科スミウルシノキ]、サプタパルナ[キョウチクトウ科ジタノキ(フィーバーバーク)]、アーラグヴァダ[マメ科ナンバンサイカチ]、カラヴィーラ[キョウチクトウ科キョウチクトウ]、ヴィダンガ[ヤブコウジ科エンベリア]、ジャーティー[モクセイ科オオバナソケイ]の若葉。これら10種が皮膚病除去薬[クシュタ・ゴナ]である。(13)

(14番)止痒薬10種

candananaladakṛtamālanaktamālanimbakuṭajasarṣapamadhukadāruharidrāmustānīti daśemāni kaṇḍūghnāni bhavanti (14),

チャンダナ[ビャクダン科ビャクダン]、ナラダ[オミナエシ科カンショウ]、アーラグヴァダ[kṛtamālaマメ科ナンバンサイカチ]、ナクタマーラ[同科クロヨナ*]、ニンバ[センダン科センダン(ニーム)]、クタジャ[キョウチクトウ科セイロンライティア(英名コネッシ)]、サルシャパ[アブラナ科アブラナの変種*]、マドゥカ[マメ科スペインカンゾウ]、ダールハリドゥラー[メギ科(英名ツリー・ターメリック)]、ムスタ[カヤツリグサ科ハマスゲ]。これら10種が痒み除去薬[カンドゥー・グナ]である。(14)

(15番)駆虫薬10種

akṣīvamaricagaṇḍīrakebukaviḍaṅganirguṇḍīkiṇihīśvadanṣṭrāvṛṣaparṇikākhuparṇikā iti daśemāni krimighnāni bhavanti (15),

アクシーヴァ[ワサビノキ科ワサビノキ]、マリチャ[コショウ科コショウ]、ガンディーラ[トウダイグサ科サボテンタイゲキ*]、ケーブカ[ショウガ科フクジンソウ*]、ヴィダンガ[ヤブコウジ科エンベリア]、ニルグンディー[クマツヅラ科タイワンニンジンボク]、キニヒー[マメ科タイワンネム]、ゴークシュラ[śvadaṃṣṭrāハマビシ科ハマビシ]、ヴリシャパルニカー[ヒルガオ科イポメア・レニフォルミス*]、アークパルニカー[ヒルガオ科イポメア・レニフォルミス]。これら10種が駆虫薬[クリミ・ゴナ]である。(15)

(16番)解毒薬10種

haridrāmañjiṣṭhāsuvahāsūkṣmailāpālindīcandanakatakaśirīṣasindhuvāraślaṣmātakā iti daśemāni viṣaghnāni bhavanti (16),
iti ṣaṭkaḥ kaṣāyavargaḥ ॥ [11]

ハリドラー[ショウガ科ウコン]、マンジシュター[アカネ科アカネ]、スヴァハー[ヒルガオ科インドヤラッパ*]、スークシュマイラー[ショウガ科ショウズク(英名カルダモン)]、パーリンディー[ヒルガオ科フウセンアサガオの黒花種＊]、チャンダナ[ビャクダン科ビャクダン]、カタカ[マチン科ストリコノス・ポタトルム]、シリーシャ[マメ科ビルマネムノキ]、シンドゥヴァーラ[クマツヅラ科タイワンニンジンボクの白花種]、シュレーシュマータカ[ムラサキ科カキバチシャノキ(英名アッシリアン・プラム)＊]。これら10種が解毒薬[ヴィシャ・ゴナ]である。(16)

以上が６種類の第３の煎剤群である。[11]

第４群：
(17番)催乳薬10種

vīraṇaśāliṣaṣṭikekṣuvālikādarbhakuśakāśagundretkaṭakattṛṇamūlānīti daśemāni stanyajananāni bhavanti (17),

ヴィーラナ[イネ科ベチベル]、シャーリ[同科イネ]、シャシュティカ[同科イネの早稲品種の１種]、イクシュヴァーリカー[キツネノマゴ科テンジクソウ＊]、ダルバ[イネ科チガヤ＊]、クシャ[同科クシャソウ]、カーシャ[同科ナンゴクワセオバナ]、グンドラー[同科ムンジャソウ＊]、イトカタ[マメ科キバナツノクサネム＊]、カトトリナ[イネ科レモングラス＊]。これら10種(の根)が催乳薬(母乳分泌促進薬)[スタニャ・ジャナナ]である。(17)

(18番)母乳浄化薬10種

pāṭhāmahauṣadhasuradārumustamūrvāguḍūcīvatsakaphalakirātatiktakaṭurohiṇīsārivā iti daśemāni stanyaśodhanāni bhavanti (18)

パーター[ツヅラフジ科キッサムペロス・パレイラ]、シュンティー[mahauṣadha ショウガ科ショウガ(干しショウガ)]、デーヴァダール[suradār マツ科ヒマラヤスギ]、ムスタ[カヤツリグサ科ハマスゲ]、ムールヴァー[ガガイモ科ツナガガイモ＊]、グドゥーチー[ツヅラフジ科イボナシツヅラフジ]、インドラヤヴァ[vatsaka キョウチクトウ科セイロンライティアの種子]、キラータティクタ[リンドウ科インドセンブリ]、カトゥローヒニー[ゴマノハグサ科コオウレン]、サーリヴァー[ガガイモ科インドサルサ]。これら10種が母乳浄化薬[スタニヤ・ショーダナ]である。(18)

(19番)精液形成促進薬10種

jīvakarṣabhakakākolīkṣīrakākolīmudgaparṇīmāṣaparṇīmedāvṛkṣaruhājaṭilākuliṅgā iti daśemāni śukrajananāni bhavanti (19),

ジーヴァカ[ラン科ミクロスティリス・ワリチ＊]、リシャバカ[同科ミクロスティリス・ムスキフェラ＊]、カーコーリー[ショウガ科ロスコエア・プロケア＊]、クシーラカーコーリー[ショウガ科ロスコエア・プロケア＊]、ムドガパルニー[マメ科モスビーン]、マーシャパルニー[同科ソリザヤアズキ＊]、メーダー[ユリ科ポリゴナトゥム・ヴェルティキラトゥム＊]、ヴリッダルハー[同科英名クライミング・アスパラガス＊]、ジャティラー[オミナエシ科カンショウ＊]、クリンガー[キツネノマゴ科ブレファリス・エドゥリス＊]。これら10種が精液形成促進薬[シュクラ・ジャナナ]である。(19)

(20番)精液浄化薬10種

kuṣṭhailavālukakaṭphalasamudraphenakadambaniryāsekṣukāṇḍekṣvikṣurakavasukośīrāṇīti daśemāni śukraśodhanāni bhavanti (20), iti catuṣkaḥ kaṣāyavrgaḥ ॥ [12]

クシュタ[キク科モッコウ]、エーラヴァールカ[バラ科スミノミザクラ]、カトパラ[ヤマモモ科ミリカ・ナギ(英名チャイニーズ・ストロベリー)]、サムドラペーナ[イカの軟甲]、カダンバ・ニルヤーサ[アカネ科クビナガタマバナノキの樹脂]、イクシュ[イネ科サトウキビ]、カーンデークシュ[同科サトウキビの大型種]、イクシュラカ[キツネノマゴ科テンジクソウ]、ヴァスカ[オシロイバナ科ナハカノコソウ＊]、ウシーラ[イネ科ベチベル]。これら10種が精液浄化薬[シュクラ・ショーダナ]である。(20)
以上が４種類の第４の煎剤群である。[12]

第５群：
(21番)油剤補助薬10種

mṛdvīkāmadhukamadhuparṇīmedāvidārīkākolīkṣīrakākolījīvakajīvantīśālaparṇya iti daśemāni snehopagāni bhavanti (21),

ムリドヴィーカー[ブドウ科ブドウ]、マドゥカ[マメ科スペインカンゾウ]、マドゥパルニー[ツヅラフジ科イボナシツヅラフジ＊]、メーダー[ユリ科ポリゴナトゥム・ヴェルティキラトゥム＊]、ヴィダーリー[マメ科カイコンクズ＊]、カーコーリー[ショウガ科ロスコエア・プロケア＊]、クシーラカーコーリー[ショウガ科ロスコエアプロケア＊]、ジーヴァカ[ラン科ホザキイチョウラン＊]、ジーヴァンティー[ガガイモ科レプタデニア・レティクラータ]、シャーラパルニー[マメ科タマツナギ]。これら10種が油剤補助薬[スネーハ・ウパガ]である。(21)

(22番)発汗補助薬10種

śobhāñjanakairaṇḍārkavṛścīrapunarnavāyavatilakulatthamāṣabadarāṇīti daśemāni sved opgāni bhavanti (22)

ショーバーンジャナカ[ワサビノキ科ワサビノキの赤花種]、エーランダ[トウダイグサ科トウゴマ]、アルカ[ガガイモ科カロトロピス・ギガンテア(紫花種)]、ヴリシュチーラ[オシロイバナ科ナハカノコソウの白花種]、プナルナヴァー［同科ナハカノコソウ］、ヤヴァ［イネ科オオムギ］、ティラ［ゴマ科ゴマ］、クラッタ［マメ科ドリコス・ビフロルス（英名ホースグラム）］、マーシャ［同科ケツルアズキ（英名ブラックグラム）］、バダラ［クロウメモドキ科ナツメ］。これら10種が発汗補助薬［スヴェーダ・ウパガ］である。(22)

(23番)催吐補助薬10種

madhumadhukakovidārakarbudāranīpavidulabimbīśaṇapuṣpīsadāpuṣpī pratyakpuṣpya iti daśemāni vamanopagāni bhavanti (23)

マドゥ［蜂蜜］、マドゥカ［マメ科スペインカンゾウ］、コーヴィダーラ［同科フイリソシンカ＊］、カルブダーラ［同科ソシンカ＊］、ニーパ［アカネ科クビナガタマバナノキ＊］、ヴィドゥラ［サガリバナ科バリングトニア・アクタングラ］、ビンビー［ウリ科ヤサイカラスウリ］、シャナプシュピー［マメ科サンヘンプ］、アルカ［sadāpuṣpā ガガイモ科カロトロピス・ギガンテア（紫花種）＊］、アパーマールガ［pratyakpuṣpā ヒユ科アラデイノコズチ］。これら10種が催吐補助薬［ヴァマナ・ウパガ］である。(23)

(24番)催下補助薬10種

drākṣākāśmaryaparūṣakābhayāmalakabibhītakakuvalabadarakarkandhupīlūnīti daśemāni virecanopagāni bhavanti (24)

ドラークシャー［ブドウ科ヨーロッパブドウ］、カーシュマリヤ［クマツヅラ科キダチキバナヨウラク］、パルーシャカ［シナノキ科インドウオトリギ］、ハリータキー［abhayā シクンシ科ミロバランノキ］、アーマラキー［āmalaka トウダイグサ科アンマロクノキ］、ビビータキー［bibhītaka シクンシ科セイタカミロバラン］、クヴァラ［クロウメモドキ科ナツメの大型種］、バダラ［同科ナツメ］、カルカンドゥ［同科ナツメの小型種］、ピール［トゲマツリ科サルヴァドラ・ペルシカ（英名トゥースブラシ・ツリー）］。これら10種が催下補助薬［ヴィレーチャナ・ウパガ］である。(24)

(25番)煎剤経腸法補助薬10種

trivṛdbilvapippalīkuṣṭhasarṣapavacāvatsakaphalaśatapuṣpāmadhukamadanaphalānīti daśemānyāsthāpanopagāni bhavanti (25),

トリヴリト［ヒルガオ科フウセンアサガオ］、ビルヴァ［ミカン科ベンガルカラタチ（ベルノキ）］、ピッパリー［コショウ科インドナガコショウ］、クシュタ［キク科モッコウ］、サルシャパ［アブラナ科アブラナの変種＊］、ヴァチャー［サトイモ科ショウブ］、インドラヤヴァ［キョウチクトウ科セイロンライティア（英名コネッシ）の種子］、シャタプシュパー［セリ科イノンド（英名ディル）］、マドゥカ［マメ科スペインカンゾウ］、マダナ・パラ［アカネ科ハリザクロの果実］。これら10種が煎剤経腸法（浣腸）補助薬［アースターパナ・ウパガ］であ

る。(25)

(26番)油剤性経腸法補助薬10種

rāsnāsuradārubilvamadanaśatapuṣpāvṛścīrapunarnavāśvadanṣṭāgnimanthaśyonāka iti daśemānyanuvāsanopagāni bhavanti (26)

ラースナー[キク科プルケア・ランケオラータ]、デーヴァダール[suradārマツ科ヒマラヤスギ]、ビルヴァ[ミカン科ベルノキ]、マダナ[アカネ科ハリザクロ]、シャタプシュパー[セリ科イノンド(英名ディル)]、ヴリシュチーラ[オシロイバナ科ナハカノコソウの白花種]、プナルナヴァー[同科ナハカノコソウ]、ゴークシュラ[śvadaṃṣṭrāハマビシ科ハマビシ]、アグニマンタ[クマツヅラ科アオクサギ*]、シュヨーナーカ[ノウゼンカヅラ科ソリザヤノキ]。これら10種の薬草が油剤性経腸法(浣腸)補助薬[アヌヴァーサナ・ウパガ]である。(26)

(27番)経鼻頭部浄化補助薬10種

jyotiṣmatīkṣavakamaricapippalīviḍaṅgaśigrusarṣapāpāmārgataṇḍulaśvetāmahāśvetā iti daśemāni śirovirecanopagāni bhavanti (27), iti saptakaḥ kaṣāyavargaḥ ॥ [13]

ジョーティシュマティー[ニシキギ科ヒマラヤツルウメモドキ]、クシャヴァカ[キク科トキンソウ]、マリチャ[コショウ科コショウ]、ピッパリー[同科インドナガコショウ]、ヴィダンガ[ヤブコウジ科エンベリア]、シグル[ワサビノキ科ワサビノキ]、サルシャパ[アブラナ科アブラナの変種*]、アパーマールガ[ヒユ科アラディノコズチ](の種子)、シュヴェーター[マメ科チョウマメの白花種]、マハーシュヴェーター[同科タイワンネム]。これら10種が経鼻頭部浄化補助薬[シローヴィレーチャナ・ウパガ]である。(27)
以上が7種類の第5の煎剤群である。[13]

第6群:
(28番)制吐薬10種

jambvāmrapallavamātuluṅgāmlabadaradāḍimayavaṣaṣṭikośīramṛllājā iti daśemāni chardinigrahaṇāni bhavanti (28),

ジャンブー[フトモモ科ムラサキフトモモ]、アームラ[ウルシ科マンゴー](の若葉)、マートゥルンガ[ミカン科ザボン*]、酸味のバダラ[クロウメモドキ科ナツメ]、ダーディマ[ザクロ科ザクロ]、ヤヴァ[イネ科オオムギ]、ヤシュティカー[マメ科スペインカンゾウ]、ウシーラ[イネ科ベチベル]、ムリト(土)、ラージャー(煎り米)。これら10種が制吐薬〈嘔吐抑制薬〉[チャルディ・ニグラハナ]である。(28)

(29番)口渇抑制薬10種

nāgaradhanvayavāsakamustaparpaṭakacandanakirātatiktakaguḍūcīhrīberadhānyakapaṭolānīti daśemāni tṛṣṇānigrahaṇāni bhavanti (29),

シュンティ［nāgaraショウガ科ショウガ(干しショウガ)］、ダンヴァヤヴァーサカ［ハマビシ科ファゴニア・クレティカ］、ムスタ［カヤツリグサ科ハマスゲ］、パルパタカ［ケシ科コバナカラクサケマン＊］、チャンダナ［ビャクダン科ビャクダン］、キラータティクタカ［リンドウ科インドセンブリ］、グドゥーチー［ツヅラフジ科イボナシツヅラフジ］、フリーベーラ［アオイ科パヴォニア・オドラータ＊］、ダーニヤカ［セリ科コエンドロ(英名コリアンダー)］、パトーラ［ウリ科トリコサンデス・ディオイカ］。これら10種が口渇抑制薬［トリシュナ・ニグラハナ］である。(29)

(30番)しゃっくり抑制薬10種

śaṭīpuṣkaramūlabadarabījakaṇṭakārikābṛhatīvṛkṣaruhābhyāpippalīdurālabhākulīraśṛṅgya iti daśemāni hikkānigrahaṇāni bhavanti (30), iti trikaḥ kaṣāyavargaḥ ‖ [14]

シャティー［ショウガ科サンナ］、プシュカラムーラ［キク科イヌラ・ラケモサ＊］、バダラ・ビージャ［クロウメモドキ科サネブトナツメ(ナツメ)の種子］、カンタカーリカー［ナス科ニシキハリナスビ］、ブリハティー［同科シロスズメナスビ］、ヴリクシャルハー［ラン科バンダ属の1種＊］、ハリータキー［abhayāシクンシ科ミロバランノキ］、ピッパリー［コショウ科インドナガコショウ］、ドゥラーラバー［ハマビシ科ファゴニア・クレティカ］、カルカタシュリンギー［kulīraśṛṅgīウルシ科ハゼノキの虫こぶ］。これら10種がしゃっくり抑制薬［ヒッカー・ニグラハナ］である。(30)
以上が3種類の第6煎剤群である。[14]

第7群：
(31番)秘結薬10種

priyaṅgvanatāmrāsthikaṭvaṅgalodhramocarasasamaṅgādhātakīpuṣpapadmā padmakeśarāṇīti daśemāni purīṣasaṅgrahaṇīyāni bhavanti (31),

プリヤング［クマツヅラ科カリカルパ・マクロフィラ＊］、アナンター［ガガイモ科インドサルサ］、アームラ・アスティ［ウルシ科マンゴーの核果］、アラル［kaṭvaṅgaノウゼンカズラ科ソリザヤノキ＊］、ロードラ［ハイノキ科英名ロードツリー］、モーチャラサ［キワタ科キワタの抽出物］、サマンガー［マメ科オジギソウ］、ダータキー・プシュパ［ミソハギ科(英名レッドベルブッシュ)の花］、パドマー［クマツヅラ科ウスギクサギ＊］、パドマ・ケーシャラ［ハス科ハスの雌しべ］。これら10種が秘結薬［プリーシャ・サングラハニーヤ］である。(31)

(32番)便色回復薬10種

jambuśallakītvakkacchurāmadhukaśālmalīśrīveṣṭakabhṛṣṭmṛtpayasyotpalatilakaṇā iti daśemāni purīṣavirajanīyāni bhavanti (32),

ジャムブ[フトモモ科ムラサキフトモモ]、シャッラキー[カンラン科インドニュウコウジュ]、カッチュラー[マメ科ハッショウマメ*]、マドゥーカ[アカテツ科イリッペ]、シャールマリー[パンヤ科キワタノキ]、シュリーヴェーシュタカ[マツ科ヒマラヤマツの樹脂]、焼いた土、パヤスヤー[ヒルガオ科ヤツデアサガオ*]、ウトパラ[スイレン科ムラサキスイレン*]、ティラ[ゴマ科ゴマ]の種子。これら10種が便色回復薬[プリーシャ・ヴィラジャニーヤ]である。(32)

(33番)抗利尿薬10種

jambvāmraplakṣavaṭakapītanodumbarāśvatthabhallātakāśmantakasomavalkā iti daśemāni mūtrasaṅgrahaṇīyāni bhavanti (33),

ジャンブ[フトモモ科ムラサキフトモモ]、アームラ[ウルシ科マンゴー]、プラクシャ[クワ科ラコールイチジク]、ヴァタ[同科ベンガルボダイジュ]、カピータナ[アオイ科サキシマハマボウ*]、ウドゥンバラ[クワ科ウドンゲノキ]、アシュヴァッタ[同科インドボダイジュ]、バッラータカ[ウルシ科スミウルシノキ]、アシュマンタカ[マメ科フイリソシンカ*]、ソーマヴァルカ[同科アセンヤクノキ(ホワイト・カテキュウ)*]。これら10種が抗利尿薬[ムートラ・サングラハニーヤ]である。(33)

(34番)尿色回復薬10種

padmotpalanalinakumudasaugandhikapuṇḍarīkaśatapatramadhukapriyaṅgudhātakīpuṣpāṇīti daśemāni mūtravirajanīyāni bhavanti (34),

パドマ[ハス科ハス]、ウトパラ[スイレン科ムラサキスイレン*]、ナリナ[ハス科ハスの小型種]、クムダ[スイレン科シロバナヒツジグサ(スイレン)]、サウガンディカ[同科クムダの芳香種*]、プンダリーカ[ハス科ハス(白花種)]、シャタパトラ[同科ハスの八重咲き種]、マドゥカ[マメ科スペインカンゾウ]、プリヤング[クマツヅラ科カリカルパ・マクロフィラ*]、ダータキー[ミソハギ科(英名レッドベルブッシュ)]の花。これら10種が尿色回復薬[ムートラ・ヴィラジャニーヤ]である。(34)

(35番)利尿薬10種

vṛkṣādanīśvadanṣṭrāvasukavaśirapāṣāṇabhedadarbhakuśakāśagundretkaṭamūlānīti daśemāni mūtravirecanīyāni bhavanti (35), iti pañcakaḥ kaṣāyavargaḥ ‖ [15]

ヴリクシャーダニ[ラン科バンダ・オーキッド＊]、ゴークシュラ[śvadaṃṣṭrā ハマビシ科ハマビシ]、ヴァスカ[オシロイバナ科ナハカノコソウ＊]、ヴァシラ[ヒユ科アラデイノコズチ＊]、パーシャーナベーダ[ユキノシタ科ヒマラヤユキノシタ]、ダルバ[イネ科チガヤ＊]、クシャ［同科クシャソウ］、カーシャ［同科ナンゴクワセオバナ］、グンドラー［同科ムンジャソウ＊］、イトカタ[マメ科キバナツノクサネム＊]の根。これら10種が利尿薬[ムートラ・ヴィレーチャニーヤ]である。(35)
以上が５種類の第７煎剤群である。[15]

第８群：
(36番)鎮咳薬10種

drākṣābhayāmalakapippalīdurālabhāśṛṅgīkaṇṭakārikāvṛścīrapunarnavātāmalakya iti daśemāni kāsaharāṇi bhavanti (36),

ドラークシャー［ブドウ科ブドウ］、アバヤー［シクンシ科ミロバランノキ］、アーマラキー［āmalaka トウダイグサ科アンマロクノキ］、ピッパリー［コショウ科インドナガコショウ］、ドゥラーラバー［ハマビシ科ファゴニア・クレティカ］、シュリンギー［ウルシ科ハゼノキの虫こぶ］、カンタカーリカー［ナス科ニシキハリナスビ］、ヴリシュチーラ[オシロイバナ科ナハカノコソウの白花種]、プナルナヴァー［同科ナハカノコソウ］、ターマラキー［トウダイグサ科キダチミカンソウ＊］。これら10種が鎮咳薬[カーサ・ハラ]である。(36)

(37番)呼吸困難除去薬10種

śaṭīpuṣkaramūlāmlavetasailāhiṅgvagurusurasātāmalakījīvantīcaṇḍā iti daśemāni śvāsaharāṇi bhavanti (37)

シャティー［ショウガ科ヘディクム・スピカトゥム(英名ジンジャー・リリー)＊］、プシュカラムーラ[キク科イヌラ・ラケモサ＊]、アムラヴェータサ[オトギリソウ科ガルシニア・ペドゥンクラータ＊]、エーラー［ショウガ科ショウズク(英名カルダモン)］、ヒング[セリ科アギ(英名アサフェティダ)]、アグル[ジンチョウゲ科ジンコウ]、トゥラシー［surasā シソ科カミメボウキ(英名ホーリーバジル)］、ターマラキー［トウダイグサ科キダチミカンソウ＊］、ジーヴァンティー［ガガイモ科レプタデニア・レティクラータ］、チャンダー［セリ科ヨーロッパトウキ(アンジェリカ)］。これら10種が呼吸困難除去薬[シュヴァーサ・ハラ]である。(37)

(38番)消炎薬10種

paṭalāgnimanthaśyonākabilvakāśmaryakaṇṭakārikābṛhatīśālaparṇīpṛśniparṇī gokṣurakā iti daśemāni śvayathuharāṇi bhavanti (38),

パータラー［ノウゼンカズラ科サイトウジュ］、アグニマンタ[クマツヅラ科アオクサギ＊]、ショーナーカ[ノウゼンカズラ科ソリザヤノキ]、ビルヴァ[ミカン科ベルノキ]、カーシュマリヤ[クマツヅラ科キダチキバナヨウラク]、カンタカーリカー[ナス科ニシキハリナスビ]、ブリハティー[同科シロスズメナスビ]、シャーラパルニー[マメ科タマツナギ]、プリシュニパルニー[同科オオバフジホグサ]、ゴークシュラ[ハマビシ科ハマビシ]。これら10種が消炎薬〈腫れ止め〉[ショータ・ハラ(シュヴァヤトゥ・ハラ)]である。(38)

(39番)解熱薬10種

sārivāśarkarāpāṭhāmañjiṣṭhādrākṣāpīluparūṣakābhayāmalakabibhītakānīti daśemāni jvaraharāṇi bhavanti (39),

サーリヴァー[ガガイモ科インドサルサ]、シャルカラー[キビ砂糖]、パーター[ツヅラフジ科キッサムペロス・パレイラ＊]、マンジシュター[アカネ科アカネ]、ドラークシャー[ブドウ科ブドウ]、ピール[トゲマツリ科トゥースブラシ・ツリー]、パルーシャカ[シナノキ科インドウオトリギ]、ハリータキー[abhayā シクンシ科ミロバランノキ]、アーマラキー[āmalaka トウダイグサ科アンマロクノキ]、ビビータキー[bibhītaka シクンシ科セイタカミロバラン]。これら10種が解熱薬[ジュヴァラ・ハラ]である。(39)

(40番)疲労回復薬10種

drākṣākharjūrapriyālabadaradāḍimaphalguparūṣakekṣuyavaṣaṣṭikā iti daśemāni śramaharāṇi bhavanti (40)
iti pañcakaḥ kaṣāyavargaḥ ॥ [16]

ドラークシャー[ブドウ科ブドウ]、カルジューラ[ヤシ科サトウナツメヤシ]、プリヤーラ[ウルシ科ブカナニア・ランザン(英名アーモンデット)]、バダラ[クロウメモドキ科ナツメ]、ダーディマ[ザクロ科ザクロ]、パルグ[クワ科イチジク]、パルーシャカ[シナノキ科インドウオトリギ]、イクシュ[イネ科サトウキビ]、ヤヴァ[同科オオムギ]、シャシュティカ[同科イネの早稲種]。これら10種が疲労回復薬[シュラマハラ]である。(40)
以上が5種類の第8煎剤群である。[16]

第9群：
(41番)灼熱感鎮静薬10種

lājācandanakāśmaryaphalamadhukaśarkarānīlotpalośīrasārivāguḍūcīhrīberāṇīti daśemāni dāhapraśamanāni bhavanti (41),

ラージャー(煎り米)、チャンダナ[ビャクダン科ビャクダン]、カーシュマリヤ[クマツヅラ科キダチキバナヨウラク]（の果実）、マドゥーカ[アカテツ科イリッペ(英名バターツリー)]、シャルカラー（砂糖）、ニーロートパラ[スイレン科ムラサキスイレン]、ウシーラ[イネ科ベチベル]、サーリヴァー［ガガイモ科インドサルサ]、グドゥーチー［ツヅラフジ科イボナシツヅラフジ]、フリーベーラ[アオイ科パヴォニア・オドラータ*]。これら10種が灼熱感鎮静薬[ダーハ・プラシャマナ]である。(41)

(42番)引熱薬10種

tagarāgurudhānyakaśṛṅgaverabhūtīkavacākaṇṭakāryagnimanthaśyonākapippalya iti daśemāni śītapraśamanāni bhavanti (42),

タガラ[オミナエシ科インドカノコソウ*]、アグル[ジンチョウゲ科ジンコウ]、ダーニヤカ[セリ科コエンドロ(英名コリアンダー)]、シュリンガヴェーラ[ショウガ科ショウガ(干しショウガ)]、ブーティカ[セリ科アジョワン]、ヴァチャー［サトイモ科ショウブ]、カンタカーリー［ナス科ニシキハリナスビ]、アグニマンタ[クマツヅラ科アオクサギ*]、ショーナーカ[ノウゼンカヅラ科ソリザヤノキ]、ピッパリー［コショウ科インドナガコショウ]。これら10種が引熱薬〈冷感鎮静薬〉[シータ・プラシャマナ]である。(42)

(43番)蕁麻疹鎮静薬10種

tindukapriyālabadarakhadirakadarasaptaparṇāśvakarṇārjunāsanārimedā iti daśemānyudarda-praśamanāni bhavanti (43),

ティンドゥカ[カキノキ科インドガキ]、プリヤーラ[ウルシ科(英名アーモンデット)]、バダラ[クロウメモドキ科ナツメ]、カディラ[マメ科アセンヤクノキ(暗褐色のカテキュウ)]、カダラ[同科アラビアゴムノキ*]、サプタパルナ[キョウチクトウ科ジタノキ(英名フィーバーバーク)]、アシュヴァカルナ[フタバガキ科サラノキ*]、アサナ[マメ科マラバルキノ*]、アルジュナ[シクンシ科アルジュナ]、アリメーダ[マメ科アカシア・リュウコフロエア*]。これら10種が蕁麻疹鎮静薬[ウダルダ・プラシャマナ]である。(43)

(44番)四肢筋肉痛鎮静薬10種

vidārīgandhāpṛśniparṇībṛhatīkaṇṭakārikairaṇḍakākolīcandanośīrailāmadhukānīti daśemānyaṅga-mardapraśamanāni bhavanti (44),

ヴィダーリガンダー［マメ科タマツナギ*]、プリシュニパルニー［同科オオバフジホグサ]、ブリハティー［ナス科シロスズメナスビ]、カンタカーリカー［同科ニシキハリナスビ]、エーランダ[トウダイグサ科トウゴマ]、カーコーリー［ショウガ科ロスコエア・プロケラ*]、チャンダナ[ビャクダン科ビャクダン]、ウシーラ[イネ科ベチベル]、エーラー［ショウガ科ショウズク(英名カルダモン)]、マドゥカ[マメ科スペインカンゾウ]。これら10種が四肢筋肉痛鎮静薬[アンガマルダ・プラシャマナ]である。(44)

(45番)疝痛鎮静薬10種

pippalīpippalīmūlacavyacitrakaśṛṅgaveramaricājamodājagandhājājīgaṇḍīrāṇīti daśemāni śūlapraśamanāni bhavanti (45),
iti pañcakaḥ kaṣāyavargaḥ ‖ [17]

ピッパリー[コショウ科インドナガコショウ]、ピッパリームーラ[同科インドナガコショウの根]、チャヴヤ[同科ジャワナガコショウ]、チトラカ[イソマツ科インドマツリ]、シュンティー[śṛṅgaveraショウガ科ショウガ(干しショウガ)]、マリチャ[コショウ科コショウ]、アジャモーダー[セリ科オランダミツバ(セロリ)]、アジャガンダー[シソ科(英名クリーピング・タイム)＊]、ジーラカ[ajājīセリ科クミン]、ガンディーラ[トウダイグサ科サボテンタイゲキ＊]。これら10種が疝痛鎮静薬[シューラ・プラシャマナ]である。(45)
以上が５種類の第９煎剤群である。[17]

第10群：
(46番)止血薬10種

madhumadhukarudhiramocarasamṛtkapālalodhragairikapriyaṅguśarkarālajā iti daśemāni śoṇitasthāpanāni bhavanti (46),

マドゥ[蜂蜜]、マドゥカ[マメ科スペインカンゾウ]、ルディラ[アヤメ科サフラン]、モーチャラサ[キワタ科キワタの抽出物]、土器の破片[ムリトカパーラ]、ロードラ[ハイノキ科(英名ロード・ツリー)]、紅土[ガイリカ]、プリヤング[クマツヅラ科カリカルパ・マクロフィラ＊]、シャルカラー[砂糖]、煎り米[ラージャー]。これら10種が止血薬[ショーニタ・スターパナ]である。(46)

(47番)鎮静薬10種

śālakaṭphalakadambapadmakatumbamocarasaśirīṣavañjulailavālukāśokā iti daśemāni vedanāsthāpanāni bhavanti (47),

シャーラ[フタバガキ科サラノキ]、カトパラ[ヤマモモ科ミリカ・ナギ(英名チャイニーズ・ストロベリー)]、カダンバ[アカネ科クビナガタマバナノキ]、パドマカ[バラ科ヒマラヤザクラ]、トゥンバ[ミカン科フユザンショウ]、モーチャラサ[キワタ科キワタの抽出物]、シリーシャ[マメ科ビルマネムノキ]、ヴァンジュラ[ヤナギ科サルヤナギ]、エーラヴァールカ[バラ科スミノミザクラ]、アショーカ[マメ科アショカノキ]。これら10種が鎮静薬[ヴェーダナー・スターパナ]である。(47)

（48番）蘇生薬10種

hiṅgukaitaryārimedāvacācorakavayasthāgolomījaṭilāpalṅkaṣāśokarohiṇya iti daśemāni sañjñāsthā-panāni bhavanti (48)

ヒング［セリ科アギ］、カイタルヤ［ミカン科カレーリーフノキ*］、アリメーダー［マメ科アカシア・リュウコフロエア(英名ホワイトバークド・アカシア)*］、ヴァチャー［サトイモ科ショウブ］、チョーラカ［セリ科アンジェリカ・グラウカ］、ヴァヤスター［ノハグサ科オトメアゼナ*］、ゴーローミー［サトイモ科ショウブの変種*］、ジャティラー［オミナエシ科カンショウ*］、パランカシャー［カンラン科コミフォラ・ムクル(グッグル)*］、アショーカローヒニー［ゴマノハグサ科コオウレン］。これら10種が蘇生薬［サンジュニャー・スターパナ］である。(48)

（49番）妊娠促進薬10種

aindrībrāhmīśatavīryāsahasravīryāmoghāvyathāśivāriṣṭāvatyapuṣpīviṣvaksenakāntā iti daśemāni prajāsthāpanāni bhavanti (49)、

アインドリー［ウリ科コロシントウリ〈ゴマノハグサ科バコパ・モニエリ〉*］、ブラーフミー［ゴマノハグサ科バコパ・モニエリ〈セリ科ツボクサ〉*］、シャタヴィーリヤー［イネ科ギョウギシバ］、サハスラヴィーリヤー［イネ科ギョウギシバの変種*］、アモーガー［トウダイグサ科アンマロクノキ*］、アヴィヤター［ツヅラフジ科イボナシツヅラフジ*］、シヴァー［シクンシ科ミロバランノキ*］、アリシュター［ゴマノハグサ科コオウレン］、ヴァートヤプシュピー［アオイ科シマイチビ*］、ヴィシュヴァクセーナカーンター［クマツヅラ科ムラサキシキブ属の１種*］。これら10種が妊娠促進薬［プラジャー・スターパナ］である。(49)

（50番）老化遅延薬10種

amṛtā'bhayādhātrīmuktāśvetājīvantyatirasāmaṇḍūkaparṇīsthirāpunarnavā iti daśemāni vayaḥsthāpanāni bhavanti (50)、
iti pañcakaḥ kaṣāyavargaḥ ॥ [18]

アムリター（グドゥーチー guḍūcī）［ツヅラフジ科イボナシツヅラフジ］、ハリータキー［abhayā シクンシ科ミロバランノキ］、アーマラキー［dhātrī トウダイグサ科アンマロクノキ］、ムクター［キク科プルケア・ランケオラータ*］、シュヴェーター［マメ科チョウマメ(白花種)］、ジーヴァンティー［ガガイモ科レプタデニア・レティクラータ］、アティラサー［ユリ科英名クライミング・アスパラガス］、マンドゥーカパルニー［セリ科ツボクサ*］、スティラー［マメ科タマツナギ］、プナルナヴァー［オシロイバナ科ナハカノコソウ］。これら10種の薬物が老化遅延薬〈青春保持薬〉［ヴァヤス・スターパナ］である。(50)
以上が５種類の第10煎剤群である。[18]

iti pañcakaṣāyaśatānyabhisamasya pañcāśanmahākaṣāyā mahatāṃ ca kaṣāyāṇāṃ lakṣaṇodāharaṇārthaṃ vyākhyātā bhavanti ‖ [19]

以上、50種類の煎剤群に分類された500種類の煎剤[カシャーヤ]を、煎剤群の薬効別に列挙した。[19]

追記

薬剤の列挙数を500にした理由

nahi vistarasya pramāṇaṃ asti, na cāpyatisaṃkṣepo'lpabuddhīnāṃ sāmarthyāyopakalpate, tasmā danatisaṅkṣepeṇānativistareṇa copdiṣṭāḥ | etāvamanto hyalamalpabuddhīnāṃ vyavahārāya, buddhimatāṃ ca svālakṣaṇyānumānayuktikuśalānāmanuktārthajñānāyeti ‖ [20]

可能なかぎりの煎剤を列挙すると際限がなくなり、省略しすぎれば凡庸な医者が処方するのに役立たない。そこで、ここでは省略し過ぎでも多過ぎでもない量を列挙した。この量であれば凡庸な医者の治療実践にはまさに充分である。また、生まれつき推測力[アヌマーナ]と合理的適用[ユクティ]に長けている賢人にとっても、ここで述べていない薬草の包括的理解のための指針としては役に立つ。[20]

煎剤の数が500を満たしていない理由

evaṃ vādinaṃ bhagavantamātreyamagniveśa uvāca—naitāni bhagavan! pañca kaṣāya śatāni pūryante, tāni tāni hyevāṅgānyupaplavante teṣu teṣu mahākaṣāyeṣviti ‖ [21]

尊者アートレーヤがこのように述べると、アグニヴェーシャが質問した。「先生、煎剤の数は500という数を満たしていません。煎剤群の中に繰り返し登場する薬草があります。」[21]

tamuvāca bhagavānātreyaḥ—naitadevaṃ buddhimatā draṣṭavyamagniveśa | eko'pi hyanekāṃ sañjñāṃ labhate kāryāntarāṇi kurvan; tadyathā—puruṣo bahūnāṃ karmaṇāṃ karaṇe samartho bhavati, sa yadyat karma karoti tasya tasya karmaṇaḥ kartṛ– karaṇa–kāryasaṃprayuktaṃ tattadgauṇaṃ nāmaviśeṣaṃ prāpnoti, tadvadauṣadhadravyamapi draṣṭavyam | yadi tvaikameva kiñcid dravyamāsādayāmastathāguṇayuktaṃ yat sarvakarmaṇāṃ karaṇe samarthaṃ syāt, kastato'nyadicched upadhārayitum upadeṣṭuṃ vā śiṣyebhya iti ‖ [22]

尊者アートレーヤが彼に返答した。「アグニヴェーシャよ！それは知性ある者の見解ではない。１種類の薬草といえども複数の薬効ゆえに、それに応じた複数の名前を持つのだ。例えば１人の人間がいくつもの職務を行うことが可能であるが、どんな職務を行おうと、職務に関連する道具や仕事内容を表わす専門職名で呼ばれる。薬草も同じように考えればよいのだ。もしも我々が、すべての薬効を発揮しうる特質をもつ１種類の薬草を発見出来たなら、誰がそれ以外の薬草の名前や薬効を知ろうとしたり、弟子にそれを教えようと思うだろうか。」［22］

第４章のまとめ

tatra ślokāḥ —
yato yāvanti yairdravyairvirecanaśatāni ṣaṭ |
uktāni saṃgraheṇeha tathaivaiṣāṃ ṣaḍāśrayāḥ || ［23］
rasā lavaṇavarjyāśca kaṣāyā iti saṃjñitāḥ |
tasmāt pañcavimadhā yoniḥ kaṣāyāṇāmudāhṛtā || ［24］
tathā kalpanamapyeṣāmuktaṃ pañcavidhaṃ punaḥ |
mahatāṃ ca kaṣāyāṇāṃ pañcāśat parikīrtitāḥ || ［25］
pañca cāpi kaṣāyāṇāṃ śatānyuktāni bhāgaśaḥ |
lakṣaṇārthaṃ, pramāṇaṃ hi vistarasya na vidyate || ［26］
na cālamatisaṅkṣepaḥ sāmarthyāyopakalpate |
alpabuddherayaṃ tasmānnātisaṅkṣepavistaraḥ || ［27］
mandānāṃ vyavahārāya, budhānāṃ buddhivṛddhaye |
pañcāṣaṭko hyayaṃ vargaḥ kaṣāyāṇāmudāhṛtaḥ || ［28］

最後は、要約の詩節［シュローカ］である。
ここでは600種の浄化剤の薬草名とその処方の数を簡単に述べ、さらにその６種の浄化成分含有部位に関しても言及した。煎剤［カシャーヤ］は塩味を除く５種の味を有するので、煎剤の薬効源［ヨーニ］は５種であることを述べた。煎剤の５種の製剤法についても述べた。さらに、50種類の煎剤群の薬効の説明とこれに属する500種類の煎剤を列挙した。煎剤列挙数は、これより多数でも少数過ぎても凡人は理解できないので、すべてを網羅するのでもなく、簡略過ぎでもないように、50種類に大別して述べた。これなら鈍才の実践にも充分であるし、秀才がさらに知識を広げるためにも充分であろう。［23–28］

最高の名医（大医王［ビシャグヴァラ］）

teṣāṃ karmasu bāhyeṣu yogamābhyantareṣu ca |
saṃyogaṃ ca prayogaṃ ca yo veda sa bhiṣagvaraḥ || ［29］

これらの薬剤について、内用のみならず外用の処方[ヨーガ]、処方の組み合わせ[サンヨーガ]、投与法[プラヨーガ]に精通している者こそが最高の名医(大医王[ビシャグヴァラ])である。[29]

---

ityagniveśakṛte tantre carakapratisaṃskṛte ślokasthāne ṣaḍvirecanaśatāśritīyo nāma caturtho'dhyāyaḥ ‖（4）

以上で、アグニヴェーシャが著し、チャラカが改訂した本集・総論篇の第４章「600種類の浄化剤…」を終わる。（4）

iti bheṣajacatuṣkaḥ ‖（Ｉ）

薬剤に関する最初の四章群を終わる。（Ｉ）

स्वस्थचतुष्कः

svasthacatuṣkaḥ

II

健康法に関する四章群

pañcamo'dhyāyaḥ

CHAPTER 5

第5章 「適量を食べる…」の章

（毎日の健康法）

athāto mātrāśitīyamadhyāyaṃ vyākhyāsyāmaḥ [1]
iti ha smāha bhagavānātreyaḥ ॥ [2]

それでは「適量[マートラー]を食べる…」の章を述べよう、と尊者アートレーヤが語り始めた。[1–2]

食事の適量とその尺度

mātrāśī syāt । āhāramātrā punaragnibalāpekṣiṇī ॥ [3]
yāvadhyasyāśanamaśitamanupahatya prakṛtiṃ yathākālaṃ jarāṃ gacchati tāvaddhyasya mātrāpramāṇaṃ veditavyaṃ bhavati ॥ [4]

適量を食べるべきである。食事の適量は消化力[アグニ・バラ]によって決まる。正常な状態を乱すことなく適切な時間内に消化される量が、食事の適量の尺度[マートラー・プラマーナ]である。[3–4]

重性の食品と軽性の食品

軽性の食品と重性の食品の食事量

tatra śāliṣaṣṭikamudgalāvakapiñjalaiṇaśaśaśarabhaśambarādīnyāhāradravyāṇi prakṛti laghūnyapi mātrāpekṣiṇi bhavanti | tathā piṣṭekṣukṣīravikṛtitilamāṣānūpaudakapiśitādīnyāhāradravyāṇi prakṛtigurūṇyapi mātrāmevāpekṣante || [5]

したがって、シャーリ[イネ科イネの品種名]、シャシュティカ[イネの早稲品種名]（以上は米類）、ムドガ[マメ科リョクトウ]（豆類）、ウズラ[ラーヴァ]、灰色のヤマウズラ[カピンジャラ]、レイヨウ[エーナ]、ウサギ[シャシャ]、ワピチ（オオジカ）[シャラバ]、サンバー（水鹿（スイロク））[シャンバラ]（以上は肉類）などの食品は「軽性[ラグ]」という消化されやすい性質をもつが、量を考慮して適量にとどめる必要がある。同様に、小麦粉食品[ピシュタ]、イクシュ[イネ科サトウキビ]、牛乳、ティラ[ゴマ科ゴマ]、マーシャ[マメ科ケツルアズキ]、沼地および水中に棲む動物の肉を素材とする料理は「重性[グル]」という消化されにくい性質をもつが、量を考慮して適量を食べるのはよい。[5]

重性の食品と軽性の食品の適量

na caivamukte dravye gurulāghavamakāraṇaṃ manyeta, laghūni hi dravyāṇi vāyvyagniguṇabahulāni bhavanti ; pṛthvī somaguṇabahulānītarāṇi, tasmāt saguṇādapi laghūnyagnisandhukṣaṇasvabhāvānyalpadoṣāṇi cocyante'pi sauhityopayuktāni, gurūṇi punarnāgnisandhukṣaṇasvabhāvānyasāmānyāt, ataścātimātraṃ doṣavanti sauhityopayuktānyanyatra vyāyāmāgnibalāt ; saiṣā bhavatyagnibalāpekṣiṇī mātrā || [6]

だからといって、食品がもつ軽性や重性という性質をまったく無意味なものだと混同してはいけない。実際に、軽性の食品はヴァーユ（風要素）とアグニ（火要素）が優勢であり、これに対し、重性の食品はプリティヴィー（地要素）やソーマ（アプ、水要素）の性質が優勢である。したがって、軽性の食物は本来の性質が消化を促進するものなので、満腹するまで食べてもほとんど害は生じない。一方、重性の食物は、消化とは反対の性質をもつので消化を促進しない。したがって、運動をして十分な消化力をもっている人以外は、重性の食物を満腹するまで食べるとかなりの害を生じる。つまり、食事の量はアグニ・バラ（消化力）と関係している。[6]

重性および軽性の食品の摂取量

na ca nāpekṣate dravyaṃ ; dravyāpekṣayā ca tribhāgasauhityamardhasauhityaṃ vā gurūṇāmupadiśyate, laghūnāmapi ca nātisauhityamagneryuktyartham || [7]

この点においても、食物の性質は重要である。重性の食物は満腹量の３分の１量または半量を摂取するのがよい。たとえ軽性の食物でも、適切なアグニ（消化力）を保つために満腹量を超えないのがよい。[7]

適量の食事の効果

mātrāvaddhyaśanamaśitamanupahatya prakṛtiṃ balavarṇasukhāyuṣā yojayatyupayoktāramavaśyamiti ‖ [8]

適量の食事をすると、人は正常な状態を乱すことなく確実に体力や色つや、幸福な人生を得ることになる。[8]

bhavanti cātra—
guru piṣṭamayaṃ tasmāttaṇḍulān pṛthukānapi |
na jātu bhuktavān khādenmātrāṃ khādedbubhukṣitaḥ ‖ [9]

つぎは詩節である。
小麦粉食品[ピシュタ]、米粒[タンドゥラ]、押し米[プリトゥカ]といった重性の食品をけっして食後に食べてはいけない。たとえ空腹時でも、これらの食品は適量を食すべきである。[9]

控えるべき食品と常食すべき食品

valluraṃ śuṣkaśākāni śālūkāni bisāni ca |
nābhyasedgauravānmāṃsaṃ kṛśaṃ naivopayojayet ‖ [10]
kūrcikāñśca kilāṭāñśca śaukaraṃ gavyamāhiṣe |
matsyān dadhi ca māṣāñśca yavakāñśca na śīlayet ‖ [11]
ṣaṣṭikāñchālimudgāñśca saindhavāmalake yavān |
āntarikṣaṃ payaḥ sarpirjāṅgalaṃ madhu cābhyaset ‖ [12]

乾燥肉、乾燥野菜、ハスの塊茎および花茎は重性なので、常食してはいけない。やせ衰えた動物の肉を食べてはいけない。同様に、クールチカー(凝固乳)、キラータ(濃縮乳)、豚、牛、水牛の肉、魚、ダヒ(発酵乳)[ダディ]、マーシャ[マメ科ケツルアズキ]、ヤヴァカ[イネ科オオムギの変種*]も常食してはいけない。 シャシュティカ[同科イネの品種名]、シャーリ[同科イネの品種名](以上米類)、ムドガ[マメ科リョクトウ](豆類)、岩塩[サインダヴァ]、アーマラキー[āmalakaトウダイグサ科マラッカノキ](果実)、ヤヴァ[イネ科オオムギ]、雨水、牛乳[パヤス]、ギー[サルピス]、乾燥地帯[ジャーンガラ]に住む動物の肉、蜂蜜[マドゥ]は常食すべきものである。[10–12]

病気予防の重要性

tacca nityaṃ prayuñjīta svāsthyaṃ yenānuvartyate |

ajātānāṃ vikārāṇāmanutpattikaraṃ ca yat ‖ [13]

毎日の習慣として、健康を保ち病気の発症を防ぐものを食べるべきである。[13]

毎日の健康法[ディナ・チャリヤー]

ata ūrdhvaṃ śarīrasya kāryamakṣyañjanādikam |
svasthavṛttimabhipretya guṇataḥ saṃpravakṣyate ‖ [14]

これから、眼軟膏塗布[アンジャナ]などの身体に施すとよい毎日の健康法と、それがどのように健康維持に役立つかを述べよう。[14]

眼軟膏塗布

sauvīramañjanaṃ nityaṃ hitamakṣṇoḥ prayojayet |
pañcarātre'ṣṭarātre vā srāvaṇārthe rasāñjanam ‖ [15]
cakṣustejomayaṃ tasya viśeṣātcchleṣmato bhayam |
tataḥ śleṣmaharaṃ karma hitaṃ dṛṣṭeḥ prasādanam ‖ [16]
divā tanna prayoktavyaṃ netrayostīkṣṇamañjanam |
virekadurbalā dṛṣṭirādityaṃ prāpya sīdati ‖ [17]
tasmāt srāvyaṃ niśāyāṃ tu dhruvamañjanamiṣyate |

サウヴィーラ・アンジャナ(輝安鉱眼軟膏)は効果があるので、毎日、塗布するとよい。ラサ・アンジャナ(水銀眼軟膏〈メギ科ツリーターメリックの抽出液を含む眼軟膏〉)は、涙の分泌を促進するために5日または8日に1回塗布するとよい。視覚は火要素[テージャス]が優勢なので、とくにカパに影響されやすい。したがって視力を明瞭にするには、カパを鎮静させる処置が有効である。強力な眼軟膏による浄化法は日中に行うべきではない。なぜなら、浄化によって弱められた視力が、太陽光で一層弱められてしまうからである。したがって浄化用眼軟膏は、夜間のみ用いることが望ましい。[15–17]

yathā hi kanakādīnāṃ malināṃ vividhātmanām ‖ [18]
dhautānāṃ nirmalā śuddhistailacelakacādibhiḥ |
evaṃ netreṣu martyānāṃ añjanāścyotanādibhiḥ ‖ [19]
dṛṣṭirnirākulā bhāti nirmale nabhasīnduvat |

金など種々の金属が汚れてしまっても、油や布、毛(ブラシ)などで磨くことによって錆がとれ美しくなるのと同じように、見えないくらい低下した視力も、眼軟膏や点眼液などによって、澄み切った空に浮かぶ月のように濁りなく輝くのである。[18–19]

薬用喫煙

(1)常用[プラーヨーギカ]の棒状薬用喫煙剤に用いる生薬

hareṇukāṃ priyaṅguṃ ca pṛthvīkāṃ keśaraṃ nakham ‖ [20]
hrīveraṃ candanaṃ patraṃ tvagelośīrapadmakam |
dhyāmakaṃ madhukaṃ māṃsī guggulvaguruśarkaram ‖ [21]
nyagrodhodumbarāśvatthaplakṣalodhratvacaḥ śubhāḥ |
vanyaṃ sarjarasaṃ mustaṃ śaileyaṃ kamalotpale ‖ [22]
śrīveṣṭakaṃ śallakīṃ ca śukabarhamathāpi ca |

ハレーヌカー[ショウガ科ナガミショウズク(英名セイロン・カルダモン)*]、プリヤング[クマツヅラ科カリカルパ・マクロフィラ*]、プリトヴィーカー[キンポウゲ科ニゲラ・サティヴァ*]、ケーシャラ[オトギリソウ科セイロンテツボク]、ナカ[貝]、フリーベーラ[アオイ科パヴォニア・オドラータ*]、チャンダナ[ビャクダン科ビャクダン]、パトラ[クスノキ科タマラニッケイの葉]、トヴァク[同科セイロンニッケイの樹皮*]、エーラー[ショウガ科ショウズク(英名カルダモン)]、ウシーラ[イネ科ベチベル]、パドマカ[バラ科ヒマラヤザクラ]、ディヤーマカ[イネ科(英名レモングラス)*]、マドゥカ[マメ科スペインカンゾウ]、マーンシー[オミナエシ科カンショウ]、グッグル[カンラン科コミフォラ・ムクル]、アグル[ジンチョウゲ科ジンコウ]、砂糖[シャルカラー]。ニャグローダ[クワ科ベンガルボダイジュ]、ウドゥムバラ[同科ウドンゲノキ]、アシュヴァッタ[同科インドボダイジュ]、プラクシャ[同科ラコールイチジク]、ロードラ[ハイノキ科ロードツリー]、これら5種の樹木の樹皮。ヴァニャ[カヤツリグサ科キペルス・テヌイフロルス*]、サルジャラサ[フタバガキ科ヴァテリア・インディクスの樹脂]、ムスタ[カヤツリグサ科ハマスゲ]、シャイレーヤ[ウメノキゴケ科パルメリア・ペルラータ*]、カマラ[ハス科ハス]、ウトパラ[スイレン科ムラサキスイレン*]、シュリーヴェーシュタカ[マツ科ヒマラヤマツの樹脂]、シャッラキー[カンラン科インドニュウコウジュ]、スタウネーヤカ[śukabarha イチイ科ヒマラヤイチイ*][21–22]

(2)棒状薬用喫煙剤[ドゥーマ・ヴァルティ]の作り方

piṣṭvā limpecchareṣīkāṃ tāṃ vartiṃ yavasannibhām ‖ [23]
aṅguṣṭhasammitāṃ kuryādaṣṭāṅgulasamāṃ bhiṣak |
śuṣkāṃ nigarbhāṃ tāṃ vartiṃ dhūmanetrārpitāṃ naraḥ ‖ [24]
snehāktāmagnisampluṣṭāṃ pibet prāyogikīṃ sukhām |

これらすべてをすり潰して糊状にし、アシの茎を芯にして、オオムギ状で厚さが親指大で長さが8横指［アングラ］の棒状固形薬［ヴァルティ］を作る。この棒状固形薬が乾いたら芯を取り除き、吸引具に入れ、少量の油を加え点火する。楽しむための常用の薬用喫煙に用いるとよい。［23–24］

(3)油性の棒状薬用喫煙剤に用いる生薬

vasāghṛtamadhūcchiṣṭairyuktiyuktairvarauṣadhaiḥ ‖［25］
vartiṃ madhurakaiḥ kṛtvā snaihikīṃ dhūmamācaret ǀ

甘味群の薬草のうち効果的なものに、獣脂［ヴァサー］やギー［グリタ］、蜜蝋［マドゥー］を適切に加えた油性の薬用喫煙剤を吸引するとよい。［25］

(4)頭部浄化用の棒状薬用喫煙剤に用いる生薬

śvetā jyotiṣmatī caiva haritālaṃ manahśilā ‖［26］
gandhāścāgurupatrādyā dhūmaṃ mūrdhavirecane ǀ

頭部の浄化には、シュヴェーター［マメ科チョウマメの白花種］、ジョーティシュマティー［ニシキギ科ヒマラヤツルウメモドキ］、石黄［ハリターラ］、鶏冠石［マナハシラー］、そしてパトラ［クスノキ科タマラニッケイの葉］やアグル［ジンチョウゲ科ジンコウ］などの芳香性物質から作った薬用喫煙剤を使用するのがよい。［26］

(5)薬用喫煙の効果

gauravaṃ śirasaḥ śūlaṃ pīnasārdhāvabhedakau ‖［27］
karṇākṣiśūlaṃ kāsaśca hikkāśvāsau galagrahaḥ ǀ
dantadaurbalyamāsrāvaḥ śrotraghrāṇākṣidoṣajaḥ ‖［28］
pūtirghrāṇāsyagandhaśca dantaśūlamarocakaḥ ǀ
hanumanyāgrahaḥ kaṇḍūḥ krimayaḥ pāṇḍutā mukhe ‖［29］
śleṣmapraseko vaisvaryaṃ galaśuṇḍyupajihvikā ǀ
khālityaṃ piñjaratvaṃ ca keśānāṃ patanaṃ tathā ‖［30］
kṣavathuścātitandrā ca buddhermoho'tinidratā ǀ
dhūmapānāt praśāmyanti balaṃ bhavati cādhikam ‖［31］
śiroruhakapālānāmindriyāṇāṃ svarasya ca ǀ
na ca vātakaphātmāno balino'pyūrdhvajatrujāḥ ‖［32］

dhūmavaktrakapānasya vyādhayaḥ syuḥ śirogatāḥ |

頭重感、頭痛、慢性鼻炎、片頭痛、耳痛、眼痛、咳、しゃっくり、呼吸困難、のどの痙縮、歯の脆弱化、耳や鼻や目の病的分泌物、鼻や口からの悪臭、歯痛、食欲不振、あごやうなじの痙縮、痒み、寄生虫、顔面蒼白、唾液分泌過多、発声障害、扁桃炎[ガラシュンディ]、口蓋垂肥大〈急性舌炎〉[ウパジフヴィカー]、円形脱毛症、白髪、抜け毛、くしゃみ、過度の眠け、知的機能の欠如、過眠症 — これらの症状は薬用喫煙吸引によって鎮静する。薬用喫煙によって、毛髪や頭蓋骨、感覚器官〈感覚機能〉、声の強さが増す。さらに、薬用喫煙をする者は、ヴァータおよびカパが優勢となるジャトル(鎖骨)より上部に生じる疾患 — たとえそれがどんなに強力なものであっても — を患うことはない。[27–32]

(6)薬用喫煙の適時と適切な薬用喫煙

prayogapāne tasyāṣṭau kālāḥ saṃparikīrtitāḥ || [33]
vātaśleṣmasamutkleśaḥ kāleṣveṣu hi lakṣyate |
snātvā bhuktvā samullikhya kṣutvā dantānnighṛṣya ca || [34]
nāvanāñjananidrānte cātmavān dhūmapo bhavet |
tathā vātakaphātmāno na bhavantyūrdhvajatrujāḥ || [35]
rogāstasya tu peyāḥ syurāpānāstristrayastrayaḥ |
paraṃ dvikālapāyī syādahnaḥ kāleṣu buddhimān || [36]
prayoge, snaihike tvekaṃ, vairecyaṃ tricatuḥ pibet |
hṛtkaṇṭhendriyasaṃśuddhirlaghutvaṃ śirasahśamaḥ || [37]
yatheritānāṃ doṣāṇāṃ samyakpītasya lakṣaṇam |

日常の薬用喫煙には、８つの喫煙に適した時が定められている。喫煙適時にはヴァータとカパの増大が認められるからである。入浴後・食後・舌磨きをした後・くしゃみをした後・歯磨きをした後・鼻腔への油剤滴下[ナーヴァナ]をした後・眼軟膏塗布[アンジャナ]の後・睡眠後が慎重な人が薬用喫煙をする適時である。適時に吸引すれば、ジャトル(鎖骨)より上部の疾患や、ヴァータおよびカパが優勢となる疾患は発生しない。薬用喫煙剤の吸引は１日に３回３服の吸入を行うのがよい。賢明な者は日中の薬用喫煙適時に、常用の薬用喫煙を２回、油性の薬用喫煙を１回、頭部浄化用の薬用喫煙を３回または４回行うのがよい。心臓やのどや感覚器官〈感覚機能〉の浄化、頭部が軽くなった感覚、前述したドーシャの鎮静 — これらが適切な薬用喫煙を行った場合の症状である。[33–37]

(7)薬用喫煙の副作用とその治療

bādhiryamāndhyaṃ mūkatvaṃ raktapittaṃ śirobhramam || [38]

akāle cātipītaśca dhūmaḥ kuryādupadravān ।
tatreṣṭaṃ sarpiṣaḥ pānaṃ nāvanāñjanatarpaṇam ॥ [39]
snaihikaṃ dhūmaje doṣe vāyuḥ pittānugo yadi ।
śītaṃ tu raktapitte syācchleṣmapitte virūkṣaṇam ॥ [40]

過度の薬用喫煙や不適切な時間に薬用喫煙した場合には、難聴や失明、言語障害、ラクタピッタ(出血)、めまいなどの副作用を引き起こす。このような場合、ギーの服用、鼻洗浄[ナーヴァナ]、眼軟膏塗布[アンジャナ]、滋養に富んだ食事〈滋養飲料〉[タルパナ]の摂取がよい。さらに、ピッタを伴うヴァータ性の場合には油性の、ラクタピッタの場合には冷性の、カパとピッタの場合には乾性のものを加えるのがよい。[38–40]

(8)薬用喫煙の禁忌

paraṃ tvataḥ pravakṣyāmi dhūmo yeṣāṃ vigarhitaḥ ।
na viriktaḥ pibeddhūmaṃ na kṛte bastikarmaṇi ॥ [41]
na raktī na viṣeṇārto na śocanna ca garbhiṇī ।
na śrame na made nāme na pitte na prajāgare ॥ [42]
na mūrcchābhramatṛṣṇāsu na kṣīṇe cāpi ca kṣate ।
na madyadugdhe pītvā ca na snehaṃ na ca mākṣikam ॥ [43]
dhūmaṃ na bhuktvā dadhnā ca na rūkṣaḥ kruddha eva ca ।
na tāluśoṣe timire śirasyabhihate na ca ॥ [44]
na śaṅkhake na rohiṇyāṃ na mehe na madātyaye ।
eṣu dhūmamakāleṣu mohāt pibati yo narah ॥ [45]
rogāstasya pravardhante dāruṇā dhūmavibhramāt ।

さてこれから、薬用喫煙をしてはいけない人について述べよう。催下法〈瀉下〉や経腸法(浣腸)を受けた者、出血した者、毒に苦しんでいる者、不安がある者、妊娠している者、疲労している者、酩酊状態[マダ]にある者、消化不良[アーマ]の者、ピッタ性疾患の者、徹夜した者、失神した者、めまいやのどの渇きがある者、憔悴している者、怪我している者、酒類・牛乳・油剤・蜂蜜を摂取した直後、ヨーグルトを添えた食事をした後;身体が乾燥している者、怒っている者、口蓋が乾燥している者、弱視の者、頭部に怪我している者、側頭部の病変がある者[シャンカカ]、ローヒニー[注1]の者、糖尿病を含む尿疾患[プラメーハ]の者、アルコール中毒症の者—このような者は薬用喫煙をすべきではない。軽率にもこのような状態や不適切な時間に薬用喫煙する者は、薬用喫煙の副作用によって深刻な病気にかかるであろう。[41–45]

注1　舌の付け根の有痛性腫大。

(9)薬用喫煙の方法

dhūmayogyaḥ pibeddoṣe śiroghrāṇākṣisaṃśraye ǁ [46]
ghrāṇenāsyena kaṇṭhasthe mukhena ghrāṇapo vamet ǀ
āsyena dhūmakavalān piban ghrāṇena nodvamet ǁ [47]
pratilomaṃ gato hyāśu dhūmo hinsyāddhi cakṣuṣī ǀ
ṛjvaṅgacakṣustaccetāḥ sūpaviṣṭastriparyayam ǁ [48]
pibecchidraṃ pidhāyaikaṃ nāsayā dhūmamātmavān ǀ

薬用喫煙を指示された者は、頭部・鼻・眼に疾患がある場合には鼻孔から吸引し、のどに疾患がある場合には口から吸引するのがよい。鼻孔から吸引したときは口から吐き出すべきであるが、口から吸引したときは鼻孔から吐き出してはいけない。なぜなら逆方向に通過する煙が、直ちに激しく両目に損傷を与えるからである。
片方の鼻孔を閉じて、もう一方の鼻孔より3回吸入し、それを交互に3回繰り返す。その時には、安楽な姿勢で身体を伸ばし、目を正面にすえて腰掛け、精神を集中させて用心深く薬用喫煙をすべきである。[46–48]

(10)煙管の大きさ

cāturvinśatikaṃ netraṃ svāṅgulībhirvirecane ǁ [49]
dvātrinśadaṅgulaṃ snehe prayoge'dhyardhamiṣyate ǀ
ṛju trikoṣāphalitaṃ kolāsthyagrapramāṇitam ǁ [50]
bastinetrasamadravyaṃ dhūmanetraṃ praśasyate ǀ
dūrādvinirgataḥ parvacchinno nāḍītanūkṛtaḥ ǁ [51]
nendriyaṃ bādhate dhūmo mātrākālaniṣevitaḥ ǀ

薬用喫煙用の煙管の長さは自分の指で計って、頭部浄化用の場合は24横指、油性の場合は32横指、常用の薬用喫煙の場合には36横指がよい。薬用喫煙用の煙管は、真っ直ぐで、3つの膨らみがあり、管先端の口径はナツメの石果大で、経腸法(浣腸)用導管と同じ材質でできているものが勧められる。長い煙管を流れてくる煙は各膨らみで滞り煙管の中で薄められるので、適量を適時に使用すれば感覚器官〈感覚機能〉に害を与えることはない。[49–51]

(11)適切な薬用喫煙と不適切な薬用喫煙の徴候

yadā coraśca kaṇṭhaśca śiraśca laghutāṃ vrajet ǁ [52]
kaphaśca tanutāṃ prāptaḥ supītaṃ dhūmamādiśet ǀ

aviśuddhaḥ svaro yasya kaṇṭhaśca sakapho bhavet ॥ [53]
stimito mastakaścaivamapītaṃ dhūmamādiśet ।
tālumūrdhā ca kaṇṭhaśca śuṣyate paritapyate ॥ [54]
tṛṣyate muhyate jantū raktaṃ ca sravate'dhikam ।
śiraśca bhramate'tyarthaṃ mūrcchā cāsyopajāyate ॥ [55]
indriyāṇyupatapyante dhūme'tyarthaṃ niṣevite ।

胸・のど・頭が軽く感じられ痰[カパ]が弱められれば、薬用喫煙が適切であったということである。声がかすれ、のどに痰[カパ]が充満し、頭部が冷たく重くなれば、不適切だったということである。過度の薬用喫煙をした場合には、口蓋・頭部・のどが熱をもって乾燥し、のどが渇いて、気が遠くなり、出血する。また過度のめまいや卒倒、感覚器官〈感覚機能〉の機能障害が生じる。[52–55]

経鼻法(鼻腔への油剤滴下)

(1)アヌタイラを使用する季節とアヌタイラ使用の効果

varṣe varṣe'ṇutailaṃ ca kāleṣu triṣu nā caret ॥ [56]
prāvṛṭśaradvasanteṣu gatameghe nabhastale ।
nasyakarma yathākālaṃ yo yathoktaṃ niṣevate ॥ [57]
na tasya cakṣurna ghrāṇaṃ na śrotamupahanyate ।
na syuḥ śvetā na kapilāḥ keśāḥ śmaśrūṇi vā punaḥ ॥ [58]
na ca keśāḥ pramucyante vardhante ca viśeṣataḥ ।
manyāstambhaḥ śirahśūlamarditaṃ hanusaṃgrahaḥ ॥ [59]
pīnasārdhāvabhedau ca śirahkampaśca śāmyati ।
sirāḥ śirahkapālānāṃ sandhayaḥ snāyukaṇḍarāḥ ॥ [60]
nāvanaprīṇitāścāsya labhante'bhyadhikaṃ balam ।
mukhaṃ prasannopacitaṃ svaraḥ snigdhaḥ sthiro mahān ॥ [61]
sarvendriyāṇāṃ vaimalyaṃ balaṃ bhavati cādhikam ।
na cāsya rogāḥ sahasā prabhavantyūrdhvajatrujāḥ ॥ [62]
jīryataścottamāṅgeṣu jarā na labhate balam ।

毎年、雨季の初め、秋、春の雲がない日に、鼻腔にアヌタイラを滴下するとよい。経鼻法(鼻腔への油剤滴下)[ナスヤ・カルマ]を処方どおりに適切な時間に実践する者は、視力、嗅覚、聴覚が冒されることはない。毛髪や口ひげや顎ひげも白色や灰色に変わらない。抜け毛もなく、むしろ豊富に生えてくる。項部の強直や頭痛、顔面麻痺、開口障害、慢性鼻炎、偏頭痛、頭部の振戦(ふるえ)は軽減される。頭部の血管・関節・靭帯・腱は、経鼻法(鼻腔への油剤滴下)[ナーヴァナ]によって栄養が充満し、より強くなる。顔は明るく肉づきがよくなり、声の調子がよくなり安定し威厳が出てくる。すべての感覚器官〈感覚機能〉が、欠陥から開放されて力強さを増すようになる。不意な鎖骨より上部の疾患(頭頚部疾患)[ウールドヴァ・ジャトルジャ]も起こらない。たとえ年老いたとしても、老いが最上の器官(頭部)を侵すことはない。[56–62]

(2)アヌタイラの製法

candanāguruṇī patraṃ dārvī tvaṅmadhukaṃ balām ॥ [63]
prapauṇḍarīkaṃ sūkṣmailāṃ viḍaṅgaṃ bilvaṃ utpalam ।
hrīberamabhayaṃ vanyaṃ tvaṅmustaṃ sārivāṃ sthirām ॥ [64]
jīvantīṃ pṛśniparṇīṃ ca suradāru śatāvarīm ।
hareṇuṃ bṛhatīṃ vyāghrīṃ surabhīṃ padmakeśaram ॥ [65]
vipācayecchataguṇe māhendre vimale'mbhasi ।
tailāddaśaguṇaṃ śeṣaṃ kaṣāyamavatārayet ॥ [66]
tena tailaṃ kaṣāyeṇa daśakṛtvo vipācayet ।
athāsya daśame pāke samāṃśaṃ chāgalaṃ payaḥ ॥ [67]
dadyādeṣo'ṇutailasya nāvanīyasya saṃvidhiḥ ।

チャンダナ[ビャクダン科ビャクダン]、アグル[ジンチョウゲ科ジンコウ]、パトラ[クスノキ科タマラニッケイの葉]、ダールハリドゥラー[メギ科ツリーターメリック](の樹皮)、マドゥカ[マメ科カンゾウ]、バラー[アオイ科マルバキンゴジカ]、プラパウンダリーカ[マメ科スペインカンゾウの変種*]、スークシュマ・エーラー[ショウガ科ショウズク(英名カルダモン)]、ヴィダンガ[ヤブコウジ科エンベリア]、ビルヴァ[ミカン科ベルノキ]、ウトパラ[スイレン科ムラサキスイレン*]、フリーベーラ[アオイ科パヴォニア・オドラータ]、ウシーラ[abhayaイネ科ベチベル]、カイヴァルタ・ムスタ[vanyaカヤツリグサ科チペルス・テニフロルス]、トヴァク[クスノキ科セイロンニッケイの樹皮*]、ムスタ[カヤツリグサ科ハマスゲ]、サーリヴァー[ガガイモ科インドサルサ]、シャーラパルニー[sthirāマメ科タマツナギ]、ジーヴァンティー[ガガイモ科レプタデニア・レティクラータ]、プリシュニパルニー[マメ科オオバフジホグサ]、デーヴァダール[suradāruマツ科ヒマラヤスギ]、シャターヴァリー[ユリ科英名クライミング・アスパラガス]、ハレーヌ[ショウガ科ナガミショウズク(英名セイロン・カルダモン)*]、ブリハティー[ナス科シロスズメナスビ]、カンタカーリー[vyāghrī同科ニシキハリナスビ]、ラースナー[surabhīキク科プルケア・ランケオラータ]、パドマ・ケーシャラ[ハス科ハスの雌しべ]—これらの生薬を油剤の100倍量のきれいな雨水で10倍量になるまで煮詰めた煎じ液を作る。基剤のごま油にこの煎じ液を10分の1量ずつ加え煮沸することを10回繰り返すが、10回目の煮沸には山羊の乳を加える。これが鼻腔への油剤滴下[ナーヴァナ]に用いられるアヌタイラの製造法である。[63–67]

(3)アヌタイラの使用法

asya mātrāṃ prayuñjīta tailasyārdhapalonmitām ‖ [68]
snigdhasvinnottamāṅgasya picunā nāvanaistribhiḥ ǀ
tryahāt tryahācca saptāhametat karma samācaret ‖ [69]
nivātoṣṇasamācārī hitāśī niyatendriyaḥ ǀ
tailametattridoṣaghnamindriyāṇāṃ balapradam ‖ [70]
prayuñjāno yathākālaṃ yathoktānaśnute guṇān ǀ

油剤は約20ml［半パラ量］にするとよい。頭部に油剤塗布と発汗法を行った後、綿棒を使って３回鼻腔用油剤を挿入する。これを３日ごとに１週間つづける。この間は、風の入らない暖かな部屋に滞在し、健康によい食事をし、感覚器官〈感覚機能〉を休息させる。３(トリ)ドーシャを鎮静させ感覚器官〈感覚機能〉を強靭にするこの油剤を適切な時に滴下すると、前述したさまざまの効果が得られる。[68–70]

歯磨きの方法とその効果

āpothitāgraṃ dvau kālau kaṣāyakaṭutiktakam ‖ [71]
bhakṣayeddantapavanaṃ dantamāṃsānyabādhayan ǀ
nihanti gandhaṃ vairasyaṃ jivhādantāsyajaṃ malam ‖ [72]
niṣkṛṣya ruciṃ ādhatte sadyo dantaviśodhanam ǀ

１日に２回、渋味・辛味・苦味があり先端をつぶした歯磨き(小枝を歯ブラシ状にしたもの)を、歯茎を傷つけることのないように使用するとよい。歯磨きは不快な臭いや味覚障害を取りのぞき、舌や歯や口内を被っている汚れを取り去り、直ちに食欲を取り戻す。[71–72]

歯を浄化するのに適した樹木

karañjakaravīrārkamālatīkakubhāsanāḥ ‖ [73]
śasyante dantapavane ye cāpyevamvidhā drumāḥ ǀ

カランジャ［マメ科クロヨナ＊］、カラヴィーラ［キョウチクトウ科キョウチクトウ］、アルカ［ガガイモ科カロトロピス・ギガンテア(紫花種)＊］、ジャーティ［mālatī モクセイ科オオバナソケイ＊］、カクバ［シクシン科アルジュナミロバラン］、アサナ［マメ科マラバルキノ＊］およびそれらに類似する植物は、歯を浄化するのに用いるとよい。[73]

舌磨きとその効果

suvarṇarūpyatāmrāṇi trapurītimayāni ca ǁ [74]
jihvānirlekhanāni syuratīkṣṇānyanṛjūni ca ǀ
jihvāmūlagataṃ yacca malamucchvāsarodhi ca ǁ [75]
daurgandhyaṃ bhajate tena tasmājjihvāṃ vinirlikhet ǀ

舌をこする器具[ジフヴァー・ニルレーカナ]としては、金、銀、銅、スズ、真鍮で作られたものがよく、先端が尖ってなく湾曲しているものがよい。舌の付け根にたまる汚れは呼吸の障害となり、不快な匂いを生じるので、舌をこすって清潔にすべきである。[74–75]

生薬を口に含む効果(口中清涼剤)

dhāryāṇyāsyena vaiśadyarucisaugandhyamicchatā ǁ [76]
jātīkaṭukapūgānāṃ lavaṅgasya phalāni ca ǀ
kakkolasya phalaṃ patraṃ tāmbūlasya śubhaṃ tathā ǀ
tathā karpūraniryāsaḥ sūkṣmailāyāḥ phalāni ca ǁ [77]

口のなかを清涼にし、味覚をよくし、吐息をよい匂いにしたい者は、ジャーティー(ジャーティーパラ)[ニクズク科ニクズク(英名ナツメグ)]、カトゥカ[アオイ科ヒビスクス・アベルモシュス(英名ムスクマロウ)*]、プーガ[ヤシ科アレカヤシ]、ラヴァンガ[フトモモ科チョウジ(英名クローブ)]、カッコーラ[コショウ科クベバコショウ](の実)、ターンブーラ[同科キンマ]の新鮮な葉、カルプーラ[クスノキ科クスノキ]の抽出液、スークシュマイラー[ショウガ科ショウズク(英名カルダモン)]の実を口に含んでおくとよい。[76–77]

口いっぱいに油を含む(油剤によるうがい)

hanvorbalaṃ svarabalaṃ vadanopacayaḥ paraḥ ǀ
syāt paraṃ ca rasajñānamanne ca ruciruttamā ǁ [78]
na cāsya kaṇṭhaśoṣaḥ syānnoṣṭhayoḥ sphuṭanādbhayam ǀ
na ca dantāḥ kṣayaṃ yānti dṛḍhamūlā bhavanti ca ǁ [79]
na śūlyante na cāmlena hṛṣyante bhakṣayanti ca ǀ
parānapi kharān bhakṣyānstailagaṇḍūṣadhāraṇāt ǁ [80]

油〈ごま油〉を口いっぱいに含んでうがいをすることにより、あごと声が強くなり、顔面の発育も良くなり、食物の最上の味や風味を味わえるようになる。これを行うと、のどの渇きで苦しむことがなくなり、唇がひび割れる恐れもなく、歯は虫歯を患わずに固く根ざしたものとなる。酸い物を食べても歯は痛まず知覚過敏にもならず、非常に固い固形食でさえ噛むことができるようになる。[78–80]

頭の塗油の効果

nityaṃ snehārdraśirasaḥ śirahśūlaṃ na jāyate |
na khālityaṃ na pālityaṃ na keśāḥ prapatanti ca || [81]
balaṃ śirahkapālānāṃ viśeṣeṇābhivardhate |
dṛḍhamūlāśca dīrghāśca kṛṣṇāḥ keśā bhavanti ca || [82]
indriyāṇi prasīdanti sutvagbhavati cānanam |
nidrālābhaḥ sukhaṃ ca syānmūrdhni tailaniṣevaṇāt || [83]

毎日頭部に油を塗ると、頭痛や円形脱毛症、白髪、抜け毛で苦しむことがない。ごま油を規則的に頭部に塗ると、とくに頭蓋骨の強さが増す。毛髪はしっかりと根ざし、長くて黒くなる。感覚器官〈感覚機能〉が適切に働き、顔は好ましく輝き、静かな眠りと幸福を得るようになる。[81–83]

外耳道への油剤の注入[カルナ・タルパナ]の効果

na karṇarogāvātottthā na manyāhanusaṃgrahaḥ |
noccaiḥśrutirna bādhiryaṃ syānnityaṃ karṇatarpaṇāt || [84]

毎日耳孔をごま油で満たすこと[カルナ・タルパナ]によって、ヴァータに起因する耳の疾患や、うなじやあごの硬直、聴力低下や難聴が生じなくなる。[84]

オイルマッサージ[アビヤンガ]の効果

snehābhyaṅgādyathā kumbhaścarma snehavimardanāt |
bhavatyupāṅgādakṣaśca dṛḍhaḥ kleśasaho yathā || [85]
tathā śarīramabhyaṅgāddṛḍhaṃ sutvak ca jāyate |
praśāntamārutābādhaṃ kleśavyāyāmasamsaham || [86]

油を塗った壷や、油をしみ込ませた獣皮や、潤滑油を差した荷馬車の軸が強くて滑らかになるように、オイルマッサージ[アビヤンガ]をすることによって、堅固な身体になり、滑らかな肌になり、ヴァータ性の疾患にかからず、作業や運動にも耐えられるようになる。[85–86]

sparśane'bhyadhiko vāyuḥ sparśanaṃ ca tvagāśritam |
tvacyaśca paramabhyaṅgastasmāttaṃ śīlayennaraḥ || [87]
na cābhighātābhihataṃ gātramabhyaṅgasevinaḥ |
vikāraṃ bhajate'tyarthaṃ balakarmaṇi vā kvacit || [88]
susparśopacitāṅgaśca balavān priyadarśanaḥ |
bhavatyabhyaṅganityatvānnaro'lpajara eva ca || [89]

ヴァータは触覚器において優勢であり、触覚器は皮膚に位置する。皮膚に最も効果的なものはオイルマッサージ[アビヤンガ]なので、毎日、行いなさい。定期的にオイルマッサージを行っている者の身体は、たとえ不慮の怪我や激しい労働に直面しても、さほど影響されない。毎日オイルマッサージを行うことによって、気持ちのよい肌触り、引き締まった身体となり、体力が増し、魅力的な容姿になり、加齢による衰えはほとんどみられない。[87–89]

足のオイルマッサージ[パーダ・アビヤンガ]の効果

kharatvaṃ stabdhatā raukṣyaṃ śramaḥ suptiśca pādayoḥ |
sadya evopaśāmyanti pādābhyaṅganiṣevaṇāt || [90]
jāyate saukumāryaṃ ca balaṃ sthairyaṃ ca pādayoḥ |
dṛṣṭiḥ prasādaṃ labhate mārutaścopaśāmyati || [91]
na ca syād gṛdhrsīvātaḥ pādayoḥ sphuṭanaṃ na ca |
na sirāsnāyusaṃkocaḥ pādābhyaṅgena pādayoḥ || [92]

オイルマッサージを足に施すと、足の粗雑さ、硬直、荒れ、疲労、しびれがすぐに回復する。さらに、優雅さや強さや強靭さが足に現われ、視力がよくなり、ヴァータも鎮静する。足のオイルマッサージで、坐骨神経痛や足の裏のひび割れ、下肢の血管や靭帯〈筋肉〉[スナーユ]の攣縮が起こらなくなる。[90–92]

身体の清拭の効果

daurgandhyaṃ gauravaṃ tandraṃ kaṇḍūṃ malamarocakam |
ṣvedabībhatsatāṃ hanti śarīraparimārjanam || [93]

全身をぬぐうことで、不快な臭いや鈍重感、眠気、痒み、汚れ、食欲不振、発汗による不快感がなくなる。[93]

入浴の効果

pavitraṃ vṛṣyamāyuṣyaṃ śramasvedamalāpaham |
śarīrabalasandhānaṃ snānamojaskaraṃ param || [94]

入浴は、清潔になり、精力が増し、寿命が延び、疲労や汗や汚れを除去し、心身を生き返らせ、オージャス(活力素)を増進するのによい。[94]

清潔な衣服を着る効果

kāmyaṃ yaśasyamāyuṣyamalakṣmīghnaṃ praharṣaṇam |
śrīmatpāriṣadaṃ śastaṃ nirmalāmbaradhāraṇam || [95]

清潔な衣服を身に着けると、魅力や名声や寿命を増す。また、不吉な印象を遠ざけ、喜びや幸運を招き、集会に出るのにふさわしい。[95]

香料、花飾りを身につける効果

vṛṣyaṃ saugandhyamāyuṣyaṃ kāmyaṃ puṣṭibalapradam |
saumanasyamalakṣmīghnaṃ gandhamālyaniṣevaṇam || [96]

香料や花環を身につけると性欲を刺激し、よい香り、長寿、魅力、ふくよかさ、力強さ、好感のもてる振る舞いを生み、不吉な印象を遠ざける。[96]

宝飾品を身につける効果

dhanyaṃ maṅgalyamāyuṣyaṃ śrīmadvyasanasūdanam |
harṣaṇaṃ kāmyamojasyaṃ ratnābharaṇadhāraṇam || [97]

宝石、装身具を身につけることで、富や幸運、長寿、繁栄をもたらし、災難を遠ざけ、幸福や魅力そして活力素[オージャス]を生む。[97]

足などの洗浄の効果

medhyaṃ pavitramāyuṣyamalakṣmīkalināśanam |
pādayormalamārgāṇāṃ śaucādhānamabhīkṣṇaśaḥ || [98]

足や排泄物の出口をたびたび洗浄することにより、知力、清潔さ、寿命を増し、不吉なことや不運や汚れを追い払う。［98］

散髪、爪切りなどの効果

pauṣṭikaṃ vṛṣyaṃ āyuṣyaṃ śuci rūpavirājanam ।
keśaśmaśrunakhādīnāṃ kalpanaṃ samprasādanam ॥［99］

毛髪や口ひげや顎ひげ、爪などを切り、髪を整えることにより、豊満になり、男らしさを増し、長寿を得る。また、清潔になり見た目がよくなる。［99］

履物着用の効果

cakṣuṣyaṃ sparśanahitaṃ pādayorvyasanāpaham ।
balyaṃ parākramasukhaṃ vṛṣyaṃ pādatradhāraṇam ॥［100］

履物を着用すれば、見た目によく、歩き心地がよく、足に降りかかる災難を防ぐ。また、体力を増し、武勇［パラークラマ］を示しやすくなり、男らしさを誇示できる。［100］

日傘、杖などを使用する効果

īteḥ praśamanaṃ balyaṃ guptyāvaraṇaśaṅkaram ।
gharmānilarajo'mbughnaṃ chatradhāraṇamucyate ॥［101］
skhalataḥ saṃpratiṣṭhānaṃ śatrūṇāṃ ca niṣūdanam ।
avaṣṭambhanamayuṣyaṃ bhayaghnaṃ daṇḍadhāraṇam ॥［102］

日傘を携行していれば、自然災害を避け、体力を増し、身を守り、身体を覆い、快適になる。また、太陽光や風、埃、雨を遮ることができる。杖の使用は、滑った時の助けになり、敵を遠ざけ、力と長寿を与え、恐怖心を払拭する。［101–102］

追記

健康管理の重要性

nagarī nagarasyeva rathasyeva rathī yathā ।

svaśarīrasya medhāvī kṛtyeṣvavahito bhavet ‖ ［103］

市長［ナガリン］が公務に対して慎重になるように、また馭者が馬車の管理に対して慎重になるように、賢者は自分自身の健康管理に対して慎重になるべきである。［103］

学問と仕事の両立

bhavati cātra —
vṛtyupāyānniṣeveta ye syurdharmāvirodhinaḥ |
śamamadhyayanaṃ caiva sukhamevaṃ samaśnute ‖ ［104］

つぎは詩節である。
ダルマ（社会的・宗教的倫理〈法・徳〉）に矛盾しない生き方をしなさい。同様に、平和と勉学を追究する生活をしなさい。そうすれば幸せでいられる。［104］

第5章のまとめ

tatra ślokāḥ —
mātrā dravyāṇi mātrāṃ ca samśritya gurulāghavam |
dravyāṇāṃ garhito'bhyāso yeṣāṃ, yeṣāṃ ca śasyate ‖ ［105］
añjanaṃ dhūmavartiśca trividhā vartikalpanā |
dhūmapānaguṇāḥ kālāḥ pānamānaṃ ca yasya yat ‖ ［106］
vyāpatticihnaṃ bhaiṣajyaṃ dhūmo yeṣāṃ vigarhitaḥ |
peyo yathā yanmayaṃ ca netraṃ yasya ca yadvidham ‖ ［107］
nasyakarmaguṇāḥ nastaḥ kāryaṃ yacca yathā yadā |
bhakṣayeddantapavanaṃ yathā yadyadguṇaṃ ca yat ‖ ［108］
yadarthaṃ yāni cāsyena dhāryāṇi kavalagrahe |
tailasya ye guṇā diṣṭāḥ śirastailaguṇāśca ye ‖ ［109］
karṇataile tathā'bhyaṅge pādābhyaṅge'ṅgamārjane |
snāne vāsasi śuddhe ca saugandhye ratnadhāraṇe ‖ ［110］
śauce samharaṇe lomnāṃ pādatrachatradhāraṇe |
guṇā mātrāśritīye'sminstathoktā daṇḍadhāraṇe ‖ ［111］

最後は、要約の詩節［シュローカ］である。
食事の適量、食物、食事の適量に関連する軽性と重性、常食が望ましくない食物と望ましい食物。眼軟膏。薬用喫煙剤、３種の棒状薬用喫煙剤、薬用喫煙の効果、薬用喫煙の適時と量、不適切な吸引をした場合の徴候と症状、対処法、薬用喫煙が禁忌とされる者、薬用喫煙の方法、薬用喫煙用煙管の材質と種類、経鼻法(鼻腔への油剤滴下)の効果、経鼻法の方法と適時、歯磨きの方法とその効果、油剤によるうがいとその効果、油剤と頭の塗油の効果、経耳法(外耳道への油剤の注入)、オイルマッサージ[アビヤンガ]、足のオイルマッサージ、身体の清拭の効果、入浴、清潔な衣服、香料、宝飾品の着用、洗浄、散髪、履物・日傘・杖の使用—これらすべてが、「適量を食べる…」の章で述べられた。[105–111]

---

ityagniveśakṛte tantre carakapratisamskṛte ślokasthāne mātrāśitīyo nāma pañcamo'dhyāyaḥ samāptaḥ ॥ (5)

以上で、アグニヴェーシャが著し、チャラカが改訂した本集・総論篇の第5章「適量を食べる…」を終わる。(5)

ṣaṣṭho'dhyāyaḥ

CHAPTER 6

第6章 「人が食べた…」の章

（季節の健康法）

athātastasyāśitīyamadhyāyaṃ vyākhyāsyāmaḥ ［1］
iti ha smāha bhagavānātreyaḥ ‖ ［2］

それでは「人が食べた…」の章を述べよう、と尊者アートレーヤが語り始めた。［1–2］

季節との順応［リトゥ・サートミヤ］

tasyāśitādyādāhārādbalaṃ varṇaśca vardhate ǀ
yasyartusātmtyaṃ viditaṃ ceṣṭāhāravyapāśrayam ‖ ［3］

人が食べたりした（種々の）食物は、その人が季節に順応した食事と健康法を心得ていれば、体力を増し色つやを良くする。［3］

季節と1年の区分

iha khalu saṃvatsaraṃ ṣaḍaṅgaṃ ṛtuvibhāgena vidyāt ǀ tatrādityasyodagayanamādānaṃ ca trīnṛtūñchiśirādīn grīṣmāntān vyavasyet, varṣādīn punarhemantāntān dakṣiṇāyanaṃ visargaṃ ca ‖ ［4］

本章では、1年［サンヴァトラ］を6季[注1]に分割する。6季のうち、シシラ（厳冬）、ヴァサンタ（春季 vasanta）、グリーシュマ（夏季）の3季をアーダーナ（吸収期[注2]）という。この時期には、太陽は北に向かう[注3]。ヴァルシャー（雨季）、シャラト（秋季 śarat）、ヘーマンタ（初冬）の3季は、ヴィサルガ（放出期[注4]）であり、太陽は南に向かう[注5]。［4］

注1 総論篇第7章やヴィマーナ篇第8章では、1年を3季に分割している。なお、原文にも春季と秋季は記載されていないが、補って和訳した。

注2 アーダーナは受け取るという意味で、太陽が地上の水分を受け取る、つまり水分を吸収する時期だとされる。冬至から夏至までの半年を指す。

注3 ［ウダガヤナ］：北回帰路。太陽の高度が高くなっていく時期で、ウッタラーヤナ uttarāyaṇa ともいう。

注4 ヴィサルガは放出するという意味で、太陽の力が弱まるため地上に水分が満ちる時期だとされる。夏至から冬至までの半年を指す。

注5 ［ダクシナーヤナ］：南回帰路。太陽の高度が低くなっていく時期である。

放出期と吸収期の特徴

> visarge punarvāyavo nātirūkṣāḥ pravānti, itare punarādāne; somaścāvyāhatabalaḥ śiśirābhirbhābhirāpūrayañjagadāpyāyayati śaśvat, ato visargaḥ saumyaḥ | ādānaṃ punarāgneyaṃ; tāvetāvarkavāyū somaśca kālasvabhāvamārgaparigṛhītāḥ kālartu rasadoṣadehabalanirvṛttipratyayabhūtāḥ samupadiṣyante || [5]

ヴィサルガ（放出期）は、アーダーナ（吸収期）のように風が乾燥し過ぎていないので、ソーマ（月）は力を妨げらず、世界中をその冷たい光線で常に満たしている。つまりヴィサルガ（放出期）はサウミヤ（ソーマ（月）の冷たい性質が優勢な状態）である。一方、アーダーナ（吸収期）はアグネーヤ（アグニ（火要素）が優勢な状態）である。このように、時間［カーラ］とそれぞれの本来の性質［スヴァバーヴァ］と軌道［マールガ］によって支配されている太陽と風と月が、時間・季節・ラサ（味）・ドーシャ・体力の変動を起こしているのである。[5]

吸収期に人間の体力が低下する理由

> tatra ravirbhābhirādadāno jagataḥ snehaṃ vāyavastīvrarūkṣāścopaśoṣayantaḥ śiśira vasantagrīṣmeṣu yathākramaṃraukṣyamutpādayanto rūkṣān rasāṃstiktakaṣāya kaṭukāṃścābhivardhayanto nṛṇāṃ daurbalyamāvahanti || [6]

アーダーナ（吸収期）には 太陽が自然界から油分を取り去り、鋭性で乾燥させる風が自然界を干上がらせるので、シシラ（厳冬）、ヴァサンタ（春季）、グリーシュマ（夏季）の順に乾性が増大していき、乾性のラサ（味）であるティクタ（苦味）、カシャーヤ（渋味）、カトゥ（辛味）を増大させていき、その結果、人間の体力を低下させていく。[6]

放出期に人間の体力が増進する理由

varṣāśaraddhemanteṣu tu dakṣiṇābhimukhe'rke kālamārgameghavātavarṣābhihatapratāpe, śaśini cāvyāhatabale, māhendrasalilapraśāntasantāpe jagati, arūkṣā rasāḥ pravardhante'mlalavaṇa-madhurā yathākramaṃ tatra balamupacīyate nṛṇāṃ iti ‖ [7]

ヴァルシャー(雨季)、シャラド(秋季)、ヘーマンタ(初冬)の時期には、太陽は南に向い(高度が低くなっていくので)、太陽光線の強度は時間・軌道・雲・風・雨によって弱められる。; 一方、月の力は弱められず、気温は雨水によって下がっていくので、非乾性の味であるアムラ(酸味)、ラヴァナ(塩味)、マドゥラ(甘味)は、雨季、秋季、冬季の順に増大していく。その結果、人間の体力も増進していく。[7]

吸収期・放出期の体力の増減の順序

bhavanti cātra —
ādāvante ca daurbalyaṃ visargādānayornṛṇām |
madhye madhyabalaṃ, tvante śreṣṭhaṃ agre ca nirdiśet ‖ [8]

つぎは詩節である。
人間の体力は、ヴィサルガ(放出期)の初期とアーダーナ(吸収期)の終期に弱くなり、両期の中間期には中程度となり、ヴィサルガ(放出期)の終期とアーダーナ(吸収期)の初期には最強となる。[8]

季節の健康法[リトゥ・チャリヤー]

初冬の健康法

śīte śītānilasparśasamruddho balināṃ balī |
paktā bhavati hemante mātrādravyagurukṣamaḥ ‖ [9]
sa yadā nendhanaṃ yuktaṃ labhate dehajaṃ tadā |
rasaṃ hinastyato vāyuḥ śītaḥ śīte prakupyati ‖ [10]

寒い時期やヘーマンタ(初冬)には、体力のある者の場合、冷たい風によって取り囲まれたアグニ(消化の火)は強くなり、多量で重性の食品さえも消化できるようになる。ところが、アグニ(消化の火)が適当な燃料(食物)を与えられなかった時には、アグニ(消化の火)

がラサ（身体に栄養を与える体液）を吸収してしまうので、寒い季節には、冷たい性質をもつヴァータが増悪するのである。［9–10］

tamāttuṣārasamaye snigdhāmlalavaṇān rasān |
audakānūpamāṃsānāṃ medyānāmupayojayet || ［11］
bileśayānāṃ māmsāni prasahānāṃ bhṛtāni ca |
bhakṣayenmadirāṃ śīdhuṃ madhu cānupibennaraḥ || ［12］

それで、ヘーマンタ（初冬）には、脂肪分が多い水生および沼地の動物の肉の煮汁を、油と酸味と塩味を加味して摂取するとよい。また、穴居獣の肉や、猛獣［プラサハ］の肉を挽肉にして調理したもの［ブリタ］も食べるとよい。その後でマディラー酒（酒の１種）と糖酒［シードゥ］と蜂蜜を飲むのがよい。［11–12］

gorasān ikṣuvikṛtīrvasāṃ tailaṃ navaudanam |
hemante'bhyasyatastoyamuṣṇaṃ cāyurna hīyate || ［13］
abhyaṅgotsādanaṃ mūrdhni tailaṃ jentākamātapam |
bhajedbhūmigṛhaṃ coṣṇamuṣṇaṃ garbhagṛhaṃ tathā || ［14］

ヘーマンタ（初冬）の間は、牛乳やサトウキビ製品、獣脂、油、新米、白湯を定期的に摂取していると、人は寿命を縮めない。オイルマッサージ［アビヤンガ］、香油按摩［ウトサーダナ］、頭部の塗油をして、蒸し風呂［ジェンターカ］や日光浴で発汗し、暖房した部屋や地下室で過ごすのがよい。［13–14］

śīteṣu saṃvṛtaṃ sevyaṃ yānaṃ śayanamāsanam |
prāvārājinakauśeyapraveṇīkuthakāstṛtam || ［15］
gurūṣṇavāsā snigdhāṅgo guruṇā'guruṇā sadā |
śayane pramadāṃ pīnāṃ viśālopacitastanīm || ［16］
ālinṅgyāgurudigdhāṅgīṃ supyāt samadamanmathaḥ |

寒い季節の間は、乗物や寝台や椅子には、厚い毛布［プラーヴァーラ］、獣皮［アジナ］、絹布［カウシェーシャ］、黄麻布［プラヴェーニ］、厚布類［クタ］でしっかり覆ったものを用いるとよい。衣服は重くて温かいものがよく、身体にはアグル［ジンチョウゲ科ジンコウ］を厚く塗るとよい。床に就くときは、大きく豊満な乳房をもち、体にはアグルを塗った成熟した女性を抱きしめながら爽快かつ愛欲の気分に浸って眠るとよい。［15–16］

厳冬の健康法

prakāmaṃ ca niṣeveta maithunaṃ śiśirāgame ‖ [17]
varjayedannapānāni vātalāni laghūni ca |
pravātaṃ pramitāhāramudamanthaṃ himāgame ‖ [18]
hemantaśiśirau tulyau śiśire'lpaṃ viśeṣaṇam |
raukṣyamādānajaṃ śītaṃ meghamārutavārṣajam ‖ [19]
tasmāddhaimantikaḥ sarvaḥ śiśire vidhiriṣyate |
nivātamuṣṇaṃ tvadhikaṃ śiśire gṛhamāśrayet ‖ [20]
kaṭutiktakaṣāyāṇi vātalāni laghūni ca |
varjayedannapānāni śiśire śītalāni ca ‖ [21]

シシラ(厳冬)が到来したら、十分な満足が得られるまで性交を楽しむとよい。冬[ヒマ]が到来したら、ヴァータを増大させる飲食物、軽性の飲食物、制限食を避けるがよい。また強風や冷たい飲物[ウダマンタ]の摂取も避けるのがよい。ヘーマンタ(初冬)とシシラ(厳冬)はほとんど同じである。わずかな違いといえば、後者がアーダーナ(吸収期)の初期なので、より乾性が強く、また雲や風や雨のために寒いということである。したがって、ヘーマンタ(初冬)に指示されたすべての日常生活の規範は、シシラ(厳冬)にも適用できる。シシラ(厳冬)には、さらに風を避けられる暖かい家で過ごすのがよい。シシラ(厳冬)には、辛味、苦味、渋味、軽性、冷性、そしてヴァータを増大させる飲食物を避けるべきである。[17–21]

春の健康法

vasante nicitaḥ śleṣmā dinakṛdbhābhirīritaḥ |
kāyāgniṃ bādhate rogānstataḥ prakurute bahūn ‖ [22]
tasmādvasante karmāṇi vamanādīni kārayet |
gurvamlasnigdhamadhuraṃ divāsvapnaṃ ca varjayet ‖ [23]
vyāyāmodvartanaṃ dhūmaṃ kavalagrahaṃ añjanam |
sukhāmbunā śaucavidhiṃ śīlayet kusumāgame ‖ [24]
candanāgurudigdhāṅgo yavagodhūmabhojanaḥ |
śārabhaṃ śāśaṃ aiṇeyaṃ māṃsaṃ lāvakapiñjalam ‖ [25]
bhakṣayennirgadaṃ sīdhuṃ pibenmādhvīkameva vā |
vasante'nubhavet strīṇāṃ kānanānāṃ ca yauvanam ‖ [26]

春には、蓄積したカパが強い太陽光によって液化され、消化の火を弱めるので、数々の病気を引き起こす。したがって春の間には、催吐法〈嘔吐誘発〉などのような浄化療法を行うのがよく、重性、酸味、高脂肪で甘味の食事や、昼寝は避けるべきである。花が咲く頃(春)には、定期的に運動や強擦法[ウドヴァルタナ]、薬用喫煙[ドゥーマ]、うがい、眼軟膏塗布[アンジャナ]、温湯での入浴などを行うとよい。チャンダナ[ビャクダン科ビャクダン]やアグル[ジンチョウゲ科ジンコウ]を身体に塗布し、ヤヴァ[イネ科オオムギ]とゴードゥーマ[同科コムギ]を含む食事を主に食べるとよい。春には、シャラバ(オオジカ)、シャシャ(ウサギ)、エーナ(レイヨウ)、ラーヴァ(ウズラ)と灰色のカピンジャラ(ヤマウズラ)の肉を食べ、また無害な糖酒[シードゥ]や蜂蜜酒[マードゥヴィーカ]を飲むとよい。その後で、女性と木々の花開く美しさを楽しむとよい。[22–26]

夏の健康法

mayūkhairjagataḥ snehaṃ grīṣme pepīyate raviḥ |
svāduśītaṃ dravaṃ snigdhamannapānaṃ tadā hitam || [27]
śītaṃ saśarkaraṃ manthaṃ jāṅgalānmṛgapakṣiṇaḥ |
ghṛtaṃ payaḥ saśālyannaṃ bhajan grīsme na sīdati || [28]
madyamalpaṃ na vā peyamathavā subahūdakam |
lavaṇāmlakaṭūṣṇāni vyāyāmaṃ ca vivarjayet || [29]
divā śītagṛhe nidrāṃ niśi candrāṃśuśītale |
bhajeccandanadigdhāṅgaḥ pravāte harmyamastake || [30]
vyajanaiḥ pāṇisamsparśaiścandanodakaśītalaiḥ |
sevyamāno bhajedāsyāṃ muktāmaṇivibhūṣitaḥ || [31]
kānanāni ca śītāni jalāni kusumāni ca |
grīṣmakāle niṣeveta maithunādvirato naraḥ || [32]

夏には、太陽光線によって、自然界から水分が吸い上げられる。したがってこの季節には、甘味、冷性、液状、高脂肪の飲食物が有益である。冷たくて甘いマンタ(粘滑性飲料)[注1]、乾燥地の野生動物〈鹿〉[注2]や鳥〈鳩〉[注3]の肉、ギー、牛乳を米と共に食べる者は、夏の間中苦しむことがない。酒類[マディヤ]は少量を飲むか、大量の水で薄めたものを飲むか、もしくは飲まないのがよい。塩味、酸味、辛味、温性の食事や運動も避けたほうがよい。日中は涼しい部屋で眠り、夜は外気に満ち、月光で涼しくなった建物の屋上(屋根)で、体にビャクダンの泥膏を塗って眠るのがよい。真珠や宝石類を身に付け、椅子に腰掛けて、冷たいビャクダン水に浸けた扇であおいでもらい、冷たいビャクダン水に浸けた手で触ってもらうとよい。夏には森林や冷たい水や花々を楽しむのがよく、性交は避けるべきである。[27–32]

注1　混合飲料[一般に炒った大麦の粉を混ぜた牛乳](梵和)。マンタには攪拌という意味もある。以後は、「香煎飲料」と訳す。

注2　[ムリガ]：獣類一般を指す場合と鹿、じゃこう鹿など特定の動物を指す場合がある。

注3 ［パクシン］：鳥類一般と鳩を指す場合がある。

雨季の健康法

ādānadurbale dehe paktā bhavati durbalaḥ |
sa varṣāsvanilādīnāṃ dūṣaṇairbādhyate punaḥ || [33]
bhūvāṣpānmeghanisyandāt pākādamlājjalasya ca |
varṣāsvagnibale kṣīṇe kupyanti pavanādayaḥ || [34]
tasmāt sādhāraṇaḥ sarvo vidhirvarṣāsu śaśyate |
udamanthaṃ divāsvapnamavaśyāyaṃ nadījalam || [35]
vyāyāmamātapaṃ caiva vyavāyaṃ cātra varjayet |
pānabhojanasaṃskārān prāyaḥ kṣaudrānvitān bhajet || [36]

アーダーナ(吸収期)に弱った身体は、雨季になると消化力が衰え、ヴァータなどの不調によってさらに弱まる。雨季には、地上からの水蒸気、雲からの湿気、水の酸味へのパーカ(変質)のために消化力は弱まり、ヴァータなどが増悪する。したがってこの季節には、穏やかな生活が勧められる。冷たい飲み物［ウダマンタ］、昼寝、露、川の水、運動、太陽、性交は避けるべきである。蜂蜜を混ぜた飲食物を頻繁に摂るのがよい。[33–36]

vyaktāmlalavaṇasnehaṃ vātavarṣākule'hani |
viśeṣaśīte bhoktavyaṃ varṣāsvanilaśāntaye || [37]
agnisaṃrakṣaṇavatā yavagodhūmaśālayaḥ |
purāṇā jāṅgalairmāṃsairbhojyā yūṣaiśca saṃskṛtaiḥ || [38]
pibet kṣaudrānvitaṃ cālpaṃ mādhvīkāriṣṭamambu vā |
māhendraṃ taptaśītaṃ vā kaupaṃ sārasameva vā || [39]
pragharṣodvartanasnānagandhamālyaparo bhavet |
laghuśuddhāmbaraḥ sthānaṃ bhajedakledi vārṣikam || [40]

雨季の間の風や雨が強い日や非常に寒い日には、酸味・塩味・高脂肪の食物を、ヴァータを鎮静させるために摂るべきである。自分のアグニ(消化)を守るのに注意を払っている者は、古いヤヴァ［イネ科オオムギ］や古いゴードゥーマ［同科コムギ］や古いシャーリ［同科イネ］を、乾燥地帯に生息する動物の肉や調理した煮汁と共に食べるのがよい。飲料としては、少量の酒［マードゥヴィーカ］や他の種類の蜂蜜を混ぜた酒精発酵飲料［アリシュタ］[注1]、沸騰させて冷却した雨水・井戸や水槽の水を用いるとよい。定期的な身体に対する摩擦［プラガルシャ］と強擦法［ウドヴァルタナ］、入浴を行い、香料と花飾りを用い、軽くて清潔な服を着用し、雨季に適した湿気の少ない場所に住むべきである。[37–40]

注1 蜂蜜と糖蜜と薬草を水に浸して酒精発酵させたもので、薬味酒の一種である。

秋の健康法

varṣāśītocitāṅgānāṃ sahasaivārkaraśmibhiḥ |
taptānāmācitaṃ pittaṃ prāyaḥ śaradi kupyati || [41]
tatrānnapānaṃ madhuraṃ laghu śītaṃ satiktakam |
pittapraśamanaṃ sevyaṃ mātrayā suprakāṅkṣitaiḥ || [42]
lāvān kapiñjalāneṇānurabhrāñchrabhān śaśān |
śālīn sayavagodhūmān sevyānāhurghanātyaye || [43]
tiktasya sarpiṣaḥ pānaṃ vireko raktamokṣaṇam |
dhārādharātyaye kāryamātapasya ca varjanam || [44]

秋には、雨と寒さに順応した身体が急に太陽光の熱をうけるので、蓄積されたピッタが増悪する。この季節には、十分な食欲があれば、甘味、軽性、わずかな苦味、ピッタを鎮静する飲食物を摂るのがよい。秋には、ラーヴァ(ウズラ)とカピンジャラ(灰色のヤマウズラ)、エーナ(レイヨウ)、ウラブラ(ヒツジ)、シャラバ(オオジカ)、シャシャ（ウサギ)の肉、シャーリ[イネ科イネ]、ヤヴァ［同科オオムギ]、ゴードゥーマ[同科コムギ]を定期的に食べるのがよい。秋には苦味ギー［ティクタ・サルピス]を用い、催下法〈瀉下〉や瀉血を行い、直射日光を避けるべきである。[41–44]

vasāṃ tailamavaśyāyamaudakānūpamāmiṣam |
kṣāraṃ dadhi divāsvapnaṃ prāgvātaṃ cātra varjayet || [45]
divā sūryāṃśusaṃtaptaṃ niśi candrāṃśuśītalam |
kālena pakvaṃ nirdoṣamagastyenāviṣīkṛtam || [46]
haṃsodakamiti khyātaṃ śāradaṃ vimalaṃ śuci |
snānapānāvagāheṣu hitamambuyathā'mṛtam || [47]
śāradāni ca mālyāni vāsāṃsi vimalāni ca |
śaratkāle praśasyante pradoṣe cenduraśmayaḥ || [48]

秋には、獣脂や油、露、水生及び沼地に生息する動物の肉、灰剤[クシャーラ]、ダヒ(発酵乳)[ダディ]、昼寝、東風を避けるべきである。日中には太陽光によって暖められ、夜には月明かりによって冷やされ、時間によって熟成され、アガスティヤ星(カノープス[注1])によって毒を抜かれた水を、ハンサ・ウダカ(白鳥が好む水)という。これは秋に得られ、清潔で純粋である。この水は入浴、飲料、全身浴として用いれば、甘露のように有益である。秋には、季節の花々で花飾りを作り、清潔な衣装を身にまとい、宵の口に月光浴をすることを勧める。[45–48]

注1　りゅうこつ座のアルファ星(もっとも明るい星)で、アガスティヤは聖仙の名前。西洋名のカノープスはトロイ戦争の艦隊の水先案内の名前。老人星、南極寿老人ともいう。

順応[サートミヤ]

オーカ・サートミヤの定義

ityuktamṛtusātmyaṃ yacceṣṭāhāravyapāśrayam |
upaśete yadaucityādokaḥ sātmyaṃ taducyate || [49]

以上、行動と食事に関する季節との順応[リトゥ・サートミヤ]を述べた。定期的な使用によって、それが健康によいものになることをオーカ・サートミヤ(習慣により特定の食物や行動に順応すること)という。[49]

環境への順応、疾病への順応

deśānāmāmayānāṃ ca viparītaguṇaṃ guṇaiḥ |
sātmyamicchanti sātmyajñāścesṭitaṃ cādyameva ca || [50]

健康によいこと〈順応〉[サートミヤ]とは何かを心得ている者は、場所[デーシャ]や病気[アーマヤ]の性質と反対の性質を持つ行動や食事を健康によいこと〈順応〉[サートミヤ]だと見なしている。[50]

第6章のまとめ

tatra ślokaḥ —
ṛtāvṛtau nṛbhiḥ sevyamasevyaṃ yacca kiñcana |
tasyāśitīye nirdiṣṭaṃ hetumat sātmyameva ca || [51]

最後は、要約の詩節[シュローカ]である。
季節、季節に用いるべきものと避けるべきもの、そして健康によいこと〈順応〉[サートミヤ]についても、「人が食べた…」の章において理路整然と述べた。[51]

---

ityagniveśakṛte tantre carakapratisamskṛte ślokasthāne tasyāśitīyo nāma ṣaṣṭho'dhyāyaḥ || (6)

以上で、アグニヴェーシャが著し、チャラカが改訂した本集・総論篇の第6章「人が食べた…」を終わる。(6)

saptamo'dhyāyaḥ

CHAPTER 7

第7章 「生理的衝動を抑えてはいけない…」の章

athātao navegāndhāraṇīyamadhyāyaṃ vyākhyāsyamaḥ I [1]
iti ha smāha bhagavānātreyaḥ II [2]

それでは「生理的衝動を抑えてはいけない…」の章を述べよう、と尊者アートレーヤが語り始めた。[1–2]

生理的衝動

13の生理的衝動

na vegān dhārayeddhīmāñjātān mūtrapurīṣayoḥ I
na retaso na vātasya na chardyāḥ kṣavathorna ca II [3]
nodgārasya na jṛmbhāyā na vegān kṣutpipāsayoḥ I
na vāṣpasya na nidrāyāniḥśvāsasya śrameṇa ca II [4]
etān dhārayato jātān vegān rogā bhavanti ye I
pṛthakpṛthakcikitsārthaṃ tānme nigaditaḥ śṛṇu II [5]

生理的衝動[ヴェーガ]を抑えてはいけない。賢明な者は、排尿、排便、射精、放屁、嘔吐、くしゃみ、げっぷ、あくび、空腹、口渇、涙、睡眠、激しい運動後の息切れ[ニヒシュヴーサ]にたいする衝動を抑えてはいけない。これらの生理的衝動を抑えることにより起こる病気とその治療法を、項目別に説明するから聴きなさい。[3–5]

排尿を抑えることによる症状とその治療

bastimehanayoḥ śūlaṃ mūtrakṛchraṃ śirorujā |
vināmo vaṅkṣaṇānāhaḥ syālliṅgaṃ mūtranigrahe || [6]
svedāvagāhanābhyaṅgān sarpiṣaścāvapīḍakam |
mūtre pratihate kuryāt trividhaṃ bastikarma ca || [7]

排尿を抑えることにより、膀胱や尿道の痛み、排尿困難、頭痛、屈曲〈身もだえ〉[ヴィナーマ]、鼠径部〈膀胱部〉の硬直などの症状が起こる。尿が出なくなった場合には、発汗法や全身浴、オイルマッサージ[アビャンガ]、ギーの点鼻法、3種のバスティ（浣腸法〈経腸法〉[注1]）を行なうのがよい。[6–7]

注1　1：ニルーハ nirūha：煎剤を経腸的に注入する方法。煎剤経腸法（煎剤浣腸）。
2：アヌヴァーサナ anuvāsana：油剤を経腸的に注入する方法。油剤経腸法（油剤浣腸）。
3：ウッタラバスティ uttarabasti：尿道口や膣からカテーテルを用いて薬剤を注入する方法。

排便を抑えることによる症状とその治療

pakvāśayaśiraḥśūlaṃ vātavarco'pravartanam |
piṇḍikodveṣṭanādhmānaṃ purīṣe syādvidhārite || [8]
svedābhyaṅgāvagāhaśca vartayo bastikarma ca |
hitaṃ patihate varcasyannapānaṃ pramāthi ca || [9]

排便の欲求を抑えることにより、腸の疝痛、頭痛、おならや便の停滞、こむらがえり、鼓腸が起こる。便が停滞した場合には、発汗法、オイルマッサージ、入浴、坐薬、および浣腸を処方し、また便塊を砕いて排泄を促す飲食物も処方する。[8–9]

精液の停滞による症状とその治療

meḍhre vṛṣaṇayoḥ śūlamaṅgamardo hṛdi vyathā |
bhavet pratihate śukre vibaddhaṃ mūtrameva ca || [10]
tatrābhyaṅgo'vagāhaśca madirā caraṇāyudhāh |
śāliḥ payo nirūhaśca śastaṃ maithunameva ca || [11]

精液が停滞すると、陰茎と睾丸の痛み、身体の痛み、心臓部の痛み、尿閉の症状が起こる。この場合には、オイルマッサージ、入浴、マディラー酒、鶏肉、米、牛乳、煎剤経腸法〈浣腸〉、および性交を勧める。[10–11]

放屁を抑えることによる症状とその治療

saṅgo viṇmūtravātānāmādhmānaṃ vedanā klamaḥ |
jaṭhare vātajāś cānye rogāḥ syurvātanigrahāt || [12]
snehasvedavidhistatra vartayo bhojanāni ca |
pānāni bastayaścaiva śastaṃ vātānulomanam || [13].

放屁を抑えることにより、便・尿・腸内ガスの停滞、鼓腸、痛み、極度の疲労、その他のヴァータに起因する腹部の疾患が生じる。この場合、油剤法、発汗法、坐薬、駆風作用のある飲食物、および浣腸剤を勧める。[12–13]

嘔吐を抑えることによる症状とその治療

kaṇḍūkothārucivyaṅgaśothapāṇḍvāmayajvarāḥ |
kuṣṭhahṛllāsavīsarpāśchardinigrahajā gadāḥ || [14]
bhuktvā pracchardanaṃ dhūmo laṅghanaṃ raktamokṣaṇam |
rūkṣānnapānaṃ vyāyāmo virekaścātra śasyate || [15]

嘔吐を抑えることによって生じる症状とは、かゆみ、じんま疹様皮疹、食欲不振〈味覚不良〉[アルチ]、顔の黒い斑点(そばかすなど)、浮腫、貧血、発熱、皮膚疾患、吐き気、丹毒を含む急速に拡大する皮膚病[ヴィサルパ]である。この場合には、食後の催吐法〈嘔吐誘発〉、薬用喫煙[ドゥーマ]、断食(または軽い食事)[ランガナ]、瀉血[ラクタ・モークシャ]、油分も水分も乏しい食事、運動、および催下法〈瀉下〉を処方する。[14-15]

くしゃみを抑えることによる症状とその治療

manyāstambhaḥ śirahśūlamarditārdhāvabhedakau |
indriyāṇāṃ ca daurbalyaṃ kṣavathoḥ syādvidhāraṇāt || [16]
tatrordhvajatruke'bhyaṅgaḥ svedo dhūmaḥ sanāvanaḥ |
hitaṃ vātaghnamādyaṃ ca ghṛtaṃ cottarabhaktikam || [17]

くしゃみを抑えることにより、後頭部の硬直、頭痛、顔面麻痺、偏頭痛、感覚器官〈感覚機能〉の機能低下が生じる。これに対し、頭部と首の油剤塗擦と発汗法、薬用喫煙、経鼻法、ヴァータを緩和する食事、そして食後のギー内服を処方する。[16–17]

げっぷを抑えることによる症状とその治療

hikkā śvāso'rucih kampo vibandho hṛdayorasoḥ |
udgāranigrahāttatra hikkāyāstulyamauṣadham || [18]

げっぷを抑えることによって、つぎの症状が現れる—しゃっくり、呼吸困難、食欲不振、振戦(小刻みのふるえ)、心臓部と肺の圧迫感。これらにはしゃっくりの場合と同様の処置をする。[18]

あくびを抑えることによる症状とその治療

vināmākṣepasaṃkocāḥ suptiḥ kampaḥ pravepanam |
jṛmbhāyā nigrahāttatra sarvaṃ vātaghnamauṣadham || [19]

あくびを抑えることによって、屈曲〈身もだえ〉、全身痙攣、収縮、感覚鈍麻、振戦(小刻みのふるえ)、身体全体の震えが生じる。この場合にはヴァータを緩和させる治療を施す。[19]

空腹を抑えることによる症状とその治療

kārśyadaurbalyavaivarṇyamaṅgamardo'rucirbhramaḥ |
kṣudveganigrahāttatra snigdhoṣṇaṃ laghu bhojanam || [20]

空腹を抑えることよって、やせ、衰弱、色つや不良、身体の痛み、食欲不振、めまいが起こる。これらに対しては、油性で温かく軽い食事を勧める。[20]

口渇を抑えることによる症状とその治療

kaṇṭhāsyaśoṣo bādhiryaṃ śramaḥ sādo hṛdi vyathā |
pipāsānigrahāttatra śītaṃ tarpaṇamiṣyate || [21]

のどの渇きを抑えることによって、のどと口の乾燥、難聴、倦怠、四肢の無力感、心臓部の痛みが生じる。これらに対しては、冷たくて滋養効果のある飲み物(滋養飲料)[タルパナ]を勧める。[21]

涙を抑えることによる症状とその治療

pratiśyāyo'kṣirogaśca hṛdrogaścārucirbhramaḥ |
baṣpanigrahaṇāttatra svapno madyaṃ priyāḥ kathāḥ || [22]

涙を抑えることによって生じる症状は、急性鼻炎、眼疾患、心疾患、食欲不振、めまいである。これらには、睡眠、酒、楽しい会話が勧められる。[22]

睡眠を抑えることによる症状とその治療

jṛmbhā'ṅgamardastandrā ca śirorogo'kṣigauravam |
nidrāvidhāraṇāttatra svapnaḥ saṃvāhanāni ca || [23]

睡眠を抑えることによって、あくび、身体の痛み、眠気、頭部疾患が生じ、まぶたが重くなる。これには、睡眠と身体を穏やかに按摩することを勧める。[23]

激しい運動後の息切れを抑えることによる症状とその治療

gulmahṛdrogasammohāḥ śramaniḥśvāsadhāraṇāt |
jāyante tatra viśrāmo vātaghnyaśca kriyā hitāḥ || [24]

激しい運動後の息切れを抑えると、気体性腫瘍〈腹部腫瘍[注1]〉[グルマ]、心疾患、放心状態[サンモーハ]が起こる。この状態を改善するには、休息とヴァータを緩和させる処置を勧める。[24]

注1　以後は「腹部腫瘍」と訳す。

veganigrahajā rogā ya ete parikīrtitāḥ |
icchaṃstesāmanutpattiṃ vegānetānna dhārayet || [25]

これまで、生理的な衝動を抑えることによって生じる病気を述べた。これらの病気を予防したいと願う者は、上述の衝動を抑えてはいけない。[25]

抑えるべき衝動

imāṃstu dhārayedvegān hitārthī pretya ceha ca |
sāhasānāmaśastānāṃ manovākkāyakarmaṇām || [26]

lobhaśokabhayakrodhamānavegān vidhārayet |
nairlajjyerṣyātirāgāṇāmabhidhyāyāśca buddhimān || [27]
paruṣasyātimātrasya sūcakasyānṛtasya ca |
vākyasyākālayuktasya dhārayedvegamutthitam || [28]
dehapravṛttiryā kācidvidyate parapīḍayā |
strībhogasteyahimsādyā tasyāveganvidhārayet || [29]

この世でも来世でも幸福を望む者は、情動、言動と行動においては邪悪な衝動を抑えなければいけない。賢明な者は、貪欲、悲しみ、恐怖、怒り、虚栄心、厚顔、妬み、執着、他人の所有物を欲する欲望を抑えなければいけない。罵詈雑言、嘘、時機をわきまえない言葉を今にも口に出しそうになっても、言語的衝動を抑えなければいけない。何であれ身体的行為が他人に対して痛みを生じさせるもの—姦通・窃盗・暴力など—は抑止するべきである。[26–29]

無分別などの衝動を抑制する効果

puṇyaśabdo vipāpatvānmanovākkāyakarmaṇām |
dharmārthakāmān puruṣaḥ sukhī bhuṅkte cinoti ca || [30]

情動、言動、行動に関して欠陥がなく、高潔の誉れ高い人は非常に幸福であり、法〈徳〉[ダルマ]、実利〈目的〉[アルタ]、願望〈快楽〉[カーマ]を得る。[30]

運動

運動の定義とその効果、やり過ぎた時の症状

śarīraceṣṭā yā ceṣṭā sthairyārthā balavardhinī |
dehavyāyāmasaṃkhyātā mātrayā tāṃ samācaret || [31]
lāghavaṃ karmasāmarthyaṃ sthairyaṃ duḥkhasahiṣṇutā |
doṣakṣayo'gnivṛddhiśca vyāyāmādupajāyate || [32]
śramaḥ klamaḥ kṣayastṛṣṇā raktapittaṃ pratāmakaḥ |
ativyāyāmataḥ kāso jvraśchardiśca jāyate || [33]
(svedāgamaḥ śvāsavṛddhirgātrāṇāṃ lāghavaṃ tathā |
hṛdayādyuparodhaśca iti vyāyāmalakṣanam (1)

持続力と体力を増強することを目的とした身体活動を、運動[デーハ・ヴィヤーヤーマ]というが、これを適度に行うのがよい。運動によって、身体の軽さや仕事の処理能力、持続力、困難に対する忍耐力、不純物[ドーシャ]の減少、アグニ(消化・代謝)の活性化が得られる。過度の運動は、疲労や消耗、極度のやせ、のどの渇き、ラクタピッタ(出血)、眼前暗黒〈喘息〉[プラタマカ]、咳、発熱、および嘔吐を起す。[31–33]
(発汗、呼吸の増加、身体の軽快感、心臓部などのつまる感じは、適切な運動を行っている時の特徴である。)

過剰に実行するとよくない習慣

vyāyāmahāsyabhāṣyādhvagrāmyadharmaprajāgarān |
nocitānapi seveta buddhimānatimātrayā || [34]

賢明な者は、たとえ習慣になっていても、運動、大笑い、会話、徒歩旅行、性交、夜更かしを過剰に行ってはいけない。[34]

過剰な実行による症状

etānevamvidhānścānyān yo'timātraṃ niṣevate |
gajaṃ siṃha ivākarṣan sahasā sa vinaśyati || [35]

前節で挙げたことや他の似通った行動を過剰に行う者は、象を引きずるライオンのように直ちに死んでしまう。[35]

運動をしてはいけない人

(ativyavāyabhārādhvakarmabhiścātikarśitāḥ |
krodhaśokabhayāyāsaiḥ krāntā ye cāpi mānavāḥ || (1)
bālavṛddhapravātāśca ye coccairbahubhāṣakāḥ |
te varjayeyurvyāyāmaṃ kṣudhitāstṛṣitāśca ye || (2)

(以下のような人たちは運動を控えるべきである。過度の性行為、重荷担ぎ、長期の徒歩旅行によってやせ衰えた人。怒り、悲しみ、恐れ、心労に陥っている人。子供や老人。ヴァータが増悪している人。大声でよく話す人。著しく空腹の人。著しくのどが渇いている人。)[35 (1–2)]

悪習の断ち方

悪習を断つための段階的方法

ucitādahitāddhīmān kramaśo viramennaraḥ |
hitaṃ krameṇa seveta kramaścātropadiśyate ‖ [36]
prakṣepāpacaye tābhyāṃ kramaḥ pādāṅśiko bhavet |
ekāntaraṃ tataścordhvaṃ dvyantaraṃ tryantaraṃ tathā ‖ [37]

賢明な者は、悪習を徐々に断つべきである。そして、よい習慣を取り入れるのも同じように徐々にすべきである。この段階的な方法はつぎのようにする。まず第1段階では、悪習を断ちよい習慣を取り入れるのを4分の1にとどめ、段階ごとに4分の1づつ増やしていく。第2段階は翌日からで、2日間の間隔をおいてつぎの段階へ移行し、さらにつぎの段階へは3日間の間隔をおく。[36–37]

悪習を断つための段階的方法の効果

krameṇopacitā doṣāḥ krameṇopacitā guṇāḥ |
santo yāntyapunarbhāvamaprakampyā bhavanti ca ‖ [38]

悪習を徐々に断ち、よい習慣を徐々に取り入れることによって、悪習は完全に断ち切ることができ、よい習慣は不動のものとなる。[38]

体質[デーハ・プラクリティ]

体質[デーハ・プラクリティ]の定義

samapittānilakaphāḥ kecidgarbhādi mānavāḥ |
dṛśyante vātalāḥ kecitpittalāḥ śleṣmalāstathā ‖ [39]
teṣāmanāturāḥ pūrve vātalādyāḥ sadāturāḥ |
doṣānuśāyitā hyeṣāṃ dehaprakṛtirucyate ‖ [40]

受胎の瞬間に、ピッタとヴァータとカパが均衡状態の者もいれば、ヴァータが優勢な者(ヴァータ体質)[ヴァータラ]、ピッタが優勢な者(ピッタ体質)[ピッタラ]、カパが優勢な者

（カパ体質）[シュレーシュマラ]もいる。均衡状態の者は健康であるが、ヴァータが優勢な者（ヴァータ体質）などは病気がちである。体質は、優勢なドーシャにちなんで名付けられる。[39–40]

健康な人はすべての味を均等に用いるのがよい

viparītaguṇasteṣāṃ svasthavṛttervidhirhitaḥ ǀ
samasarvarasaṃ sātmyaṃ samadhātoḥ praśasyte ǁ [41]

特定のドーシャが優勢な者には、その特定のドーシャに対して反対の性質をもつ健康法を処方する。ダートゥ（ここではヴァータ、ピッタ、カパ）が均衡状態にある者に対しては、すべての味[ラサ]を均等に用いることが健康によいので、そうするように薦める。[41]

老廃物の増減

老廃物の通路

dve adhaḥ sapta śirasi khāni svedamukhāni ca ǀ
malāyanāni bādhyante duṣṭairmātrādhikairmalaiḥ ǁ [42]

老廃物の通路[マラ・アヤナーニ]は身体下部に肛門と尿道の２つ、頭部には７つ、全身には汗腺開口部が無数にある。この通路は排泄物が悪化して生成量が増加すれば塞がれる。[42]

老廃物の増減

malavṛddhiṃ gurutayā lāghavān malasaṃkṣayam ǀ
malāyanānāṃ budhyeta saṅgotsargādatīva ca ǁ [43]

老廃物の増加[マラ・ヴリッディ]は排泄物の通路の鈍重感で診断され、老廃物の減少[マラ・サンクシャヤ]は老廃物の通路の軽快感で診断される。さらに、多量の排泄によっても老廃物の増加が分かり、排泄の消失によっても老廃物の減少が分かる。[43]

老廃物の増減の治療

tān doṣaliṅgairādiśya vyādhīn sādhyānupācaret ǀ

vyādhihetupratidvandvairmātrākālau vicārayan ‖ [44]

ドーシャの徴候と症状によって診断を下したら、治癒できるものであれば、治療を施しなさい。その際には、量と時間を考慮しながら、病気の原因と拮抗する治療法を処方しなさい。[44]

健康法を実践する理由

viṣamasvasthavṛttānāmete rogāstathāpare ǀ
jāyante'nāturastasmāt svasthavṛttaparo bhavet ‖ [45]

上述の病気もその他の病気も、健康のための日課を行わない人たちに起こる。だから、健康を望む人は、健康法[スヴァスタ・ヴリッタ]を熱心に実行しなさい。[45]

内因性疾患と外因性疾患

内因性疾患の予防法

mādhavaprathame māsi nabhasyaprathame punaḥ ǀ
sahasyaprathme caiva hārayeddoṣasaṃcayam ‖ [46]
snigdhasvinnaśarīrāṇāmūrdhvaṃ cādhaśca nityaśaḥ ǀ
bastikarma tataḥ kuryānnasyakarma ca buddhimān ‖ [47]
yathākramaṃ yathāyogyamata ūrdhvaṃ prayojayet ǀ
rasāyanāni siddhāni vṛṣyayogāṃśca kālavit ‖ [48]
rogāstathā na jāyante prakṛtistheṣu dhātuṣu ǀ
dhātavaścābhivardhante jarā māndyamupaiti ca ‖ [49]
vidhireṣa vikārāṇāmanutpattau pradarśitaḥ ǀ
nijānāmitareṣāṃ tu pṛthagevopadekṣyate ‖ [50]

春季[マーダヴァ][注1]と雨季[ナバスヤ]と冬季[サハスヤ]の最初の月には、蓄積したドーシャを取り除くべきである。賢明な医師は、季節に応じて油剤法と発汗法を施した者にたいして、催吐法〈嘔吐誘発〉や催下法〈瀉下〉、経腸法(浣腸)[バスティ・カルマ]、経鼻法[ナスヤ・カルマ]を行うべきである。その後に、季節に応じた対処法を心得ている者は、必要に応じて、順序に従った強壮法[ラサーヤナ]と強精法[ヴリシャ(ヴァージーカラナ)]を処方しなさい。そうすればダートゥ（身体構成要素）は通常の状態に安定し、病気は消失し、ダートゥ（身体構成要素）は増強され、老化の進行も遅くなる。内因性疾患の予防法をここで述べたので、他の疾患の予防法は別に述べることにしよう。[46–50]

注1 総論篇第6章では、1年を2期に分け、各期を3季に分けていたが、ここでは、1年を3季に分け、各季を4か月に分けている。

外因性疾患の原因、知的過失

ye bhūtaviṣavāyvagnisamprahārādisambhavāḥ |
nṛṇāmagantavo rogāḥ prajñā teṣvaparādhyati || [51]
īrṣyāśokabhayakrodhamānadveṣādayaśca ye |
manovikārāste'pyuktāḥ sarve prajñāparādhajāḥ || [52]

鬼神[ブータ]、毒、風、火、外傷などによって起こる外因性疾患の原因として、真理[プラジュニャー]に背くことがあげられる。嫉妬や悲しみ、恐れ、怒り、自惚れ、嫌悪などの心理的な異常状態[マナス・ヴィカーラ]も知的過失[プラジュニャー・アパラーダ]によって生じるとされる。[51–52]

外因性疾患の予防法

tyāgaḥ prajñāparādhānāmindriyopaśamaḥ smṛtiḥ |
deśakālātmavijñānaṃ sadvṛttasyānuvartanam || [53]
āgantūnāmanutpattāveṣa mārgo nidarśitaḥ |
prājñaḥ prāgeva tat kuryāddhitaṃ vidyādyadātmanaḥ || [54]

知的過失[プラジュニャー・アパラーダ]の回避、感覚器官〈感覚機能〉の抑制、神を想起すること[スムリティ]、場所・時間・我[アートマン]に関する健全な知識、善行の教えに従うこと—これが外因性疾患の予防法である。賢明な者は、自分自身の健康によいと考えることを、発病前に実行すべきである。[53–54]

病気の予防と治療に必要な要因

āptopadeśaprajñānaṃ pratipattiśca kāraṇam |
vikārāṇāmanutpattāvutpannānāṃ ca śāntaye || [55]

信頼すべき人から教えられた正しい知識を正しく実行することが、病気の予防と治療に必要な要因[カーラナ]である。[55]

避けるべき人

pāpavṛttavacaḥ sattvāḥ sūcakāḥ kalahapriyāḥ |
marmopahāsino lubdhāḥ paravṛddhidviṣaḥ śaṭhāḥ || [56]
parāpavādaratayaścapalā ripusevinaḥ |
nirghṛṇāstyaktadharmāṇaḥ parivarjyā narādhamāḥ || [57]

行動・言葉・思考に悪意がある者、密告者、喧嘩好きな者、他人の弱点を嘲笑う者、物惜しみをする者、他人の成功に対して嫉妬深い者、いかさま師、他人を脅迫することを楽しむ者、気まぐれな者、裏切者、残忍な者、背信者—以上のような人間性が劣っている者は避けるべきである。[56–57]

交際すべき人

buddhividyāvayaḥ śīladhairyasmṛtisamādhibhiḥ |
vṛddhopsevino vṛddhāḥ svabhāvajñā gatavyathāḥ || [58]
sumukhāḥ sarvabhūtānāṃ praśāntāḥ śamsitavratāḥ |
sevyāḥ sanmārgavaktāraḥ puṇyaśravaṇadarśanāḥ || [59]

智恵・学識・年齢・品性・勇気・記憶力[スムリティ]・集中力[サマーディ]に恵まれているもの者、長老、長老と交流がある者、物の本質を見抜ける者、病気に無縁の者、すべての生命あるものに憐れみをもつ者、心が平静な者、誓戒を守る者、正善の道を教える者、その人のことを聞いたり見たりするだけで自分も浄化されるような者—以上のような人々と、謙虚に交際するのがよい。[58–59]

有益なことを実践するために最善の努力を

āhārācāraceṣṭāsu sukhārthī pretya ceha ca |
paraṃ prayatnamātiṣṭhedbuddhimān hitasevane || [60]

現世でも来世でも幸福を望む賢明な者は、食事・態度・行為に関して有益なことを実践するために最善の努力をしなければならない。[60]

発酵乳[ダディ]の摂取法

na naktaṃ dadhi bhuñjīta na cāpyaghṛtaśarkaram |
nāmudgayūṣaṃ nākṣaudraṃ noṣṇaṃ nāmalakairvinā || [61]

夜に発酵乳[注1][ダディ]を食べてはいけない。ギーや砂糖を混ぜないで食べてはいけない、ムドガ[マメ科リョクトウ]のスープ[ユーシャ]や蜂蜜やアーマラキー[āmalaka トウダイグサ科マラッカノキ]を添えずに食べてはいけない、熱して食べてはいけない。[61]

注１ 第２章30-33節の訳注参照。

発酵乳[ダディ]の摂取法に反したときの症状

jvarāsṛkpittavīsarpakuṣṭhapāṇḍvāmayabhramān ǀ
prāpnuyāt kāmalāṃ cogrāṃ vidhiṃ hitvā dadhipriyaḥ ǁ [62]

発酵乳[ダディ]が好きな者が無謀な食べ方をすると、発熱、出血[ラクタピッタ]、丹毒を含む急速に拡大する皮膚病[ヴィサルパ]、皮膚病[クシュタ]、貧血[パーンドゥ]、めまい、重症の黄疸を生じる。[62]

第７章のまとめ

tatra ślokāḥ —
vegā vegasamutthāśca rogāsteṣāṃ ca bheṣajam ǀ
yeṣāṃ vegā vidhāryāśca yadarthaṃ yadhitāhitam ǁ [63]
ucite cāhite varjye sevye cānucite kramaḥ ǀ
yathāprakṛti cāhāro malāyanagadauṣadham ǁ [64]
bhaviṣyatāmanutpattau rogāṇāmauṣadhaṃ ca yat ǀ
varjyāḥ sevyāśca puruṣā dhīmatā''tmasukhārthinā ǁ [65]
vidhinā dadhi sevyaṃ ca yena yasmāttadatrijaḥ ǀ
navegāndhāraṇe'dhyāye sarvamevāvadanmuniḥ ǁ [66]

最後は、要約の詩節[シュローカ]である。
生理的衝動、生理的衝動を我慢することによって生じる病気とその治療法、我慢すべき衝動、健康によいことと悪いこと、有益な習慣と有害な習慣を取捨する段階的順序、体質に応じた食事、排泄通路の疾患とその治療法、病気の予防法と治療法、賢明なる者が自己の幸せを望む場合に避けるべき人と交流を結ぶべき人、発酵乳[ダディ]の摂取法、これらすべてについて、アトリの息子である聖仙[アートレーヤ]が、「生理的衝動を抑えてはいけない…」という章の中で語った。[63–66]

---

ityagniveśakṛte tantre carakapratisaṃskṛte ślokasthāne navegāndhāranīyo nāma saptamo'dhyāyaḥ

≣ ॥（7）

以上で、アグニヴェーシャが著し、チャラカが改訂した本集・総論篇の第7章「生理的衝動を抑えてはいけない…」を終わる。（7）

aṣṭamo'dhyāyaḥ

CHAPTER 8

第8章 感覚機能序説の章

athāto indriyopakramaṇīyamadhyāyaṃ vyākhyāsyamaḥ ॥ [1]
iti ha smāha bhagavānātreyaḥ ॥ [2]

それでは「感覚機能序説」の章を述べよう、と尊者アートレーヤが語り始めた。[1–2]

感覚機能の要点

iha khalu pañcendriyāṇi, pañcendriyadrvyāṇi, pañcendriyādhiṣṭhānāni, pañcendriyārthāḥ, pañcendriyabuddhayo bhavanti, ityuktamindriyādhikāre ॥ [3]

５つの感覚機能[インドリヤ]、５つの感覚機能に関連する物質[インドリヤ・ドラヴィヤ]、５つの感覚器官[インドリヤ・アディスターナ]、５つの感覚対象、５つの感覚認識〈知覚〉[インドリヤ・ブッディ]がある。本章では感覚機能に関して、このように定義する。[3]

精神[マナス]

精神[マナス]の定義

atīndriyaṃ punarmanaḥ sattvasaṃjñakaṃ, 'cetaḥ' ityāhureke, tadarthātmasampattadāyattaceṣṭaṃ ceṣṭāpratyayabhūtamindriyāṇām ॥ [4]

精神〈思考機能〉[マナス]は感覚機能よりも上位にある。精神はサットヴァともよばれるがチェータスとよぶ者もいる。精神は、精神の対象と我[アートマン]の存在によって活動するが、同時に感覚機能[インドリヤ]の活動を起こしもする。 [4]

一人に一つの精神

svārthendriyārthasaṃkalpavyabhicaraṇāccānekasmin puruṣe sattvaṃ, rajastamaḥ sattvaguṇa-yogācca; na cānekatvaṃ, nahyekaṃ hyekakālamanekeṣu pravartate; tasmānnaikakālā sarv-endriyapravṛttiḥ || [5]

精神〈思考機能〉の対象と感覚機能の対象とその受容活動は多種多様なので、そしてまた精神〈思考機能〉はラジャス、タマス、サットヴァという3つの性質と関連しているので、1個人にあたかも多数の精神〈思考機能〉が存在するかのようにみえる。しかし実際には、多数存在するわけではない。1つの精神〈思考機能〉が同時に2つ以上の対象と接触することはない。5つの感覚機能すべてが同時に活動することがないのはそのためである。[5]

気質の決め方

yadguṇaṃ cābhīkṣṇaṃ puruṣamanuvartate sattvaṃ tatsattvamevopadiśanti munayo bāhulyānuśayāt || [6]

精神の性質[グナ][注1]には、優勢で、頻繁に現れるものがある。この性質に基づいて賢者は気質を説明した。[6]

注1　前節のサットヴァ（英知・純粋）、ラジャス(激情・動的)、タマス(無知・静的)を指す。気質として、サットヴァ気質(サーットヴィカ)、ラジャス気質(ラージャシカ)、タマス気質(ターマシカ)の3つと、さらに超越型(トリグナーティータ)や理想型(プルショーッタマ)がある。

知覚には精神と感覚の連携が必要

manaḥ purahsarāṇīndriyāṇyarthagrahaṇasamarthāni bhavanti || [7]

感覚器官〈感覚機能〉は、精神〈思考機能〉[マナス]の後押しがあってはじめて、感覚対象〈刺激〉を知覚することができる。[7]

感覚機能[インドリヤ]：5つの五個一組

5つの感覚機能

tatra cakṣuḥ śrotraṃ ghrāṇaṃ rasanaṃ sparśanamiti pañcendriyāṇi ‖ [8]

視覚[チャクシュ]、聴覚[シュロートラ]、嗅覚[グラーナ]、味覚[ラサナ]、触覚[スパルシャナ]―これらが5つの感覚機能である。[8]

5つの感覚機能に関連する物質

pañcendriyadravyāṇikhaṃ vāyurjyotirāpo bhūriti ‖ [9]

5つの感覚機能に関連する物質とは―アーカーシャ（空元素)、ヴァーユ(風元素)、テージャス(火元素)、アプ(水元素)、プリティヴィー（地元素)のことである。[9]

5つの感覚器官

pañcendriyādhiṣṭhānāni — akṣīṇi karṇau nāsike jihvā tvak ceti ‖ [10]

眼[アクシ]、耳[カルナ]、鼻[ナーシカー]、舌[ジフヴァ]、皮膚[トヴァク]―これらが5つの感覚器官である。[10]

5つの感覚対象

pañcendriyārthāḥ — śabdasparśarūparasagandhāḥ ‖ [11]

5つの感覚対象〈刺激〉とは、音[シャブダ]、触[スパルシャ]、色形[ルーパ]、味[ラサ]、臭[ガンダ]のことである。[11]

5つの感覚認識

pañcendriyabuddhayaḥ — cakṣuṛbuddhyādikāḥ; tāḥ punarindriyendriyārthasatvātmasannikarṣajāḥ, kṣaṇikā, niścayātmikāśca, ityetat pañcapañcakam ‖ [12]

5つの感覚認識〈知覚〉とは、視覚認識、聴覚認識、嗅覚認識、味覚認識、触覚認識のことである。感覚認識〈知覚〉は、感覚〈感覚機能〉・感覚対象〈刺激〉・精神〈思考機能〉・我[アートマン]との連携によって起こる。それは瞬間的かつ確定的に起こる。
以上が5つの五個一組[パンチャ・パンチャカ]の説明である。[12]

マナスとインドリヤの相関性

我に付随する要素と性質

mano manortho buddhirātmā cetyadhyātmadravyaguṇasaṃgrahaḥ, śubhāśubha pravṛttinivṛttihetuśca, dravyāśritaṃ ca karma; yaducyate kriyeti ॥ [13]

精神〈思考機能〉[マナス]、精神の対象、理性〈思考機能による認識〉[ブッディー]、我[アートマン]の4者が、我に付随する要素と性質[アディアートマ・ドラヴィヤ・グナ]である。この集合体が、幸運な行為をさせたり不運な行為を止めさせたりする。同様に、治療という行為もまた物質〈薬剤〉[ドラヴィヤ]によって決まる。[13]

感覚機能と優勢な元素

tatrānumānagamyānāṃ pañcamahābhūtavikārasamudāyātmakānāmapi satāmindriyāṇāṃ tejaścakṣuṣi, khaṃ śrotre, ghrāṇe kṣitiḥ, āpo rasane, sparśane'nilo viśeṣeṇopapadyate । tatra yadyadātmakamindriyaṃ viśeṣāttattadātmakamevārthamanugṛṇhāti, tatsvabhāvādvibhutvācca ॥ [14]

推論によって存在が確かめられている感覚機能は5つのマハーブータ(元素)の合成物の組み合わせで構成されているが、中でも、視覚にはテージャス(火元素)が、聴覚にはアーカーシャ(空元素)が、嗅覚にはプリトヴィー(地元素)が、味覚にはアプ(水元素)が、触覚にはヴァーユ(風元素)が優勢である。だから、それぞれの感覚機能は、優勢なマハーブータ(元素)に基づいて対象を受容するのである。というのも、優勢な元素はそれに共通している本来の性質[スヴァバーヴァ]と特別の能力〈遍在する能力〉[ヴィブトヴァ]をもつ対象と接触し、受容するからである。[14]

感覚機能の変動は精神の変動を伴う

tadarthātiyogāyogamithyāyogāt samanaskamindriyaṃ vikṛtimāpadyamānaṃ yathāsvaṃ buddhyupaghātāya saṃpadyate, sāmarthyayogāt punaḥ prakṛtimāpadyamānaṃ yathāsvaṃ buddhimāpyāyayati ‖ [15]

感覚対象(刺激)との過剰な接触[アティ・ヨーガ]、過少な接触[ア・ヨーガ]、異常な接触[ミティヤ・ヨーガ]によって感覚機能とともに精神〈思考機能〉[マナス]にも異変が起ると、それぞれの感覚認識〈知覚〉[ブッディ]は障害される。再び均衡のとれた接触[サーマルティヤ(サマ)・ヨーガ]をし、感覚機能と精神〈思考機能〉が正常な状態に戻れば、それぞれの感覚認識〈知覚〉も正常になる。[15]

精神の対象

manasastu cintyaṃ arthaḥ ǀ tatra manaso manobuddheśca ta eva samānātihīnamithyāyogāḥ prakṛtivikṛtihetavo bhavanti ‖ [16]

精神〈思考機能〉[マナス]の対象は思考されうるものである。精神〈思考機能〉と理性〈思考機能による認識〉[マノーブッディ]は、精神〈思考機能〉とその対象との接触の仕方が均衡がとれている場合には正常に働き、接触の仕方が過剰であったり、過少であったり、過っている場合には、異常な働き方をする。[16]

善行[サドヴリッタ]

感覚機能と精神を健全に

tatrendriyāṇāṃ samanaskānāmanupataptānāmanupatāpāya prakṛtibhāve prayatitavyam-ebhirhetubhiḥ; tadyathā — sātmyendriyārthasaṃyogena buddhyā samyagavekṣyāvekṣya karmaṇāṃ samyak pratipādanena, deśakālātmaguṇaviparītopāsanena ceti ǀ tasmādātmahitaṃ cikīrṣatā sarveṇa sarvaṃ sarvadā smṛtimāsthāya sadvṛttamanuṣṭheyam ‖ [17]

感覚機能にも精神〈思考機能〉[マナス]にも障害を起こさせないために、つぎに挙げるような方法によって正常な状態を保つ努力をすべきである。つまり、健全な感覚対象と接触することによって適確な行為をするべきであるし、理性による吟味をつねに行うべきである。そしてまた、場所〈気候風土〉[デーシャ]・時間〈季節〉[カーラ]・自己[アートマン]の性質に反対の性質のものを日常的に使用するべきである。したがって、さらなる幸福を求める者は、善行に関するすべての規範を完全に、例外なく、注意深く行うべきである。[17]

善行：しなくてはいけないこと

taddhyanutiṣṭhan yugapat saṃpādayatyarthdvayamārogyamindriyavijayaṃ ceti ;

つぎに挙げる行為を実践する者は、健康〈無病〉と感覚機能の抑制という２つの目的を同時に達成することができる。[18 (1)]

tat sadvṛttamakhilenopadekṣyāmo'gniveśa! taḍyathā — devagobrāhmaṇaguruvṛddhasiddhācāryān-arcayet, agnimupcaret, oṣadhīḥ praśastā dhārayet, dvau kālāvupaspṛśet, malāyaneṣvabhīkṣṇaṃ pādayośca vaimalyamādadhyāt, triḥ pakṣasya keśaśmśrulomanakhān saṃhārayet;

アグニヴェーシャよ。善行に関する規範をすべて述べよう。神々や牛、司祭階級(バラモン)[ブラーフマナ]、師[グル]、長老[ヴリッダ]、熟達者[シッダ]、指導者[アーチャリヤ]を崇拝しなさい。供物を捧げて火を崇めなさい。神聖な薬草を身につけなさい。１日に２回は沐浴しなさい。老廃物の通路[マラ・アヤナーニ]と足はつねに清潔にしなさい。半月に３回は髪を切り、髯を剃り、爪を切りなさい。[18 (1–3)]

nityamanupahatavāsāḥ sumanāḥ sugandhiḥ syāt; sādhuveśaḥ, prasiddhakeśaḥ, mūrdhaśrotra-ghrāṇapādatailanityaḥ, dhūmapaḥ, pūrvābhibhāṣī, sumukhaḥ, durgeṣvabhyupapattā, hotā, yaṣṭā, dātā, catuṣpathānāṃ namaskarttā, balīnāmupahartā, atithīnāṃ pūjakaḥ, pitṛbhyaḥ piṇḍadaḥ, kāle hitamitamadhurārthavādī, vaśyātmā, dharmātmā, hetavīrṣyuḥ, phale nerṣyuḥ, niścintaḥ, nirbhīkaḥ, hrīmān, dhīmān, mahotsāhaḥ, dakṣaḥ, kṣamāvān, dhārmikaḥ, āstikaḥ, vinaya-buddhividyābhijanavayovṛddhasiddhācāryāṇāmupāsitā;

破れていない服を身に着け、明るく振舞い、花や香料を用いなさい。上品な衣類を着て、一般的な髪型にしなさい。頭頂部・耳・鼻・足には日常的に油を用いなさい。薬用喫煙をしなさい。会話では相手より先に話しかけなさい。晴れやかな顔をしなさい。困っている人を助けなさい。護摩を焚きなさい。供物を捧げなさい。布施をしなさい。四つ辻には敬意を払いなさい。生命あるものにバリ(供物)を捧げなさい。客を歓待しなさい。先祖にピンダ(団子)を供えなさい。有益で思慮深く、思いやりがあり有意義なことを時機をわきまえて話しなさい。 自己抑制をしなさい。正義を重んじなさい。行為には執着しても、その結果には無頓着でいなさい。心配とは無縁でいなさい。恐れ知らずでいなさい。慎み深くありなさい。聡明でありなさい。強い意志を持ちなさい。器用になりなさい。寛大でありなさい。高潔でありなさい。神を信じなさい。指導者[アーチャリヤ]、熟達者[シッダ]、そして思慮・知性・学識・出自・年令の点で目上の者[ヴリッダ]に献身的でありなさい。[18 (4)]

chatrī, daṇḍī, maulī, sopānatko yugamātradṛgvicaret;

傘や杖を持ち、ターバンを巻き、履物を履き、6フィート[1ユガマートラ]先を見て歩きなさい。[18(5)]

maṅgalācāraśīlaḥ, kucelāsthikaṇṭakāmedhyakeśatuṣotkarabhasmakapālasnānabalibhūmīnāṃ parihartā, prāk śramād vyāyāmavarjī syāt;

吉慶の祭式を遵守[マンガラーチャラ]しなさい。みすぼらしい衣服、骨、いばら、汚物、髪、もみ殻、廃棄物、灰、頭蓋骨〈土器の破片〉[カパーラ]がある場所や沐浴する場所、供物を捧げる場所は避けなさい。疲れる前に運動を止めなさい。[18(6)]

sarvaprāṇiṣu bandhubhūtaḥ syāt, kruddhānāmanunetā, bhītānāmāśvāśayitā, dīnānāmabhyupapattā, satyasaṃdhaḥ, sāmapradhānaḥ, paraparuṣavacanasahiṣṇuḥ, amarśaghnaḥ, praśamaguṇadarśī, rāgadveṣahetūnāṃ hantā ca ॥ [18]

すべての生命あるものに対して親類縁者のように接しなさい。怒りを静めなさい。恐れる者を勇気づけなさい。貧しい者を助けなさい。約束に忠実でありなさい。友好的でありなさい。他人の残酷な言葉に寛容でありなさい。耐えがたき事に耐えなさい。つねに平穏な暮らしについて考えなさい 。激情や嫌悪の原因を追い払いなさい。[18(7)]

悪事：してはいけないこと

nānṛtaṃ brūyāt, nānyasvamādadīta, nānyastriyamabhilaṣennānyaśriyam, na vairaṃ rocayet, na kuryāt pāpaṃ, na pāpe'pi pāpī syāt, nānyadoṣān brūyāt, nānyarahasyamāgamayen, nādhārmikairna narendradviṣṭaiḥ sahāsīta, nonmattairna patitairna bhrūṇahantṛbhirna kṣudrairna duṣṭaiḥ;

嘘をつかない。他人の所有物を奪わない。他人の女性や財産を欲してはいけない。敵意を向けてはいけない。悪事を働かない。罪人にも悪事を働かない。他人の欠点を言いふらさない。他人の秘密を知ろうとしない。背徳者、王が憎む者〈売国奴〉、狂人、堕落した者、堕胎をする者、卑劣な者、邪悪な者と交流を結んではいけない。[19(1)]

na duṣṭayānānyārohet, nā jānusamaṃ kaṭhinamāsanamadhyāsīta, nānāstīrṇamanupahitam-aviśālamasamaṃ vā śayanaṃ prapadyeta, na giriviṣamamastakeṣvanucaret, na drumamārohet, na jalogravegamavagāhet, na kūlacchāyāmupāsīta, nāgnyutpātamabhitaścaret;

欠陥のある乗り物に乗らない。膝の高さまである硬い椅子に座らない。敷布がなく、寝具を置いてない、小さく、平坦でないような寝床で寝てはいけない。頂上が平坦でない山に登らない。木登りをしない。流れの速い水中で沐浴しない。親族や貴族の影を踏んではい

けない。大火災の近くへ行ってはいけない。[19 (2)]

noccairhaset, na śabdavantaṃ mārutaṃ muñcet, nānāvṛtamukho jṛmbhām, kṣavathuṃ hāsyaṃ vā pravartayet, na nāsikāṃ kuṣṇīyāt, na dantān vighaṭṭayet, na nakhān vādayet, nāsthīnyabhihanyāt, na bhūmiṃ vilikhet, na chindyāttṛṇaṃ, na loṣṭaṃ mṛdnīyāt, na viguṇamaṅgaiśceṣṭeta;

大声で笑わない。音を立てて放屁しない。口を覆わずにあくび・くしゃみ・大笑いをしない。鼻孔をほじくらない。歯ぎしりしない。爪で音を立てたない。骨どうしを叩かない。土を擦らない。わらを刈らない。土の塊をこねない。見苦しい姿勢をしない。[19 (3)]

jyotīṃṣyaniṣṭamamedhyamaśastaṃ ca nābhivīkṣeta, na huṃkuryācchavam, na caityadhvajaguru-pūjyāśastacchāyāmākrāmet, na kṣapāsvamarasadanacaityacatvaracatuṣpathopavanaśmaśānā-ghātanānyāseveta, naikaḥ śūnyagṛhaṃ na cāṭavīmanupraviśet;

光る物、不快な物、不浄な物、不吉な物を凝視しない。死体を見て不自然な音を出さない。守護神が宿る樹木、旗、師[グル]、崇拝すべき物、不吉な物の影を踏まない。夜には、寺院、神聖な木、中庭、四つ辻、公園、火葬場、処刑場に長居しない。1人で、空家や森に入ってはいけない。[19 (4)]

na pāpavṛttān strīmitrabhṛtyān bhajeta, nottamairvirudhyeta, nāvarānupāsīta, na jihmaṃ rocayet, nānāryamaśrayet, na bhayamutpādayet, na sāhasātisvapnaprajāgarasnānapānāśanānyāseveta, nordhvajānuściraṃ tiṣṭhet,

罪深い行いをする女性や友人や召使いと関わってはいけない。優れた者に反抗してはいけない。劣った者と付き合ってはいけない。不正な事に興味をもってはいけない。信用できない者をかくまわない。恐怖を煽らない。無謀な行為、過度の睡眠、夜更かし、入浴、飲食を頻繁に行わない。膝を折り立て尻をついて座りつづけない。[19 (5)]

na vyālānupasarpenna daṃṣṭrṇo na viṣāṇinaḥ; purovātātapāvaśyāyātipravātāñjahyāt, kaliṃ nārabheta,

獰猛な動物や、牙や角を持つ動物に近づかない。東風、日ざし、露、暴風は避けなさい。喧嘩を売ってはいけない。[19 (6)]

nāsunibhṛto'gnimupāsīta nocchiṣṭaḥ, nādhaḥ kṛtvā pratāpayet, nāvigataklamo nānāplutavadano na nagna upaspṛśet, na snānaśāṭyā spṛśeduttamāṅgam, na keśāgrānyabhihanyāt, nopaspṛśya te eva vāsasī bibhṛyāt; nāspṛṣṭvā ratnājyapūjyamaṅgalasumanaso'bhiniṣkrāmet, na pūjyamaṅgalānyapasavyaṃ gacchennetarāṇyanudakṣiṇam ॥ [19]

身を清め孤立した状況のとき以外は、火を崇めてはいけない。火を足元において身体を暖めてはいけない。裸体のままや、疲労が取れない時や、最初に顔を洗わずに、水浴してはいけない。水浴用下着で頭に触れない。髪の先端を叩かない。入浴後は入浴前と同じ服を着てはいけない。宝石、祭壇用ギー、崇拝すべき物、吉祥物、花に触れずに外出しない。崇拝すべき物や吉祥物を左側にして、またそれとは反対の物を右側にして通過してはいけない。[19 (7)]

nāratnapāṇirnāsnāto nopahatavāsā nājapitvā nāhutvā devatābhyo nānirūpya pitṛbhyo nādatvā gurubhyo nātithibhyo nopāśritebhyo nāpuṇyagandho nāmālī nāprakṣālitapāṇipādavadano nāśuddhamukhono daṅmukho na vimanā nābhaktāśiṣṭāśucikṣudhitaparicaro na pātrīṣva-medhyāsu nādeṣe nākāle nākīrṇe nādatvā'gramagnaye nāprokṣitaṃ prokṣaṇodakairna mantrairanabhimantritaṃ na kutsayanna kutsitaṃ na pratikūlopahitamannamādadīta,

手に宝石を着けないで食事をしない。沐浴しないで食事をしない。破れた服を着て食事をしない。祈りを口ずさまないで食事をしない。神々に灯明を捧げないで食事をしない。先祖に供物を捧げないで食事をしない。年長者や客や居候に食事を供しないで、食事をしない。吉祥な香料なしで食事をしない。花の首飾りなしで食事をしない。両手と両足と顔を洗わないで食事をしない。口を清浄にしないで食事をしない。顔を北に向けて食事をしない。意気消沈して食事をしない。不信心で粗野で不潔で空腹な付き人と一緒に、食事をしない。不潔な器で食事をしない。不適切な場所で食事をしない。不適切な時間に食事をしない。人ごみの中で食事をしない。最初にアグニ神に灯明を捧げないで食事をしない。水をふりかけて皿を浄めずに、食事をしない。呪文[マントラ]を唱えて清めずに、食事をしない。不満をもって食事をしない。邪(よこしま)な人が用意した汚れた食事を食べない。[20 (1)]

na paryuṣitamanyatra māṃsaharitakaśuṣkaśākaphalamabhakṣyebhyaḥ; nāśeṣabhuk syādanyatra dadhimadhulavaṇasaktusarpirbhyaḥ, na naktaṃ dadhi bhuñjīta, na saktūnekānaśnīyānna niśi na bhuktvā na bahūnna dvirnodakāntaritānt, na chittvā dvijairbhakṣayet ॥ [20]

肉、生食用野菜(香味野菜[注1])、乾燥野菜、果物、固形食以外は、一晩置いた物を食べてはいけない。発酵乳[ダディ]、蜂蜜、塩、香煎(炒った穀類の粉)[サクトゥ]、ギー以外は、残さず食べつくしてはいけない。夜に発酵乳[ダディ]を食べてはいけない。香煎[サクトゥ]は単品で食べても、夜に食べても、食後に食べても、大量に食べても、２度食べても、途中に水を飲んで食べても、歯で砕いて食べてもいけない。[20 (2)]

注１　[ハリタカ]：ハリタも同義。第27章166節参照。

nānṛjuḥ kṣuyānnādyānna śayīta, na vegito'nyakāryaḥ syāt, na vāyvagnisalilasomārka- dvijaguru-pratimukhaṃ niṣṭhīvikā varcomūtrāṇyutsṛjet; na panthānamavamūtrayenna janavati nānnakāle, na japahomādhyayanabalimaṅgalakriyāsu, śleṣmasiṅghāṇakaṃ muñcet ‖ [21]

ゆがんだ姿勢で、くしゃみ、食事、睡眠をしてはいけない。生理的欲求を抑えながら他の事をしてはいけない。風、火、水、月、太陽、ブラーフマナ(司祭階級)、年長者を前にして、つば、おなら、便、尿を排泄してはいけない。道路で放尿してはいけない。人込みや、食事中や、祈りを口ずさんでいる時や、神々に灯明を捧げている時、勉強している時、供え物や吉祥な祭式をしている時には、鼻汁を出してはいけない。[21]

na striyamavajānīta, nātiviśrambhayet, na guhyamanuśrāvayet, nādhikuryāt | na rajasvlāṃ nāturāṃ nāmedhyāṃ nāśastāṃ nāniṣṭarūpācāropacārāṃ nādakṣāṃ nādakṣiṇāṃ nākāmāṃ nānyakāmāṃ nānyastriyaṃ nānyayoniṃ nāyonau

女性を侮辱しても信頼しすぎてもいけない。女性に秘密を漏らしても、権威を与えてもいけない。月経中の女性、病気の女性、不浄な女性、不吉な女性、外見と行動と礼儀が不快な女性、未熟な女性、好意的でない女性、性行為を望んでいない女性、他の人に情欲を抱いている女性、他の人の妻。以上の女性とは性交してはいけない。動物の雌の生殖器や、女性性器以外で性交してはいけない。[22 (1–2)]

na caityacatvaracatuṣpathopavanaśmaśānāghātanasalilauṣadhidvijagurusurālayeṣu na sandhyayornātithiṣu nāśucirnājagdhabheṣajo nāpraṇītasaṅkalpo nānupasthitapraharṣo nābhuktavānnātyaśito na viṣamastho na mūtroccārapīḍito na śramavyāyāmopavāsaklamābhihato nārahasi vyavāyaṃ gacchet ‖ [22]

神聖な木、舞台、四つ辻、公園、火葬場、処刑場、貯水所、薬剤貯蔵所、司祭階級の家、師[グル]の家、神々の住居(寺院)で、性交してはいけない。夜明けと夕暮れに、凶日に、不潔な状態で、薬剤〈強精剤〉を服用せず、確固たる決意がなく、性欲が十分でなく、食事をしていないとき、食べ過ぎたとき、平坦でない場所で、尿意や便意が差し迫っているとき、疲労・運動・断食・消耗で苦しんでいるとき、人目につく場所で、性交をしてはいけない。[22 (3–4)]

na sato na gurūn parivadet, nāśucibhirabhicārakarmacaityapūjyapūjādhyayanamabhinirvartayet ‖ [23]

善人や年長者を非難してはいけない。不浄なままで、呪いの儀式をしたり、神聖な場所や崇拝すべき人を崇めたり、読誦〈学習〉を行ってはいけない。[23]

na vidyutsvanārtavīṣu nābhyuditāsu dikṣu nāgnisaṃplave na bhūmikampe na mahotsave nolkāpāte na mahāgrahopagamane na naṣṭacandrāyāṃ tithau na sandhyayornāmukhādguror-nāvapatitaṃ nātimātraṃ na tāntaṃ na visvaraṃ nānavasthitapadaṃ nātidrutaṃ na vilambitaṃ nātiklībaṃ nātyuccairnātinīcaiḥ svarairadhyayanamabhyasyet ‖ [24]

季節外れの稲妻が光るとき、四方が燃えさかる炎で照らされているとき、大火災が起っているとき、地震のとき、盛大な祭りのとき、流星が落ちるとき、巨大な惑星(太陽、月)の食のとき、新月の日、明け方と夕暮れに、教本を朗唱してはいけない。師の口から教えを受けていないことを朗唱〈学習〉してはいけない。不明瞭な声で、強すぎる声で、弱々しい声で、不協和な裏声で、朗唱してはいけない。句読点で休止せず、速すぎや、ゆっくりすぎや、精気の欠きすぎや、声高すぎや、低すぎの声で、朗唱してはいけない。[24]

nātisamayaṃ jahyāt, na niyamaṃ bhindyāt, na naktaṃ nādeśe caret, na sandhyāsvabhyava-hārādhyayanastrīsvapnasevī syāt, na bālavṛddhalubdhamūrkhakliṣṭaklībaiḥ saha sakhyaṃ kuryāt, na madyadyūtaveśyāprasaṅgaruciḥ syāt,

伝統的習慣をむやみに捨ててはいけない。戒律[ニヤマ]を破ってはいけない。夜に不適切な場所へ行ってはいけない。夜明けと夕暮れ時に、食事、読誦〈学習〉、性行為、睡眠をしてはいけない。幼児、高齢者、貪欲な者、愚か者、病んでいる者、無力な者と親密になってはいけない。酒、賭博、遊女に耽溺してはいけない。[25(1)]

na guhyaṃ vivṛṇuyāt, na kañcidavajānīyāt, nāhaṃmānī syānnādakṣo nādakṣiṇo nāsūyakaḥ, na brāhmaṇān parivadet, na gavāṃ daṇḍamudyacchet, na vṛddhānna gurūnna gaṇānna nṛpān vā'dhikṣipet, na cātibrūyāt, na bāndhavānurakta kṛchradvitīyaguhyajñān bahiṣkuryāt ‖ [25]

秘密を明かしてはいけない。だれをも侮辱してはいけない。自信過剰であってはいけないし、未熟練、無愛想、口喧しいのはいけない。司祭階級[ブラーフマナ]を侮辱してはいけない。牛に杖を振り上げてはいけない。年長者、師、群集、国王を罵ってはいけない。喋り過ぎてはいけない。親族、親しい者、逆境の時に助けてくれた者、秘密を知っている者を追い出してはいけない。[25(2)]

nādhīro nātyucchritasattvaḥ syāt, nābhṛtabhṛtyaḥ, nāviśrabdhasvajanaḥ, naikaḥ sukhī, na duḥkhaśīlācāropacāraḥ, na sarvaviśrambhī, na sarvābhiśaṅkī, na sarvakālavicārī ‖ [26]

臆病でも、大胆すぎてもいけない。扶養すべき人を援助しないのはいけない。親族を信用しないのはいけない。一人で楽しむのはいけない。よい習慣、善行、社会奉仕を重荷に思ってはいけない。すべての人を信頼してはいけない。すべての人を疑ってはいけない。

一日中、熟慮していてはいけない。[26]

na kāryakālamatipātayet, nāparīkṣitamabhiniviśet, nendriyavaśagaḥ syāt, na cañcalaṃ mano'nubhrāmayet, na buddhīndriyāṇāmatibhāramādadhyāt, na cātidīrghasūtrī syāt;

行動すべき適時を先送りしてはいけない。熟考せずに物事を始めてはいけない。感覚に服従してはいけない。不安定な精神に追従してはいけない。理性と感覚機能[インドリヤ]とに負担をかけ過ぎてはいけない。引き延ばし過ぎてはいけない。[27 (1)]

na krodhaharṣāvanuvidadhyāt, na śokamanuvaset, na siddhāvutsekaṃ yacchennāsiddhau dainyaṃ, prakṛtimabhīkṣṇaṃ smaret, hetuprabhāvaniścitaḥ syāddhetvārambhanityaśca, na kṛtamityāśvaset, na vīryaṃ jahyāt, nāpavādamanusmaret ‖ [27]

怒りや歓喜の感情に負けてはいけない。悲しみを引きずって生きてはいけない。成功に傲慢になっても、失敗に落胆してもいけない。つねに自分の体質〈本質〉を心に留めていなさい。行動とその結果を確信し、行動を起こしなさい。自分の行動が無駄であったと思い込んではいけない。勇気をなくしてはいけない。中傷を思い出してはいけない。[27 (2)]

神の祝福を受ける方法

nāśuciruttamājyākṣtatilakuśasarṣapairagniṃ juhuyādātmānamāśīrbhirāśāsānaḥ;

祝福されたいと願う者は、不潔なままで、祭壇用のギー[アージヤ]、アクシャタ[イネ科オオムギ]・ティラ[ゴマ科ゴマ]、クシャ[イネ科クシャソウ]、サルシャパ[アブラナ科アブラナ]を神聖な火に投じてはいけない。[28 (1)]

agnirme nāpagacchecccharīrādvāyurme prāṇānādadhātu, viṣṇurme balamādadhātu, indro me vīryaṃ śivā māṃ praviśantvāpa āpohiṣṭhetyapaḥ spṛśet, dviḥ parimṛjyoṣṭhau pādau cābhyukṣya mūrdhani khāni copaspṛśedadbhirātmānaṃ hṛdayaṃ śiraśca ‖ [28]

「アグニルメー・ナーパガッチェート・シャリーラード…(火の神[アグニ]が私の身体から離れませんように…)」などと[注1]唱えながら、水に触れるとよい。唇を2回洗い清め、足に水をふりかけ、頭部のすべての開口部(目、耳、鼻、口)や、自分の身体と胸と頭にも水をかけなさい。[28 (2)]

注1 このマントラのつづきを補う。
風の神[ヴァーユ]が私に生命[プラーナ]を与えてくださいますように、ヴィシュヌ神が私に力[バラ]を与えてくださいますように、インドラ神が私に勇気[ヴィールヤ]を与えてくださいま

すように、水の神[アーパ(アーパス)]が幸先よく私に浸透しますように、水の神はなんと幸福をもたらしてくださることか、

brahmacaryajñānadānamaitrīkāruṇyaharṣopekṣāpraśamaparaśca syād iti ॥ [29]

禁欲、学問、喜捨、親交、慈悲、歓喜、離俗、静寂に専心しなさい。[29]

第8章のまとめ

tatra ślokāḥ —
pañcapañcakamuddiṣṭaṃ mano hetucatuṣṭayam ।
indriyopakrame'dhyāye sadvṛttamakhilena ca ॥ [30]
svasthavṛttaṃ yathoddiṣṭaṃ yaḥ samyaganutiṣṭhati ।
sa samāḥ śatamavyādhirāyuṣā na viyujyate ॥ [31]
nṛlokamāpūrayate yaśasā sādhusaṃmataḥ ।
dharmārthāveti bhūtānāṃ bandhutāmupagacchati ॥ [32]
parān sukṛtino lokān puṇyakarmā prapadyate ।
tasmādvṛttamanuṣṭheyamidaṃ sarveṇa sarvadā ॥ [33]

最後は、要約の詩節[シュローカ]である。
5つの5個一組、精神、4つの原因、善行の規範を、「感覚機能序説」の章で詳細に述べた。ここで述べた健康法[スヴァスタヴリッタ]を正しく行う者は、百年の寿命を無病で全うする。そして、高貴な者[サードゥ]から尊敬され、その名声で人間の世界を満たし、法〈徳〉[ダルマ]と実利〈富〉[アルタ]を得て、すべての生き物と親交を結ぶ。最後には、その道徳的な行為によって、徳高き者の来世に赴くのである。したがって、すべての者はこの規範につねに従うべきである。[30–33]

その他の善行

yaccānyadapi kiñcit syādanuktamiha pūjitam ।
vṛttaṃ tadapi cātreyaḥ sadaivābhyanumanyate ॥ [34]

ここでは述べられていない他の誉れ高き行いに対してもアートレーヤはつねに賛同するであろう。[34]

ityagniveśakṛte tantre carakapratisaṃskṛte ślokasthāne indriyopakramaṇīyo nāmāṣṭamo'dhyāyaḥ ‖（8）

以上で、アグニヴェーシャが著し、チャラカが改訂した本集・総論篇の第８章「感覚機能序説」を終わる。（8）

iti svasthacatuṣko dvitīyaḥ ‖（II）

健康法に関する２番目の四章群を終わる。（II）

निर्देशचतुष्कः
nirdeśacatuṣkaḥ

III

基本事項の訓示に関する四章群

navamo'dhyāyaḥ

CHAPTER 9

第9章
治療の四本柱の概略の章

athātaḥ khuḍḍākacatuṣpādaṃ adhyāyaṃ vyākhyāsyāmaḥ ॥ [1]
iti ha smāha bhagavānātreyaḥ ॥ [2]

それでは「治療の四本柱の概略」の章を述べよう、と尊者アートレーヤが語り始めた。[1–2]

治療の四本柱と健康、病気、治療の定義

治療の四本柱

bhiṣagdravyāṇyupasthātā rogī pādacatuṣṭayam ।
guṇavat kāraṇaṃ jñeyaṃ vikāravyupaśāntaye ॥ [3]

医者、治療薬、看護人、患者。この四本柱が必要な性質を供えていれば、病気を治すことができる。[3]

健康と病気の定義

vikāro dhātuvaiṣamyaṃ, sāmyaṃ prakṛtirucyate ।
sukhasaṃjñakamārogyaṃ, vikāro duhkhameva ca ॥ [4]

異常な状態(病気)[ヴィカーラ]とはダートゥ[注1]（要素)の不均衡のことであり、要素が均衡していることを正常な状態(健康)[プラクリティ]という。健康は幸福〈安楽〉[スカ]であり病気は不幸〈苦痛〉[ドゥカ]である。[4]

注１　７つの身体構成要素、身体的ドーシャ、精神的ドーシャ、マラ(老廃物)を指す。

治療の定義

caturṇāṃ bhiṣagādīnāṃ ṣastānāṃ dhātuvaikṛte |
pravṛttirdhātusāmyārthā cikitsetyabhidhīyate || [5]

不均衡になったダートゥ（要素)の均衡を取り戻すために、医者などの優秀な四本柱を用いることを治療[チキツァー]という。[5]

治療の四本柱に必要な四条件

医者の資質と条件

śrute paryavadātatvaṃ bahuśo dṛṣṭakarmatā |
dākṣyaṃ śaucamiti jñeyaṃ vaidye guṇacatuṣṭayam || [6]

優秀な理論的知識、経験豊富、器用〈治療技術〉、潔癖。これらが医者に必要な四条件である。[6]

治療薬の条件

bahutā tatrayogyatvamanekavidhakalpanā |
saṃpacceti catuṣko'yaṃ dravyāṇāṃ guṇa ucyate || [7]

豊富に入手できる。効き目がある。薬剤の形状が多様である。不純物がない。これらが治療薬に必要な四条件である。[7]

看護人の資質と条件

upacārajñatā dākṣyamanurāgaśca bhartari |
śaucaṃ ceti catuṣko'yaṃ guṇaḥ paricare jane || [8]

看護の知識。器用〈看護技術〉。誠実、潔癖。これらが看護人に必要な四条件である。[8]

患者の資質と条件

smṛtinirdeśakāritvamabhīrutvamathāpi ca |
jñāpakatvaṃ ca rogāṇāmāturasya guṇāḥ smṛtāḥ || [9]

記憶力がよい、指示を守る、物怖じしない、病気に関するすべての情報を知らせる。これらが患者に必要な四条件である。[9]

医者について

四本柱のうち医者が最重要である理由

kāraṇaṃ ṣoḍaśaguṇaṃ siddhau pādacatuṣṭayam |
vijñātā śāsitā yoktā pradhānaṃ bhiṣagatra tu || [10]

この16の条件からなる四本柱は治療成功のための要因である。しかし、知識を持ち、指導し、処方する医者が中心的立場になる。[10]

paktau hi kāraṇaṃ pakturyathā pātrendhanānalāḥ |
vijeturvijaye bhūmiścamūḥ praharaṇāni ca || [11]
āturādyastathā siddhau pādāḥ kāraṇasanjñitāḥ |
vaidyasyātaścikitsāyāṃ pradhānaṃ kāraṇaṃ bhiṣak || [12]

料理においては、調理器具と燃料と火は料理人にとっての必要不可欠な要因である。勝利においては、戦勝地と軍隊と武器が征服者にとっての必要不可欠な要因である。同様に、病気治療の成功においては、患者と看護人と治療薬は医者にとっての必要不可欠な要因といえる。このように、治療においては医者はもっとも重要な要因である。[11–12]

mṛddaṇḍacakrasūtrādyāḥ kumbhakārādṛte yathā |
nāvahanti guṇaṃ vaidyādṛte pādatryaṃ tathā || [13]

粘土、棒、ろくろ、糸などがあっても陶工がいなければ壷を作るという目的を果たせないように、医者以外の３者は医者がいなければ治療という目的を果たせない。[13]

gandarvapuravannāśaṃ yadvikāraḥ sudāruṇāḥ |
yānti yaccetare vṛddhimāśūpāyapratīkṣiṇaḥ ‖ [14]
sati pādatraye jñājñau bhiṣajāvatra kāraṇam |

医者と医者以外の３者が存在していても、慎重な治療を要する重症の病気が架空の城市ガンダルヴァ（蜃気楼）のように消滅することもあれば、早急な治療を欠いたために軽症の病気が悪化することもある。この結果は、先の例では有能な医者、後の例では無知な医者に原因がある。[14]

無知な医者の害悪

varamātmā huto'jñena na cikitsā pravartitā ‖ [15]
pāṇicārādyathā'cakṣurajñānādbhītabhītavat |
naurmārutavaśevājño bhiṣak carati karmasu ‖ [16]

無知な医者に治療されるくらいなら、自分の身を火に投じる方がましだ。目の不自由な人が手探りで歩くように、また嵐の中を船が航行するように、無知な医者はその無知ゆえに過剰な不安をもち、自信を欠いて治療にあたる。[15–16]

yadṛcchayā samāpannamuttārya niyatāyuṣam |
bhiṣaṅmānī nihantyāśu śatānyaniyatāyuṣām ‖ [17]

医者を自認する無知な者は、生き長らえる運命にある患者を偶然治しても、一方で、寿命の定まらない何百人もの患者を殺す。[17]

生命の救済者たる医者の定義

tasmācchāstre'rthavijñāne pravṛttau karmadarśane |
bhiṣak catuṣṭaye yuktaḥ prāṇābhisara ucyate ‖ [18]

よって、医学書の知識、明晰な理解力、適切な応用力、診療経験の４つに長けている医者は、生命を長らえさせる者［プラーナービサラ］といわれる。[18]

名医の定義

hetau liṅge praśamane rogāṇāmapunarbhave |
jñānaṃ caturvidhaṃ yasya sa rajārho bhiṣaktamaḥ ‖ [19]

病因、症状 、治療、病気予防の４つの知識を持つ医者は最高の医者であり、王の侍医にふさわしい。[19]

医者の義務

śastraṃ śāstrāṇi salilaṃ guṇadoṣapravṛttaye ǀ
pātrāpekṣīṇyataḥ prajñāṃ cikitsārthaṃ viśodhayet ǁ [20]

武器、学問、水がよい結果をもたらすか悪い結果をもたらすかは、それを扱う者しだいである。よって、医者は患者の治療のために自分の知性を完璧なものにしなくてはならない。[20]

vidyā vitarko vijñānaṃ smṛtistatparatā kriyā ǀ
yasyaite ṣaḍguṇāstasya na sādhyamativartate ǁ [21]
vidyā matiḥ karmadṛṣṭirabhyāsaḥ siddhirāśrayaḥ ǀ
vaidyaśabdābhiniṣpattāvalamekaikamapyataḥ ǁ [22]
yasya tvete guṇāḥ sarve santi vidyādayaḥ śubhāḥ ǀ
sa vaidyaśabdaṃ sadbhūtamarhan prāṇisukhapradaḥ ǁ [23]

学識[ヴィディヤー]、推測力[ヴィタルカ]、専門的知識[ヴィジュニャーナ]、記憶力[スムリティ]、集中力〈即応力〉[タトパラター]、行動力[クリヤー]。この６つの長所[シャド・グナ]をもつ者にとって達成できないものはない。学識[ヴィディヤー]、知性[マティ]、実践的な知識[カルマ・ドリシュティ]、実践〈反復〉[アビヤーサ]、熟練[シッディ]、人望〈指導力〉[アーシュラヤ]。これらのうち１つでもあれば「ヴァイディヤ〈ヴァイドヤ〉(医師)」という称号を与えるのに十分である。よって、これらの優れた資質をすべて備える者は、「有能なヴァイディヤ(医師)」」という名誉ある称号を与えられるのにふさわしく、生命あるものに多くの幸福を与える。[21–23]

śāstraṃ jyotiḥ prakāśārthaṃ darśanaṃ buddhirātmanaḥ ǀ
tābhyāṃ bhiṣak suyuktābhyāṃ cikitsannāparādhyati ǁ [24]
cikitsite trayaḥ pādā yasmādvaidyavyapāśrayāḥ ǀ
tasmāt prayatnamātiṣṭhedbhiṣak svaguṇasaṃpadi ǁ [25]

学問は照明の光にたとえられ、自身の理解力は目にたとえられる。学問と理解力に恵まれている医者は患者を診る際に過誤を犯さない。治療の四本柱のうち医者以外の３者は医者に依存しているのだから、医者は自分の資質を向上させるためにあらゆる努力をするべきである。[24–25]

医の倫理の四条件

maitrī kāruṇyamārteṣu śakye prītirupekṣaṇam |
prakṛtistheṣu bhūteṣu vaidyavṛttiścaturvidheti || ［26］

人類愛、病人への思いやり、治療可能な患者の治療に専念すること、死につつある患者の治療は断念［ウペークシャナ］すること。これらは医者のとるべき態度の四条件である。［26］

第9章のまとめ

tatra ślokau —
bhiṣagjitaṃ catuṣpādaṃ pādaḥ pādaścaturguṇaḥ |
bhiṣak pradhānaṃ pādebhyo yasmādvaidyastu yadguṇaḥ || ［27］
jñānāni buddhirbrāhmī ca bhiṣajāṃ yā caturvidhā |
sarvametaccatuṣpāde khuḍḍāke saṃprakāśitamiti || ［28］

要約の詩節［シュローカ］である—
治療の四本柱、各柱に必要な四条件、四本柱のうち医者が最重要である理由、医者の資質、医者の知識水準の諸相、医の倫理の四条件、これらを「治療の四本柱の概略」の章で述べた。［27–28］

---

ityagniveśakṛte tantre carakapratisaṃskṛte ślokasthāne khuḍḍākacatuṣpādo nāma navamo-'dhyāyaḥ || （9）

以上で、アグニヴェーシャが著し、チャラカが改訂した本集・総論篇の第9章「治療の四本柱の概略」を終わる。（9）

daśamo’dhyāyaḥ

CHAPTER 10

第10章 治療の四本柱の詳細の章

athāto mahācatuṣpādamadhyāyaṃ vyākhyāsyāmaḥ ‖ [1]
iti ha smāha bhagavānātreyaḥ ‖ [2]

それでは「治療の四本柱の詳細」の章を述べよう、と尊者アートレーヤが語り始めた。[1–2]

治療の役割に関する討論

アートレーヤの主張

catuṣpādaṃ ṣoḍaśakalaṃ bheṣajamiti bhiṣajo bhāṣante, yaduktaṃ pūrvādhyāye ṣoḍaśaguṇamiti, tadbheṣajaṃ yuktiyuktamalamārogyāyeti bhagavān punarvasurātreyaḥ ‖ [3]

「前章で述べたように、医療[ベーシャジャ]には四本柱があり16の特質〈側面〉[カラー]があると医者は言っている。このような医療を合理的に適用すれば、病気がない状態つまり健康をもたらすには十分である。」このように尊者プナルヴァス・アートレーヤは言った。[3]

マイトレーヤの反論

neti maitreyaḥ, kiṃ kāraṇam? dṛśyante hyāturāḥ kecidupakaraṇavantaśca paricāraka-saṃpannāścātmavantaśca kuśalaiśca bhiṣagbhiranuṣṭhitāḥ samuttiṣṭhamānāḥ, tathāyuktāścāpare mriyamāṇāḥ, tasmādbheṣejamakiñcitkaraṃ bhavati; tadyathā — śvabhre sarasi cā prasiktamalpamudakaṃ, nadyāṃ vā syandamānāyāṃ pāṃsudhāne vā pāṃsumuṣṭiḥ prakīrṇa iti;

「そうではありません」と、マイトレーヤが反論した。「理由はこうです。必要な物資がすべて揃っていて、看護人に介護され、自制心があり、名医の治療を受け、回復する患者もいれば、同じ条件にもかかわらず死んでいく患者もいます。このように、治療は事実上何の役割も果たしていません。それは水路や池に落ちた小量の水のようでもあり、流れる川や砂の山にばら撒かれた一握りの砂のようでもあります。」[4 (1)]

tathā'pare dṛṣyante'nupakaraṇāścāparicārakāścānātmavantaścākuśalaiśca bhiṣagbhiranuṣṭhitāḥ samuttiṣṭhamānāḥ, tathāyuktā mriyamāṇāścāpare | yataśca pratikurvan siddhyati, pratikurvan mriyate; apratikurvan siddhyati, apratikurvan mriyate; tataścintyate bheṣajamabheṣajenāviśiṣṭamiti || [4]

「一方、必要な物資も看護人も自制心も優れた治療も不足しているにもかかわらず、回復する患者もいれば、また同様の条件で死ぬ患者もいます。ある患者は治療を受けて回復し、同様の条件で他の患者は死んでしまいます。また治療を受けなくて回復する患者もいれば、同様の条件で死ぬ患者もいます。ですから、治療してもしなくても同じだと解釈できるのではないでしょうか。」[4]

アートレーヤの結論

maitreya! mithyā cintyata ityātreyaḥ; kiṃ kāraṇam, ye hyāturāḥ ṣoḍaśaguṇasamuditenānena bheṣajenopapadyamānā mriyanta ityuktaṃ tadanupapannaṃ, na hi bheṣajasādhyānāṃ vyādhīnāṃ bheṣajamakāraṇaṃ bhavati; ye punarāturāḥ kevalādbheṣajādṛte samuttiṣṭhante, na teṣāṃ saṃpūrṇabheṣajopapādanāya samutthānaviśeṣo nāsti;

「マイトレーヤ、おまえは間違っている」と、アートレーヤが言った。抗弁はこうである。「患者が16の特質を備えた治療をされているにもかかわらず死ぬというのは正しくない。なぜなら、治癒可能な病気においては、治療はけっして無効ではない。また、完備した医療を受けなくても治る患者の場合、総合的な医療が回復に貢献していないというのは正しくない。」[5 (1–2)]

yathā hi patitaṃ puruṣaṃ samarthamutthānāyotthapayan puruṣo balamasyopādadhyāt, sa kṣiprataramaparikliṣṭa evottiṣṭhet, tadvat saṃpūrṇabhesjopalambhādāturāḥ;

「たとえば、誰かが転んだ人を助ければ、たとえ彼が自分で起き上がることができたとし

ても、より速く、容易に起き上がることができる。完全な治療によって回復した患者の場合も同様である。」[5(3)]

ye cāturāḥ kevalādbheṣajādapi mriyante, na ca sarva eva te bheṣajopapannāḥ samuttiṣṭheran, nahi sarve vyādhayo bhavantyupāyasādhyāḥ, na copāyasādhyānāṃ vyādhīnāmanupāyena siddhirasti, na cāsādhyānāṃ vyādhīnāṃ bheṣajasamudāyo'yamasti, na hyalaṃ jñānavān bhiṣṅmumūrṣumāturamutthāpayituṃ;

「十分な治療をしても死んでしまう患者もいるが、患者が皆、治療をすれば回復するわけではない。なぜならすべての病気が治療によって治るわけではないからである。また、治療手段を加えないで治癒可能な病気が治るわけではないし、治癒不能の病気の場合、治療は役に立たない。優れた医者でさえ、死に行く患者を助けることはできない。」[5(4)]

熟練者は調査する

parīkṣyakāriṇo hi kuśalā bhavanti yathā hi yogajño'bhyāsanitya iṣvāso dhanurādāyeṣumasyannātiviprakṛṣṭe mahati kāye nāparādhavān bhavati, saṃpādayati ceṣṭakāryaṃ, tathā bhiṣak svaguṇasaṃpanna upakaraṇavān vīkṣya karmārabhamāṇaḥ sādhyarogamanaparādhaḥ saṃpādayatyevāturamārogyeṇa; tasmānna bheṣajamabheṣajenāviśiṣṭaṃ bhavati ॥ [5]

熟練者はつねに状況を注意ぶかく検討[パリークシャ]してから行動する。知識と経験を積んでいる射手は、標的に近付き、標的が大きく見える地点から弓を射るので、失敗せずに目的を達成する。同じように、能力と治療手段を備えた医者は、患者を注意ぶかく診察[パリークシャ]してから治癒可能な病気の治療をするので、失敗なく病気を治し、患者を正常な状態に戻す。したがって、治療してもしなくても同じだというのは正しくない。[5]

治療の原則

idaṃ ca naḥ pratyakṣaṃ — yadanātureṇa bhesajenāturaṃ cikitsāmaḥ, kṣāmamakṣāmeṇa, kṛśaṃ ca durbalamāpyāyayāmaḥ, sthūlaṃ medasvinamapatarpayāmaḥ, śītenoṣṇābhibhūtamupacarāmaḥ, śītābhibhūtamuṣṇena; nyūnān dhātūn pūrayāmaḥ, vyatiriktān hrāsayāmaḥ, vyādhīn mūlaviparyayeṇopacarantaḥ samyak prakṛtau sthāpayāmaḥ; teṣāṃ nastathā kurvatāmayaṃ bheṣajasamudāyaḥ kāntatamo bhavati ॥ [6]

これもまた、我々が直接観察[プラティヤクシャ]していることである。我々は、症状をもつ者[アートゥラ]にはその症状を除く方法[アナートゥラ]で治療する。つまり、衰弱した者[クシャーマ]には衰弱を除く療法[アクシャーマ]を用いる。やせて衰弱した者に栄養を与え、肉付きがよく脂肪過多の者を痩せさせる。熱に冒された者を冷性を増す方法で治療し、冷えに冒された者を温性を増す療法で治療する。減少したダートゥ（身体構成要素）を補い、増加したダートゥを減少させる。このように、病気の原因に対立する療法で適切に治療することにより、完全に正常な状態に再び立て直す。上述の治療法は効果的なので、我々にとっても価値がある 。［6］

治療で名声を得る方法

bhavanti cātra —
sādhyāsādhyavibhāgajño jñānapūrvaṃ cikitsakaḥ |
kāle cārabhate karma yattat sādhayati dhruvam || ［7］
arthavidyāyaśohānimupakrośamasaṃgraham |
prāpnuyānniyataṃ vaidyo yo'sādhyaṃ samupācaret || ［8］

つぎは詩節である—
治る病気［サーディヤ］と治らない病気［アサーディヤ］の鑑別方法を知り、その十分な知識にしたがって時を違えず治療を開始する医者は必ず成功する。一方、不治の病を治療する医者は必ず富と知識と名声を失い、非難と不人気を得る。［7–8］

予後

治る病気と治らない病気の分類

sukhasādhyaṃ mataṃ sādhyaṃ kṛcchrasādhyamathāpi ca |
dvividhaṃ cāpyasādhyaṃ syādyāpyaṃ yaccānupakramam || ［9］
sādhyānāṃ trividhaścālpamadhyamotkṛṣṭatāṃ prati |
vikalpo, na tvasādhyānāṃ niyatānāṃ vikalpanā || ［10］

治る病気には、治りやすいもの［スカ・サーディヤ］と、治りにくいもの（難治性）［クリッチュラ・サーディヤ］の２種がある。治らない病気にも、一時的に症状が軽減するもの（緩和可能）［ヤーピヤ］と、手に負えないもの（不治）［アヌパクラマ］の２つがある。治る病気には、軽症、中等度、重症の３つの区別がある。しかし、治らない病気については区別がない。［9–10］

治りやすい病気の定義

hetavaḥ pūrvarūpāṇi rūpaṇyalpāni yasya ca I
na ca tulyaguṇo dūṣyo na doṣaḥ prakrtirbhavet II ［11］
na ca kālaguṇastulyo na deśo durupakramaḥ I
gatirekā navatvaṃ ca rogasyopadravo na ca II ［12］
doṣaścaikaḥ samutpattau dehaḥ sarvauṣadhakṣamaḥ I
catuṣpādopapattiśca sukhasādhyasya lakṣaṇam II ［13］

原因［ヘートゥ］、前駆症状［プールヴァ・ルーパ］、症状［ルーパ］が少ない場合：ドゥーシヤ（冒された身体要素）が、病気の原因であるドーシャの性質とも、患者のドーシャ体質とも、季節の特徴とも同質ではない。病変部が治療し難い部位ではない。病気の動きが１つの進路[注1]［ガティ］に限られている。病気が起こって間もない。合併症がない。病気発症の原因ドーシャが単一である。患者の身体があらゆる治療法に耐えられる。治療の四本柱（医者、薬、看護人、患者）が揃っている。以上が、容易に治癒する病気［スカ・サーディヤ］の特徴である。［11–13］

注１　「進路」については、総論篇第17章112-118節を参照。

治りにくい病気の定義

nimittapūrvarūpāṇāṃ rūpāṇāṃ madhyame bale I
kālaprakṛtidūṣyāṇāṃ sāmānye'nyatamasya ca II ［14］
garbhiṇīvṛddhabālānāṃ nātyupadravapīḍitam I
śastrakṣārāgnikṛtyānāmanavaṃ kṛcchradeśajam II ［15］
vidyādekapathaṃ rogaṃ nātipūrṇacatuṣpadam I
dvipathaṃ nātikālaṃ vā kṛcchrasādhyaṃ dvidoṣajam II ［16］

原因、前駆症状、症状が中程度である場合：季節、体質、ドゥーシヤ（冒された身体要素）のどれか１つに病気の原因であるドーシャとの類似性がある。患者が妊婦、高齢者、小児である。合併症が多すぎない。外科器具、アルカリ〈腐食剤〉［クシャーラ］、焼灼によって治療すべき病気である。病気が初期段階ではない。治癒しにくい部位に病気がある。病気の進行は１つの病路に限られているが、治療の四本柱が不充分である。病気が２つの病路に及んでいるが、病気の期間がそれほど長くない。２つのドーシャが原因である。以上のような病気は、難治性疾患［クリッチュラ・サーディヤ］とみなされる。［14–16］

緩和可能な病気の定義

śeṣatvādāyuṣo yāpyamasādhyaṃ pathyasevayā |
labdhālpasukhamalpena hetunā''śupravartakam || [17]
gambhīraṃ bahudhātusthaṃ marmasandhisamāśritam |
nityānuśāyinaṃ rogaṃ dīrghakālamavasthitam || [18]
vidyāddvidoṣajaṃ,

緩和可能な病気[ヤーピャ]の特徴を挙げる。完治しない病気[アサーディャ]ではあるが寿命が短縮されることはなく、養生法に従えば病気は一時的に軽減される。しかし、ちょっとした原因ですぐに悪化する。このような病気は、根が深く、1つ以上のダートゥ（身体構成要素）を冒し、必須器官[マルマン(末魔)]や関節[サンディ]を冒し、つねに慢性化する。2つのドーシャが原因である。[17–18]

治療放棄すべき病気の定義

tadvat pratyākhyeyaṃ tridoṣajam |
kriyāpathamatikrāntaṃ sarvamārgānusāriṇam || [19]
autsukyāratisaṃmohakaramindriyanāśanam |
durbalasya susaṃvṛddhaṃ vyādhiṃ sāriṣṭameva ca || [20]

治療放棄すべき(不治で緩和不能の)病気の特徴を挙げる。トリ・ドーシャ（3ドーシャ）が原因している。どんな治療も効を奏さない。すべての病路に及んでいる。不安、情動不安、意識障害[サンモーハ]を起こす。感覚機能が失われる。特に衰弱した患者では病気がかなり増悪し、死の兆候[アリシュタ][注1]が見られる。[19–20]

注1　アリシュタについては第五巻「インドリヤ・スターナ」で詳しく説明される。

鑑別の重要性

bhiṣajā prāk parīkṣyaivaṃ vikārāṇāṃ svalakṣaṇam |
paścātkarmasamārambhaḥ kāryaḥ sādhyeṣu dhīmatā || [21]
sādhyāsādhyavibhāgajño yaḥ samyakpratipattimān |
na sa maitreyatulyānāṃ mithyābuddhiṃ prakalpayet || [22]

したがって、賢い医者はまず診察をして病気の徴候と症状を調べ、治る病気だけを治療すべきである。治る病気と治らない病気との鑑別法を熟知し正しい適用法を実践する者は、マイトレーヤたちが犯した考え違いに陥ることはない。[21–22]

第10章のまとめ

tatra ślokau —
ihauṣadhaṃ pādaguṇāḥ prabhāvo bheṣajāṣrayaḥ |
ātreyamaitreyamatī matidvaividhyaniścayaḥ || [23]
caturvidhavikalpāśca vyādhayaḥ svasvalaksaṇāḥ |
uktā mahācatuṣpāde yeṣvāyattaṃ bhiṣagjitam || [24]

最後は、要約の詩節[シュローカ]である。
治療、治療の四本柱の特質、治療の効能、アートレーヤとマイトレーヤの見解、相反する見解の判定、予後に関する病気の４分類とその特徴。これらすべてを「治療の四本柱の詳細」の章で述べた。[23–24]

---

ityagniveśakṛte tantre carakapratisaṃskṛte ślokasthāne mahācatuṣpādo nāma daśamo'dhyāyaḥ || (10)

以上で、アグニヴェーシャが著し、チャラカが改訂した本集・総論篇の第10章「治療の四本柱の詳細」を終わる。(10)

ekādaśo'dhyāyaḥ

CHAPTER 11

第11章 3つの探究〈念願〉の章

athātastisraiṣaṇīyamadhyāyaṃ vyākhyāsyāmaḥ || [1]
iti ha smāha bhagavānātreyaḥ || [2]

それでは「3つの探究〈念願〉[ティスラ・エーシャナー]」の章を述べよう、と尊者アートレーヤが語り始めた。[1–2]

3つの探求

3つの探求とは

iha khalu puruṣeṇānupahatasattvabuddhipauruṣaparākrameṇa hitamiha cāmuṣminśca loke samanupaśyatā tisra eṣaṇāḥ paryeṣṭavyā bhavanti | tadyathā — prāṇaiṣaṇā, dhanaiṣaṇā, paralokaiṣaṇeti || [3]

損なわれることのない精神と理解力と人間性と戦う勇気をもつ者、そして現世と来世での幸福を期待する者は、3つの探求[ティスラ・エーシャナー]をすべきである。3つの探求とは生命の探求、富の探求、来世の探求である。[3]

1番目は生命の探求

āsāṃ tu khaleṣaṇānāṃ prāṇaiṣaṇāṃ tāvat pūrvataramāpadyeta | kasmāt? prāṇaparityāge hi sarvatyāgaḥ | tasyānupālanaṃ — svasthasya svasthavṛttānuvṛttiḥ, āturasya vikārapra-śamane-'pramādaḥ, tadubhayametaduktaṃ vakṣyate ca; tadyathoktamanuvartamānaḥ prāṇānupālanād-dīrghamāyuravāpnotīti prathamaiṣaṇā vyākhyātā bhavati || [4]

この3つの探求のうち、最初に生命に対する探求をするべきである。なぜかというと、生命を放棄すると、すべてを放棄することになるからである。生命の維持は、健康な人の場合は健康法[スヴァスタ・ヴリッタ]を守ることによって、病人の場合は病気の鎮静に留意することによって達成できる。これらは両方ともすでに述べてきたことであり、今後も取り上げることである。前述した方針に従い、生命を維持することにより、長寿を達成することができる。これが1番目の、生命の探求[プラーナ・エーシャナー]である。[4]

2番目は富の探求

atha dvitīyāṃ dhanaiṣaṇāmāpadyeta, prāṇebhyo hyanantaraṃ dhanameva paryeṣṭavyaṃ bhavati; na hyataḥ pāpāt pāpīyo'sti yadanupakaraṇasya dīrghamāyuḥ, tasmādupakaraṇāni paryeṣṭuṃ yateta | tatropakaraṇopāyānanuvyākhyāsyāmaḥ; tadyathā — kṛṣipāśupālyavāṇijyarājopasevādīni, yāni cānyānyapi satāmavigarhitāni karmāṇi vṛttipuṣṭikarāṇi vidyāttānyārabheta kartuṃ; tathā kurvan dīrghajīvitaṃ jīvatyanavamataḥ puruṣo bhavati | iti dvitīyā dhanaiṣaṇā vyākhyātā bhavati || [5]

つぎに富の探求をするべきである。生命のつぎにすべきことは富の探求である。生命を維持する資力なしに長生きすることほど、みじめな[注1]ことはない。だから、資力を得る努力をするべきである。資力を得る手段を挙げよう。それは農業、牧畜、通商貿易、宮廷勤務などである。さらに、立派な人が難色を示さない職業、生活の維持ができる職業につくのがよい。このように働くことで、屈辱を受けることなく長い人生を送ることができる。これが2番目の、富の探求[ダナ・エーシャナー]である。[5]

注1 パーピーヤス＝一層悲惨な(梵和)

3番目は来世の探求

atha tṛtīyāṃ paralokaiṣaṇāmāpadyeta | saṃśayaścātra, kathaṃ? bhaviṣyāma itaścyutā na veti; kutaḥ punaḥ saṃśaya iti, ucyate — santi hyeke pratyakṣaparāḥ parokṣatvāt punarbhavasya nāstikyamāśritāḥ, santi cāgamapratyayādeva punarbhavamicchanti; śrutibhedācca —
'mātaraṃ pitaraṃ caike manyante janmakāraṇam |
svabhāvaṃ paranirmāṇaṃ yadṛcchāṃ cāpare janāḥ || iti ||'
ataḥ saṃśayaḥ — kiṃ nu khalvasti punarbhavo na veti || [6]

最後に、3番目の来世の探求[パラローカ・エーシャナー]をするべきである。これには疑問がつきまとう。どのような疑問かというと、現世から抜け出た後も我々は存在しつづけるのか、否かという疑問である。このような疑念がどうして起るのか説明しよう。直接観察[プラティヤクシャ]を盲信するあまり、知覚の限界を超えているという理由で、生まれ変わり(再生)[プナルバヴァ]を否定する者がいる。一方、生まれ変わりの根拠を教本に見い出そうとする者もいる。さらに、教本にも見解の相違がある。例えば、人の誕生の原因は父親と母親であると考える者もいれば、自然の理[スヴァバーヴァ]だと考える者もいる。また、他者(創造主)による創造だと考えたり、偶然によるものだと考える者もいる。だから、生まれ変わり(再生)があるのかどうかは不確かである。[6]

我[アートマン]と来世の存在に関する議論

我[アートマン]と来世の存在の証明

tatra buddhimānnāstikyabuddhiṃ jahyādvicikitsāṃ ca | kasmāt? pratyakṣaṃ hyalpam; analpamapratyakṣamasti, yadāgamānumānayuktibhirupalabhyate; yaireva tāvadindriyaiḥ pratyakṣamupalabhyate, tānyeva santi cāpratyakṣāṇi || [7]

さて、賢明な者はこの問題にたいして否定的な態度や疑いを放棄すべきだ。それはなぜか？　直接観察[プラティヤクシャ]できる範囲は非常に限られており、一方、教本や推論、道理(状況考察)から知ることのできる不可視の領域は大きいからである。そもそも、知覚〈見る行為〉をつかさどる感覚機能そのものを見ることもできないではないか。[7]

satāṃ ca rūpāṇāmatisannikarṣādativiprakarṣādāvaraṇāt karṇadaurbalyānmanonavasthānāt samānābhihārādabhibhavādatisaukṣmyācca pratyakṣānupalabdhiḥ; tasmādaparīkṣitametaducyate — pratyakṣamevāsti, nānyadastīti || [8]

存在する形あるものでも、近過ぎたり、遠過ぎたり、被われていたり、感覚機能が不全であったり、精神が不安定であったり、同じような物の中に混在していたり、より強力なものに打ち消されたり、小さ過ぎたりなどのさまざまな要因のために、知覚することができないことがある。したがって知覚できるものだけが存在し他には何も存在しない、というのは根拠のない発言 である。[8]

śrutayaścaitā na kāraṇaṃ, yuktivirodhāt |
ātmā mātuḥ piturvā yaḥ so'patyaṃ yadi saṃcaret |

dvividhaṃ saṃcaredātmā sarvo vā’vayavena vā ‖ [9]
sarvaścet saṃcarenmātuḥ piturvā maraṇaṃ bhavet |
nirantaraṃ, nāvayavaḥ kaścitsūkṣmasya cātmanaḥ ‖ [10]

前述のことに関するさまざまな言い伝え[シュルタ]も、道理[ユクティ]に反するので支持できない。母親と父親の我[アートマン]が子供に移行するとすれば、全体が移行するか、部分的に移行するかの二通りである。全体が移行するとすれば、両親は直ちに死んでしまうし、部分的な移行が可能かというと、我[アートマン]は微細なものなので分割はあり得ない。[9–10]

buddhirmanaśca nirṇīte yathaivātmā tathaiva te |
yeṣāṃ caiṣā matisteṣāṃ yonirnāsti caturvidhā ‖ [11]

誕生の原因である両親の理性[ブッディ]と精神〈思考機能〉[マナス]の場合も、我[アートマン]の場合と同様の結論になる。もし、両親起原説が正しいとすると、自然界で観察できる４種類の発生形態[ヨーニ][注1]があり得ないことになる。[11]

注１　４種類の発生形態とは、胎生[ジャラーユジャ jarāyuja]、卵生[アンダジャ aṇḍaja]、湿地からの発生[サンスヴェーダジャ saṃsvedaja]、土を貫通しての発生(発芽様の発生)[ウドビッジャ udbhijja]である。

vidyāt svābhāvikaṃ ṣaṇṇāṃ dhātūnāṃ yat svalakṣaṇam |
saṃyoge ca viyoge ca teṣāṃ karmaiva kāraṇam ‖ [12]

シャドダートゥ（六要素[注1]）に特有の性質は元来存在しているものである。しかし、生命の生・死に関与している六要素の合体・分離は、我[アートマン]の行為という原因があってこそ起こるものである。[12]

注１　六要素は、五大(地・水・火・風・空)とアートマンを指し、六大ともいう。

anādeścetanādhātorneṣyate paranirmitiḥ |
para ātmā sa ceddheturiṣṭo’stu paranirmitiḥ ‖ [13]

起源がないものであり、意識を有するもの(生命)である我[アートマン]が、他者(創造主)[パラ]による創造物だというのは、理にかなわない。もしも他者[パラ]という言葉が我[アートマン]そのものを意味しているのなら、他者が生まれ変わりの原因だという説を受け入れてもよい。[13]

備考　意識の基本要素であるアートマンは、起源がないものであり、他者による創造物ではあり得ない。アートマン自体が他のすべてのものの第一原因であるという意味なら、「他者(創造主)創造説」に異義を唱えることはない。

無神論を排斥する理由

na parīkṣā na pārīkṣyaṃ na kartā kāraṇaṃ na ca |
na devā narṣayaḥ siddhāḥ karma karmaphalaṃ na ca || [14]
nāstikasyāsti naivātmā yadṛcchopahatātmanaḥ |
pātakebhyaḥ paraṃ caitat pātakaṃ nāstikagrahaḥ || [15]

偶然説を支持することで理解力が害されている無神論者[ナースティカ]にとっては、検討も、検討の対象も、行為者も、原因も、神も、聖仙も、熟達者も、行為も、行為の結果も、さらには我[アートマン]さえも存在しない。このような無神論を信奉することは、罪の中でも最悪のものである。[14–15]

tasmānmatiṃ vimucyaitāmamārgaprasṛtāṃ budhaḥ |
satāṃ buddhipradīpena paśyetsarvaṃ yathātatham || [16]

したがって、賢明な者はこのような悪い道へ導く考えを持たず、崇高な者によって手わたされた知恵の灯りですべてをあるがままに見なさない。[16]

4つの検討法と再生説

4つの検討法

dvividhameva khalu sarvaṃ saccāsacca; tasya caturvidhā parīkṣā — āptopdeśaḥ, pratyakṣam, anumānaṃ yuktiśceti || [17]

すべてのものは存在〈真実〉[サッチャ]と非存在〈虚偽〉[ア・サッチャ]の２つに分けられる。その検討[パリークシャ]には４種類の方法がある。信頼すべき大家の教示[アープタ・ウパデーシャ]、直接観察[プラティヤクシャ]、推論[アヌマーナ]、道理[ユクティ]である。[17]

信頼すべき大家の定義

āptāstāvat —
rajastamobhyāṃ nirmuktāstapojñānabalena ye |

yeṣāṃ trikālamamalaṃ jñānamavyāhataṃ sadā ॥ [18]
āptāḥ śiṣṭā vibuddhāste teṣāṃ vākyamasaṃśayam ।
satyaṃ, vakṣyanti te kasmādasatyaṃ nīrajastamāḥ ॥ [19]

信頼すべき大家[アープタ]について説明しよう。ラジャス(激情)とタマス(無知)から解き放たれた人。苦行に耐える力と知恵に恵まれている人。その人の知恵は欠点がなく、つねに否認されることがなく、過去・現在・未来[トリ・カーラ]にわたって真実であるような人。このような人をアープタ(博学で信頼すべき大家)、シシュタ(熟練した識者)、ヴィブッダ(覚醒者)という。このような人たちの言葉は疑う余地がなく真実である。ラジャス(激情)とタマス(無知)に無縁の彼らが、虚偽を語るわけがないからである。[18–19]

直接観察の定義

ātmendriyamanorthānāṃ sannikarṣāt pravartate ।
vyaktā tadātve yā buddhiḥ pratyakṣaṃ sā nirucyate ॥ [20]

我[アートマン]と感覚機能[インドリヤ]と精神〈思考機能〉[マナス]と感覚の対象が接触する時に生じる明確なその瞬間の認識を、知覚または直接観察[プラティヤクシャ]という。[20]

推論の定義

pratyakṣapūrvaṃ trividhaṃ trikālaṃ cānumīyate ।
vahnirnigūḍho dhūmena maithunaṃ garbhadarśaṇāt ॥ [21]
evaṃ vyavasyantyatītaṃ bījāt phalamanāgatam ।
dṛṣṭvā bījāt phalaṃ jātamihaiva sadṛśaṃ budhāḥ ॥ [22]

推論[アヌマーナ]はそれに先立つ直接観察に基づいている。推論には3種類あるが、それは三時[トリ・カーラ](過去・現在・未来)に関係している。煙を見て覆われた炎を推し量り、胎児を見て性交が行われたことを推し量り、種子を見て果実が成るのを推し量ることができる。同様に、賢者は、果実が成っているのを見てそれが種子から生じたことを推し量る。[21–22]

ユクティの実例と定義

jalakarṣaṇabījartusaṃyogāt sasyasaṃbhavaḥ ।
yuktiḥ ṣaḍdhātusaṃyogādgarbhāṇāṃ saṃbhavastathā ॥ [23]
mathyamanthana(ka)manthānasaṃyogādagnisaṃbhavaḥ ।

yuktiyuktā catuṣpādasampadvyādhinibarhaṇī ‖ [24]

作物の成長は、水、畑を耕すこと、種まき、気候の結びつきにより起こる。胎児の成長は、シャドダートゥ（六要素）の結びつきにより起こる。これはユクティ（すべての要因が適切かつ理に適って結びつくこと）のなせる業である。同様のことが、摩擦板、回転させる行為、摩擦棒の結びつきにより火が起こることにもいえる。つまり、治療の四本柱の結びつきが理に適っていれば[ユクティ・ユクタ]、病気は治るのである。[23–24]

buddhiḥ paśyati yā bhāvān bahukāraṇayogajān ǀ
yuktistrikālā sā jñeyā trivargaḥ sādhyate yayā ‖ [25]

ユクティはつぎのように定義できる。さまざまな要因の結びつき[サンヨーガ]によって起こることを見極める知恵[ブッディ]がユクティ（合理的適用）である。それは、三時（過去・現在・未来）[トリ・カーラ]において真実であり、人生の三大目的（法〈徳〉・実利〈富〉・願望〈快楽〉）[トリ・ヴァルガ]を達成する助けにもなる。[25]

正当な論議による結論

eṣā parīkṣā nāstyanyā yayā sarvaṃ parīkṣyate ǀ
parīkṣyaṃ sadasaccaivaṃ tathā cāsti punarbhavaḥ ‖ [26]

これらが検討[パリークシャ]の手段であり、他の方法はない。これらによってすべてについて、真実か虚偽かを検討できる。これらによる検討により、生まれ変わり（再生）[プナルバヴァ]は存在すると証明できる。[26]

再生を肯定する聖典

tatrāptāgamastāvadvedaḥ, yaścānyo'pi kaścidvedārthādaviparītaḥ parīkṣakaiḥ praṇītaḥ śiṣṭānumato lokānugrahapravṛttaḥ śāstravādaḥ, sa cā''ptāgamaḥ; āptāgamādupalabhyate dānatapoyajñasatyāhiṃsābrahmacaryāṇyabhyudayaniḥśreyasakarāṇīti ‖ [27]

信頼すべき教本[アープタ・アーガマ]はヴェーダ[注1]である。またその他の教本でも、ヴェーダに反しないものや、審査官（専門家）[パリークシャカ]によって書かれたもの、識者に賞賛されているもの、人々の幸福のためのに書かれたものが信頼すべき教本である。寄贈、苦行、宗教上の儀式、真実、非暴力、禁欲がわれわれを至福と究極の解放へと導いてくれることを知るのは、信頼すべき教本からである。[27]

注1　古代インドのバラモン教の聖典の総称。

na cānativṛttasattvadoṣāṇāmadoṣairapunarbhavo dharmadvāreṣūpadiśyate ॥ [28]

生まれ変わり(再生)[プナルバヴァ]の免除は精神的な欠陥を克服していない人には適用されないと、欠陥がまったくない者(聖仙)が聖典[ダルマドヴァーラ]に記している。[28]

dharmadvārāvahitaiśca vyapagatabhayarāgadveṣalobhamohamānairbrahmaparairāptaiḥ karmavidbhiranupahatasattvabuddhipracāraiḥ pūrvaiḥ pūrvatarairmaharṣibhirdivyacakṣurbhirdṛṣṭvopadiṣṭaḥ punarbhava iti vyavasyedevam ॥ [29]

生まれ変わり(再生)[プナルバヴァ]は、聖典の教えに専心していて、恐れ、執着、嫌悪、貪欲、迷妄、慢心がまったくなくて、究極の真理を信奉していて、信頼すべき知識に恵まれていて、祭祀に長けていて、健全な精神[サットヴァ]と理性[ブッディ]を備えている、古代の偉大な聖仙[マハ・リシ]が天眼をもって見抜いたことに基いている。それゆえ、聖典の信奉者は、生まれ変わり(再生)は既定の真実だとみなすべきである。[29]

直接観察による再生説の証明

pratyakṣamapi copalabhyate — mātāpitrorvisadṛśānyapatyāni, tulyasaṃbhavānāṃ varṇasvarākṛtisattvabuddhibhāgyaviśeṣāḥ, pravarāvarakulajanma, dāsyaiśvaryaṃ, sukhāsukhamāyuḥ, āyuṣo vaiṣamyam, iha kṛtasyāvāptiḥ, aśikṣitānāṃ ca ruditastanapānahāsatrāsādīnāṃ pravṛttiḥ, lakṣaṇotpattiḥ, karmasādṛśye phalaviśeṣaḥ, medhā kvacit kvacit karmaṇyamedhā, jātismaraṇam — ihāgamanamitaścyutānāmiti, samadarśane priyāpriyatvam ॥ [30]

直接観察[プラティヤクシャ]も、生まれ変わり(再生)[プナルバヴァ]を裏付けている。子供が両親に似ていないことがある。出自が同一でも、皮膚の色[ヴァルナ]や声、容貌、気質、理性、運命が異なる。ある者は高貴な家柄に生まれ、ある者は低い家柄に生まれる。ある者は奉仕の仕事につき、ある者は支配力をもつ。ある者は幸福な人生を送り、ある者は不幸な人生を送る。寿命にも長短がある。ある者はこの世でそれに値する行為をしていないのに、報酬を受ける。赤子は教えられなくても、泣く、母乳を飲む、笑う、恐れるなどの行為をする。身体各部の吉凶を示唆する特徴[ラクシャナ][注1]が人によって異なる。行動が似ているにも関わらず結果が異なるということがある。ある仕事には素質があり、別の仕事には素質がない。人は時に前世を覚えていて、だれそれの人生を終えてから現在の人生に戻って来たなどと言う。見た目は似ているのに、好かれる者と嫌われる者がいる。[30]

注1　ラクシャナの具体例が57項目に亘って、「アーユルヴェーダ式育児学」(春秋社)に記載されている。

推論による再生説の証明

ata evānumīyate — yat — svakṛtamaparihāryamavināśi paurvadehikaṃ daivasañjakam-ānubandhikaṃ karma, tasyaitat phalam; itaścānyadbhaviṣyatīti; phalādbījamanumīyate, phalaṃ ca bījāt ‖ [31]

これらのことから、つぎのように推論できる。自分がなした行為[カルマ]は、避けられず破壊されず前世に関連し、次の生まれ変わりに連続していくものなので、ダイヴァ（運命）と呼ばれる。生まれ変わり(再生）は、自分がなした行為の結果[パラ]である。また来世に、生まれ変わり(再生）が起ることも真実である。種子は果実[パラ]から推察され、果実は種子から推察される。［31］

備考　推論を応用する — 前世でなした行為は、避けられず破壊されず連続性があり、運命と呼ばれる。その(前世の行為)の結果はこの世で享受される。この世でなした行為は来世にもたらされる。種子は果実から得られ、果実は種子から得られる。

ユクティによる再生説の証明

yuktiścaiṣā ṣaḍdhātusamudayādgarbhajanma, kartṛkaraṇasaṃyogāt kriyā; kṛtasya karmaṇaḥ phalaṃ nākṛtasya, nāṅkurotpattirabījāt; karmasadṛśaṃ phalaṃ, nānyasmādbījādanyasyotpattiḥ; iti yuktiḥ ‖ [32]

道理[ユクティ]によってもこの結論に導かれる。胎児は六要素の一体化によって形成される。行為は行為者と道具[カラナ]の結びつきにより生じる。結果は行為により生じ、行為がなければ結果は生じない。種子がなくては芽は発生しない。結果は行為と対応しており、ある種類の果実は別種の種子からは生じない。これが道理である。［32］

正しい行い（義務）

evaṃ pramāṇaiścaturbhirupadiṣṭe punarbhave dharmadvāreṣvavadhīyeta; tadyathā — guruśuśrūṣāyāmadhyayane vratacaryāyāṃdārakriyāyāmapatyotpādane bhṛtyabharaṇe-'tithipūjāyāṃ dāne'nabhidhyāyāṃ tapasyanasūyāyāṃ dehavāṅmānase karmaṇyakliṣṭe dehendriyamanorthabuddhyātmaparīkṣāyāṃ manaḥsamādhāviti; yāni cānyānyapyevaṃvidhāni karmāṇi satāmavigarhitāni svargyāṇi vṛttipuṣṭikarāṇi vidyāttānyārabheta kartuṃ; tathā kurvanniha caiva yaśo labhate pretya ca svargam | iti tṛtīyā paralokaiṣaṇā vyākhyātā bhavati ‖ [33]

このように、生まれ変わり（再生）[プナルバヴァ]は４つの認識手段[プラマーナ]によってすべて証明されたので、聖典に従い、そこに書かれている義務(道徳)に関心を払わなければいけない。つまり、師に従順であること、学習[アディヤヤナ]、儀式の実行[ヴラタチャーリン]、妻帯[ダーラクリヤー]、子孫を作ること[アパティヤ・ウトパーダ]、使用人を雇うこと[ブリティヤ・バラナ]、客人を歓待すること、慈善行為、他人の所有物を取ろうと思わないこと、苦行[タパス]、妬まないこと、身体的行為・言語的行為・精神的行為を完ぺきにすること、身体、感覚機能、思考機能、対象、理性[ブッディ]、我[アートマン]をつねに検討すること、精神を集中させること[サマーディ]。また、立派な人に軽蔑されず、天界においても有益で、暮らしを良くするような仕事をするべきである。このように行動すれば、この世で名誉を得られ、死後は天界に行ける。これが３番目の来世の探求[パラローカ・エーシャナー]の説明である。[33]

７つの三つ組

７つの三つ組とは

atha khalu traya upastambhāḥ, trividhaṃ balaṃ, trīṇyāyatanāni, trayo rogāḥ, trayo rogamārgāḥ, trividhā bhiṣajaḥ; trividhamauṣadhamiti ॥ [34]

生命を維持する３本の支柱、３種類の体力、３種類の病気の原因、３種類の病気、３種類の病路 、３種類の医者、３種類の療法。以上が７つの三つ組[トラヤ]である。[34]

生命を維持する３本の支柱

traya upastambhā iti — āhāraḥ svapno; brahmacaryamiti; ebhistribhiryuktiyuktairupastabdhamupastambhaiḥ śarīraṃ balavarṇopacayopacitamanuvartate yāvadāyuḥsaṃskārāt saṃskāramahitamanupasevamānasya, ya ihaivopadekṣyate ॥ [35]

生命を維持する３本の支柱[トラヤ・ウパスタンバ]は、食事、睡眠、禁欲〈梵行〉[ブラフマチャリヤ]である。これら３つが適切であれば身体はこの３本の柱に支えられ、寿命のある限り、体力、色つや、成長を保ちつづけることができる。ただし、これから説明する有害な習慣を慎めばの話しである。[35]

３種類の体力

trividhaṃ balamiti — sahajaṃ, kālajaṃ, yuktikṛtaṃ ca । sahajaṃ yaccharīrasattvayoḥ prākṛtaṃ, (kālakṛtam ṛtuvibhāgajaṃ vayaḥ kṛtaṃ ca, yuktikṛtaṃ) punastadyadāhāraceṣṭāyogajam ॥ [36]

３種類の体力［トリヴィダ・バラ］とは、生まれつきのもの、時節に影響されるもの、後天的なものの３種類である。生まれつきの体力とは、身体と精神の本来の力のことである。時節に影響される体力とは、季節や年齢によって変化する体力のことである。後天的な体力とは、適切な食事と運動の組み合わせによって得られた体力のことである。［36］

３種類の病因

trīṇyāyatanānīti — arthānāṃ karmaṇaḥ kālasya cātiyogāyogamithyāyogāḥ ǀ

３種類の病因［トリニ・アーヤタナーニ・ローガスヤ］とは、感覚機能の対象と行動と季節に対して過剰な接触をすること（過剰接触）［アティ・ヨーガ］、まったく接触しないこと（無接触）［ア・ヨーガ］、誤った接触をすること（過誤接触）［ミティヤー・ヨーガ］である。
［37（1）］

感覚機能の対象との不健康な接触

tatrātiprabhāvatāṃ dṛśyānāmatimātraṃ darśanamatiyogaḥ, sarvaśo'darśanamayogaḥ, atiśliṣṭātiviprakṛṣṭaraudrabhairavādbhutadviṣṭabībhatsanavikṛtavitrāsanādirūpadarśanaṃ mithyāyogaḥ;

視覚対象を見ること［ルーパ・ダルシャナ］：まぶしすぎるものを過剰に見ることは過剰接触である。まったく見ないことは無接触であり、近すぎるもの、遠すぎるもの、荒々しいもの、ぎょっとするもの、驚くべきもの、嫌いなもの、嫌悪感のあるもの、不快感を与えるもの、恐ろしいものを見ることは、過誤接触である。［37（2）］

tathā'timātrastanitapaṭahotkruṣṭādīnāṃ śabdānāmatimātraṃ śravaṇamatiyogaḥ, sarvaśo'śravaṇamayogaḥ, paruṣeṣṭavināśopaghātapradharṣaṇabhīṣaṇādiśabdaśravaṇaṃ mithyāyogaḥ;

聴覚対象を聞くこと［シャブダ・シュラヴァナ］：同様に、大きすぎる音の雷鳴やドラム、泣き声を聞くことなどは過剰接触である。まったく聞かないことは無接触であり、辛辣で不快な言葉を聞くこと、身近な人の死、喪失、屈辱などを示す言葉を聞くことは過誤接触である。［37（3）］

tathā'titīkṣṇogrābhiṣyandināṃ gandhānāmatimātraṃ ghrāṇamatiyogaḥ, sarvaśo'ghrāṇamayogaḥ, pūtidviṣṭāmedhyaklinnaviṣapavanakuṇapagandhādighrāṇaṃ mithyāyogaḥ;

臭覚対象を嗅ぐこと［ガンダ・グラーナ］：同様に、強過ぎたり、強烈であったり、鼻を詰まらせたりするような臭いを嗅ぐことは過剰接触である。まったく臭いを嗅がないことは無接触である。強い悪臭を放つ、不快な、不潔な、腐敗した、汚染された空気、死体のような臭いなどを嗅ぐことは過誤接触である。[37 (4)]

tathā rasānāṃatyādānamatiyogaḥ, sarvaśo'nādānamayogaḥ, mithyāyogo rāśivarjyeṣvāhāravidhi-viśeṣāyataneṣūpadekṣyate;

味覚対象を摂取すること[ラサ・アーダーナ]：同様に、ラサ(味)の過剰な摂取は過剰接触である。まったく摂らないことは無接触である。過誤接触については、食事の摂取規定[アーハーラ・ヴィディ]に関する領域[注1]で、摂取量以外の項目について述べる。[37 (5)]

注１　過誤接触については本篇の第26章80-101節で詳しく述べられている。

tathā'tiśītoṣṇānāṃ spṛśyānāṃ snānābhyaṅgotsādanādīnāṃ cātyupasevanamatiyogaḥ, sarvaśo-'nupasevanamayogaḥ, snānādīnāṃ śītoṣṇādīnāṃ ca spṛśyānāmanānupūrvyopasevanaṃ viṣama-sthānābhighātāśucibhūtasaṃsparśādayaśceti mithyāyogaḥ ॥ [37]

触覚対象に触れること[スパルシャ・スパルシャナ]：同様に、熱過ぎるものや冷た過ぎるものに身をさらし過ぎること、風呂、オイルマッサージ（油剤塗布）[アビャンガ]、香油按摩[ウトサーダナ][注1]などをやりすぎることは過剰接触である。触覚をすべて制限してしまうことは、触覚対象の無接触である。温水浴や冷水浴などの接触対象に正しい順序で触れないこと、でこぼこのある表面や傷、不潔な物や鬼神・微生物[ブータ]に触れたりすることなどは、過誤接触である。[37]

注1　スニグダ・ウドヴァルタナと同義。

触覚機能の遍在性

tatraikaṃ sparśanamindriyāṇāmindriyavyāpakaṃ cetaḥsamavāyi, sparśanavyāptervyāpakamapi ca cetaḥ, tasmāt sarvendriyāṇāṃ vyāpakasparśakṛto yo bhāvaviśeṣaḥ; so'yamanupaśayāt pañcavidhastrividhavikalpo bhavatyasātmyendriyārthasaṃyogaḥ; sātmyārtho hyupaśayārthaḥ ॥ [38]

感覚機能のうち、触覚機能だけはすべての感覚機能に関わっている。触覚機能と精神[チェータス]とは分離不可能な結合[サマヴァーヤ]をしているので、触覚機能の遍在性に伴い、精神もすべての感覚機能に関わっている。したがって、すべての感覚機能の反応は全身の触覚機能によって起こるのである。そういうわけで、この感覚機能の反応が生体にとって有害なときは、感覚機能とその対象との不健康な接触[アサートミヤ・サンヨーガ]と呼ばれ、それには５種類(視覚、聴覚、臭覚、味覚、触覚)があり、それぞれが３種類(過剰接触、無接触、過誤接触)に分類される。また、感覚機能の反応が生体にとって適切に受容できるときは、健康的な接触[サートミヤ・サンヨーガ]とよばれる。[38]

行為に関する過剰接触、無接触、過誤接触

karma vāṅmanaḥśarīrapravṛttiḥ | tatra vāṅmanaḥśarīrātipravṛttiratiyogaḥ; sarvaśo'pravṛttirayogaḥ; vegadhāraṇodīraṇaviṣamaskhalanapatanāṅgapraṇidhānāṅgapradūṣaṇaprahāramardanaprāṇoparodhasaṃkleśanādiḥ śārīro mithyāyogaḥ; sūcakānṛtākālakalahāpriyābaddhānupacāraparuṣavacanādirvāṅmithyāyogaḥ; bhayaśokakrodhalobhamohamānerṣyāmithyādarśanādirmānaso mithyāyogaḥ || [39]

行為[カルマ]とは言葉[ヴァーチュ]と精神〈思考機能〉[マナス]と身体[シャリーラ]の活用である。これらの過剰な活用は過剰接触であり、全く活用しないのは無接触である。生理的欲求を抑えたり無理に誘発させること、滑り落ちること、転ぶこと、平らでないところにいること、不自然な姿勢、打つこと、圧力をかけること、呼吸を妨げること、苦痛を与えることは、身体の過誤接触である。密告、嘘、折の悪い発言、けんか、喜ばしくない発言、不適切な発言、自制心の欠如、辛辣な発言などは言葉の過誤接触である。恐れ、悲しみ、怒り、貪欲、混乱、うぬぼれ、妬み、誤解などは精神〈思考機能〉の過誤接触である。[39]

saṃgraheṇa cātiyogāyogavarjaṃ karma vāṅmanaḥśarīrajamahitam anupadiṣṭaṃ, yattacca mithyāyogaṃ vidyāt || [40]

ここで挙げていない有害な言葉・精神〈思考機能〉・身体の行為は、過剰接触と無接触に分類されるものを除けば、すべて過誤接触ととらえる。[40]

iti trividhavikalpaṃ trividhameva karma prajñāparādha iti vyavasyet || [41]

この３種の行為(言葉・精神・身体の行為)は、さらにそれぞれ３種(過剰接触・無接触・過誤接触)に分けられ、プラジュニャー・アパラーダ(知的過失)と呼ばれる。[41]

季節の過剰、季節の不足、季節の異変

śītoṣṇavarṣalakṣaṇāḥ punarhemantagrīṣmavarṣāḥ saṃvatsaraḥ, sa kālaḥ | tatrātimātrasvalakṣaṇaḥ kālaḥ kālātiyogaḥ, hīnasvalakṣaṇaḥ (kālaḥ) kālāyogaḥ, yathāsvalakṣaṇaviparītalakṣaṇastu (kālaḥ) kālamithyāyogaḥ | kālaḥ punaḥ pariṇāma ucyate || [42]

１年をなす季節[カーラ]は冬期[ヘーマンタ]、夏期[グーリシュマ]、雨期[ヴァルシャー]から構成され[注1]、それぞれ、寒い、暑い、雨が多いという特徴がある。もし季節の特徴が過剰であれば、

「季節の過剰接触」と言う。また、不足していれば、「季節の無接触」という。季節がそれ本来と反対の特徴を持っている場合は、「季節の異変」という。なお、季節[カーラ]は「変移[パリナーマ]」ともいう。[42]

注1 総論篇第6章では、1年を6季に分けている。その場合は、ヘーマンタは初冬、グーリシュマは夏季、ヴァルシャーは雨季と訳した。

病気の原因の要約

ityasātmyendriyārthasaṃyogaḥ, prajñāparādhaḥ, pariṇāmaśceti trayastrividhavikalpā hetavo vikārāṇāṃ; samayogayuktāstu prakṛtihetavo bhavanti ॥ [43]

感覚機能とその対象との不健康な接触[アサートミヤ・サンヨーガ]、知的過失[プラジュニャー・アパラーダ]、季節[パリナーマ]。この3者はさらに3つに分類でき、それぞれが病気の原因である。一方、これらが適切に組み合わされれば本来の健康状態[プラクリティ]の原因となる。[43]

あらゆる物事の快調・不調の原因

sarveṣāmeva bhāvānāṃ bhāvābhāvau nāntareṇa yogāyogātiyogamithyāyogān samupalabhyete; yathāsvayuktyapekṣiṇau hi bhāvābhāvau ॥ [44]

あらゆる物事の快調と不調はそれぞれ、適切な接触あるいは無接触・過剰接触・過誤接触なしにはありえない。したがって、快調と不調はそれぞれの接触の仕方に係っている。[44]

3種類の病気(内因性・外因性・心因性)

trayo rogā iti — nijāgantumānasāḥ । tatra nijaḥ śārīradoṣasamutthaḥ, āganturbhūtaviṣavāyvagnisaṃprahārādisamutthaḥ, mānasaḥ punariṣṭasya lābhāllābhāccāniṣṭasyopajāyate ॥ [45]

3種類の病気[トラヨー・ローガー]とは内因性[ニジャ]、外因性[アーガントゥ]、心因性[マナサ]の3種類である。内因性疾患は身体的ドーシャによって起こり、外因性疾患はブータ(鬼神・微生物)、汚染された空気、火、外傷などによって起こる。心因性疾患は、望むものごとを達成できないことや、望まないものごとに直面することにより起こる。[45]

心因性疾患の予防法

tatra buddhimatā mānasavyādhiparītenāpi satā buddhyā hitāhitamavekṣyāvekṣya dharmārtha-kāmānāmahitānāmanupasevane hitānāṃ copasevane prayatitavyaṃ, na hyantareṇa loke trayametanmānasaṃ kiñcinniṣpadyate sukhaṃ vā duḥkhaṃ vā; tasmādetaccānuṣṭheyaṃ — tadvidyānāṃ copasevane prayatitavyam, ātmadeśakulakālabalaśaktijñāne yathāvacceti ‖ [46]

賢明な人は、自分が心因性の病気に罹っていることが分かったら、健康に何が有益[ヒタ]で何が有害[アヒタ]かを注意ぶかく考えるべきである。法〈徳〉[ダルマ]・実利〈富〉[アルタ]・願望〈快楽〉[カーマ]に関して、有害なことに熱中せず、有益なことに専心する努力をすべきである。この世で精神に安楽や苦痛をもたらすものは、この3種類の人生の目的以外にない。したがって、善悪を心得ている博識者と交際する努力をしなくてはならない。そして、我[アートマン]、場所(居住地)、氏族、時間、体力、能力について正しい知識を持つ努力をしなくてはならない。[46]

bhavati cātra —
mānasaṃ prati bhaiṣajyaṃ trivargasyānvavekṣaṇam |
tadvidyasevā vijñānamātmādīnāṃ ca sarvaśaḥ ‖ [47]

つぎは詩節である。
心因性疾患の予防法は、人生の三大目的[トリ・ヴァルガ]（法〈徳〉[ダルマ]、実利〈富〉[アルタ]、願望〈快楽〉[カーマ])を熟慮すること、それを熟知している者に従うこと、我[アートマン]などについての知識を全般的に知ること、である。[47]

3種類の病路(外病路・中間病路・内病路)

trayo rogamārgā iti — śākhā, marmāsthisandhayaḥ, koṣṭhaśca | tatra śākhā raktādayodhātavastvak ca, sa bāhyo rogamārgaḥ; marmāṇi punarbastihṛdayamūrdhādīni, asthisandhayo'sthisaṃyogās-tatropanibaddhāśca snāyukaṇḍarāḥ, sa madhyamo rogamārghaḥ; koṣṭhaḥ punarucyate mahāsrotaḥ śarīramadhyaṃ mahānimnamāmapakvāśayaśceti paryāyaśabdaistantre, sa rogamārga ābhyantaraḥ ‖ [48]

3種類の病路[トラヨー・ローガ・マールガー]とは末端系[シャーカ]、必須器官・関節系[マルマ・アスティ・サンディ]、腹部〈消化器系〉[コーシュタ]の3種類である。末端系は血液などのダートゥ(身体構成要素)とトヴァク(皮膚および皮膚に存在するラサ・ダートゥ（栄養体液組織[注1])を含む)から成る。これが「外病路」である。必須器官[マルマン]とは膀胱〈腹腔にある臓器〉[バスティ]、心臓〈胸腔にある臓器〉[フリダヤ]、頭蓋〈頭蓋内にある臓器〉[ムールダン]などのことである。関節とは骨と骨が連結する場所で、靭帯［スナーユ］と腱［カンダラー］で覆われている。これが「中間病路」である。腹部〈消化器系〉は、身体中央部［シャリーラ・マディヤ］に位置する巨大な通路［マハー・スロータス］であり、口から肛門まで続き、アーマーシャヤ[注2]（胃）とパクヴァーシャヤ[注3]（腸）を含む[注4]。これが「内病路」である。［48］

注１　ラサは７つの身体構成要素のち１番目のものである。「乳糜（にゅうび＝リンパ）」とも訳されるが、糜汁も含む身体に栄養を与える体液全般を指すと解釈される。「糜汁は、十二指腸へ送り出される前の半液状の胃内容物.」（南山堂医学大辞典）。

注２　アーマーシャヤ＝未消化物臓器＝未消化の内容物を消化する臓器。

注３　パクヴァーシャヤ＝消化物臓器＝消化された内容物を吸収し、残りかすを排泄する臓器。

注４　コーシュタの別名は、マハー・スロータス（巨大通路）、シャリーラ・マディヤ（身体中央部）、マハー・ニムナ（身体深層部）、アーマ・パクヴァーシャヤ（胃腸）である。

末端系の疾患

tatra, gaṇḍapiḍakālajyapacīcarmakīlādhimāṃsamaṣakakuṣṭhavyaṅgādayo vikārā bahirmārgājāśca visarpaśvayathugulmārśovidradhyādayaḥ śākhānusāriṇo bhavanti rogāḥ;

腺腫〈甲状腺腫〉［ガンダ］、せつ（吹き出物）［ピダカー[注1]］、糖尿病性せつ〈せつ〉［アラジー[注2]］、結核性頚部リンパ腺腫［アパチー］、いぼ［チャルマキーラ］、肉芽腫［アディマーンサ］、ほくろ［マシャカ］、ハンセン病などの皮膚病［クシュタ］、そばかす［ヴィヤンガ］などは外病路の疾患である。また、丹毒を含む〈急速に拡大する皮膚病〉［ヴィサルパ］、浮腫［シュヴァヤトゥ］、腹部腫瘍［グルマ］、痔核［アルシャス］、膿瘍［ヴィドラディ］なども末端系の疾患である。［49 (1)］

注１　「せつ」は俗にいう「おでき」で、化膿菌による毛包性膿皮症。「せつ」が集合したものを「よう」という。

注２　角結膜炎（梵英）。

中間病路の疾患

pakṣavadhagrahāpatānakārditaśoṣarājayakṣmāsthisandhiśūlagudabhraṃśādayaḥ śirohṛdbasti-rogādayaśca madhyamamārgānusāriṇo bhavanti rogāḥ;

片麻痺〈弛緩性片麻痺〉［パクシャヴァダ］、緊張性痙攣〈痙性片麻痺〉［パクシャーグラハ］、間代性痙攣［アパターナカ[注1]］、顔面麻痺［アルディタ］、肺病〈消耗性疾患〉［ショーシャ］、結核［ラージャヤクシュマン］、骨関節痛［アスティサンディ・シューラ］、脱肛［グダ・ブランシャ］など。また、頭部〈頭蓋内にある臓器〉［シラス］、心臓〈胸腔にある臓器〉［フリダヤ］、膀胱〈腹腔にある臓器〉［バスティ］の病気は中間病路の疾患である。［49 (2)］

注１　spasmodic contraction of the body or stomach, emprosthotonus.（梵英）

腹部の疾患

jvarātīsāracchrdyalasakavisūcikākāsaśvāsahikkānāhodaraplīhādayo'ntarmārgajāśca visarpaśvayathugulmārśovidradhyādayaḥ koṣṭhānusāriṇo bhavanti rogāḥ ॥ [49]

発熱[ジュヴァラ]、下痢[アティーサーラ]、嘔吐[チャルディ]、腸鈍麻(＝便秘)[アラサカ]、急性腸過敏症(コレラ様下痢)[ヴィスーチカー][注1]、咳[カーサ]、呼吸困難[シュヴァーサ]、しゃっくり[ヒッカー]、便秘〈鼓腸〉[アーナーハ]、腹部疾患[ウダラ]、脾臓疾患〈脾腫〉[プリーハー]などは中間病路に生じる病気である。また、丹毒を含む急速に拡大する皮膚病[ヴィサルパ]、浮腫[シュヴァヤトゥ]、腹部腫瘤[グルマ]、痔核[アルシャス]、深在性の膿瘍[ヴィドラディ]などは腹部(消化器系)[コーシュタ]の疾患である。[49]

注1　刺しこむ痛みを伴う胃腸炎。

3種類の医者

trividhā bhiṣaja iti —
bhiṣakchadmacarāḥ santi santyeke siddhasādhitāḥ ।
santi vaidyaguṇairyuktāstrividhā bhiṣajo bhuvi ॥ [50]
vaidyabhāṇḍauṣadhaiḥ pustaiḥ pallavairavalokanaiḥ ।
labhante ye bhiṣakśabdamajñāste pratirūpakāḥ ॥ [51]
śrīyaśojñānasiddhānāṃ vyapadeśādatadvidhāḥ ।
vaidyaśabdaṃ labhante ye jñeyāste siddhasādhitāḥ ॥ [52]
prayogajñānavijñānasiddhisiddhāḥ sukhapradāḥ ।
jīvitābhisarāste syurvaidyatvaṃ teṣvavasthitam(iti) ॥ [53]

3種類の医者[トリヴィダー・ビシャジャ]とは、詐欺師〈にせ医者〉、名医を模倣する医者、医者の資質に恵まれている者(正真正銘の名医)の3種類である。医薬品一式や冊子、無意味な発言や見せかけによって医者と呼ばれる者は無知な者であり偽者である。富、名声、知識、治療手腕を備えた名医にはほど遠いのに、その名を騙り治療行為をする者は、名医を模倣する医者である。薬剤投与法、医学知識、関連分野の知識、治療成功法を熟知し、幸福を与え寿命を延ばす者が、名医の資質をすべて備えた真の名医である。[50–53]

3種類の療法

trividhamauṣadhamiti — daivavyapāśrayaṃ, yuktivyapāśrayaṃ, sattvāvajayaśca । tatra daivavyapāśrayaṃ — mantrauṣadhimaṇimaṅgalabalyupahārahomaniyamaprāyaścittopvāsasvastyayanapraṇipātagamanādi, yuktivyapāśrayaṃ — punarāhārauṣadhadravyāṇāṃ yojanā, sattvāvajayaḥ —

punarahitebhyo'rthebhyo manonigrahaḥ ǁ ［54］

　3種類の療法［トリヴィダム・アウシャダム］とは、信仰療法、合理的療法、心理療法の3種類である。信仰療法（運命に基づくもの［ダイヴァ・ヴィヤパーシュラヤ］）とは、マントラ（真言）を唱えること、薬草や宝石を身に付けること、吉祥な祭式、供養、供物、護摩、宗教的戒律の順守、贖罪、断食、安寧祈願、跪拝^{注1}、巡礼などである。合理的療法（道理に基づくもの［ユクティ・ヴィヤパーシュラヤ］）とは、食事や薬を合理的に処方することである。心理療法（精神の解放［サットヴァ・アヴァジャヤ］）とは、有害な物事から精神を解き放つことである。［54］
　　注1　額ずき神像の足に手を触れて礼拝する。

śarīradoṣaprakope khalu śarīramevāśritya prāyaśastrividhamauṣadhamicchanti — antaḥparimārjanaṃ, bahiḥparimārajanaṃ, śastrapraṇidhānaṃ ceti ǀ tatrāntaḥparimārjanaṃ yadantaḥśarīramanupraviśyauṣadhamāhārajātavyādhīn pramārṣṭi, yatpunarbahiḥ sparśamāśrityābhyaṅgasvedapradehapariṣekonmardanādyairāmayān pramārṣṭi tadbahiḥparimārjanaṃ, śastrapraṇidhānaṃ punaścedanabhedanavyadhana dāraṇa lekhanotpāṭanapracchanasīvanaiṣaṇakṣārajalaukasaśceti ǁ ［55］

　身体のドーシャが増悪〈撹乱〉［プラコーパ］した場合に施される3種類の治療とは、体内浄化法、体表浄化法、外科療法である。体内浄化法とは、薬剤を体内に注入し、食事による病変を解消することである。オイルマッサージ［アビャンガ］や、発汗法、泥膏塗布、灌水法（薬液をふりかけること）［パリシェーカ］、あんま［ウンマルダナ］など、体表への接触によって病気を取り除くのが体表浄化法である。外科療法は、切除、切開、穿刺、裂開、掻爬、摘出、乱切法、縫合、探り針、腐食剤［クシャーラ（アグニ）］やヒルの使用である。［55］

賢い者と愚かな者

bhavanti cātra —
prājño roge samutpanne bāhyenābhyantareṇa vā ǀ
karmaṇā labhate śarma śastropakramaṇena vā ǁ ［56］
bālastu khalu mohādvā pramādādvā na budhyate ǀ
utpadyamānaṃ prathamaṃ rogaṃ śatrumivābudhaḥ ǁ ［57］
aṇurhi prathamaṃ bhūtvā rogaḥ paścādvivardhate ǀ
sa jātamūlo muṣṇāti balamāyuśca durmateḥ ǁ ［58］
na mūḍho labhate saṃjñāṃ tāvadyāvanna pīḍyate ǀ
pīḍitastu matiṃ paścāt kurute vyādhinigrahe ǁ ［59］
atha putrāṃśca dārāṃśca jñātīṃścāhūya bhāṣate ǀ
sarvasvenāpi me kaścidbhiṣagānīyatāmiti ǁ ［60］

tathāvidhaṃ ca kaḥ śakto durbalaṃ vyādhipīḍitam |
kṛśaṃ kṣīṇendriyaṃ dīnaṃ paritrātuṃ gatāyuṣam || [61]
sa trātāramanāsādya bālastyajati jīvitam |
godhā lāṅgūlabaddhevākṛṣyamāṇā balīyasā || [62]
tasmāt prageva rogebhyo rogeṣu taruṇeṣu vā |
bheṣajaiḥ pratikurvīta ya icchet sukhamātmanaḥ || [63]

つぎは詩節である。
賢い者は病気になった時、すぐに体表浄化法、体内浄化法、あるいは外科療法で病気を癒す。愚かな者は、分別のなさや不注意のために初期の段階で新たな病気に気付かない。それは愚かな者が敵に気づかないのと同じことである。病気は最初は取るに足りないようなものであっても、後に進行し、次第に根深くなり、愚かな者の体力と命を奪う。愚かな者は苦しむようになるまで気付かず、そうなってから病気を制御することを考える。そして息子や妻や親族を集め、持っている財産すべてをつぎ込んでも医者を連れてくるよう頼む。しかし誰が助けられるだろうか。元気がまったくなく、弱々しく、苦しみ、やつれて、不安で、感覚機能の衰えた者を。そして助けが見つからず、愚かな者は強い男に尻尾を縛られ引きずられるイグアナのように命を捨てる。したがって幸福を願う者は、病気が生じる前や初期のうちに適切な治療法で治すように努めるべきである。[56–63]

第11章のまとめ

tatra ślokau —
eṣaṇāḥ samupastambhā balaṃ kāraṇamāmayāḥ |
tisraiṣaṇīye mārgāśca bhiṣajo bheṣajāni ca || [64]
tritvenāṣṭau samuddiṣṭāḥ kṛṣṇātreyeṇa dhīmatā |
bhāvā, bhāveṣvasaktena yeṣu sarvaṃ pratiṣṭhitam || [65]

最後は、要約の詩節[シュローカ]である
探究〈念願〉、支柱、体力、原因、病気、病路、医者、治療法。これら８つの事項を３種類に分けて、聡明で世間の事物にとらわれないクリシュナ・アートレーヤが述べた。あらゆることはこの８つの事項に基いている。[64–65]

---

itiyagniveśakṛte tantre carakapratisamskṛte ślokasthāne tisraiṣaṇīyo nāmaikādaśo'dhyāyaḥ || (11)

以上で、アグニヴェーシャが著し、チャラカが改訂した本集・総論篇の第11章「３つの探究〈念願〉」を終わる。(11)

duvādaśo'dhyāyaḥ
CHAPTER 12
第12章
「ヴァータの長所と短所…」の章

athāto vātakalākalīyamadhyāyaṃ vyākhyāsyāmaḥ ‖ [1]
iti ha smāha bhagavānātreyaḥ ‖ [2]

それでは「ヴァータの長所と短所…」の章を述べよう、と尊者アートレーヤが語り始めた。[1–2]

大聖仙たちのヴァータに関する質問

vātakalākalājñānamadhikṛtya parasparamatāni jijñāsamānāḥ samupaviśya maharṣayaḥ papracchuranyo'nyaṃ — kiṃguṇo vāyuḥ, kimasya prakopaṇam, upaśamanāni vā'sya kāni, kathaṃ cainamasaṅghātavantamanavasthitamanāsādya prakopaṇapraśamanāni prakopayanti praśamayanti vā, kāni cāsya kupitākupitasya śarīrāśarīracarasya śarīreṣu carataḥ karmāṇi bahiḥ śarīrebhyo veti ‖ [3]

ヴァータの長所〈有益〉[カラー]と短所〈有害〉[アカラー]に関する知識について、互いの意見を知ろうとする大聖仙たちは一堂に会し議論し、質問した。ヴァータの属性[グナ]は何か。何が増悪〈撹乱〉[プラコーパ]や鎮静[ウパシャマナ]の原因なのか。増悪・鎮静を起こす要因が形が定まらない不安定なヴァータに接触することなしに、どのようにして増悪・鎮静を起こすのか。身体内と身体外(自然界)に分布し、興奮〈増加〉[クピタ]したり鎮静〈正常化〉[アクピタ]したりするヴァータの、身体内部と身体外部での作用は何か。[3]

ヴァータの増悪・鎮静とその作用機序

ヴァータの6つの属性

atrovāca kuśaḥ sāṅkṛtyāyanaḥ — rūkṣalaghuśītadāruṇakharaviśadāḥ ṣaḍime vātaguṇā bhavanti ॥ [4]

これに対して、サーンクリティヤの息子のクシャが言った。「乾性[ルークシャ]、軽性[ラグ]、冷性[シータ]、硬性[ダールナ]、粗性[カラ]、清澄性[ヴィシャダ]の6つ[注1]がヴァータの属性[グナ]である。」[4]

注1　総論篇第1章59節ではヴァータの属性は7つ挙げられている。その場合、硬性は除外され、移動性[チャラ]と微細性[スークシュマ]が挙げられている。

ヴァータの増悪

tacchrutvā vākyaṃ kumāraśirā bharadvāja uvāca — evametadyathā bhagavānāha, eta eva vātaguṇā bhavanti, sa tvevaṃguṇairevaṃdravyairevaṃprabhāvaiśca karmabhirabhyasyamānair-vāyuḥ prakopamāpadyate, samānaguṇābhyāso hi dhātūnāṃ vṛddhikāraṇamiti ॥ [5]

この意見を聞いて、通称がクマーラシラーのバラドヴァージャはこう言った。「先生がおっしゃるとおりです。これらがヴァータの属性です。このような属性をもつ飲食物や薬物を摂取しつづけたり、このような効果をもつ行為をしつづけていると、ヴァータは増悪します。なぜなら同様の性質の長期にわたる使用こそがダートゥ（身体要素[注1]）の増加の原因だからです。」[5]

注1　このダートゥは、身体を構成する6つの要素だけでなく、ヴァータ、ピッタ、カパも含む。

ヴァータの鎮静

tacchrutvā vākyaṃ kāṅkāyano bāhlīkabhiṣaguvāca evametadyathā bhagavānāha, etānyeva vātaprakopaṇāni bhavanti; ato viparītāni vātasya praśamanāni bhavanti, prakopaṇaviparyayo hi dhātūnāṃ praśamakāraṇamiti ॥ [6]

これを聞いて、バーフリーカ国の医者であるカーンカーヤナがこう言った。「先生がおっしゃったように、これらの要素はヴァータを増悪させ、これと反対の属性をもつものを鎮静化します。ダートゥ（身体要素）を増悪させる要素とは反対の性質を持つものがダートゥ（身体要素）を鎮静化するのです。」[6]

増悪・鎮静の作用機序

tacchrutvā vākyaṃ baḍiśo dhāmārgava uvāca — evametadyathā bhagavānāha, etānyeva vātaprakopapraśamanāni bhavanti | yathā hyenamasaṅghātamanavasthitamanāsādya prakopaṇapraśamanāni prakopayanti praśamayanti vā; tathā'nuvyākhyāsyāmaḥ

これを聞いて、バディシャ・ダーマールガヴァがこう言った。「先生がおっしゃるとおりです。これらは確かにヴァータの増悪・鎮静[プラコーパ・プラシャマナ]を起こすものです。ここで、これらの要因が、形が定まらない不安定なヴァータに接触することなく、どのようにして増悪・鎮静を起こすのか、説明しましょう。」[7 (1–2)]

— vātaprakopaṇāni khalu rūkṣalaghuśītadāruṇakharaviśadaśuṣirakarāṇi śarīrāṇām, tathāvidheṣu śarīreṣu vāyurāśrayaṃ gatvā''pyāyamānaḥ prakopamāpadyate; vātapraśamanāni punaḥ snigdhagurūṣṇaślakṣṇamṛdupicchilaghanakarāṇi śarīrāṇām, tathāvidheṣu śarīreṣu vāyurasajyamānaścaran praśāntimāpadyate || [7]

ヴァータを増悪させる要因が、乾性[ルークシャ]、軽性[ラグ]、冷性[シータ]、硬性[ダールナ]、粗性[カラ]、清澄性[ヴィシャダ]、空洞性[スシラ]を体内に作り出す。そして、ヴァータは身体内の好都合な環境の部位を見い出し、そこに居場所を定めて増大するので、増悪〈撹乱〉を起こす。反対に、ヴァータを鎮静化する要因は、油性[スニグダ]、重性[グル]、温性[ウシュナ]、滑性[シュラクシュナ]、軟性[ムリドゥ]、粘液性[ピッチラ]、固体性[ガナ]を体内にもたらす。そして、ヴァータはこのような状態にある身体部位を移動し、居場所を定められず、鎮静化する。[7]

身体内と自然界のヴァータ

身体内ヴァータの正常時の作用

tacchrutvā baḍiśavacanamavitathamṛṣigaṇairanumatamuvāca vāryovido rājarṣiḥ — evametat sarvamanapavādaṃ yathā bhagavānāha | yāni tu khalu vāyoḥ kupitākupitasya śarīrāśarīracarasya śarīreṣu carataḥ karmāṇi bahiḥśarīrebhyo vā bhavanti, teṣāmavayavān pratyakṣānumānopadeśaiḥ sādhayitvā namaskṛtya vāyave yathāśakti pravakṣyāmaḥ |

聖仙たちの会議[リシ・ガナ]で承認されたバディシャの正しい意見を聞いて、王族出身の聖仙(王仙)であるヴァーリョーヴィダがこう言った。「先生方のおっしゃったことはすべて間違いありません。ではヴァーユ神に敬意を表してから、ヴァータの身体内外での増悪・鎮静[クピタ・アクピタ]について、直接観察・推論・信頼すべき教示 によって確認しつつ、可能な限り説明しましょう。[8(1)-1]

vāyustantrayantradharaḥ, prāṇodānasamānavyānāpānātmā, pravartakaścesṭānāmuccāvacānāṃ, niyantā praṇetā ca manasaḥ, sarvendriyāṇāmudyojakaḥ, sarvendriyārthānāmabhivoḍhā, sarvaśarīradhātuvyūhakaraḥ, sandhānakaraḥ śarīrasya, pravartako vācaḥ, prakṛtiḥ sparśaśabdayoḥ, śrotrasparśanayormūlaṃ, harṣotsāhayoryoniḥ, samīraṇo'gneḥ, doṣasaṃśoṣaṇaḥ, kṣeptā bahirmalānāṃ, sthūlāṇusrotasāṃ bhettā, kartā garbhākṛtīnām, āyuṣo'nuvṛttipratyayabhūto bhavatyakupitaḥ |

ヴァータは正常時には身体の組織と機能を保持するものである。また、ヴァータにはプラーナ(生命の生気)、ウダーナ(上行性生気)、サマーナ（腹部の生気)、ヴィヤーナ（全身性生気)、アパーナ（下行性生気)の５種類の形態がある。ヴァータは上方と下方への動きを発生させ、精神〈思考機能〉を抑制したり導いたりする。ヴァータはあらゆる感覚機能を刺激し、あらゆる感覚対象〈感覚刺激〉を伝達し、あらゆる身体的ダートゥ（身体構成要素)の構成を促し、身体各部の結合を行い、発話を促し、触覚と音(聴覚)を起こす。ヴァータは聴覚機能と触覚機能の根源であり、歓喜と勇気の源であり、消化力を刺激し、ドーシャを乾燥させ、老廃物を排出する。ヴァータは大小の経路を作り、胎児を形作り、寿命〈生命〉を維持する。[8(1)]

身体内ヴァータの増悪時の作用

kupitastu khalu śarīre śarīraṃ nānāvidhairvikārairupatapati balavarṇasukhāyuṣāmupaghātāya, mano vyāharṣayati, sarvendriyāṇyupahanti, vinihanti garbhān vikṛtimāpādayatyatikālaṃ vā dhārayati, bhayaśokamohadainyātipralāpāñjanayati, prāṇānścoparuṇaddhi |

ヴァータが体内で増悪すると、さまざまな病気を起こす。その結果、体力 、色つや 、幸福〈健康〉、寿命が冒される。精神〈思考機能〉[マナス]を動揺させ、あらゆる感覚機能を冒し、胎児を破壊したり、奇形を起こしたり、妊娠を長引かせ(過期産) たりする。恐怖、悲哀、昏迷、落胆、過剰なうわごと(せん妄)を起こす。そして最後には、息の根〈生命〉[プラーナ]を止める。[8(2)]

自然界ヴァータの正常時の作用

prakṛtibhūtasya khalvasya loke carataḥ karmāṇīmāni bhavanti; tadyathā dharaṇīdhāraṇaṃ, jvalanojjvālanam, ādityacandranakṣatragrahagaṇānāṃ santānagatividhānaṃ, sṛṣṭiśca meghānām, apāṃ visargaḥ, pravartanaṃ srotasāṃ, puṣpaphalānāṃ cābhinirvartanam, udbhedanaṃ caudbhidānām, ṛtūnāṃ pravibhāgaḥ, vibhāgo dhātūnāṃ, dhātumānasaṃsthānavyktiḥ, bījābhisaṃskāraḥ, śasyābhivardhanamavikledopaśoṣaṇe, avaikārikavikārāśceti |

自然界に広く分布しているヴァータは、正常時にはつぎのような作用をする。大地を支え、火を燃え盛らせ、太陽、月、星座(星宿)、惑星を持続的に運行させ、雲を作り、大気に水分を放出し、川の流れを起こし、花や果実を実らせ、種子を発芽させ、季節を変動させ、ダートゥ(鉱物を含む5大元素)を区別して重量と形の差異を生じさせる。種子を強化し、植物(穀物)を育て、余分な水分を除き乾燥させ、正常な変化[ヴィカーラ]を起こす。[8(3)]

自然界ヴァータの増悪時の作用

prakupitasya khalvasya lokeṣu carataḥ karmāṇīmāni bhavanti; tadyathā — śikhariśikharāvamathanam, unmathanamanokahānām, utpīḍanaṃ sāgarāṇām, udvartanaṃ sarasāṃ, pratisaraṇamāpagānām, ākampanaṃ ca bhūmeḥ, ādhamanamambudānāṃ, nīhāranirhrādapāṃśusikatāmatsyabhekoragakṣārarudhirāśmāśanivisargaḥ, vyāpādanaṃ ca ṣaṇṇāmṛtūnāṃ, śasyānāmasaṅghātaḥ, bhūtānāṃ copasargaḥ, bhāvānāṃ cābhāvakaraṇam, caturyugāntakarāṇāṃ, meghasūryānalānilānāṃ visargaḥ;

ヴァータが増悪した状態で自然界を動き回る時、つぎのような作用をもたらす。山の頂上を押しつぶし、木々を根こそぎにし、海に荒波を起こし、湖を氾濫させ、川を逆流させ、大地を震動させ、雨雲を膨張させ(雷鳴を起こし)、露、雷鳴、塵、砂、魚、蛙、蛇、アルカリ(灰)[クシャーラ]、血、石、稲妻を出現させる。6つの季節を狂わせ、穀物は十分実らず、生物に伝染病を広げ、すべての創造物を破壊させ、4宇宙周期[注1][チャトルユガ]を終わらせる雲と太陽と火と風を放出する。[8(4)]

注1 [チャトゥルユガ]:(四時期)＝マハーユガ(大ユガ)＝432万年。1ユガは108万年(梵和)

ヴァーユ神への賛辞

sa hi bhagavān prabhavaścāvyayaśca, bhūtānāṃ bhāvābhāvakaraḥ, sukhāsukhayorvidhātā, mṛtyuḥ, yamaḥ, niyantā, prajāpatiḥ, aditiḥ, viśvakarmā viśvarūpaḥ, sarvagaḥ, sarvatantrāṇāṃ vidhātā, bhāvānāmaṇuḥ, vibhuḥ, viṣṇuḥ, krāntā lokānāṃ, vāyureva bhagavāniti || [8]

ヴァーユ神(風の神)は全能であり、創造者であり、不滅であり、万物の創造と破壊を行い、幸福と不幸をもたらし、死神[ムリティユ]であり、ヤマ(祖霊界の王、閻魔)であり、支配者[ニヤントリ]であり、プラジャーパティ神(宇宙創造主)であり、アディティ神(神々の母)であり、ヴィシュヴァカルマー神(あらゆる種類の職務を行う工巧神)であり、あらゆる形をとり[ヴィシュヴァルーパ]、すべてに浸透し[サルヴァガ]、あらゆる流儀を遂行し、すべての物質中もっとも微細で、あらゆる所に存在する。自然界をくまなく移動するヴィシュヌ神(天界の守護神)である。ヴァーユ神こそ全能の神である。[8]

質疑応答

マリーチの質問とヴァーリヨーヴィダの返答

tacchrutvā vāryovidavaco marīciruvāca — yadyapyevametat, kimarthasyāsya vacane vijñāne vā sāmarthyamasti bhiṣagvidyāyāṃ; bhiṣagvidyāmadhikṛtyeyaṃ kathā pravṛtteti ॥ [9]

ヴァーリヨーヴィダの発言を聞いて、マリーチは言った。「たしかにおっしゃるとおりですが、このような説明や知識は医学に関係があるのでしょうか。この会議は医学を討論するためのものではないでしょうか。」[9]

vāryovida uvāca — bhiṣak pavanamatibalamatiparuṣamatiśīghrakāriṇamātyayikaṃ cennānuniśamyet; sahasā prakupitamatiprayataḥ katham agre'bhirakṣitumabhidhāsyati pragevainamatyayabhayāt, vāyoryathārthā stutirapi, bhavatyārogyāya balavarṇavivṛddhaye varcasvitvāyopacayāya jñānopapattaye paramāyuḥprakarṣāya ceti ॥ [10]

ヴァーリヨーヴィダは答えた。「もし医者が、あまりにも強く、あまりにも激烈で、あまりにも迅速で、切迫した状態を起こすヴァータ〈ヴァーユ神〉の重要性を理解していなければ、最大限の努力をしたとしても、破壊〈死〉への恐怖から人々を守るために、突然に悪化したヴァータがさらに増悪するのを防ぐことができるでしょうか。ヴァータ〈ヴァーユ神〉に対して誠実な敬意を払うことは、健康、体力と色つやの改善、活気、成長、勉学の達成、寿命を最大限に延ばすことにつながるのです。」[10]

ピッタの作用

marīciruvāca — agnireva śarīre pittāntargataḥ kupitākupitaḥ śubhāśubhāni karoti; tadyathā — paktimapaktiṃ darśanamadarśanaṃ mātrāmātratvamūṣmaṇaḥ prakṛtivikṛtivarṇau śauryaṃ bhayaṃ krodhaṃ harṣaṃ mohaṃ prasādamityevamādīni cāparāṇi dvandvānīti ॥ [11]

マリーチは言った。「体内でピッタになる火だけが、増悪状態や鎮静状態のとき、健康〈快適〉や不健康〈不快〉を起こします。たとえば、消化と不消化、視力の有無、正常の体温と異常な体温、正常な色つやと異常な色つや、勇気と恐れ、怒りと喜び、昏迷と平静などのような対比をもたらします。」[11]

カパの作用

tacchrutvā marīcivacaḥ kāpya uvāca — soma eva śarīre śleṣmāntargataḥ kupitākupitaḥ śubhāśubhāni karoti; tadyathā — dārḍhyaṃ śaithilyamupacayaṃ kārśyamutsāhamālasyaṃ vṛṣatāṃ klībatāṃ jñānamajñānaṃ buddhiṃ mohamevamādīni cāparāṇi dvandvānīti ॥ [12]

マリーチの説明を聞いて、カーピヤが言った。「体内でカパになるソーマ(水)こそが、増悪状態や鎮静状態のときに健康〈快適〉や不健康〈不快〉を起こすものです。引き締まった身体と弛んだ身体、ふくよかさと衰弱、熱意と怠惰、精力絶倫(性的能力が高い)と性交不能、学識と無知、理性と混迷などのような対比をもたらします。」[12]

アートレーヤの結論

tacchrutvā kāpyavaco bhagavān punarvasurātreya uvāca — sarva eva bhavantaḥ samyagāhur-anytraikāntikavacanāt; sarva eva khalu vātapittaśleṣmāṇaḥ prakṛtibhūtāḥ puruṣamavyā-pannendriyaṃ balavarṇasukhopapannamāyuṣā mahatopapādayanti samyagevācaritā dharmārthakāmā iva niḥśreyasena mahatā puruṣamiha cāmuṣminśca loke; vikṛtāstvenaṃ mahatā viparyayeṇopapādayanti ṛtavastraya iva vikṛtimāpannā lokamaśubhenopghātakāla iti ॥ [13]
tadṛṣayaḥ sarva evānumenire vacanaṃ ātreyasya bhagavato'bhinananduśceti ॥ [14]

カーピヤの言葉を聞いて、尊者プナルヴァス・アートレーヤは言った。「皆が言ったことは、包括的な説明をしていないという点を除けば、すべて正しい。ヴァータ、ピッタ、カパがすべて正常な状態[プラクリティ]では、人の感覚機能を健全に働かせ、体力、色つや、幸福、長寿を与える。正しく追求された法〈徳〉[ダルマ]・実利〈富〉[アルタ]・願望〈快楽〉[カーマ]が、現世と来世の両方での至高の幸福を人に与えるのと同じように。反対にヴァータ、ピッタ、カパが異常[ヴィクリティ]になると、人に大きな苦難を与える。3つの季節が異常になると終末の破壊の時期に大災害を自然界にもたらすのと同じように。」 この尊者アートレーヤの結論はすべての聖仙に同意され、賞賛された。[13–14]

bhavati cātra —
tadātreyavacaḥ śrutvā sarva evānumenire ।
ṛṣayo'bhinananduśca yathendravacanaṃ surāḥ ॥ [15]

つぎは詩節である。
尊者アートレーヤの言葉を聞いて、すべての聖仙は同意し賞賛した。あたかもインドラ神（最高の神、雷の神）の言葉を聞いた神々のように。［15］

第12章のまとめ

tatra ślokau —
guṇāḥ ṣaḍ dvividho heturvividhaṃ karma yat punaḥ |
vāyoścaturvidhaṃ karma pṛthak ca kaphapittayoḥ ||［16］
maharṣīṇāṃ matiryā yā punarvasumatiśca yā |
kalākalīye vātasya tat sarvaṃ saṃprakāśitam ||［17］

最後は、要約の詩節［シュローカ］である。
ヴァータの６つの属性［グナ］、２種類の原因、多様な作用機序、ヴァータの４種類の作用、ピッタとカパのそれぞれの作用、これらに関する聖仙たちの見解と尊者アートレーヤの結論。これらすべてを「ヴァータの長所と短所…」の章で述べた。［16–17］

---

ityagniveśakṛte tantre carakapratisaṃskṛte ślokasthāne vātakalākalīyo nāma dvādaśo'dhyāyaḥ samāptaḥ ||（12）

以上で、アグニヴェーシャが著し、チャラカが改訂した本集・総論篇の第12章「ヴァータの長所と短所…」を終わる。(12)

iti nirdeśacatuṣkaḥ ||（Ⅲ）

基本事項の訓示に関する３番目の四章群を終わる。(Ⅲ)

कल्पनाचतुष्कः

kalpanācatuṣkaḥ

Ⅳ

準備に関する四章群

trayodaśo'dhyāyaḥ

CHAPTER 13

第13章 油剤法の章

athātaḥ snehādhyāyaṃ vyākhyāsyāmaḥ ‖ [1]
iti ha smāha bhagavānātreyaḥ ‖ [2]

それでは「油剤法」の章を述べよう、と尊者アートレーヤが語り始めた。[1–2]

油剤法に関するアグニヴェーシャの質問

sāṃkhyaiḥ saṃkhyātasaṃkhyeyaiḥ sahāsīnaṃ punarvasum |
jagaddhitārthaṃ papraccha vahniveśaḥ svasaṃśayam ‖ [3]

博識な学者たち[注1]と同席していたプナルヴァスに対して、アグニヴェーシャは世界の繁栄のために、彼の疑問を問い掛けた。[3]

注1　形而上学を数で考察する数論学派（サーンキヤ学派）

kiṃyonayaḥ kati snehāḥ ke ca snehaguṇāḥ pṛthak |
kālānupāne ke kasya kati kāśca vicāraṇāḥ ‖ [4]
kati mātrāḥ kathaṃmānāḥ kā ca keṣūpadiśyte |
kaśca kebhyo hitaḥ snehaḥ prakarṣaḥ snehane ca kaḥ ‖ [5]

油剤の原料は何か。油剤は何種類あるか。各油剤の属性は何か。油剤を使用する時期はいつか。油剤法の補助飲料[アヌパーナ][注1]は何か。調合油剤は何種類でどのような調合か。油剤の用量は何種類でどのように測るのか。どの用量がどのような人に適しているのか。どの種類の油剤がどのような人に有益か。油剤の使用期間は最短、最長どのくらいか。[4–5]

注１ アヌパーナ＝食事または服薬の後に飲用し、食事や薬剤の消化吸収を助け、栄養剤にもなる飲料。矯味剤

snehyāḥ ke ke na ca snigdhāsnigdhātisnigdhalakṣaṇam |
kiṃ pānāt prathamaṃ pīte jīrṇe kiṃca hitāhitam || [6]
ke mṛdukrūrakoṣṭhāḥ kā vyāpadaḥ siddhayaśca kāḥ |
acche saṃśodhane caiva snehe kā vṛttiriṣyate || [7]
vicāranāḥ keṣu yojyāḥ vidhinā kena tat prabho! |
snehasyāmitavijñānaṃ jñānamicchāmi veditum || [8]

どのような人に油剤法は適するのか、どのような病気の人には適さないのか。油剤法を適切に施された人、油剤法が不足だった人、油剤法が過度に施された人の症状は何か。油剤服用前、油剤服用後、油剤消化後にすべきことと禁忌は何か。下痢傾向の人［ムリドゥ・コーシュタ］、便秘傾向の人［クルーラ・コーシュタ］とはどんな人か。油剤法の副作用とその治療は何か。浄化目的の油剤法だけでなく簡単な油剤法の際にも行うべき養生法は何か。どのような人が、どのような方法で、調合油剤を処方されるのか。先生、私は油剤法に関するすべての知識を知りたいのです。[6–8]

4種の良質の油剤とその性質、適用、使用法

油剤の原料は２種類

atha tatsaṃśayacchettā pratyuvāca punarvasuḥ |
snehānāṃ dvividhā saumya yoniḥ sthāvarajaṅgamā || [9]

すると、彼の疑問を晴らすために、プナルヴァスが答えた。「君［サウミヤ］、油剤には大きく分けて２種類ある。植物性のものと動物性のものである。」[9]

植物性油剤の原料

tilaḥ priyālābhiṣukau bibhītakaścitrābhayairaṇḍamadhūkasarṣapāḥ |
kusumbhabilvārukamūlakātasīnikocakākṣoḍakarañjaśigrukāḥ || [10]
snehāśayāḥ sthāvarasaṃjñitās-

ティラ［ゴマ科ゴマ］、プリヤーラ［ウルシ科(英名アーモンデット)］、アビシュカ［ウルシ科ピスタチオ］、ビ

ビータキー［bibhītaka シクンシ科セイタカミロバラン］、ダンティ［citrā トウダイグサ科カラナシ］、ハリータキー［abhyā シクンシ科ミロバランノキ］、エーランダ［トウダイグサ科トウゴマ］、マドゥーカ［アカテツ科バターノキ(イリッペ)］、サルシャパ［アブラナ科アブラナ］、クスンバ［キク科ベニバナ(英名サフラワー)］、ビルヴァ［ミカン科ベンガルカラタチ］、アールカ［バラ科モモ］、ムーラカ［アブラナ科ダイコン］、アタシー［アマ科アマ］、ニコーチャカ［英名ピスタチオ］、アクショーダ［クルミ科ペルシアグルミ］、カランジャ［マメ科クロヨナ］、シグル［ワサビノキ科ワサビノキ］は油剤［スネーハ］の植物性原料である。［10］

動物性油剤の原料

tathā syurjaṅgamā matsyamṛgāḥ sapakṣiṇaḥ ǀ
teṣāṃ dadhikṣīraghṛtāmiṣaṃ vasā sneheṣu majjā ca tathopadiśyate ǁ ［11］

動物性原料としては、魚類、獣類、鳥類がある。獣類のダヒ(発酵乳)［ダディ］、乳汁、ギー(バターオイル)［グリタ］、肉、筋肉脂肪(獣脂)［ヴァサー］、骨髄脂肪(髄脂)［マッジャー］も油剤［スネーハ］として処方される。［11］

ごま油とひまし油の性質

sarveṣāṃ tailajātānāṃ tilatailaṃ viśiṣyate ǀ
balārthe snehane cāgryamairaṇḍaṃ tu virecane ǁ ［12］
(kaṭūṣṇaṃ tailamairaṇḍaṃ vātaśleṣmaharaṃ guru ǀ
kaṣāyasvādutiktaiśca yojitaṃ pittahantrapi)(1)

すべての油剤の中で、ごま油が体力増進のためにも油剤法にも最も優れている。ひまし油は下剤として最も優れている。［12］
(ひまし油は辛味、温性、重性を有し、ヴァータとカパを抑制する。渋味群、甘味群、苦味群の薬剤を配合すれば、ピッタを鎮静することもできる。)（1）

油脂類ではギーが最も優秀

sarpistailaṃ vasā majjā sarvasnehottamā matāḥ ǀ
eṣu caivottamaṃ sarpiḥ saṃskārasyānuvartanāt ǁ ［13］

ギー、油〈ごま油〉、獣脂［ヴァサー］、髄脂［マッジャー］があらゆる油脂剤の中で優れていると考えられている。さらに、これらの中でもギーは、加熱調剤［サンスカーラ］によってもギー本来の性質を持続させつつ添加した薬剤の作用を受容する点で、もっとも優れている。［13］

ギーの性質

ghṛtaṃ pittānilaharaṃ rasaśukraujasāṃ hitam |
nirvāpaṇaṃ mṛdukaraṃ svaravarṇaprasādanam || [14]

ギー［グリタ］はピッタとヴァータを鎮静し、ラサ（栄養体液）[注1]、精液〈生殖組織〉［シュクラ］[注2]、オージャス（活力素）に有益である。また、冷却作用［ニルヴァーパナ］があり、皮膚を柔軟にし、声と色つやを明瞭にする。[14]

注１　本篇の第11章48節の訳注参照。

注２　シュクラは７番目の身体構成要素である。本来は「精液」を意味するが、精液だけでなく卵子も含めた生殖組織だとする考え方もある。

植物性油の性質

mārutaghnaṃ na ca śleṣmavardhanaṃ balavardhanam |
tvacyamuṣṇaṃ sthirakaraṃ tailaṃ yoniviśodhanam || [15]

植物性油〈ごま油〉はヴァータを鎮静するが、同時にカパを悪化させない。そして体力を増進し、皮膚に良く、温性で、身体を丈夫にし、女性生殖器を浄化する。[15]

獣脂の性質

viddhabhagnāhatabhraṣṭayonikarṇaśiroruji |
pauruṣopacaye snehe vyāyāme ceṣyate vasā || [16]

獣脂［ヴァサー］は穿孔〈創傷〉、骨折、打撲傷、子宮脱、耳痛や頭痛に用いられる。また、精力増進、油剤法、運動をする人にも適している。[16]

髄脂の性質

balaśukrarasaśleṣmamedomajjavivardhanaḥ |
majjā viśeṣato'sthnāṃ ca balakṛt snehane hitaḥ || [17]

髄脂［マッジャー］は、体力、精液〈生殖組織〉［シュクラ］、ラサ（栄養体液組織）、カパ、メーダス（脂肪組織）、マッジャー（骨髄組織）を増進する。特に、骨を強くし、油剤法に適している。[17]

季節と油脂類

sarpiḥ śaradi pātavyaṃ vasā majjā ca mādhave ।
tailaṃ prāvṛṣi

ギーは秋に、獣脂と髄脂は春に、植物性油〈ごま油〉は雨季の初めに用いるのがよい。［18 (1)］

油剤服用の時期と適用者に関する規則

nātyuṣṇaśīte snehaṃ pibennaraḥ ॥［18］
vātapittādhiko rātrāvuṣṇe cāpi pibennaraḥ ।
śleṣmādhiko divā śīte pibeccāmalabhāskare ॥［19］

暑過ぎる時や寒過ぎる時には油剤を服用してはいけない。しかし、ヴァータとピッタの悪化した人は、暑い時期の夜間なら油剤を服用してよい。カパが悪化した人は、寒い時期の日中の太陽が輝いている時なら油剤を服用してよい。［18–19］

規則違反による弊害

atyuṣṇe vā divā pīto vātapittādhikena vā ।
mūrcchāṃ pipāsāmunmādaṃ kāmalāṃ vā samīrayet ॥［20］
śīte rātrau piban snehaṃ naraḥ śleṣmādhiko'pi vā ।
ānāhamaruciṃ śūlaṃ pāṇḍutāṃ vā samṛcchati ॥［21］

この指示に従わず、ヴァータやピッタが悪化した人が、あるいは暑過ぎる季節の日中に、油剤を服用すると失神、のどの渇き、精神異常、黄疸を起こす。カパが悪化している人が、あるいは寒過ぎる季節の夜に油剤を服用すると便秘［アーナーハ］、食欲不振〈味覚不良〉［アルチ］、疝痛、貧血を起こす。［20–21］

油剤法の補助飲料［アヌパーナ］

jalamuṣṇaṃ ghṛte peyaṃ yūṣastaile'nu śasyate ।
vasāmajjñostu maṇḍaḥ syāt sarveṣūṣṇamathāmbu vā ॥［22］

ギー内服後には湯を飲むとよい 。ごま油剤内服後にはスープ〈野菜スープ〉［ユーシャ］を、獣脂［ヴァサー］や髄脂［マッジャー］を内服後にはマンダ(重湯)を飲むとよい。湯の服用はすべての油剤の服用後によい。[22]

調合油剤

油剤法に用いる24種類の調合油剤

odanaśca vilepī ca raso māṃsaṃ payo dadhi |
yavāgūḥ sūpaśākau ca yūṣaḥ kāmbalikaḥ khaḍaḥ || [23]
saktavastilapiṣṭaṃ ca madyaṃ lehāstathaiva ca |
bhakṣyamabhyañjanaṃ bastistathā cottarabastayaḥ || [24]
gaṇḍūṣaḥ karṇatailaṃ ca nastaḥkarṇākṣitarpaṇam |
caturviṃśatirityetāḥ snehasya pravicāraṇāḥ || [25]

オーダナ(米飯)、ヴィレーピー(糊状粥[注1])、肉汁、肉、牛乳、ダヒ(発酵乳)[ダディ]、ヤヴァーグー(粥[注2])、豆スープ[スーパ]、野菜[シャーカ]、野菜と豆のスープ〈野菜スープ〉[ユーシャ]、カーンバリカ(発酵乳のスープ[注3])、カダ(カレー・スープ[注4])、香煎[サクトゥ]、練り胡麻、酒類[マディヤ]、舐剤[レーハ]、固形食[バクシャ]、塗擦剤、浣腸剤、膣や尿道の注入剤。うがい剤、点耳油剤、点鼻剤、耳と目の滋養剤[タルパナ]。以上の24種類が油剤法に用いる調合油剤である。[23–25]

注1　4倍の水で炊いた粥。
注2　6倍の水で炊いた粥。
注3　乳清と酢などを混ぜた酸味の牛乳。
注4　酸味のある野菜やスパイスを加えて煮た乳清。

acchapeyastu yaḥ sneho na tāmāhurvicāraṇām |
snehasya sa bhiṣagdṛṣṭaḥ kalpaḥ prāthamakalpikaḥ || [26]

油剤を単独で内服する場合は、調合油剤とはいわない。油剤を単独で内服するのが油剤法の基本であると医者はみなしている。[26]

rasaiścopahitaḥ snehaḥ samāsavyāsayogibhiḥ |
ṣaḍbhistriṣaṣṭidhā saṅkhyāṃ prāpnotyekaśca kevalaḥ || [27]
evametāścatuḥṣaṣṭiḥ snehānāṃ pravicāraṇā |
okartuvyādhipuruṣān prayojyā jānatā bhavet || [28]

油剤に６つのラサ(六味)を単一または複合で加味することにより、調合油剤は63種類となる。油剤を単独で用いる場合を加えると、調合油剤は64種類になる。これらは習慣、季節、病気、体質を考慮して使用されるべきである。[27–28]

油剤の３種類の用量

ahorātramahaḥ kṛtsnamardhāhaṃ ca pratīkṣate |
pradhānā madhyamā hrasvā snehamātrā jarāṃ prati || [29]

油剤の用量は、消化力(消化に要する時間)に応じて、３種類ある。消化に一昼夜(24時間)かかる量、日中いっぱい(12時間)かかる量、日中の半分(６時間)かかる量で、それぞれ最大量、中間量、少量である。[29]

最大量の油剤が適用される人と最大量服用の効能

iti tisraḥ samuddiṣṭā mātrāḥ snehasya mānataḥ |
tāsāṃ prayogān vakṣyāmi puruṣaṃ puruṣaṃ prati || [30]
prabhūtasnehanityā ye kṣutpipāsāsahā narāḥ |
pāvakaścottamabalo yeṣāṃ ye cottamā bale || [31]
gulminaḥ sarpadaṣṭāśca visarpopahatāśca ye |
unmattāḥ kṛcchramūtrāśca gāḍhavarcasa eva ca || [32]
pibeyuruttamāṃ mātrāṃ tasyāḥ pāne guṇāñchṛṇu |
vikārāñchamayatyeṣā śīghraṃ samyakprayojitā || [33]
doṣānukarṣiṇī mātrā sarvamārgānusāriṇī |
balyā punarnavakarī śarīrendriyacetasām || [34]

消化所要時間別に３種類の用量を述べたが、これから、用量べつの適用症例を説明しよう。
日常多くの油性の食品を摂る人、空腹やのどの渇きに耐えられる人、消化力が強く体力がある人、腹部腫瘍[グルマ]に悩む人、蛇の毒にやられた人、丹毒を含む急速に拡散する皮膚病[ヴィサルパ]にかかっている人、精神異常の人、排尿困難の人、便が硬い〈便秘の〉人は、つぎの効果が得られる最大量を摂取するのがよい。油剤の最大量は、適切に用いられれば、上述の症状を速やかに鎮静する。最大量は、すべての通路[マールガ]を通って身体中に浸透してドーシャを排出し、体力を増進し、身体、感覚器官、思考器官〈精神〉を再活性化する。[30–34]

中間量の油剤が適用される人と中間量服用の効能

aruṣkasphoṭapiḍakākaṇḍūpāmābhirarditāḥ ǀ
kuṣṭhinaśca pramīḍhāśca vātaśoṇitikāśca ye ǁ ［35］
nātibahvāśinaścaiva mṛdukoṣṭhāstathaiva ca ǀ
pibeyurmadhyamāṃ mātrāṃ madhyamāścāpi ye bale ǁ ［36］
mātraiṣā mandavibhraṃśā na cātibalahāriṇī ǀ
sukhena ca snehayati śodhanārthe ca yujyate ǁ ［37］

発疹、小水疱［スポータ］、せつ（吹き出物）［ピダカー］、かゆみ、湿疹〈小丘疹〉［パーマン］にかかっている人。ハンセン病などの皮膚病の人、泌尿器病の人、痛風の人 、小食の人、下痢傾向の人、体力が中くらいの人は中間量の油剤を摂取するのがよい。この量は副作用が出にくく、それほど体力を奪うことも無く、容易に身体を油性化する。浄化目的でも処方する。［35–37］

少量の油剤が適用される人と少量服用の効能

ye tu vṛddhāśca bālāśca sukumārāḥ sukhocitāḥ ǀ
riktakoṣṭhatvamahitaṃ yeṣāṃ mandāgnayaśca ye ǁ ［38］
jvarātīsārakāsāśca yeṣāṃ cirasamutthitāḥ ǀ
snehamātrāṃ pibeyuste hrasvāṃ ye cāvarā bale ǁ ［39］
parihāre sukhā caiṣā mātrā snehanabṛṃhaṇī ǀ
vṛṣyā balyā nirābādhā ciraṃ cāpyanuvartate ǁ ［40］

高齢者、子供、虚弱な人、贅沢な暮らしの人、胃腸を空にする〈下剤法をする〉のが良くない人、消化力が弱い人、慢性の熱や下痢や咳がある人、体力がない人は、少量の油剤を服用するのがよい。この量は注意事項が簡単で、油剤［スネーハナ］にも滋養剤［ブリンハナ］にも、また精力増進剤［ヴリシヤ］や体力増進剤［バリヤ］にもなり、副作用がなく、長期間の服用ができる。［38–40］

ギー服用の適用例

vātapittaprakṛtayo vātapittavikāriṇaḥ ǀ
cakṣuḥkāmāḥ kṣatāḥ kṣīṇā vṛddhā bālāstathā'balāḥ ǁ ［41］
āyuḥprakarṣakāmāśca balavarṇasvarārthinaḥ ǀ
puṣṭikāmāḥ prajākāmāḥ saukumāryārthinaśca ye ǁ ［42］
dīptyojaḥsmṛtimedhāgnibuddhīndriyabalārthinaḥ ǀ

pibeyuḥ sarpirārtāśca dāhaśastraviṣāgnibhiḥ ǁ [43]

ヴァータ体質やピッタ体質の人、ヴァータ性疾患やピッタ性疾患に罹っている人、よい視力〈視力の保持〉を望む人、怪我をした人、衰弱のある人、高齢者、小児、女性〈体力のない人〉、長寿を望む人、体力や色つやや声を良くしたい人、肉付きを良くしたい人、子供を欲しい人、身体の柔軟性〈若々しさ〉、輝き、免疫力〈活力素〉[オージャス]、記憶力、理解力、食欲〈消化力〉、理性[ブッディ]、感覚機能の能力を高めたい人、灼熱感や武器、毒、火で損傷を受けた人はギーを服用するとよい。[41–43]

ごま油服用の適用例

pravṛddhaśleṣmamedaskāścalasthūlagalodarāḥ ǀ
vātavyādhibhirāviṣṭā vātaprakṛtayaśca ye ǁ [44]
balaṃ tanutvaṃ laghutāṃ dṛḍhatāṃ sthiragātratām ǀ
snigdhaślakṣṇatanutvaktāṃ ye ca kāṅkṣanti dehinaḥ ǁ [45]
kṛmikoṣṭhāḥ krūrakoṣṭhāstathā nāḍībhirarditāḥ ǀ
pibeyuḥ śītale kāle tailaṃ tailocitāśca ye ǁ [46]

カパと脂肪が増加している人、首と腹部が太って弛んでいる人、ヴァータ性疾患にかかっている人、ヴァータ体質の人。体力、痩身、敏捷性、堅固さ、身体部分〈四肢〉[ガートラ]の安定性、なめらかですべすべして薄い皮膚を望む人。消化管寄生虫症の人、便秘の人、瘻孔(痔瘻)で苦しむ人、油〈ごま油〉に慣れている人は、寒い季節に油〈ごま油〉を内服するのがよい。[44–46]

獣脂服用の適用例

vātātapasahā ye ca rūkṣā bhārādhvakarśitāḥ ǀ
saṃśuṣkaretorudhirā niṣpītakaphamedasaḥ ǁ [47]
asthisandhisirāsnāyumarmakoṣṭhamahārujaḥ ǀ
balavānmāruto yeṣāṃ khāni cāvṛtya tiṣṭhati ǁ [48]
mahaccāgnibalaṃ yeṣāṃ vasāsātmyāśca ye narāḥ ǀ
teṣāṃ snehayitavyānāṃ vasāpānaṃ vidhīyate ǁ [49]

風や日光に耐えられる人、乾燥している人、重いものを持ったり歩き過ぎてやせ衰えた人、精液や血液 が減退した人、カパと脂肪が減少した人、関節、静脈[シラー]、靭帯[スナーユ]、必須器官[マルマン]、胃腸管に激痛がある人、身体のすべての開口部を塞ぐような極度に悪化したヴァータを持つ人、消化力が特に強い人、獣脂に慣れている人は、油剤として

獣脂［ヴァサー］を服用するのがよい。［47–49］

髄脂服用の適用例

dīptāgnayaḥ kleśasahā ghasmarāḥ snehasevinaḥ |
vātārtāḥ krūrakoṣṭhāśca snehyā majjānamāpnuyuḥ || ［50］
yebhyo yebhyo hito yo yaḥ snehaḥ sa parikīrtitaḥ |

油剤を処方された人が、強い消化力を持つ人、苦痛に耐えられる人で、大食家で、油剤法を習慣的に受けている人。ヴァータ性疾患にかかっている人、便秘の人であれば、髄脂［マッジャー］を内服するのがよい。以上、油剤が適用される人を説明した。［50］

油剤服用期間

snehanasya prakarṣau tu saptarātratrirātrakau || ［51］

油剤使用の最長期間は 7 日間、最短期間は 3 日間である。［51］

油剤法をすべき人

svedyāḥ śodhayitavyāśca rūkṣā vātavikāriṇaḥ |
vyāyāmamadyastrīnityāḥ snehyāḥ syurye ca cintakāḥ || ［52］

発汗法や浄化法を受ける人、乾燥している人、ヴァータ性疾患に罹っている人、運動、飲酒、性行為を頻繁にする人、頭脳労働［チンタカ］[注1]に従事する人は油剤法をすべきである。［52］

注 1　精神的疲労、精神的緊張。

油剤法をしてはいけない人

saṃśodhanādṛte yeṣāṃ rūkṣaṇaṃ sampravakṣyate |
na teṣāṃ snehanaṃ śastamutsannakaphamedasām || ［53］
abhiṣyaṇṇānanagudā nityamandāgnayaśca ye |
tṛṣṇāmūrcchāparītāśca garbhiṇyastāluśoṣiṇaḥ || ［54］
annadviṣaśchardayanto jaṭharāmagarārditāḥ |
durbalāśca pratāntāśca snehaglānā madāturāḥ || ［55］
na snehyā vartamāneṣu na nastobastikarmasu |

snehapānāt prajāyante teṣāṃ rogāḥ sudāruṇāḥ ‖ [56]

油剤法はつぎのような人には禁忌である。乾剤法[ルークシャナ]を処方された人は浄化目的以外の油剤法をしてはいけない。カパや脂肪の過剰な人、口や肛門に過剰な粘液分泌物[アビシャンダ][注1]がある人、つねに消化が遅い人、のどの渇きや失神で苦しんでいる人、妊婦、口蓋が乾燥している人、食物への嫌悪がある人、嘔吐、胃腸病、アーマ(未消化物、消化・代謝の障害)や慢性の中毒に苦しんでいる人、身体や心の弱っている人、油剤法の苦手な人、アルコール依存症〈酩酊状態〉[マダ・アートゥラ][注2]にある人は油剤法をしてはいけない。また、経鼻法や経腸法を受けている人にも油剤法をしてはいけない。深刻な病気の犠牲となるからである。[53–56]

注１　カパ増悪の結果、粘液が増量する。なお、アビシャンディには「経路の閉塞」という意味もある。

注２　マダ：酩酊。アートゥラ：病者。

油剤法不足の徴候

purīṣaṃ grathitaṃ rūkṣaṃ vāyurapraguṇo mṛduḥ ǀ
paktā kharatvaṃraukṣyaṃ ca gātrsyāsnigdhalakṣaṇam ‖ [57]

団塊状で乾いた便、ヴァータの動きが正常ではないこと、消化力が弱いこと、身体部分〈四肢〉の皮膚の荒さと乾燥。これらは油剤が不足しているときの徴候である。[57]

適切な油剤法の徴候

vātānulomyaṃ dīpto'gnirvarcaḥ snigdhamasaṃhatam ǀ
mārdavaṃ snigdhatā cāṅge snigdhānāmupajāyate ‖ [58]

放屁〈ヴァータの正常化〉[ヴァータ・アヌローミヤ]、消化力の増強、油っぽく柔らかい便、柔らかく滑らかな身体。これらは適切に油剤が用いられたときの徴候である。[58]

過剰な油剤法の徴候

pāṇḍutā gauravaṃ jāḍyaṃ purīṣasyāvipakvatā ǀ
tandrīrarucirutkleśaḥ syādatisnigdhalakṣaṇam ‖ [59]

顔面蒼白や鈍重感や冷え〈無感覚〉[ジャーディヤ]があり、消化されていない便が出て、眠気、食欲不振、吐き気があるのは油剤法が過剰であった徴候である。[59]

油剤服用の前日の食事

dravoṣṇamanabhiṣyandi bhojyamannaṃ pramāṇataḥ |
nātisnigdhamasaṅkīrṇaṃ śvaḥ snehaṃ pātumicchatā ||［60］

油剤法を受ける人はその前日に、適切な量の、液状で、温性で、粘液分泌亢進作用がなく［アナビシャンディ］[注1]、あまり油っこくなく、組み合わせの悪くない食事をとるべきである。［60］

注1　カパを増悪させない、循環路を塞がない。

浄化用と鎮静用油剤の服用適時

pibet saṃśamanaṃ snehamannakāle prakāṅkṣitaḥ |
śuddhyarthaṃ punarāhāre naiśe jīrṇe pibennaraḥ ||［61］

鎮静用油剤は、食事時の空腹の状態で服用すべきであり、一方、浄化用油剤は、夜の食事が完全に消化されてから服用すべきである。［61］

油剤服用時にすべきことと禁忌

uṣṇodakopacārī syādbrahmacārī kṣapāśayaḥ |
śakṛnmūtrānilodgārānudīrṇāṃśca na dhārayet ||［62］
vyāyāmamuccairvacanaṃ krodhaśokau himātapau |
varjayedapravātaṃ ca seveta śayanāsanam ||［63］
snehaṃ pītvā naraḥ snehaṃ pratibhuñjāna eva ca |
snehamithyopacārāddhi jāyante dāruṇā gadāḥ ||［64］

油剤服用後および油剤使用中は、湯だけを飲み、禁欲し、夜だけに睡眠をとり、便、尿、おなら、げっぷを無理に抑えないようすべきである。運動、大声で話すこと、怒り、悲哀、寒冷、日光を避けるべきである。通風がよすぎない場所で睡眠や座位をとる(すきま風が入らない住居で過ごす)のがよい。油剤法のあいだに誤った生活法をすると重症の病気が起るので、注意深く適切な管理をすべきである。［62–64］

下痢傾向の人と便秘傾向の人の定義

mṛdukoṣṭhastrirātreṇa snihyatyacchopasevayā |
snihyati krūrakoṣṭhastu saptarātreṇa mānavaḥ ||［65］

gudamiksurasaṃ mastu kṣīramulloḍitaṃ dadhi |
pāyasaṃ kṛśarāṃ sarpiḥ kāśmaryatriphalārasam || [66]
drākṣārasaṃ pīlurasaṃ jalamuṣṇamathāpi vā |
madyaṃ vā taruṇaṃ pītvā mṛdukoṣṭho viricyate || [67]
virecayanti naitāni krūrakoṣṭhaṃ kadācana |
bhavati krūrakoṣṭhasya grahaṇyatyulvaṇānilā || [68]
udīrṇapittā'lpkaphā grahaṇī mandamārutā |
mṛdukoṣṭhasya tasmāt sa suvirecyo naraḥ smṛtaḥ || [69]

下痢傾向の人[ムリドゥ・コーシュタ]は純粋油剤を３日間服用すれば油剤が全身にゆきわたり、便秘傾向の人は油剤を７日間服用すれば油剤が全身にゆきわたる。下痢傾向の人は含蜜糖[グダ][注1]、サトウキビの搾り汁、乳清(発酵乳の上澄み)[マストゥ]、牛乳、発酵バター（攪拌した発酵乳から分離したクリーム)、ダヒ(発酵乳)[ダディ]、パーヤサ(牛乳粥)、クリシャラー（豆粥)、ギー[サルピス]、ガンバーリー[kāśmarya クマツヅラ科キダチキバナヨウラク]とトリパラー（三果[注2]）とブドウとピール[トゲマツリ科英名トゥースブラシ・ツリー＊]の汁を服用すると下痢をする。温水や新鮮な酒類[マディヤ]の服用後にも下痢をする。しかし、便秘傾向の人[クルーラ・コーシュタ]にとっては、これらは下剤としての効果を持たない。彼らのグラハニー（腸[注3]）は極度に増大したヴァータを含んでいるからである。一方、下痢傾向の人の腸には過剰なピッタとわずかなカパと停滞したヴァータが存在するので、容易に下剤効果が得られる。[65–69]

注１　guḍaはサトウキビの含蜜糖のことである。含蜜糖とは砂糖製造時に残る糖蜜を含む砂糖のこと。糖蜜を除いた砂糖は分蜜糖という。

注２　総論篇第２章9–10節の訳注参照。

注３　以後は、パクヴァーシャヤとの混同を避けるために、小腸(栄養吸収臓器)とする。

油剤服用によるのどの渇きの治療

udīrṇapittā grahaṇī yasya cāgnibalaṃ mahat |
bhasmībhavati tasyāśu snehaḥ pīto'gnitejasā || [70]
sa jagdhvā snehamātrāṃ tāmojaḥ prakṣārayan balī |
snehāgniruttamāṃ tṛṣṇāṃ sopasargāmudīrayet || [71]
nālaṃ snehasamṛddhasya śamāyānnaṃ sugurvapi |
sa cet suśītaṃ salilaṃ nāsādayati dahyate |
yathaivāśīviśaḥ kakṣamadhyagaḥ svaviṣāgninā || [72]

小腸[グラハニー]に過剰なピッタがあり、消化力が強い人の場合、服用された油剤は消化の火の力で非常に短い時間で焼き尽くされ灰になる。火は油剤によってますます強力に燃え、油剤を燃焼させ、オージャス(活力素)を弱め、のどの渇きやその他の合併症を起こす。非常に重性の食物でさえ、油剤によってかきたてられ強められた火を鎮めることはできない。冷たい水で冷やされなければ、焼け死んでしまうだろう。巣穴の中で動けない毒蛇が自分の毒の炎によって焼け死ぬように。[70–72]

油剤の消化不良によるのどの渇きの治療

ajīrṇe yadi tu snehe tṛṣṇā syācchardayedbhiṣak |
śītodakaṃ punaḥ pītvā bhuktvā rūkṣānnamullikhet || [73]

油剤が消化されずにのどの渇きが生じた場合には、医者は嘔吐をさせなくてはならない。それから、患者は冷たい水と乾燥した食物を摂り、再び吐かなくてはならない。[73]

誤った油剤法による副作用の症状

na sarpiḥ kevalaṃ pitte peyaṃ sāme viśeṣataḥ |
sarvaṃ hyanurajeddehaṃ hatvā saṃjñāṃ ca mārayet || [74]
tandrā sotkleśa ānāho jvaraḥ stambho visaṃjñatā |
kuṣṭhāni kaṇḍūḥ pāṇḍutvaṃ śophārśāsyarucistṛṣā || [75]
jaṭharaṃ grahaṇīdoṣāḥ staimityaṃ vākyanigrahaḥ |
śūlamāmapradoṣāśca jāyante snehavibhramāt || [76]

ピッタが優勢なとき、とくにピッタが アーマ(未消化物)を伴っている場合には、純粋なギーを与えてはならない。全身が黄色くなり(黄疸)、意識不明が起こり、患者の命を奪うことになるからである。眠気、吐き気、便秘、発熱、硬直、意識喪失、皮膚病、痒み、顔面蒼白、浮腫、痔、食欲不振、のどの渇き、胃腸病、グラハニー病〈吸収不良〉[グラハニー・ドーシャ注1]、冷え〈無感覚〉[スタイミティヤ注2]、発語障害、疝痛、アーマ病〈消化不良〉[アーマ・プラドーシャ注3]、これらは油剤の不適切な服用により生じる。[74–76]

注１　同化吸収異常、十二指腸を含む小腸の機能障害による病気。

注２　スタイミティヤ：麻痺、無感覚、不動性、無精(梵和)

注３　糜汁の異常、消化代謝不良による病気。

誤った油剤法による副作用の治療

tatrāpyullekhanaṃ śastaṃ svedaḥ kālapratīkṣaṇam |
prati prati vyādhibalaṃ buddhvā sraṃsanameva ca || [77]
takrāriṣṭaprayogaśca rūkṣapānānnasevanam |

mūtrāṇāṃ triphalāyāśca snehavyāpattibheṣajam ॥ [78]

このような症例では、嘔吐、発汗法、経過観察(絶食[注1])、下剤を副作用の重症度に応じて処方する。バターミルク[タクラ]、アリシュタ酒(酒精発酵飲料[注2])、油分がない飲食物、種々の動物尿、三果[トリパラー]の服用が油剤法による副作用の治療である。[77–78]

注１　カーラ・プラティークシャナ：服用した油剤が消化されるまでのあいだ絶食すること

注２　アリシュタ：第６章37-40節の訳注参照。タクラとアリシュタを１種類の薬剤、つまりタクラ・アリシュタとする訳もある。

誤った油剤法による副作用の原因

akāle cāhitaścaiva mātrayā na ca yojitaḥ ।
sneho mithyopcarācca vyāpadyetātisevitaḥ ॥ [79]

油剤が不適切な時間に、不適切な状態で、不適切な量を処方され、不適切な生活法をしたり、油剤法の期間が長すぎれば副作用が生じる。[79]

浄化油剤法のときの食生活

snehāt praskandanaṃ jantustrirātroparataḥ pibet ।
snehavaddravamuṣṇaṃ ca tryahaṃ bhuktvā rasaudanam ॥ [80]
ekāhoparatastadvadbhuktvā pracchardanaṃ pibet ।

下剤[プラスカンダナ]は、油剤法が終了してから３日後に投与すべきである。下剤使用までの間、患者は、油分を含んだ流動性で温かい、肉の煮汁で煮た粥を食べるとよい。 催吐法(嘔吐誘発)が必要な人は、油剤法が終了してから１日おいて実施すべきである。嘔吐誘発までの間、上記の流動食を食べるとよい。[80]

備考　油剤法に続いて催下法(下剤使用)や催吐法(嘔吐誘発)といった浄化療法を行うのがサンショーダナ・スネーハナ(浄化油剤法)で、浄化療法を行わないのがサンシャマナ・スネーハナ(鎮静油剤法)であると思われる。

鎮静油剤法のときの食事箋(調合油剤)

syāttvasaṃśodhanārthīye vṛttiḥ snehe viriktavat ॥ [81]

浄化目的でない油剤法の場合にも、浄化目的の油剤法の場合と同様の生活をすべきである。[81]

調合油剤の対象者

snehadviṣaḥ snehanityā mṛdukoṣṭhāśca ye narāḥ I
kleśāsahā madyanityāsteṣāmiṣṭā vicāraṇā II [82]

油剤に対して嫌悪感がある人、油剤を常用している人、下痢傾向の人、重労働に耐えられない人、飲酒の習慣のある人には、調合油剤にするのがよい。[82]

lāvataittiramāyūrahāṃsavārāhakaukkuṭāḥ I
gavyājaurabhramātsyāśca rasāḥ syuḥ snehane hitāḥ II [83]
yavakolakulatthāśca snehāḥ saguḍaśarkarāḥ I
dāḍimaṃ dadhi savyoṣaṃ rasasaṃyogasaṅgrahaḥ II [84]
snehayanti tilāḥ pūrvaṃ jagdhāḥ sasnehaphāṇitāḥ I
kṛśarāśca bahusnehāstilakāmbalikāstathā II [85]

ウズラ[ラーヴァ]、黒いヤマウズラ[ティッティラ]、孔雀[マユーラ]、白鳥[ハンサ]、豚[ヴァラーハ]、鶏[クックタ]、牛[ゴー]、山羊[アジャ]、野生の羊[アウラブラ]、魚[マツヤ]などのスープは油剤と共に利用できる。ヤヴァ[イネ科オオムギ]、コーラ[クロウメモドキ科ナツメ]、クラッタ[マメ科(英名ホースグラム)]、含蜜糖[グダ]や砂糖(氷砂糖)[シャルカラー]と混合した油剤類、ダーディマ[ザクロ科ザクロ]、ヨーグルト、三辛[vyoṣa](インドナガコショウ、ショウガ、コショウ)、これらは上記のスープと組み合わせることができる。食前に胡麻を油分の多いものとパーニタ(糖蜜の1種)と共に食べると、優れた調合油剤となる。同様に、油分に富んだクリシャラー(豆粥)やティラカーンバリカ[注1]も油剤としての効果がある。[83–85]

注1 カーンバリカ:ヨーグルトとタクラと酢とオートミール粥と大麦汁を合わせたもの。ティラカーンバリカは胡麻を豊富に入れたカーンバリカ。

phāṇitaṃ śṛṅgaveraṃ ca tailaṃ ca surayā saha I
pibedrūkṣo bhṛtairmāṃsairjīrṇe'śnīyācca bhojanam II [86]
tailaṃ surāyā maṇḍena vasāṃ majjānameva vā I
piban saphāṇitaṃ kṣīraṃ naraḥ snihyati vātikaḥ II [87]
dhāroṣṇaṃ snehasaṃyuktaṃ pītvā saśarkaraṃ payaḥ I
naraḥ snihyati pītvā vā saraṃ dadhnaḥ saphāṇitam II [88]

身体が乾燥している人は、パーニタ(糖蜜の1種)と干しショウガと植物油〈ごま油〉をスラー酒(穀物酒の1種)と共に服用するとよい。それが消化されてから、挽き肉料理〈串焼肉〉を添えた食事を食べるとよい。ヴァータが優勢な人は調合油剤として、植物性油〈ごま油〉か獣脂か髄脂を、スラー酒の上澄みと一緒に、あるいはパーニタ入りの牛乳と一緒に服用するのがよい。また、搾りたての温かい牛乳と油剤と砂糖を混ぜたものの服用でも、発酵乳の表層部の脂肪とパーニタを混ぜたものの服用でも油剤効果を得られる。[86–88]

pāñcaprāsṛtikī peyā pāyaso māṣamiśrakaḥ |
kṣīrasiddho bahusnehaḥ snehayedacirānnaram || [89]
sarpistailavasāmajjātaṇḍulaprasṛtaiḥ śṛ(kṛ)tā |
pāñcaprāsṛtikī peyā peyā snehanamicchatā || [90]
(śaukaro vā rasaḥ snigdhaḥ sarpirlavaṇasaṃyutaḥ |
pīto dvirvāsare yatnāt svedayedacirānnaram || [1])

パーンチャ・プラスリタキー粥という名の汁状粥［ペーヤー］や、マーシャ［マメ科ケツルアズキ］と油剤を多量に混ぜ、牛乳で煮たパーヤサ(牛乳粥)は、短時間で油剤効果をもたらす。パーンチャ・プラスリタキー粥とは、ギー、油〈ごま油〉、獣脂、髄脂、米の５種類を、それぞれ１プラスリタ(約80グラム)[注1]づつを使って調理した汁状粥である。この汁状粥は油剤法を望む人に与えられる。[89–90]
(油とギーと塩を加えた豚肉の煮汁は１日２度の服用ですみやかに油剤効果をもたらす。)[(1)]

注１　プラスリタは重さの単位で、８トラと同量。１トラは約12グラム。

皮膚病やその他の病気の人が避けるべき調合油剤

grāmyānūpaudakaṃ māṃsaṃ guḍaṃ dadhi payastilān |
kuṣṭhī śothī pramehī ca snehane na prayojayet || [91]

ハンセン病〈皮膚病〉［クシュタ］、浮腫［ショータ］、プラメーハ(尿疾患)の人は、調合油剤として、家畜肉、湿生や水生の動物肉、含蜜糖［グダ］、発酵乳、牛乳、胡麻を服用してはいけない。[91]

皮膚病やその他の病気の人のための調合油剤

snehairyathārhaṃ tān siddhaiḥ snehayedavikāribhiḥ |
pippalībhirharītakyā siddhaistriphalayā'pi vā || [92]
drākṣāmalakayūṣābhyāṃ dadhnā cāmlena sādhayet |
vyoṣagarbhaṃ bhiṣak snehaṃ pītvā snihyati taṃ naraḥ || [93]
yavakolakulatthānāṃ rasāḥ kṣāraḥ surā dadhi |
kṣīrasarpiśca tat siddhaṃ snehanīyaṃ ghṛtottamam || [94]

上述の人には、症状に応じて、ピッパリー［コショウ科ナガコショウ］かハリータキー［シクンシ科ミロバランノキ］か三果［トリパラー］を加熱添加した無害な油剤で油剤法を行う。あるいは、ドラークシャー［ブドウ科ブドウ類］とアーマラキー［āmalaka トウダイグサ科アンマロク］の煎じ液、酸味の発酵乳、三辛［vyoṣa トリカトゥ］を加熱添加した油剤も、調合油剤として与えられる。牛乳から作られたギー［クシーラ・サルピス注1］に、ヤヴァ［イネ科オオムギ］、コーラ［クロウメモドキ科ナツメ］、クラッタ［マメ科ホースグラム］の煎じ液、アルカリ［クシャーラ］、スラー酒(穀物酒の１種)、ダヒ(発酵乳)を加熱添加したものは、油剤法に用いる薬用ギーの中では最高である。［92–94］

注１　ギーは、通常は発酵乳から作られる。

tailamajjavasāsarpirbadaratriphalārasaiḥ ǀ
yoniśukrapradoṣeṣu sādhayitvā prayojayet ǁ［95］

子宮や精液の病気には、バダラ［クロウメモドキ科ナツメの大型種］と三果［トリパラー］の煎じ液を加熱添加した油〈ごま油〉、髄脂［マッジャー］、獣脂［ヴァサー］、ギーが用いられる。［95］

急激な油剤投与の弊害

gṛṇhātyambu yathā vastraṃ prasravatyadhikaṃ yathā ǀ
yathāgni jīryati snehastathā sravati cādhikaḥ ǁ［96］
yathā vā’’kledya mṛtpiṇḍamāsiktaṃ tvarayā jalam ǀ
sravati sraṃsate snehas tathā tvaritasevitaḥ ǁ［97］

布が水を吸収すると余分な水をしたたらせるように、油剤も消化力に応じて消化吸収されたら、余剰な油剤は排泄される。しかし、油剤が適切な間隔をおかずに一度に与えられると、身体に油剤の効果を及ぼさずに全部排泄されてしまう。あたかも素早く注がれた水が、土の塊を湿らすことなく流れ去ってしまうように。［96–97］

塩を添加した油剤の特長

lavaṇopahitāḥ snehāḥ snehayantyacirānnaram ǀ
taddhyabhiṣyandyarūkṣaṃ ca sūkṣmamuṣṇaṃ vyavāyi ca ǁ［98］

塩を添加した油剤は速やかに油剤効果を発揮する。塩は、水分吸収作用［アビシャンディ］があり、非乾燥性、微細性、温性、拡散性があるからである。［98］

油剤法、発汗法の順序

snehamagre prayuñjīta tataḥ svedamanantaram |
snehasvedopapannasya saṃśodhanamathetarat || [99]

まず油剤法を行ってから、発汗法が行われる。その両方が終了した後、催下法(下剤法)か、催吐法(嘔吐誘発)のどちらかの浄化療法が実施される。[99]

第13章のまとめ

tatra ślokaḥ —
snehāḥ snehavidhiḥ kṛtsnavyāpatsiddhiḥ sabheṣajā |
yathāpraśnaṃ bhagavatā vyāhṛtaṃ cāndrabhāginā || [100]

最後は、要約の詩節[シュローカ]である。
質問の順序に対応して、油剤、油剤の使用法、副作用の治療法のすべてと治療薬などがチャーンドラバーガの尊い息子(プナルヴァス)によって説明された。[100]

---

ityagniveśakṛte tantre carakapratisaṃskṛte ślokasthāne snehādhyāyo nāma trayodaśo'dhyāyaḥ || (13)

以上で、アグニヴェーシャが著し、チャラカが改訂した本集・総論篇の第13章「油剤法」を終わる。(13)

caturdaśo'dhyāyaḥ

CHAPTER 14

第14章 発汗法の章

athātaḥ svedādhyāyaṃ vyākhyāsyāmaḥ ǁ [1]
iti ha smāha bhagavānātreyaḥ ǁ [2]

それでは「発汗法」の章を述べよう、と尊者アートレーヤが語り始めた。[1–2]

発汗法について

発汗法の効果

ataḥ svedāḥ pravakṣyante yairyathāvatprayojitaiḥ ǀ
svedasādhyāḥ praśāmyanti gadā vātakaphātmakāḥ ǁ [3]
snehapūrvaṃ prayuktena svedenāvajite'nile ǀ
purīṣamūtraretāṃsi na sajjanti kathañcana ǁ [4]
śuṣkāṇyapi hi kāṣṭhāni snehasvedopapādanaiḥ ǀ
namayanti yathānyāyaṃ kiṃ punarjīvato narān ǁ [5]

さて、発汗法[スヴェーダナ]の種類について説明する。発汗法は、正しく実施されれば、発汗法の適応が可能なヴァータ性疾患とカパ性疾患を鎮静することができる。油剤法を行った後の発汗法によって、増大したヴァータが抑えられれば、大便、小便、精液が滞ることはない。乾燥した木切れでも、適切に油剤を用い、蒸気を加えられると曲げられるのだから、生きている人間が蒸気で柔軟になるのはいうまでもない。[3–5]

発汗法の有効性

rogartuvyādhitāpekṣo nātyuṣṇo'timṛdurna ca ।
dravyavān kalpito deśe svedaḥ kāryakaro mataḥ ॥ [6]

発汗法[スヴェーダナ]は病気、季節、患者の状態を考慮して、熱過ぎずぬる過ぎず、適切な薬剤と共に、適切な部位に施せば、有効であると言われている。[6]

病気に応じた発汗法の処方

vyādhau śīte śarīre ca mahān svedo mahābale ।
durbale durbalaḥ svedo madhyame madhyamo hitaḥ ॥ [7]
vātaśleṣmaṇi vāte vā kaphe vā sveda iṣyate ।
snigdharūkṣastathā snigdho rūkṣaścāpyupakalpitaḥ ॥ [8]
āmāśayagate vāte kaphe pakvāśayāśrite ।
rūkṣapūrvo hitaḥ svedaḥ snehapūrvastatḥaiva ca ॥ [9]
vṛṣaṇau hṛdayaṃ dṛṣṭī svedayenmṛdu naiva vā ।
madhyamaṃ vaṅkṣaṇau śeṣamaṅgāvayavamiṣṭataḥ ॥ [10]

病気が重症で、寒さが厳しく体力が強い場合は強い発汗法、患者の体力が弱ければ弱い発汗法、患者の体力が普通であれば中等度の発汗法を処方する。発汗法は、ヴァータ・カパ性疾患、ヴァータ性疾患、カパ性疾患に有効である。その場合それぞれ、油性かつ乾性の発汗法、油性の発汗法、乾性の発汗法を処方する。ヴァータがアーマーシャヤ(未消化物臓器、胃)に位置している場合は乾性の発汗法を、またカパがパクヴァーシャヤ(腸)に蓄積している場合は油性の発汗法で始めるべきである。睾丸、心臓、眼には発汗法をするべきではなく、必要な場合は軽度の発汗法にする。鼠蹊部には中等度の発汗法がよい。身体の他の部分には必要に応じた方法を用いる。[7–10]

目と心臓部の保護

suśuddhairnaktakaiḥ piṇḍyā godhūmānāmathāpi vā ।
padmotpalapalāśairvā svedyaḥ saṃvṛtya cakṣuṣī ॥ [11]
muktāvalībhiḥ śītābhiḥ śītalairbhājanairapi ।
jalārdrairjalajairhastaiḥ svidyato hṛdayaṃ spṛśet ॥ [12]

発汗法の間、眼は清潔な布か、水でこねた小麦粉か、蓮か睡蓮かパラーシャ[マメ科ハナモツヤクノキ(英名シルクコットン)]の葉で覆うのがよい。同様に、発汗法を受けている人の心臓部に

は冷たい真珠の首飾り、冷たい容器か、水でぬらした蓮の花〈葉〉か、水でぬらした手を時々当てる。[11–12]

適切な発汗の徴候

śītaśūlavyuparame stambhagauravanigrahe ǀ
sañjāte mārdave svede svedanādviratirmatā ǁ [13]

寒さや痛みが止まり、硬直や鈍重感が治まり、柔軟性が生じ、発汗が起ったら、発汗法[スヴェーダナ]を終えるのがよい。[13]

過剰な発汗の徴候とその治療

pittaprakopo mūrcchā ca śarīrasadanaṃ tṛṣā ǀ
dāhaḥ svarāṅgadaurbalyamatisvinnasya lakśaṇam ǁ [14]
uktastasyāśitīye yo graiṣmikaḥ sarvaśo vidhiḥ ǀ
so'tisvinnasya kartavyo madhuraḥ snigdhaśītalaḥ ǁ [15]

ピッタの増悪〈撹乱〉[プラコーパ]、失神、身体の虚脱感、のどの渇き、灼熱感、声と四肢が弱くなること。これらは発汗法が過剰であることを示す症状である。このような場合には、「人が食べたもの…」の章(総論篇第6章)で述べた夏の養生法に従う。特に甘いもの、油性のもの、冷たいものの飲食がよい。[14–15]

発汗法をしてはいけない人

kaṣāyamadyanityānāṃ garbhiṇyā raktapittinām ǀ
pittināṃ sātisārāṇāṃ rūkṣāṇāṃ madhumehinām ǁ [16]
vidagdhabhraṣṭabradhnānāṃ viṣamadyavikāriṇām ǀ
śāntānāṃ naṣṭasañjñānāṃ sthūlānāṃ pittamehinām ǁ [17]
tṛṣyatāṃ kṣudhitānāṃ ca kruddhānāṃ śocatāmapi ǀ
kāmalyudariṇāṃ caiva kṣatānāmāḍhyarogiṇām ǁ [18]
durbalātiviśuṣkāṇāmupakṣīṇaujasāṃ tathā ǀ
bhiṣak taimirikāṇāṃ ca na svedamavatā(cā)rayet ǁ [19]

つぎの人に発汗法[スヴェーダナ]を行ってはいけない。煎剤〈渋味〉[カシャーヤ]と酒類[マディヤ]を常用している人[注1]、妊婦、ラクタピッタ(出血)のある人、ピッタ体質で下痢をしている人、乾燥している〈脱水症状態〉人、糖尿病の人。火傷[ヴィダグダ]、脱肛[ブラシュタ]、ブラドナー

(鼠径ヘルニア)がある人、毒や酒[マディヤ]の害を受けている人、疲労している人、意識不明の人、肥満の人、ピッタ性メーハ(尿疾患)の人、のどの渇きや空腹、怒り、悲しみ、黄疸、腹部疾患[ウダラ]がある人、損傷のある人[クシャター]、アーディヤ・ローガ(ヴァータラクタ(痛風〈リウマチ性疾患[注2]〉))、衰弱している人、やせすぎている人〈脱水症〉、オージャス(活力素)が減少している人、ティミラ(かすみ目〈失神[注3]〉)の人。[16–19]

注1　渋味の酒類の常用、渋味と酒類を摂りすぎる者。

注2　アーディヤ・ローガは「金持ちの病気」という意味。ヴァータラクタは通常、痛風を指す。

注3　総論篇20章11節では黒内障。ティミラ：曇れる視力(梵和)、darkness of the eyes、partial blindness (梵英)。

発汗法の適応症

pratiśyāye ca kāse ca hikkāśvāseṣvalāghave |
karṇamanyāśiraḥśūle svarabhede galagrahe || [20]
arditaikāṅgasarvāṅgapakṣāghāte vināmake |
koṣṭhānāhavibandheṣu mūtrāghāte vijṛmbhake || [21]
pārśvapṛṣṭhakaṭīkukṣisaṅgrahe gṛdhrasīṣu ca |
mūtrakṛcchre mahattve ca muṣkayoraṅgamardake || [22]
pādajānūrujaṅghārtisaṅgrahe śvayathāvapi |
khallīṣvāmeṣu śīte ca vepathau vātakaṇṭake || [23]
saṅkocāyāmaśūleṣu stambhagauravasuptiṣu |
sarvāṅgeṣu vikāreṣu svedanaṃ hitamucyate || [24]

発汗法はつぎの症状に有効である。鼻かぜ、咳、しゃっくり、呼吸困難、身体の鈍重感、耳の痛み、首の後ろと頭の痛み、嗄声、喉頭痙攣、顔面麻痺、一肢の麻痺、全身の麻痺または片麻痺、身体の屈曲、腸の硬化〈鼓腸〉[コーシュタ・アーナーハ]、便秘[ヴィバンダ]、排尿抑制、過剰なあくび、体側や背中、腰、腹部の硬直、坐骨神経痛、排尿困難、陰嚢肥大、身体の痛み、足と膝と大腿と下腿の痛みと硬直、浮腫[シュヴァヤタ]、カッリー(拘縮〈四肢の神経痛[注1]〉)、アーマ(未消化)の状態、冷え、震え、ヴァータカンタカ(関節炎)、収縮と伸展、疝痛、硬直、臓器の鈍重感と異常感覚、全身性疾患。[20–24]

注1　カッリー：手足の痛風性疼痛(梵和)。

発汗法の材料

ピンダ・スヴェーダナとプラスタラ・スヴェーダナに用いる材料

tilamāṣakulatthāmlaghṛtatailāmiṣaudanaiḥ |
pāyasaiḥ kṛśarairmāṃsaiḥ piṇḍasvedaṃ prayojayet || [25]
gokharoṣṭravarāhāśvaśakṛdbhiḥ satuṣairyavaiḥ |
sikatāpāṃśupāṣāṇakarīṣāyasapūṭakaiḥ || [26]
ślaiṣmikān svedayet pūrvairvātikān samupācaret |
dravyāṇyetāni śasyante yathāsvaṃ prastareṣvapi || [27]

ピンダ・スヴェーダナ(団子発汗法)ではつぎの材料を用いる。胡麻、ブラックグラム[マーシャ]、ホースグラム[クラッタ]、酸味の物(酢など)、ギー、植物油、肉と米飯、牛乳粥、クリシャラー（豆粥)、肉。また、つぎの材料を用いる場合もある。牛、ロバ、ラクダ、豚、馬などの糞や、殻付きの大麦、砂、砂じん、小石、乾燥牛糞、鉄粉。前者はヴァータ性の病気に、後者はカパ性の病気に適用される。これらの材料は必要であれば石床〈葉床〉発汗法[プラスタラ]にも使うことができる。[25–27]

ブー、クティ、ジェーンターカ・スヴェーダナの材料

bhūgṛheṣu ca jentākeṣūṣṇagarbhagṛheṣu ca |
vidhūmāṅgāratapteṣu svabhyaktaḥ svidyate sukham || [28]

全身オイルマッサージを充分に受けた者は、赤くおこった炭で暖めた土蔵[ブー・グリハ]、ジェ ーンターカ(乾式サウナ)、高温の地下室[ガルバ・グリハ]で、快適に発汗する。[28]

ナーディー・スヴェーダナの材料

grāmyānūpaudakaṃ māṃsaṃ payo bastaśirastathā |
varāhamadhyapittāsṛk snehavattilataṇḍulāḥ || [29]
ityetāni samutkvāthya nāḍīsvedaṃ prayojayet |
deśakālavibhāgajño yuktyapekṣo bhiṣaktamaḥ || [30]
vāruṇāmṛtakairaṇḍaśigrumūlakasarṣapaiḥ |
vāsāvaṃśakarañjārkapatrairaśmantakasya ca || [31]
śobhāñjanakasaireyamālatīsurasārjakaiḥ |
patrairutkvāthya salilaṃ nāḍīsvedaṃ prayojayet || [32]

bhūtīkapañcamūlābhyāṃ surayā dadhimastunā |
mūtrairamlaiśca sasnehairnāḍīsvedaṃ prayojayet || [33]

（1）家畜の肉、湿生動物の肉、水生動物の肉、牛乳、雄山羊の頭部、豚の胴体の肉、豚の胆汁、豚の血液、油性の胡麻粒〈油性に富んだもの、胡麻、米〉。これらの煎じ液を、その土地の特徴と季節に精通した道理[ユクティ]の分かった賢明な医者が、導管発汗法[ナーディー・スヴェーダナ]に用いる。

（2）導管発汗法にはつぎのものを使うこともある。ヴァルナ[フウチョウソウ科クラタエヴァ・レリギオサ(英名スリー・リーブド・ケーパー)]、グドゥーチー[amṛtaka ツヅラフジ科イボナシツヅラフジ]、エーランダ[トウダイグサ科トウゴマ]、シグル[ワサビノキ科ワサビノキ]、ムーラカ[アブラナ科ダイコン]、サルシャパ[アブラナ科アブラナの変種＊]の種子。ヴァーサー[キツネノマゴ科(英名マラバールナッツ)]、ヴァンシャ[イネ科インドトゲタケ]、カランジャ[マメ科クロヨナ]、アルカ[ガガイモ科カロトロピス・ギガンテア(紫花種)＊]、アシュマンタカ[マメ科フイリソシンカ＊]の葉。ショーバーンジャナカ[ワサビノキ科赤花のワサビノキの種子]、サイレーヤ[キツネノマゴ科黄花のトゲバルレリア＊]、ジャーティー[mālatī モクセイ科オオバナシロソケイ＊]、トゥラシー[surasāī シソ科カミメボウキ(英名ホーリー・バジル)]、アルジャカ[シソ科(英名シュラッビー・バジル)]の葉を水から煮出した煎じ液。

（3）また、ブーティカ[セリ科アジョワン]、大五根[パンチャ・ムーラ[注1]]、酒、乳清、尿、酸味のもの、油性のものを混合した煎じ液も導管発汗法に用いる。[29–33]

注1　総論篇第2章28節前半の訳注を参照。

備考　最初の薬液はヴァータ性疾患用で、2番目の薬液がカパ性疾患用、最後のがヴァータ・カパ性疾患用。

アヴァガーハナとパリシェーカ(潅注法) の材料

eta eva ca niryūhāḥ prayojyā jalakoṣṭhake |
svedanārthaṃ ghṛtakṣīratailakoṣṭhāṃśca kārayet || [34]

上述の3種の煎じ液は、薬浴法[アヴァガーハナ]用に、浴槽に満たして用いる。同様に、ギー、牛乳、油も浴槽用薬液として発汗法に使われる。[34]

ウパナーハ・スヴェーダナの材料

godhūmaśakalaiścūrṇairyavānāmamlasaṃyutaiḥ |
sasnehakiṇvalavaṇairupanāhaḥ praśasyate || [35]
gandhaiḥ surāyāḥ kiṇvena jīvantyā śatapuṣpayā |
umayā kuṣṭhatailābhyāṃ yuktayā copanāhayet || [36]

小麦の小片か大麦粉に酸味の薬剤、油性のもの、酵母［キンヴァ］、塩を加えた泥剤［ウパナーハ］は優秀である。また、香りのある薬剤、スラー酒の酵母［スラー・キンヴァ］、ジーヴァンティー［ガガイモ科レプタデニア・レティクラータ］、シャタプシパー［セリ科イノンド〈英名ディル〉］、ウマー［アマ科アマ］、クシュタ［キク科モッコウ］と油〈ごま油〉を組み合わせたものも泥剤発汗法［ウパナーハ・スヴェーダナ］に使われる。［35–36］

注1　ウパナーハ。パップ。パップはのり状にした罨法薬。ここでは、小麦粉または大麦粉で薬剤をこねてパン生地状にしたもの。

ウパナーハ・スヴェーダナの固定布の材料と貼付時間

carmabhiścopanaddhavyaḥ salomabhirapūtibhiḥ |
uṣṇavīryairalābhe tu kauśeyāvikaśāṭakaiḥ ‖ ［37］
rātrau baddhaṃ divā muñcenmuñcedrātrau divā kṛtam |
vidāhaparihārārthaṃ, syāt prakarṣastu śītale ‖ ［38］

この種の発汗法では、毛があり、悪臭がなく、ウシュナ・ヴィールヤ（温性の効力〈薬力源〉）の獣皮で局所を覆い固定する。獣皮が入手できない場合は、絹か毛織物の布きれを固定布［バンダナ］として用いる。夜に泥剤を貼り付けたら、灼熱感を防ぐために、翌日の昼間にははずすべきである。同様に、昼間に泥剤を貼り付けたら、その日の夜にはずすべきである。寒い時期には、湿布する時間を延長してもよい。［37–38］

火を用いる発汗法

13種の発汗法

saṅkaraḥ prastarao nāḍī pariṣeko'vagāhanam |
jentāko'śmaghanaḥ karṣūḥ kuṭī bhūḥ kumbhikaiva ca ‖ ［39］
kūpo holāka ityete svedayanti trayodaśa |
tān yathāvat pravakṣyāmi sarvānevānupūrvaśaḥ ‖ ［40］

サンカラ（混合）、プラスタラ（葉床）、ナーディー（導管）、パリシェーカ（灌注）、アヴァガーハナ（薬浴）、ジェーンターカ（乾式サウナ）、アシュマガナ（石板床）、カルシュー（溝）、クティー（庵室）、ブー（土床）、クンビカ（水がめ）、クーパ（穴ぼこ）、ホーラーカ（快適床）の13種類の発汗法がある。順を追って説明しよう。［39–40］

サンカラ・スヴェーダナ

tatra vastrāntaritairavastrāntaritairvā piṇḍairyathoktairupasvedanaṃ saṅkarasveda iti vidyāt ǁ [41]

前述の団子[ピンダ]を布で包むか布で包まないで行う温罨法は、サンカラ[注1]・スヴェーダナ(混合発汗法)である。[41]

注1 サンカラは混合という意味で、乾性と油性の混合を指す。

プラスタラ・スヴェーダナ

śūkaśamīdhānyapulākānāṃ veśavārapāyasakṛśarotkārikādīnāṃ vā prastare kauśeyāvikottarapracchade pañcāṅgulorubūkārkapatrapracchade vā svabhyaktasarvagātrasya śayānasyopasvedanaṃ prastarasveda iti vidyāt ǁ [42]

芒(のぎ)がある穀類の籾殻(もみがら)や豆類や雑穀を敷き、あるいはヴェーシャヴァーラ(挽き肉料理)、パーヤサ(牛乳粥)、クリシャラー(豆粥)、ウトカーリカ(半流動状の調理品)などを用いて、絹か羊毛の布、または、エーランダ[pañcāṅgula トウダイグサ科トウゴマ]やウルブーカ[トウゴマの赤花種＊]やアルカ[ガガイモ科カロトロピス・ギガンテア(紫花種)＊]の葉で覆い、全身に塗油を施された患者をこの寝床に寝かせて行う発汗法は、プラスタラ・スヴェーダナ(葉床発汗法)である。[42]

ナーディー・スヴェーダナ

svedanadravyāṇāṃ punarmūlaphalapatraśuṅgādīnāṃ mṛgaśakunapiśitaśiraspadādīnāmuṣṇasvabhāvānāṃ vā yathārhamamlalavaṇasnehopasaṃhitānāṃ mūtrakṣīrādīnāṃ vā kumbhyāṃ vāṣpamanudvamantyāmutkvathitānāṃ nāḍyā śareṣīkāvaṃśadalakarañjārkapatrānyatamakṛtayā

導管発汗法[ナーディー・スヴェーダナ]に用いる薬草は、根、果実、葉、芽など、あるいは温性の動物や鳥の肉、頭部、脚を、必要に応じて酸味、塩味、油性の食品、または尿や牛乳などと混ぜる。それを蒸気が出ないように蓋をした水がめに入れて煎じ、ヴァータ鎮静作用のある油剤(発汗療法用)を塗油した患者に、導管を通して蒸気を送る。導管は、葦の茎[シャレーシーカー]、竹[ヴァンシャ]の葉、カランジャ[マメ科クロヨナ]やアルカ[ガガイモ科カロトロピス・ギガンテア(紫花種)＊]の葉で作り、2、3箇所を曲げ、ヴァータ鎮静作用のある植物の葉で穴を塞いだものを使用する。[43(1)]

gajāgrahastasaṃsthānayā vyāmadīrghayā vyāmārdhadīrghayā vā vyāmacaturbhāgāṣṭabhāgamūlāgrapariṇāhasrotasā sarvato vātaharapatrasaṃvṛtacchidrayā dvistrirvā vināmitayā vātahara-siddhasnehābhyaktagātro bāṣpamupaharet ; bāṣpo hyanṛjugāmī vihatacaṇḍavegastvacamavidahan sukhaṃ svedayatīti nāḍīsvedaḥ ‖ [43]

導管は象の鼻のような形で、1ヴィヤーマ[注1](91-44cm)あるいは半ヴィヤーマ(45.72cm)の長さで、円周が壷に近い部分で4分の1ヴィヤーマ(22.86cm)、末端部で8分の1ヴィヤーマ(11.43cm)が望ましい。蒸気が曲がりくねった導管を通っていくうちに激しい勢いがなくなり、火傷をせずに快適に発汗できる。これが導管発汗法[ナーディー・スヴェーダナ]である。[43]

注1　ヴィヤーマ＝fathom。両腕を拡げた長さで、fathom=6 feet=182.88cm 。英文に記された長さは半分になっている。

パリシェーカ・スヴェーダナ

vātikottaravātikānāṃ punarmūlādīnāmutkvāthaiḥ sukhoṣṇaiḥ kumbhīrvarṣaṇikāḥ pranāḍīrvā pūrayitvā yathārhasiddhasnehabhyaktagātraṃ vastrāvacchannaṃ pariṣecayediti pariṣekaḥ ‖ [44]

ヴァータ性疾患、あるいはヴァータ優勢状態に効果のある薬草の根などの温かい煎じ液を、水がめやじょうろ[注1]、導管様容器[注2]に満たしておき、適切な薬剤の入った油剤を塗油され布で覆われた患者に注ぎかける。これが潅注発汗法[パリシェーカ・スヴェーダナ]である。[44]

注1　ヴァルシャニカー：底に小孔がたくさんある小さな水瓶

注2　プラナーディ：導管はインドトゲタケ、セイタカヨシなどで作られている。

アヴァガーハ・スヴェーダナ

vātaharotkvāthakṣīratailaghṛtapiśitarasoṣṇasalilakoṣṭhakāvagāhastu yathokta evāvagāhaḥ ‖ [45]

ヴァータ鎮静作用のある煎じ液、牛乳、油、ギー、肉汁、温水で満たされた浴槽に入る発汗法を、薬浴発汗法[アヴァガーハ・スヴェーダナ]という。[45]

ジェーンターカ・スヴェーダナ

atha jentākaṃ cikīrṣurbhūmiṃ parīkṣeta — tatra pūrvasyāṃ diśyuttarasyāṃ vā guṇavati praśaste bhūmibhāge kṛṣṇamadhuramṛttike suvarṇamṛttike vā parīvāpapuṣkariṇyādīnāṃ jalāśayānāmanyatamasya kūle dakṣiṇe paścime vā sūpatīrthe samasuvibhaktabhūmibhāge saptāṣṭau vā'ratnīrupakramyodakāt prāṅmukhamudaṅmukhaṃ vā'bhimukhatīrthaṃ kūṭāgāraṃ kārayet, utsedhavistārataḥ paramaratnīḥ ṣoḍaśa, samantāt suvṛttaṃ mṛtkarmasaṃpannamaneka-vātāyanam;

ジェーンターカ(乾式サウナ小屋)を建設するなら、事前に土地について調べる必要がある。土地の方角は東方か北方で、快適で肥沃な土地で、黒くて甘味の土壌か、金色の土壌が望ましい。ため池や湖などの貯水池の、南側か西側の岸に沐浴するのに快適な石段があること。臨時の小屋は、地面が平らで、水から7アラトニ[注1]または8アラトニ(320cmまたは365.76cm)の場所に、東向きか北向きに石段に面して建設する。小屋の高さと直径は最大16アラトニ(731.52cm)で、形は円形で、小屋全体に泥を塗り、多数の通気孔を作っておく。[46(1)]

注1　アラトニは長さの単位。腕尺。腕尺(肘から中指の先までの長さ)は45-56cm(研究社新英和中辞典)。

asya kūṭāgārasyāntaḥ samantato bhittimaratnivistārotsedhāṃ piṇḍikāṃ kārayedākapāṭāt, madhye cāsya kūṭāgārasya catuṣkiṣkumātraṃ puruṣapramāṇaṃ mṛnmayaṃ kandusaṃsthānaṃ bahu-sūkṣmacchidramaṅgārakoṣṭhakastambhaṃ sapidhānaṃ kārayet; taṃ ca khādirāṇām-āśvakarṇādīnāṃ vā kāṣṭhānāṃ pūrayitvā pradīpayet; sa yadā jānīyāt sādhu dagdhāni kāṣṭhāni (vi) gatadhūmānyavataptaṃ ca kevalamagninā tadagnigṛhaṃ svedayogyena coṣmaṇā yuktamiti, tatrainaṃ puruṣaṃ vātaharābhyakta gātraṃ vastrāvacchannaṃ praveśayet,

この小屋の内側には、入り口を除き、壁の全周に沿って、高さと幅が1アラトニ(45.72cm)の台座を作っておく。小屋の中央に、直径4ハスタ[注1](1.8m)で、高さは人の背丈の柱状の土釜を作る。それはカンドゥ(かまどの1種)のような形で、たくさんの小さい穴と蓋がある。土釜をカディラ[マメ科アセンヤクノキ]、アシュヴァカルナ[フタバガキ科サラノキ＊]などの薪で満たし、点火する。薪が良く燃えて煙がなく部屋全体が暖められ発汗できる温度になったことを医者が確認し、ヴァータ鎮静作用のある油剤を塗油されて布をまとった患者を中に案内する。[46(2)]

注1　ハスタはアラトニと同義。

praveśayaṃścainamanuśiṣyāt — saumya! praviśa kalyāṇāyārogyāya ceti, praviśya caināṃ piṇḍikām-adhiruhya pārśvāparapārśvābhyāṃ yathāsukhaṃ śayīthāḥ, na ca tvayā svedamūrcchāparītenāpi satā piṇḍikaiṣā vimoktavyā''prāṇocchvāsāt, bhraśyamāno hyataḥ piṇḍikāvakāśāddvāramanadhi-gacchan svedamūrcchāparītatayā sadyaḥ prāṇāñjahyāḥ, tasmāt piṇḍikām- enāṃ na kathañcana muñcethāḥ;

患者を小屋に入れる時、医者はその人にこう言う。「さあ、あなた。幸福で健康になるために小屋にお入りなさい。入ったら、台座の上に乗り、右わき腹か左わき腹かあなたが楽な方を下にして横向きに寝てください。たとえ汗をかき過ぎて意識が薄れてきても、けっして台座から降りてはいけません。台座から降りて入り口にたどりつけなかったら、多量の発汗と失神のために死んでしまいます。ですから、台座から絶対に離れてはいけません。」[46(3)]

tvaṃ yadā jānīyāḥ — vigatābhiṣyandamātmānaṃ samyakprasrutasvedapicchaṃ sarva-srotovimuktaṃ laghūbhūtamapagatavibandhastambhasuptivedanāgauravamiti, tatastāṃ piṇḍikāmanusaran dvāraṃ prapadyethāḥ, niṣkramya ca na sahasā cakṣuṣoḥ paripālanārthaṃ śītodakamupaspṛśethāḥ, apagatasantāpaklamastu muhūrtāt sukhoṣṇena vāriṇā yathānyāyaṃ pariṣikto'śnīyāḥ; iti jentākasvedaḥ ‖ [46]

「アビシャンダ(余分なものや分泌液などが通路に詰まること〈経路の閉塞〉)が取れ、汗やねばねばしたものが充分排泄され、あらゆる通路に詰まったものが除かれ、身体の軽が現れ、便秘、硬直、感覚鈍麻、痛み、鈍重感が取れたと感じたら、台座を伝って入り口まで移動し、外へ出てください。小屋を出てすぐに、冷たい水に触れてはいけません。目を保護するためです。1ムフールタ[注1](48分)たって熱気と疲労がおさまったら、ぬるま湯で身体を洗い流し、食事をお摂りなさい。」これがジェーンターカ・スヴェーダナ(乾式サウナ発汗法)である。[46]

注1　ムフールタ：時間の単位で、1日の30分の1。瞬時、暫時という意味もある。

アシュマガナ・スヴェーダナ

śayānasya pramāṇena ghanāmaśmamayīṃ śilām ｜
tāpayitvā mārutaghnairdārubhiḥ saṃpradīpitaiḥ ‖ [47]
vyapojjhya sarvānaṅgārān prokṣya caivoṣṇavāriṇā ｜
tāṃ śilāmatha kurvīta kauśeyāvikasaṃstarām ‖ [48]
tasyāṃ svabhyaktasarvāṅgaḥ svapan svidyati nā sukham ｜
kauravājinakauṣeyaprāvārādyaiḥ susaṃvṛtaḥ ‖ [49]
ityukto'śmaghanasvedaḥ,

等身大の硬い石板をヴァータ鎮静作用のある木を燃やして暖める。その後、炭をすべて取り除き、石板の上に湯を振り掛ける。そして石板を絹または毛織物の布を敷く。全身の塗油を終えた患者をこの上に寝かせ、木綿布か鹿皮、絹布、毛布などを掛ける。こうすれば、患者は快適に発汗する。これが石板床発汗法[アシュマガナ・スヴェーダナ]である。[47–49]

カルシュー・スヴェーダナ

karṣūsvedaḥ pravakṣyate ǀ
khānayecchayanasyādhaḥ karṣūḥ sthānavibhāgavit ǁ [50]
dīptairadhūmairaṅgāraistāṃ karṣūṃ pūrayettataḥ ǀ
tasyāmupari śayyāyāṃ svapan svidyati nā sukham ǁ [51]

カルシュー・スヴェーダナ(溝発汗法)を説明しよう。医者は、土地の分類を考慮しながら、簡易寝台の下に溝を掘らせ、赤くおこった炭で満たす。この溝の上に置いた簡易寝台に横たわる患者は、快適に発汗する。[50–51]

クティー・スヴェーダナ

anatyutsedhavistārāṃ vṛttākārāmalocanām ǀ
ghanabhittiṃ kuṭīṃ kṛtvā kuṣṭhādyaiḥ sampralepayet ǁ [52]
kuṭīmadhye bhiṣak śayyāṃ svāstīrṇāmupakalpayet ǀ
prāvārājinakauśeyakuthakambalagolakaiḥ(goṇikaiḥ) ǁ [53]
hasantikābhiraṅgārapūrṇābhistāṃ ca sarvaśaḥ ǀ
parivāryāntarārohedabhyaktaḥ svidyate sukham ǁ [54]

厚い壁の、それほど高くも広くもない円形の、窓のない庵室[クティー]を建て、内部の壁にはクシュタ[キク科モッコウ]などの薬草を塗る。医者は庵屋の中央に簡易寝台を置き、覆い布〈木綿布〉、鹿皮、絹布、織物、毛織物、麻布[注1]などの心地よい敷物を敷き、寝台のまわりに炭火で満たした火鉢を置く。そして塗油を終えた患者を寝台の上に寝かせ、快適に発汗させる。[52–54]

注1　ゴーラカ＝球、ゴーニカ＝麻布

ブー・スヴェーダナ

ya evāśmaghanasvedavidhirbhūmau sa eva tu ǀ
praśastāyāṃ nivātāyāṃ samāyāmupadiśyate ǁ [55]

ブー・スヴェーダナ(土床発汗法)では、石板床発汗法[アシュマガナ・スヴェーダナ]で述べた方法を用いる。土の寝床は清浄で、風が当たらず、平らな場所にしなければならない。[55]

クンビー・スヴェーダナ

kumbhīṃ vātaharakvāthapūrṇāṃ bhūmau nikhānayet |
ardhabhāgaṃ tribhāgaṃ vā śayanaṃ tatra copari ‖ [56]
sthāpayedāsanaṃ vā'pi nātisāndraparicchadam |
atha kumbhyāṃ susantaptān prakṣipedayaso guḍān ‖ [57]
pāṣāṇān voṣmaṇā tena tatsthaḥ svidyati nā sukham |
susaṃvṛtāṅgaḥ svabhyaktaḥ snehairanilanāśanaiḥ ‖ [58]

ヴァータ鎮静作用のある煎液剤で満たした小さい水がめ[クンビー]の半分または３分の１までを地面に埋める。この上にそれほど厚くない覆いをした簡易寝台か椅子を置く。壷の中によく熱した鉄球か小石を入れる。ヴァータ鎮静作用のある油剤を十分に塗油され布できちんと覆われた患者は、椅子に座るか寝台に寝るかして、壷から放散される熱によって、適切な発汗ができる。[56–58]

クーパ・スヴェーダナ

kūpaṃ śayanavistāraṃ dviguṇaṃ cāpi vedhataḥ |
deśe nivāte śaste ca kuryādantaḥsumārjitam ‖ [59]
hastyaśvagokharoṣṭrāṇāṃ karīṣairdagdhapūrite |
svavacchannaḥ susaṃstīrṇe'bhyaktaḥ svidyati nā sukham ‖ [60]

簡易寝台に合わせた大きさで簡易寝台の２倍の深さがある穴[クーパ]を、風のない縁起のよい土地に掘る。内側を掃除した後、象、牛、ロバ、ラクダの乾燥糞で満たし、火を付ける。適切に燃えたら、よく塗油され布をまとった患者を敷布を十分に敷いた簡易寝台の上に横たわらせる。こうして、患者は快適に発汗する。[59–60]

ホーラーカ・スヴェーダナ

dhītīkāṃ tu karīṣāṇāṃ yathoktānāṃ pradīpayet |
śayanāntaḥpramāṇena śayyāmupari tatra ca ‖ [61]
sudagdhāyāṃ vidhūmāyāṃ yathoktāmupakalpayet |
svavacchannaḥ svapaṃstatrābhyaktaḥ svidyati nā sukham ‖ [62]
holākasveda ityeṣa sukhaḥ prokto maharṣiṇā |
iti trayodaśavidhaḥ svedo'gniguṇasaṃśrayaḥ ‖ [63]

前節の動物の乾燥糞を簡易寝台の大きさに応じて積み重ね、火を付ける。地面がよく熱せられ、煙が出なくなってから、敷布を敷いた簡易寝台をその上に置く。そこで、あらかじめ塗油された患者をその上に寝かせて覆いをすると、快適に発汗する。これが大聖仙[マハリシ]による、快適になるホーラーカ・スヴェーダナ(快適床発汗法)の説明である。
これで火を用いた13種類の発汗法の説明を終わる。[61–63]

その他の発汗法

10種類の火を用いない発汗法

vyāyāma uṣṇasadanaṃ gurruprāvaraṇaṃ kṣudhā ।
bahupānaṃ bhayakrodhāvupanāhāhavātapāḥ ॥ [64]
svedayanti daśaitāni naramagniguṇādṛte ।

運動、高温の部屋、厚着、空腹、多量の飲酒、恐怖、怒り、泥膏貼付[ウパナーハ]、格闘、直射日光、これら10種類は火を用いずに発汗させることができる。[64]

3対6種類の発汗法

ityukto dvividhaḥ svedaḥ saṃyukto'gniguṇairna ca ॥ [65]
ekāṅgasarvāṅgagataḥ snigdho rūkṣastathaiva ca ।
ityetattrividhaṃ dvandvaṃ svedamuddiśya kīrtitam ॥ [66]

これで、火を用いる発汗法と用いない発汗法の２種類について説明した。また、身体の局部か全身か、油性か非油性〈湿式か乾式〉かでも発汗法を分類できる。以上、３対つまり６種類の発汗法について述べた。[65–66]

発汗法後の注意

snigdhaḥ svedairupakramyaḥ svinnaḥ pathyāśano bhavet ।
tadahaḥ svinnagātrastu vyāyāmaṃ varjayennaraḥ ॥ [67]

油剤法の後には必ず発汗法を施すべきで、発汗法を受けた者は適切な食事を摂らなければならない。また、当日は運動を避ける。[67]

第14章のまとめ

tatra ślokāḥ —
svedo yathā kāryakaro hito yebhyaśca yadvidhaḥ ।
yatra deśe yathā yogyo deśo rakṣyaśca yo yathā ॥ [68]
svinnātisvinnarūpāṇi tathā'atisvinnabheṣajam ।
asvedyāḥ svedayogyāśca svedadravyāṇi kalpanā ॥ [69]
trayodaśavidhaḥ svedo vinā daśavidho'gninā ।
saṅgraheṇa ca ṣaṭ svedāḥ svedādhyāye nidarśitāḥ ॥ [70]
svedādhikāre yadvācyamuktametanmaharṣiṇā ।
śiṣyaistu pratipattavyamupadeṣṭā punarvasuḥ ॥ [71]

最後は、要約の詩節[シュローカ]である。
発汗法はどのようにして効くか、どのような人にとって有益か、発汗法の種類、適用法と身体の保護の仕方、正常な発汗法と過剰な発汗法の症状、発汗法が過剰な場合の手当て、発汗法に適する人と適さない人、発汗法に用いる材料、薬剤の調整法、13種類の発汗法、10種類の火を用いない発汗法、6種類の発汗法、これらがこの発汗法の章で簡単に説明された。発汗法について語られるべきことは大聖仙プナルヴァスにより語られた。弟子たちはそれに従うべきである。[68-71]

---

ityagniveśakṛte tantre carakapratisaṃskṛte ślokasthāne svedādhyāyo nāma caturdaśo'dhyāyaḥ ॥ (14)

以上で、アグニヴェーシャが著し、チャラカが改訂した本集・総論篇の第14章「発汗法」を終わる。(14)

pañcadaśo'dhyāyaḥ

CHAPTER 15

第15章 医療用品の準備の章

athāta upakalpanīyamadhyāyaṃ vyākhyāsyāmaḥ ॥ [1]
iti ha smāha bhagavānātreyaḥ ॥ [2]

それでは「医療用品の準備」の章を述べよう、と尊者アートレーヤが語り始めた。[1–2]

催吐法などのための医療用品の準備

iha khalu rājānaṃ rājamātramanyaṃ vā vipuladravyaṃ vamanaṃ virecanaṃ vā pāyayitukāmena bhiṣajā prāgevauṣadhapānāt saṃbhārā upakalpanīyā bhavanti samyakcaiva hi gacchatyauṣadhe pratibhogārthāḥ, vyāpanne cauṣadhe vyāpadaḥ parisaṅkhyāya pratīkārārthāḥ; na hi sannikṛṣṭe kāle prādurbhūtāyāmāpadi satyapi krayākraye sukaramāśu saṃbharaṇamauṣadhānāṃ yathāvaditi ॥ [3]

王や王と同等の人や、財力のある人に対して催吐法(嘔吐誘発)[ヴァマナ]や催下法(下剤法)[ヴィレーチャナ]を施そうとする医者は、前もって、必需品を揃えておかなくてはならない。準備した医薬品は、治療が成功した場合には後療法[プラティボーガ][注1]に使えるし、治療がうまくいかなかった場合には、病状の診断や施術中に生じた合併症の緊急治療に役立つ。医薬品の購入はいつでも可能とはいえ、緊急事態に必要な薬を短時間に入手することは困難だからである。[3]

注1　プラティボーガ＝享楽、規定食(梵和)。

evaṃvādinaṃ bhagavantamātreyamagniveśa uvāca — nanu bhagavan! ādāveva jñānavatā tathā pratividhātavyaṃ yathā prativihite siddhyedevauṣadhamekāntena samyakprayoganimittā; hi sarvakarmaṇāṃ siddhiriṣṭā, vyāpaccāsamyakprayoganimittā; atha samyagasamyak ca samārabdhaṃ karma siddhyati vyāpadyate vā'niyamena, tulyaṃ bhavati jñānamajñāneneti ॥ [4]

尊者アートレーヤがこのように言うと、アグニヴェーシャが提言した。「先生。知識のある医者は、治療がつねに確実に成功するように、最初から対処すべきです。治療の成功は適切な処置によって達成され、治療の失敗は不適切な処置によって起こると言われます。しかし実際には、治療が適切か不適切かということと、成功か失敗かということに関係性はありません。つまり、博識でも無知でも同じということではないでしょうか？」[4]

tamuvāca bhagavānātreyaḥ — śakyaṃ tathā pratividhātumasmābhirasmadvidhairvā'pyagniveśa! yathā pratividhite siddhyedevauṣadhamekāntena, tacca prayogasauṣṭhavamupadeṣṭuṃ yathāvat; na hi kaścidasti ya etadevamupadiṣṭamupadhārayitumutsaheta, upadhārya vā tathā pratipattuṃ prayoktuṃ vā ;

これに対して尊者アートレーヤは言った。「アグニヴェーシャよ。私や私のような人間にはそのように常に治療を成功させ、適切な方法で指示を与える事ができる。しかし、私の指示を進んで受け入れ、それから手順を決定し、治療を実践できる者はいない。[5 (1–2)]

sūkṣmāṇi hi doṣabheṣajadeśakālabalaśarīrāhārasātmyasattvaprakṛtivayasāmavasthāntarāṇi, yānyanucintyamānāni vimalavipulabuddherapi buddhimākulīkuryuḥ kiṃ punaralpabuddheḥ; tasmādubhayametadyathāvadupadekṣyāmaḥ — samyakprayogaṃ cauṣadhānāṃ, vyāpannānāṃ ca vyāpatsādhanāni siddhiṣūttarakālam ॥ [5]

なぜなら、ドーシャ、薬、場所、時節、体力、身体、食事、順応性［サートミヤ］、精神、体質［プラクリティ］、年齢の変化による差異は非常に微細であり、偉大な学者がよく考えても、混乱するのである。ましてや知識の少ない人ではなおさらである。したがって、治療が適切に行われた場合と成功しなかった場合の両方について、最後の治療成功篇［シッディ］において詳しく述べることにする。[5]

準備すべき医療用品

idānīṃ tāvat saṃbhārān vividhānapi samāsenopadekṣyāmaḥ ; tadyathā — dṛḍhaṃ nivātaṃ pravātaikadeśaṃ sukhapravicāramanupatyakaṃ dhūmātapajalarajasāmanabhigamanīyamaniṣṭānāṃ ca śabdasparśarasarūpagandhānāṃ sodapānodūkhalamusalavarcaḥ sthānasnānabhūmimahānasaṃ vāstuvidyā kuśalaḥ praśastaṃ gṛhameva tāvat pūrvamupakalpayet ॥ [6]

さて、準備しておくべきものについて簡単に教えよう。まず最初に、建築学の熟達者が縁起のよい家を設計する。家は丈夫で、風を防ぎ、一方向だけは通風し、快適に動き回れる空間があり、谷間に位置しないこと。煙や日当たり、水、塵、また、不快な音・感触・味・光景・臭いがないこと。貯水槽、乳鉢〈臼〉、乳棒〈杵〉、便所、風呂場、台所を備えていること。[6]

tataḥ śīlaśaucācārānurāgadākṣyaprādakṣiṇyopapannānupacārakuśalān sarvakarmasu paryavadātān sūpaudanapācakasnāpakasamvāhakotthāpakasaṃveśakauṣadhapeṣakānśca paricārakān sarvakarmasvapratikūlān, tathā gītavāditrollāpakaślokagāthākhyāyiketihāsapurāṇakuśalānabhi-prāyajñānanumatāṃśca deśakālavidaḥ pāriṣadyāṃśca,

それから、付添人〈看護人〉[パリチャーラカ]を手配する。付添人は品行方正で、潔癖で、行儀が良く、思いやりがあり、熟練していて、親切であること。看護の熟達者で、すべての仕事に精通し、豆スープや米飯を料理し、入浴の介護をし、洗髪〈按摩〉をし[サンヴァーハカ]、起き上がらせたり、寝床に就かせたり、薬草を挽くこともする。そして、すべての仕事を気持ちよく行う付添人であること。それから、歌、楽器、賛辞、詩、物語〈賛歌〉、伝説〈短編物語〉、歴史物語、神話の熟達者で、患者の意向が分かり、好ましい性格で、時節と土地柄に精通している人を付添人にすることが望ましい。[7 (1–2)]

tathā lāvakapiñjalaśaśahariṇaiṇakālapucchakamṛgamātṛkorabhrān, gāṃ dogdhrīṃ śīlavatīm-anāturāṃ jīvadvatsāṃ suprativihitatṛṇaśaraṇapānīyāṃ,

それから、ウズラ[ラーヴァ]、ヤマウズラの１種[カピンジャラ]、ウサギ[シャシャ]、ブラックバック〈アカシカ〉[ハリナ]、レイヨウ〈ブラックバック〉[エーナ]、シカの１種(ブラックテイルドディア)[カーラプッチャカ]、アカシカ〈ホッグジカ〉[ムリガマートリカ]、野生のヒツジ[ウラブラ]などの鳥類や動物を用意できるとよい。ウシについては、乳が出て、性質が良く、病気が無く、健康な子牛がいるウシを選び、飼料、鳥小屋・畜舎、水など必要なものを揃えておく。[7 (3)]

pātryācamanīyodakoṣṭhamaṇikaghaṭapiṭharaparyogakumbhīkumbhakuṇḍaśarāvadarvīkaṭ-odañcanaparipacanamanthānacarmacelasūtrakārpāsorṇādīni ca,

飲用器、うがい用の柄杓、貯水容器、大きな素焼きの水瓶、素焼きの水瓶、鍋、煮込み鍋、小さい水差し、大きい水差し、鉢、皿、玉杓子、敷物、桶〈ふた板〉、調理器具〈揚げ物鍋〉、撹拌棒、獣皮、衣服、糸、木綿布、毛織物なども揃えておく。[7 (4)]

śayanāsanādīni copanyastabhṛṅgārapratigrahāṇi suprayuktāstaraṇottarapraccadopadhānāni sopāśrayāṇi saṃveśanopaveśanasnehasvedābhyaṅgapradehapariṣekānulepanavamanavirecanāsthāpanānuvāsanaśirovirecanamūtroccārakarmaṇāmupacārasukhāni,

金製の水差しと痰壺、敷布、掛布、枕、座布団がきちんと装備された寝床と座席を準備する。また、横たわること〈もたれる〉、座ること〈前かがみ〉、油剤法、発汗法、オイル・マッサージ［アビヤンガ］、泥膏塗布、潅注法、施術後の香油塗布、催吐法〈嘔吐誘発〉［ヴァマナ］、催下法〈下剤法〉［ヴィレーチャナ］、煎剤経腸法〈浣腸〉［アースターパナ］、油剤経腸法〈浣腸〉［アヌヴァーサナ］、経鼻頭部浄化法［シロー・ヴィレーチャナ］、排尿排便を行うのに便利なように寝床と座席を配置する。[7 (5)]

suprakṣālitopadhānāśca suślakṣṇakharamadhyamā dṛṣadaḥ, śastrāṇi copakaraṇārthāni, dhūmanetraṃ ca, bastinetraṃ cottarabastikaṃ ca, kuśahastakaṃ ca, tulāṃ ca, mānabhāṇḍaṃ ca,

よく洗ったすりこぎ石、非常に滑らかで硬く中くらいの大きさの石臼、外科器具類、薬用喫煙具、浣腸用の注入器具、膣や尿道洗浄の注入器具、ほうき、重量計、測量器具などが必要である。[7 (6)]

ghṛtatailavasāmajjakṣaudraphāṇitalavaṇendhanodakamadhusīdhusurāsauvīrakatuṣodakamaireya-medakadadhidadhimaṇḍodaśviddhānyāmlamūtrāṇi ca, tathā śāliṣaṣṭikamudgamāṣayavatila-kulatthabadaramṛdvīkākāśmaryaparūṣakābhayāmalakabibhītakāni,

ギー、植物油、獣脂、髄脂、蜂蜜、パーニタ（糖蜜の１種）、塩、燃料、水、マドゥ酒（蜂蜜酒）、シードゥ酒（糖酒）、スラー酒（穀物酒の１種）、サウヴィーラカ酒（大麦酒）、トゥショーダカ（酸味の発酵大麦粥）、マイレーヤ酒（穀物酒の１種）、メーダカ酒（穀物酒の１種）、発酵乳［ダディ］、乳清（発酵乳の上澄み液）［ダディマンダ］、水で薄めたバターミルク［ウダシュヴィット］、酸味の発酵重湯［ダーニャ・アムラ］[注1]、動物尿［ムートラ］。さらにシャーリー米やシャシュティカ米、ムドガ［マメ科リョクトウ（グリーングラム）］、マーシャ［マメ科ケツルアズキ（ブラックグラム）］、ヤヴァ［イネ科オオムギ］、ティラ［ゴマ科ゴマ］、クラッタ［マメ科（英名ホースグラム）］などの穀類。バダラ［クロウメモドキ科ナツメ］、ムリドヴィーカー［ブドウ科ブドウ］、ガンバーリ［kāśmarya クマツヅラ科キダチキバナヨウラク］、パルーシャカ［シナノキ科インドウオトギリ］、ハリータキー［abhayā シクンシ科ミロバラン］、アーマラキー［āmalaka トウダイグサ科アンマロク］、ビビータキー［bibhītaka シクンシ科セイタカミロバラン］。[7 (7–8)]

nānāvidhāni ca snehasvedopakaraṇāni dravyāṇi, tathaivordhvaharānulomikobhayabhāñji, saṅgrahaṇīyadīpanīyapācanīyopaśamanīyavātaharādisamākhyātānicauṣadhāni; yaccānyadapi kiñcidvyāpadaḥ parisaṅkhyāya pratīkārārthamupakaraṇaṃ vidyāt, yacca pratibhogārtham, tattadupakalpayet ∥ [7]

油剤法［スネーハナ］と発汗法［スヴェーダナ］に用いる多種多様な必需品。吐剤、下剤、吐・下剤、秘結薬、消化力増進薬［ディーパニーヤ］、消化促進薬［パーチャニーヤ］、鎮静薬、ヴァータ鎮静薬や、その他の前述の薬剤。さらに、副作用を中和する拮抗薬や、後療法［プラティボーガ］に必要なものすべてを準備しておくべきである。［7］

催吐法の前処置

tatastaṃ puruṣaṃ yathoktābhyāṃ snehasvedābhyāṃ yathārhamupapādayet, taṃ cedasminnantare mānasaḥ śārīro va vyādhiḥ kaścittīvrataraḥ sahasā'bhyāgacchettameva tāvadasyopāvartayituṃ yateta, tatastamupāvartya tāvantamevainaṃ kālaṃ tathāvidhenaiva karmaṇopācaret ǁ ［8］

準備が整ってから、患者は先に述べた油剤法［スネーハナ］と発汗法［スヴェーダナ］を施される。この間に、精神的または身体的な異常が生じた場合、まず細心の注意を払って異常を治療する。元の状態に回復してからも、しばらく同じ治療を続ける。［8］

吐剤服用手順

tatastaṃ puruṣaṃ snehasvedopapannamanupahatamanasamabhisamīkṣya sukhoṣitaṃ suprajīrṇabhaktaṃ śiraḥsnātamanuliptagātraṃ sragviṇamanuapahatavastrasaṃvītaṃ devatāgni-dvijaguruvṛddhavaidyānarcitavantamiṣṭe nakṣatratithikaraṇamuhūrte kārayitvā brāhmaṇān svastivācanaṃ prayuktābhirāśīrbhirabhimantritāṃ madhumadhukasaindhavaphāṇitopahitāṃ madanaphalakaṣāyamātrāṃ pāyayet ǁ ［9］

油剤法と発汗法を施され患者の気分が快活になってから、しばらく安らかに横たわり、食べた物が十分に消化され、全身浴[注1]をし、身体に香油を塗り、花環を付け、新しい衣服を着け、神、火、ブラーフマナ（司祭）、師、長老、医者に礼拝するのを確認する。それから、医者は縁起のよい日時（ナクシャトラ（星宿）、ティティ（日）、カラナ（半日）、ムフールタ（48分間））に、ブラーフマナ（司祭）を頼んで、スヴァスティ・ヴァーチャナ（健康祈願の真言）を唱えてもらい、それによって清められた薬剤の適量を患者に飲ませる。薬剤は、蜂蜜、マドゥカ［マメ科スペインカンゾウ］、岩塩、パーニタ（糖蜜の１種）を加えたマダナパラ［アカネ科ハリザクロの実］の煎じ液である。［9］

注１　頭部（洗髪）を含めた入浴のこと。

吐剤の適量

madanaphalakaṣāyamātrāpramāṇaṃ tu khalu sarvasaṃśodhanamātrāpramāṇāni ca pratipuruṣam-apekṣitavyāni bhavanti; yāvaddhi yasya saṃśodhanaṃ pītaṃ vaikārikadoṣaharaṇāyopapadyate na cātiyogāyogāya, tāvadasya mātrāpramāṇaṃ veditavyaṃ bhavati ‖ [10]

マダナパラ[アカネ科ハリザクロの実]煎剤や他のすべての浄化用薬剤の用量は、患者によって差がある。異常なドーシャが排出される量で、過剰症状や過少症状を起こさない量が、適量である。[10]

吐剤服用後の処置

pītavantaṃ tu khalvenaṃ muhūrtamanukāṅkṣeta, tasya yadā jānīyāt svedaprādubhāveṇa doṣaṃ pravilayanamāpadyamānaṃ, lomaharṣeṇa ca sthānebhyaḥ pracalitaṃ, kukṣisamādhmāpanena ca kukṣimānugataṃ, hṛllāsāsyasravaṇābhyāmapi cordhvamukhībhūtam, athāsmai jānusamamasaṃbādhaṃ suprayuktāstaraṇottarapracchadopadhānaṃ sopāśrayamāsanamupaveṣṭuṃ prayacchet, pratigrahāṃścopacārayet, lalāṭapratigrahe pārśvopagrahaṇe nābhiprapīḍane pṛṣṭhonmardane cānapatrapaṇīyāḥ suhṛdo'numatāḥ prayateran ‖ [11]

患者が薬剤を飲んだ後、医者はしばらくの間(48分間[ムフールタ])、その状態を観察しなくてはならない。発汗によってドーシャが溶解したことが分かり、体毛が逆立つことでドーシャが定位置から移動したことが分かる。腹部が膨らむことでドーシャが腸〈胃腸〉に移ったことが分かる。吐き気と唾液の分泌によりドーシャが上昇してきたことが分かる。そこで、患者を膝ぐらいの高さの、敷物、掛布、枕、座布団などが整った簡易寝台に寝かせる。痰壷も近くに置いておく。額と脇腹を支えて臍を圧迫し背中をさする行為は、患者が恥ずかしく思わないですむような、気を許した友人のもとで行う。[11]

athainamanuśiṣyāt — vivṛtoṣṭhatālukaṇṭho nātimahatā vyāyāmena vegānudīrṇānudīrayan kiñcidavanamya grīvāmūrdhvaśarīramupavegamapravṛttān pravartayan suparilikhitanakhābhyāmaṅgulibhyāmutpalakumudasaugandhikanālairvā kaṇṭhamabhispṛśan sukhaṃ pravartayasveti, sa tathāvidhaṃ kuryāt; tato'sya vegān pratigrahagatānavekṣetāvahitaḥ, vegaviśeṣadarśanāddhikuśalo yogāyogātiyogaviśeṣānupalabheta, vegaviśéṣadarśī punaḥ kṛtyaṃ yathārhamavabudhyeta lakṣaṇena; tasmādvegānavekṣetāvahitaḥ ‖ [12]

そして、医者は患者にこう指示する。「唇と口蓋とのどを開いたままにしなさい。力みすぎずに吐き気を起すようにしなさい。吐き気が充分に起らなければ、首と上体をわずかに曲げながら、爪がのびていない2本の指か、ウトパラ[スイレン科ムラサキスイレン＊]、クムダ[スイレン科シロバナヒツジグサ(スイレン)]、サウガンディカ(クムダの芳香種＊)の花茎[ナーラ]で咽頭をくすぐって、嘔吐を誘発しなさい。」患者はこれに従う。それから、医者は注意深く痰壷にためられた吐物を観察する。熟達した医者は、吐物を観察し、嘔吐の衝動の回数を確かめ、催吐剤が適切であったか、不充分であったか、過剰であったかを判別する。医者は嘔吐物の状態〈嘔吐の衝動の回数〉を観察して、その後の処置を決める。したがって嘔吐物〈嘔吐の衝動〉を注意深く観察する必要があるのである。[12]

適切または不適切な催吐法の症状

tatrāmūnyayogayogātiyogaviśeṣajñānāni bhavanti; tadyathā — apravṛttiḥ kutaścit kevalasya vā'pyauṣadhasya vibhraṃśo vibandho vegānāmayogalakṣaṇāni bhavanti;

つぎに挙げるのは、催吐法〈嘔吐誘発〉が不十分な場合、適切な場合、過剰な場合の症状である。嘔吐が起こらないこと、時折の少量の嘔吐、薬剤だけを吐いてしまうこと、吐き気の消失。以上が不十分な催吐法〈嘔吐誘発〉の症状である。[13 (1–2)]

kāle pravṛttiranatimahatī vyathā yathākramaṃ doṣaharaṇaṃ svayaṃ cāvasthānamiti yogalakṣaṇāni bhavanti, yogena tu doṣapramāṇaviśeṣeṇa tīkṣṇamṛdumadhyavibhāgo jñeyaḥ;

催吐剤が適切に投与されていれば、適切な時に苦痛をあまり感じることなく嘔吐し、ドーシャの排出が次から次へと起こり、嘔吐が自然に止まる。適切な催吐法は、排出されるドーシャの量によって、激症[ティークシュナ]、軽症[ムリドゥ]、中等度[マディヤ]、の3種類に分けることができる。[13 (3)]

yogādhikyena tu phenilaraktacandrikopagamanamityatiyogalakṣaṇāni bhavanti |

過剰な投薬により、嘔吐物の中に泡や血の色を帯びたものが見られる。これが過剰な催吐法〈嘔吐誘発〉の症状である。[13 (4)]

不十分または過剰な催吐法による副作用

tatrātiyogāyoganimittānimānupadravān vidyāt — ādhmānaṃ parikartikā parisrāvo hṛdayopasaraṇamaṅgagraho jīvādānaṃ vibhraṃśaḥ stambhaḥ klamaścetyupadravāḥ [13]

過剰な、あるいは不十分な投薬による副作用にはつぎのようなものがある。中耳炎〈鼓腸〉[注1]、激しい腹痛[注2]、唾液分泌過多(よだれ)、心悸亢進 、身体の硬直、吐血、内臓の転位、硬直〈麻痺〉、極度疲労[クラマ][注3]。[13]

注1　[アードマーナ]

注2　[パリカルティカー]キリキリする痛み。

注3　極度疲労(exhaustion)は強い疲労のため動くことが困難である状態。なお、疲労(fatigue)は休養により容易に回復するもので、疲労が蓄積した状態を過労という。(南山堂『南山堂医学大

辞典』第18版）

催吐法の後療法

yogena tu khalvenaṃ charditavantamabhisamīkṣya suprakṣālitapāṇipādāsyaṃ muhūrtamāśvāsya, snaihikavairecanikopaśamanīyānāṃ dhūmānāmanyatamaṃ sāmarthyataḥ pāyayitvā, punarev-odakamupasparśayet ॥ [14]

吐剤が適切に投与され、患者が充分に嘔吐したら患者の手、足、顔をよく洗い、しばらく(48分間[ムフールタ])休息させてから、油性、浄化用、鎮静用の３種類の薬用喫煙剤のうち１つを患者の体力に応じて吸引させる。それからもう一度、沐浴させる。[14]

upaspṛṣṭodakaṃ cainaṃ nivātamāgāramanupraveśya saṃveśya cānuśiṣyāt — uccairbhāṣyam-atyaśanamatisthānamaticaṅkramaṇaṃ krodhaśokahimātapāvaśyāyātipravātān yānayānaṃ grāmyadharmamasvapanaṃ niśi divā svapnaṃ viruddhājīrṇāsātmyākālapramitātihīnaguruviṣama-bhojanavegasandhāraṇodīraṇamiti bhāvānetān manasā'pyasevamānaḥ sarvamaho gamayasveti sa tathā kuryāt ॥ [15]

患者は身体を洗ってから、風が直接入ってこない部屋で横になるように求められ、つぎのように指示される。「大声で話すこと、長時間座ること〈食べ過ぎること[注1]〉、長時間立つこと、長時間歩くこと、怒り、悲しみ、寒冷[ヒマ]、太陽、露、嵐、乗り物旅行、性行為、夜更かし、昼寝、食み合わせの良くない食事、前の食事が消化される前の食事 、不健康な〈食べ慣れていない〉食事、時節はずれの食事、少量すぎる食事、栄養価の低い食事、重性の食事、不規則な食事、生理的欲求の抑制や刺激。以上のことを避けなさい。以上のことを思い浮かべることさえも避けて、１日を過ごしなさい。」 患者はこれに従う。[15]

注１　アティ・アシャナ

嘔吐後の食事

athainaṃ sāyānhe pare vā'hni sukhodakapariṣiktaṃ purāṇānāṃ lohitaśālitaṇḍulānāṃ svavaklinnāṃ maṇḍapūrvāṃ sukhoṣṇāṃ yavāgūṃ pāyayedagnibalamabhisamīkṣya, evaṃ dvitīye tṛtīye cānnakāle, caturthe tvannakāle tathāvidhānāmeva śālitaṇḍulānāmutsvinnāṃ vilepīm-uṣṇodakadvitīyāmasnehalavaṇālmapasnehalavaṇāṃ vā bhojayet, evaṃ pañcame ṣaṣṭhe cānnakāle,

そして、その日の夕方か翌日の朝に、ぬるま湯で身体を洗った後、消化力を考慮して、赤米の古米をよく煮て上皮を除去した温かい粥の重湯の部分を最初に飲ませる。２回目、３

回目の食事も同様にする。４回目の食事では、赤米の糊状粥を食べる。粥には少量の油分と塩を加えても加えなくてもよい。つづいて湯を飲む。５回目、６回目の食事も同様にする。［16 (1–2)］

saptame tvannakāle tathāvidhānāmeva śālīnāṃ dviprasṛtaṃ susvinnamodanamuṣṇodakānupānaṃ tanunā tanusnehalavaṇopapannena mudgayūṣeṇa bhojayet, evamaṣṭame navame cānnakāle, daśame tvannakāle lāvakapiñjalādīnāmanyatamasya māṃsarasenaudakalāvaṇikena nātisāravatā bhojayeduṣṇodakānupānam; evamekādaśe dvādaśe cānnakāle; ata ūdhrvamannaguṇān krameṇopabhuñjānaḥ saptarātreṇa prakṛtibhojanamāgacchet || ［16］

７回目の食事では、同様の赤米をよく炊いた米飯を約192グラム[注1]、少量の油と塩を混ぜた緑豆［ムドガ］の薄い煮汁と共に食べ、食後に補助飲料［アヌパーナ］として湯を飲むとよい。８回目と９回目の食事も同様にする。10回目の食事では米飯と共に、ウズラ［ラーヴァ］やヤマウズラの１種［カピンジャラ］などの鳥類のうち１種の肉を水と塩で調理した、濃すぎない煮汁を食べる。そして食後に湯を飲む。11回目、12回目の食事もこれと同様にする。その後、次第に食事の質を高めたものを食べるようにして、７日間で通常の食事に戻す。［16］

注１　2プラリスタは約192グラム。

下剤服用手順

athainaṃ punareva snehasvedābhyāmupapādyānupahatamanasamabhisamīkṣya sukhoṣitaṃ suprajīrṇabhaktaṃ kṛtahomabalimaṅgalajapaprāyaścittamiṣṭe tithinakṣatrakaraṇamuhūrte brāhmaṇān svasti vācayitvā trivṛtkalkamakṣamātraṃ yathārhāloḍanaprativinītaṃ pāyayet prasamīkṣya doṣabheṣajadeśakālabalaśarīrāhārasātmyasattvaprakṛtivayasām avasthāntarāṇi vikārāṃśca,

下剤を服用するために、患者は再び油剤法と発汗法を受ける。そして患者の気分が快活になってから、十分に眠り［スコーシタ］、食べた物が十分に消化されてから護摩供養、供物、吉祥な祭式、低声祈祷(祈りを口ずさむこと)［ジャパ］を行うのを確認する。そして、ブラーフマナ(司祭)を頼み、縁起のよいティティ（日）・ナクシャトラ(星宿)・カラナ(半日)・ムフールタ(48分間)に、スヴァスティ・ヴァーチャナ(健康祈願の真言)を唱えてもらう。それから、吐剤であるトリヴリト［ヒルガオ科フウセンアサガオ］を適切な基剤に混ぜた練剤［カルカ］を約12グラム［カルシャ］[注1]、患者に服用させる。ドーシャの状態、薬剤、居住地、季節、体力、身体、食事、順応性［サートミヤ］、気質、体質、年齢、病気の状態。これらを観察して薬剤を処方する。［17 (1)］

注１　カルシャはアクシャと同義で、1トラ＝約12g

samyak viriktaṃ cainaṃ vamanoktena dhūmavarjena vidhinopapādayedābalavarṇaprakṛtilābhāt, balavarṇopapannaṃ cainamanupahatamanasamabhisamīkṣya sukhoṣitaṃ suprajīrṇabhaktaṃ śiraḥsnātamanuliptagātraṃ sragviṇamanupahatavastrasaṃvītamanurūpālaṅkārālaṅkṛtaṃ suhṛdāṃ darśayitvā jñātīnāṃ darśayet, athainaṃ kāmeṣvavasṛjet ॥ [17]

催下法(下剤法)を充分に受けた患者は、体力、色つやが元に戻るまで、薬用喫煙剤以外の催吐法(嘔吐誘発)で述べた治療法に従う。体力や色つやが元に戻り、気分が快活になってから、しばらく安らかに横たわり、食べた物が十分に消化されてから、全身浴をし、身体に香油を塗り、花環を付け、新しい衣服とふさわしい宝飾品を着用したのを確認する。それから、友人に会わせ、ついで親族に会わせる。そして、通常の生活に戻るのを許可する。[17]

浄化法を受ける資格

bhavanti cātra —
anena vidhinā rājā rājamātro'thavā punaḥ ।
yasya vā vipulaṃ dravyaṃ sa saṃśodhanamarhati ॥ [18]

ここからは詩節である。
以上のやり方で浄化法を受けることができるのは、王や王と同等の者、莫大な財産を持つ者である。[18]

所定の医療用品がなくても浄化法は可能

daridrastvāpadaṃ prāpya prāptakālaṃ viśodhanam ।
pibet kāmamasambhṛtya saṃbhārānapi durlabhān ॥ [19]
na hi sarvamanuṣyāṇāṃ santi sarve paricchadāḥ ।
na ca rogā na bādhante daridrānapi dāruṇāḥ ॥ [20]
yadyacchakyaṃ manuṣyeṇa kartumauṣadhamāpadi ।
tattat sevyaṃ yathāśakti vasanānyaśanāni ca ॥ [21]

貧しい者も浄化法が必要な病気になることがあるが、その時には貴重なものを追い求めず容易に手に入る薬剤を飲みなさい。すべての人が準備品のすべてを入手できるとは限らず、重篤な病気が貧しい人を襲わないわけでもない。したがって、病気の際には、薬剤だけでなく衣服や食事も自分の資力に応じて準備しなさい。[19–21]

浄化法の効果

malāpahaṃ rogaharaṃ balavarṇaprasādanam |
pītvā saṃśodhanaṃ samyagāyuṣā yujyate ciram || [22]

老廃物を排除し、病気を消滅させ、体力と色つやを向上させる浄化法を適切に受ければ長寿を得る。[22]

第15章のまとめ

tatra ślokāḥ —
īśvarāṇāṃ vasumatāṃ vamanaṃ savirecanam |
saṃbhārā ye yadarthaṃ ca samānīya prayojayet || [23]
yathā prayojyā mātrā yā yadayogasya lakṣaṇam |
yogātiyogayoryacca doṣā ye cāpyupadravāḥ || [24]
yadasevyaṃ viśuddhena yaśca saṃsarjanakramaḥ |
tat sarvaṃ kalpanādhyāye vyājahāra punarvasuḥ [25]

最後は、要約の詩節[シュローカ]である。
王や豊かな人のための催吐法(嘔吐誘発)[ヴァマナ]と催下法(下剤法)[ヴィレーチャナ]の手順、医薬準備品、用量、薬剤が適量のときと不十分な時と過剰な時の症状、副作用、浄化法を受けた人がしてはいけないこと、通常の食事に戻す順序。これらすべてが「医療用品の準備」の章でプナルヴァスによって述べられた。[23–25]

---

ityagniveśakṛte tantre carakapratisaṃskṛte ślokasthāne upakalpanīyo nāma pañcadaśo'dhyāyaḥ || (15)

以上で、アグニヴェーシャが著し、チャラカが改訂した本集・総論篇の第15章「医療用品の準備」を終わる。(15)

ṣoḍaśo'dhyāyaḥ

CHAPTER 16

第16章 「治療に優れた医者…」の章

athātaścikitsāprābhṛtīyamadhyāyaṃ vyākhyāsyāmaḥ ‖ [1]
iti ha smāha bhagavānātreyaḥ ‖ [2]

それでは「治療に優れた医者…」の章を述べよう、と尊者アートレーヤが語り始めた。[1–2]

有能な医者による浄化法の効能

cikitsāprābhṛto dhīmān śāstravān karmatatparaḥ |
naraṃ virecayati yaṃ sa yogāt sukhamaśnute ‖ [3]

治療に優れた医者が、しかも知能が優れ学識があり実践に意欲的な医者が、患者を浄化法で治療すれば、患者は適切な治療の結果、幸福〈快適な状態〉を享受する 。[3]

無能な医者による浄化法の弊害

yaṃ vaidyamānī tvabudho virecayati mānavam |
so'tiyogādayogācca mānavo duḥkhamaśnute ‖ [4]

反対に、無能な医者に浄化法で治療された患者は、過剰な処方や不十分な処方によって起こる副作用のために苦痛にさらされる。[4]

適切な浄化法後の症状

daurbalyaṃ lāghavaṃ glānirvyādhīnāmaṇutā ruciḥ |
hṛdvarṇaśuddhiḥ kṣuttṛṣṇā kāle vegapravartanam || ［5］
buddhīndriyamanaḥśuddhirmārutasyānulomatā |
samyagviriktaliṅgāni kāyāgneścānuvartanam || ［6］

脱力感、身体の軽さ、倦怠、病気の軽減、味覚向上、胸(胃)と色つやがすっきりすること、空腹と口渇、生理的欲求が平常に戻ること、知覚(理性)と感覚機能と精神〈思考機能〉が研ぎ澄まされること、規則正しい蠕動運動〈ヴァータの下方移動〉、身体熱〈消化と代謝〉［カーヤ・アグニ］の正常化。これらは適切な浄化法後の症状である。［5–6］

不十分な浄化法後の症状

ṣṭhīvanaṃ hṛdayāṣuddhirutkleśaḥ śleṣmapittayoḥ |
ādhmānamaruciśchardiradaurbalyamalāghavam || ［7］
jaṅghorusadanaṃ tandrā staimityaṃ pīnasāgamaḥ |
lakṣaṇānyaviriktānāṃ mārutasya ca nigrahaḥ || ［8］

唾を吐き出すこと、胸(胃)がすっきりしないこと、カパとピッタの増悪、腹部膨満、食欲不振〈味覚不良〉、嘔吐、脱力感の欠如、身体の軽さが感じられないこと、下腿〈腓腹筋〉と大腿に力が入らないこと、眠気、冷え、鼻炎［ピーナサ］、おならの停滞[注1]、これらは不充分な浄化法の症状である。［7–8］

注1　［マールタスヤ・ニグラハ］

過剰な催下法後の症状

viṭpittakaphavātānāmāgatānāṃ yathākramam |
paraṃ sravati yadraktaṃ medomāṃsodakopamam || ［9］
niḥśleṣmapittamudakaṃ śoṇitaṃ kṛṣṇameva vā |
tṛṣyato mārutārtasya so'tiyogaḥ pramuhyataḥ || ［10］

便、胆汁、粘液、おならが順番に排泄された後、脂肪や肉汁のような、あるいは粘液や胆汁を含まない液体や、暗赤色の血液が排泄される。また、のどの渇き、ヴァータによる苦痛、失神に襲われる。これらは過剰な催下法〈下剤法〉［ヴィレーチャナ］の症状である。［9–10］

過剰な催吐法後の症状

vamane'tikṛte liṅgānyetānyeva bhavanti hi |
ūrdhvagā vātarogāśca vāggrahaścādhiko bhavet || [11]
cikitsāprābhṛtaṃ tasmādupeyāccharaṇaṃ naraḥ |
yuñjyād ya enamatyantamāyuṣā ca sukhena ca || [12]

過剰な催吐法〈嘔吐誘発〉[ヴァマナ]のときも同じ症状が見られる。加えて、鎖骨から上(頭部と首)のヴァータ性疾患と言語障害も見られる。したがって長寿と幸福をもたらす治療に優れた医者の所へ行かなくてはならない。[11–12]

浄化法の適応症

avipāko'ruciḥ sthaulyaṃ pāṇḍutā gauravaṃ klamaḥ |
piḍakākoṭhakaṇḍūnāṃ saṃbhavo'ratireva ca || [13]
ālasyaśramadaurbalyaṃ daurgandhyamavasādakaḥ |
śleṣmapittasamutkleśo nidrānāśo'tinidratā || [14]
tandrā klaivyamabuddhitvamaśastasvapnadarśanam |
balavarṇapraṇāśaśca tṛpyato bṛṃhaṇairapi || [15]
bahudoṣasya liṅgāni tasmai saṃśodhanaṃ hitam |
ūrdhvaṃ caivānulomaṃ ca yathādoṣaṃ yathābalam || [16]

消化不良[アヴィパーカ]、食欲不振〈味覚不良〉、肥満、顔面蒼白〈貧血〉[パーンドゥター][注1]、鈍重感、極度疲労[クラマ]、せつ〈吹き出物〉[ピダカー]、蕁麻疹様発疹、痒み、倦怠感、怠惰、疲労[シュラマ]、衰弱、悪臭、無気力[アヴァサーダカ][注2]、カパとピッタの悪化、不眠症、過眠症、眠気、性交不能、知力低下、縁起の悪い夢を見ること、滋養法[ブリンハナ][注3]をした後にもかかわらず体力と色つやが悪くなること、これらはドーシャが過剰になっている時の症状である。そういう人には、ドーシャと体力に応じた上方または下方への浄化療法[サンショーダナ](嘔吐誘発[ヴァマナ]と下剤法[ヴィレーチャナ])が有効である。[13–16]

注1　パーンドゥター：黄白色、青白色(梵和)。この用語は黄疸と貧血の両方に使われるが、ここでは貧血。

注2　たるみ、無気力。

注3　ブリンハナは栄養価の高い食事により身体構成要素を増強させる療法。

浄化法の効能

evaṃ viśuddhakoṣṭhasya kāyāgnirabhivardhate |

vyādhayaścopaśāmyanti prakṛtiścānuvartate ‖ [17]
indriyāṇi manobuddhirvarṇaścāsya prasīdati |
balaṃ puṣṭirapatyaṃ ca vṛṣatā cāsya jāyate ‖ [18]
jarāṃ kṛcchreṇa labhate ciraṃ jīvatyanāmayaḥ |
tasmāt saṃśodhanaṃ kāle yuktiyuktaṃ pibennaraḥ ‖ [19]

こうして腸管の浄化が済んだ者は、身体熱〈消化と代謝〉[カーヤ・アグニ]が強化され、病気は鎮静化され、本来の健康状態に戻る。感覚機能、精神〈思考機能〉、理性、色つやが鮮明になる。体力が増し、ふくよかになり、子供に恵まれ、性的能力が増進する。また、老化を遅らせ、無病で長生きする。よって、適切な時に、理に適った浄化療法を受けなさい。[17–19]

浄化法が緩和療法より優秀な理由

doṣāḥ kadācit kupyanti jitā laṅghanapācanaiḥ |
jitāḥ saṃśodhanairye tu na teṣāṃ punarudbhavaḥ ‖ [20]
doṣāṇāṃ ca drumāṇāṃ ca mūle'nupahate sati |
rogāṇāṃ prasavānāṃ ca gatānāmāgatirdhruvā ‖ [21]

絶食療法[ランガナ]や消化療法〈消化促進剤〉[パーチャナ]などの治療によって抑えられたドーシャが再び悪化することが、時としてある。しかし浄化法によって鎮静されたドーシャが再び悪化することはない。樹木と同様にドーシャも根こそぎ取り除かなければ、治まった病気が再び顔を出すのは当然である。[20–21]

浄化法後の養生

bheṣajakṣapite pathyamāhāraireva bṛṃhaṇam |
ghṛtamāṃsarasakṣīrahṛdyayūṣopasaṃhitaiḥ ‖ [22]
abhyaṅgotsādanaiḥ snānairnirūhaiḥ sānuvāsanaiḥ |
tathā sa labhate śarma yujyate cāyuṣā ciram ‖ [23]

浄化剤により衰弱した者には健全な食事[パティヤ・アーハーラ]で滋養法[ブリンハナ]を行う。ギー、肉の煮汁、牛乳、美味な汁物などの健康によい食事をし、オイルマッサージ〈油剤塗布〉[アビヤンガ]、香油按摩[ウトサーダナ]、入浴、煎剤経腸法〈浣腸〉[ニルーハ]、油剤経腸法〈浣腸〉[アヌヴァーサナ]をする。このようにして、幸福と長寿を享受する。[22–23]

過剰および不十分な浄化法の治療

atiyogānubaddhānāṃ sarpiḥpānaṃ praśasyate ǀ
tailaṃ madhurakaiḥ siddhamathavā'pyanuvāsanam ǁ ［24］
yasya tvayogastaṃ snigdhaṃ punaḥ saṃśodhayennaram ǀ
mātrākālabalāpekṣī smaran pūrvamanukramam ǁ ［25］

過度な浄化法によって苦しむ者は、ギー服用や甘味薬を添加した油剤による油剤経腸法〈浣腸〉［アヌヴァーサナ］が勧められる。浄化法が不十分であった場合には、油剤法の後、適量、適時、患者の体力、前回の処方を考慮して、再び浄化法を行う。［24–25］

誤った方法で行われた油剤法などの対処法

snehane svedane śuddhau rogāḥ saṃsarjane ca ye ǀ
jāyante'mārgavihite teṣāṃ siddhiṣu sādhanam ǁ ［26］

誤った方法で行われた油剤法、発汗法、浄化法、食事によって起こった病気の対処法については、「治療成功篇(シッディ・スターナ)」において述べる。［26］

生命の停止は自然の成り行き

jāyante hetuvaiṣamyādviṣamā dehadhātavaḥ ǀ
hetusāmyāt samāsteṣāṃ svabhāvoparamaḥ sadā ǁ ［27］
pravṛttiheturbhāvānāṃ na nirodhe'sti kāraṇam ǀ
kecittatrāpi manyante hetuṃ hetoravartanam ǁ ［28］

原因の不均衡によって、ダートゥ（身体構成要素)の不均衡が生じる。原因の均衡がとれている時はダートゥ（身体要素)も均衡がとれる。けれども、ダートゥ（身体構成要素)〈生命〉の終息は、つねに自然に起こる 。生命〈事物〉［バーヴァ］の誕生には、つねに原因が必要である。しかし、その消滅には原因を必要としない。しかし、その消滅の原因を、原因の中断 だとする者もいる。［27–28］

治療の目的に関するアグニヴェーシャの質問

evamuktārthamācāryamagniveśo'bhyabhāṣata ǀ
svabhāvoparame karma cikitsāprābhṛtasya kim ǁ ［29］
bheṣajairvividhān dhātūn kān samīkurute bhiṣak ǀ

kā vā cikitsā bhagavan! kimarthaṃ vā prayujyate ‖ [30]

指導者[アーチャリヤ]がこのように言うと、アグニヴェーシャは質問した。「疾患の自然な終息があるのなら、いったい治療に優れた医者の役割とは何でしょうか。医者が治療によって平衡状態に戻すことができるのは、どのようなダートゥ（身体構成要素）の不均衡でしょうか。治療とは何でしょうか。治療の目的とは何でしょうか。」[29–30]

アートレーヤの返答

tacchiṣyavacanaṃ śrutvā vyājahāra punarvasuḥ ।
śrūyatāmatra yā somya! yuktirdṛṣṭā maharṣibhiḥ ‖ [31]

弟子の質問を聞いてプナルヴァスは言った。「君、大聖仙たちがこれについて論議した理論的説明[ユクティ]を聞きなさい。」[31]

na nāśakāraṇābhāvādbhāvānāṃ nāśakāraṇam ।
jñāyate nityagasyeva kālasyātyayakāraṇam ‖ [32]
śīghragatvādyathā bhūtastathā bhāvo vipadyate ।
nirodhe kāraṇaṃ tasya nāsti naivānyathākriyā ‖ [33]

消滅の原因が存在しないのだから、生命〈事物〉[バーヴァ]の消滅の原因を認知することはできない。これは、瞬時の動きのために時間が永遠に流れるのと同じことである。生命〈物事〉は生じつつ消滅しているのである。生命〈物事〉の消滅にも変遷にも原因はない。[32–33]

治療の定義

yābhiḥ kriyābhirjāyante śarīre dhātavaḥ samāḥ ।
sā cikitsā vikārāṇāṃ karma tadbhiṣajāṃ smṛtam ‖ [34]

ダートゥ（身体構成要素）を均衡状態に戻す行為が病気の治療である。これが医者の職務である。[34]

治療の目的

kathaṃ śarīre dhātūnāṃ vaiṣamyaṃ na bhavediti ।
samānāṃ cānubandhaḥ syādityarthaṃ kriyate kriyā ‖ [35]

tyāgādviṣamahetūnāṃ samānāṃ copasevanāt |
viṣamā nānubadhnanti jāyante dhātavaḥ samāḥ || [36]

治療は、ダートゥ（身体構成要素）の不均衡をなくし均衡を維持する目的で行われる。不均衡の原因となるものを絶ち、均衡を維持することを実践することによって、ダートゥ（身体構成要素）の不均衡が絶たれ、均衡が生じ維持される。[35–36]

有能な医者の長所

samaistu hetubhiryasmāddhātūn sañjanayet samān |
cikitsāprābhṛtastasmāddātā dehasukhāyuṣām || [37]
dharmasyārthasya kāmasya nṛlokasyobhayasya ca |
dātā saṃpadyate vaidyo dānāddehasukhāyuṣām || [38]

治療に優れた医者は、ダートゥ（身体構成要素）の均衡の原因となるものを用いてダートゥ（身体構成要素）を均衡状態に導くので、健康〈身体の幸福［デーハ・スカ］〉と長寿をもたらす者とみなされる。医者は、健康と長寿を与えることによって、現世と来世の２つの人間世界に法〈徳〉［ダルマ］と実利〈富〉［アルタ］と願望〈快楽〉［カーマ］を与える者となる。[37–38]

第16章のまとめ

tatra ślokāḥ —
cikitsāprābhṛtaguṇo doṣo yaścetarāśrayaḥ |
yogāyogātiyogānāṃ lakṣaṇaṃ śuddhisaṃśrayam || [39]
bahudoṣasya liṅgāni saṃśodhanaguṇāśca ye |
cikitsāsūtramātraṃ ca siddhivyāpattisaṃśrayam || [40]
yā ca yuktiścikitsāyāṃ yaṃ cārthaṃ kurute bhiṣak |
cikitsāprābhṛte'dhyāye tat sarvamavadanmuniḥ || [41]

最後は、要約の詩節［シュローカ］である。
治療に優れた医者の長所、そうでない医者の短所、適切な浄化法の症状、過剰なあるいは不十分な浄化法の症状、過剰なドーシャの症状、浄化法の利点、治療の成功と失敗の原理、治療の道理、医者の職務、これらすべてが聖仙によって「治療に優れた医者…」の章で語られた。[39–41]

ityagniveśakṛte tantre carakapratisaṃskṛte ślokasthāne cikitsāprābhṛtīyo nāma ṣoḍaśo'dhyāyaḥ ‖ (16)

以上で、アグニヴェーシャが著し、チャラカが改訂した本集・総論篇の第16章「治療に優れた医者…」を終わる。(16)

samāptaḥ kalpanācatuṣkaḥ ‖（Ⅳ）

準備に関する4番目の四章群を終わる。(Ⅳ)

रोगचतुष्कः

rogacatuṣkaḥ

V

疾患に関する四章群

saptadaśo'dhyāyaḥ

CHAPTER 17

第17章
「頭部疾患は何種類…」の章
（種々の疾患）

athātaḥ kiyantaḥ śirasīyamadhyāyaṃ vyākhyāsyāmaḥ ॥ [1]
iti ha smāha bhagavānātreyaḥ ॥ [2]

それでは「頭部疾患は何種類…」の章を述べよう、と尊者アートレーヤは語り始めた。[1–2]

アグニヴェーシャによる質問

kiyantaḥ śirasi proktā rogā hṛdi ca dehinām ।
kati cāpyanilādīnāṃ rogā mānavikalpajāḥ ॥ [3]
kṣayāḥ kati samākhyātāḥ piḍakāḥ kati cānagha! ।
gatiḥ katividhā coktā doṣāṇāṃ doṣasūdana! ॥ [4]

「頭部疾患は何種類あるのでしょうか。心疾患は何種類あるのでしょうか。ヴァータなどのドーシャの増減の組み合わせによる症状は何種類あるのでしょうか。消耗症〈ダートゥ減少症〉[クシャヤ]は何種類あるのでしょうか。膿疱〈炎症性腫脹〉[ピダカー][注1]は何種類あるのでしょうか。ドーシャの進路[ガティ]は何種類あるのでしょうか。ドーシャを鎮めるお方よ。お教えください」と、アグニヴェーシャは尋ねた。[3–4]

注1　癰

アートレーヤの返答

hutāśaveśasya vacastacchrutvā gururabravīt ।

pṛṣṭavānasi yat saumya! tanme śṛṇu savistaram ‖ [5]
dṛṣṭāḥ pañca śirorogāḥ pañcaiva hṛdayāmayāḥ |
vyādhīnāṃ dvyadhikā ṣaśtirdoṣamānavikalpajā ‖ [6]
daśāṣṭau ca kṣayāḥ sapta piḍakā mādhumehikāḥ |
doṣāṇāṃ trividhā coktā gatirvistarataḥ śṛṇu ‖ [7]

アグニヴェーシャの質問を聞いて、師である尊者アートレーヤが答えた。「君、君の質問に詳しく答えよう。頭部疾患は５種類、心疾患も５種類、ヴァータなどのドーシャの増減の組み合わせによる症状は62種類、消耗症〈ダートゥ減少〉は18種類、糖尿病による膿疱〈炎症性腫脹〉は７種類、ドーシャの進路は３種類だ。これから、詳しく説明するから聞きなさい。」[5–7]

5種類の頭部疾患

頭部疾患の原因および頭部の重要性

saṃdhāraṇāddivāsvapnādrātrau jāgaraṇānmadāt |
uccairbhāṣyādavaśyāyāt prāgvātādatimaithunāt ‖ [8]
gandhādasātmyādāghrātādrajodhūmahimātapāt |
gurvamlaharitādānādatiśītāmbusevanāt ‖ [9]
śiro’bhighātādduṣṭāmādrodanādbāṣpanigrahāt |
meghāgamānmanastāpāddeśakālaviparyayāt ‖ [10]
vātādayaḥ prakupyanti śirasyasraṃ ca duṣyati |
tataḥ śirasi jāyante rogā vividhalakṣaṇāḥ ‖ [11]

生理的欲求を抑えること、昼寝、夜更かし、酩酊、大声で話すこと、露、東風〈向かい風〉、過度の性行為、悪臭を嗅ぐこと、塵・煙・雪・日射に晒されること、重性・酸味・生食用野菜類〈根菜類〉[注1]を過度に摂取すること、冷えすぎた水を飲むこと、頭部の損傷、汚染したアーマ(未消化物)[注2]、泣くこと、涙を抑えること、曇り空〈雨季の到来〉[注3]、心労[注4]、風土や時節に調和していないものを摂取すること。これらの要素がヴァータなどのドーシャを増悪させて頭部の血液を汚染し、さまざまな症状の頭部疾患を起こす。[8–11]

注１　［ハリタ］

注２　［ドゥシュタ・アーマ］：アーマは食物の消化吸収代謝の過程で生じる副産物。

注３　［メーガーガマ］：雲の到来、雨季(梵和)。

注４　［マナス・ターパ］

prāṇāḥ prāṇabhṛtāṃ yatra śritāḥ sarvendriyāṇi ca |
yaduttamāṅgamaṅgānāṃ śirastadabhidhīyate || [12]

生命体の生気〈生命維持中枢〉[プラーナ]が存在する場所であり、すべての感覚機能が存在する場所であり、身体各部[アンガ][注1]で最も優位である場所が頭部である。[12]

注1　身体各部[アンガ]は通常、頭部、躯幹、四肢の6部分を指す。

頭部疾患の名称

ardhāvabhedako vā syāt sarvaṃ vā rujyate śiraḥ |
pratiśyā(ya)mukhanāsākṣikarṇarogaśirobhramāḥ || [13]
arditaṃ śirasaḥ kampo galamanyāhanugrahaḥ |
vividhāścāpare rogā vātādikrimisaṃbhavāḥ || [14]

頭部の片側の痛み(片頭痛)、頭部全体の痛み、急性鼻炎(はなかぜ)、口・鼻・眼・耳の病気、めまい、顔面麻痺、頭部の震え、のど・うなじ・あごの硬直。これらの他にも、ヴァータなどのドーシャやクリミ(病原菌や寄生虫など)によって様々な病気が生じる。[13–14]

ヴァータ性頭部疾患の診断と症状

pṛthagdiṣṭāśtu ye pañca saṅgrahe paramarṣibhiḥ |
śirogadāṃstāñchṛṇu me yathāsvairhetulakṣaṇaiḥ || [15]
uccairbhāṣyātibhāṣyābhyāṃ tīkṣṇapānāt prajāgarāt |
śītamārutasaṃsparśādvyavāyādveganigrahāt || [16]
upavāsādabhīghātādvirekādvamanādati |
bāṣpaśokabhayatrāsādbhāramārgātikarśanāt || [17]
śirogatāḥ sirā vṛddho vāyurāviśya kupyati |
tataḥ śūlaṃ mahattasya vātāt samupajāyate || [18]

大聖仙がすでに述べた5種類の頭部疾患とその原因と症状について私が説明するから聞きなさい。大声で話すこと、話しすぎること、鋭性の飲み物、夜更かし、冷気に触れること、過度の性行為、生理的欲求を我慢すること、断食、外傷、過度の催吐法(嘔吐誘発)と催下法、過度に涙を流すこと、悲哀、怖れ、不安、重い荷物を持ったり徒歩で動きまわって疲れること。これらによってヴァータは増悪し、頭部の血管に入って次のような症状を起こす。[15–18]

nistudyete bhṛśaṃ śaṅkhau ghāṭā saṃbhidyate tathā |
sabhrūmadhyaṃ lalāṭaṃ ca tapatīvātivedanam || [19]
badhyete svanataḥ śrotre niṣkṛṣyete ivākṣiṇī |
ghūrṇatīva śiraḥ sarvaṃ saṃdhibhya iva mucyate || [20]
sphuratyati sirājālaṃ stabhyate ca śirodharā |
snigdhoṣṇamupaśete ca śiroroge'nilātmake || [21]

ヴァータに起因する痛みは、特にこめかみとうなじに激痛が起る。眉間と額に熱感と激痛。目まいと両耳の痛みがあり、(痛みのために)眼がえぐり取られるように感じ、頭部全体が回転するように感じ、頭蓋の縫合部を外されるように感じ、血管叢が極端に脈打ち、首が硬直する。このような症状の患者は、油性と温性のものによって鎮静される。以上が、ヴァータ性頭部疾患である。[19–21]

ピッタ性頭部疾患の診断と症状

kaṭvamlalavaṇakṣāramadyakrodhātapānalaiḥ |
pittaṃ śirasi saṃduṣṭaṃ śirorogāya kalpate || [22]
dahyate rujyate tena śiraḥ śītaṃ suṣūyate |
dahyete cakṣuṣī tṛṣṇā bhramaḥ svedaśca jāyate || [23]

辛味・酸味・塩味・アルカリ[クシャーラ]・酒類によって、怒りによって、日射と火に過度にさらされることによって、ピッタが増悪し、頭部に停留し、頭部の病気が生じる。このために頭部は燃えるように痛み、冷性のもので痛みが治まる〈冷性のものを欲する〉。両目には灼熱感があり、のどが渇き、めまいがし、汗が出る。[22–23]

カパ性頭部疾患の診断と症状

āsyāsukhaiḥ svapnasukhairgurusnigdhātibhojanaiḥ |
śleṣmā śirasi saṃduṣṭaḥ śirorogāya kalpate || [24]
śiro mandarujaṃ tena suptaṃ stimitabhārikam |
bhavatyutpadyate tandrā tathā''lasyamarocakaḥ || [25]

座って楽をする習慣、寝過ぎること、重性のものや油性のものを食べすぎることによって、カパが増悪し、頭部疾患を起こす。このために頭部に鈍痛、しびれ感、冷却感、鈍重感が生じる。また眠気[タンドラー]、無気力、食欲不振〈味覚不良〉も生じる。[24–25]

3(トリ)ドーシャ性頭部疾患の診断と症状

vātācchūlaṃ bhramaḥ kampaḥ pittāddāho madastṛṣā |
kaphādgurutvaṃ tandrā ca śiroroge tridoṣaje || [26]

3(トリ)ドーシャ性頭部疾患の場合、痛み、めまい、震えはヴァータによる症状である。灼熱感、酩酊[マダ]、のどの渇きはピッタによる症状である。鈍重感と眠気はカパによる症状である。[26]

寄生虫による頭部疾患の診断と症状

tilakṣīraguḍājīrṇapūtisaṅkīrṇabhojanāt |
kledo'sṛkkaphamāṃsānāṃ doṣalasyopajāyate || [27]
tataḥ śirasi saṅkledāt krimayaḥ pāpakarmaṇaḥ |
janayanti śirorogaṃ jātā bībhatsalakṣaṇam || [28]
vyadhacchedarujākaṇḍūśophadaurgatyaduḥkhitam |
krimirogāturaṃ vidyāt krimīṇāṃ darśanena ca || [29]

ドーシャが増悪している人が、胡麻、牛乳、含蜜糖[グダ]を食べたり、前の食事が完全に消化されないうちに〈不消化[アジールナ]〉食べたり、腐敗したものや組み合せの悪いものを食べることによって、血液とカパと筋肉に過剰な粘着化[クレーダ]が起こる。頭部の粘着化が増すことによって、厄介な病原性生物が忌まわしい症状を伴う頭部疾患を起こす。突き刺すような痛み、切られるような痛み、機能障害〈苦痛〉、かゆみ、腫脹〈浮腫〉[ショーパ]、動作困難〈不快臭〉などの症状によっても、寄生虫の検出によっても、クリミ・ローガ(寄生虫病)と診断される。[27–29]

5種類の心疾患

ヴァータ性心疾患の診断と症状

śokopavāsavyāyāmarūkṣaśuṣkālpabhojanaiḥ |
vāyurāviśya hṛdayaṃ janayatyuttamāṃ rujam || [30]
vepathurveṣṭanaṃ stambhaḥ pramohaḥ śūnyatā daraḥ |
hṛdi vātāture rūpaṃ jīrṇe cātyarthavedanā || [31]

悲哀、断食、運動、乾性(油分が少ない)・乾燥(水分が少ない)・少量の食事によって増悪したヴァータが心臓に及び、激痛を起こす。震え、胸部絞扼感(心臓をしめつけられるような痛み)、心拍の一時停止[スタンバ]、失神、放心、引き裂くような痛み〈頻脈〉[ダラ]、消化後激痛。以上がヴァータ性心疾患の症状である。[30–31]

ピッタ性心疾患の診断と症状

uṣṇāmlalavaṇakṣārakaṭukājīrṇabhojanaiḥ ।
madyakrodhātapaiścāśu hṛdi pittaṃ prakupyati ॥ [32]
hṛddāhastiktatā vaktre tiktāmlodgiraṇaṃ klamaḥ ।
tṛṣṇā mūrcchā bhramaḥ svedaḥ pittahṛdrogalakṣaṇam ॥ [33]

温性・酸味・塩味・アルカリ[クシャーラ]・辛味の食物を食べること、前の食事が完全に消化されないうちに食べること、酒類、怒り、日射によってピッタが心臓部で直ちに増悪する。ピッタ性心疾患の症状は、心臓の灼熱感、口内の苦味、苦味と酸味のおくび、疲労感、のどの渇き、失神、めまい、発汗である。[32–33]

カパ性心疾患の診断と症状

atyādānaṃ gurusnigdhamacintanamaceṣṭanam ।
nidrāsukhaṃ cābhyadhikaṃ kaphahṛdrogakāraṇam ॥ [34]
hṛdayaṃ kaphahṛdroge suptaṃ stimitabhārikam ।
tandrāruciparītasya bhavatyaśmāvṛtaṃ yathā ॥ [35]

食べすぎ、重性や油性のものを食べること、頭脳労働と肉体労働をしないこと、寝すぎによって、カパ性心疾患が起る。カパ性心疾患では、患者は眠気と食欲不振〈味覚不良〉に襲われ、心臓部にしびれ感、冷却感、鈍重感が起こり、まるで石をのせられているかのように感じる。[34–35]

3(トリ)ドーシャ性心疾患の診断と症状

hetulakṣaṇasaṃsargāducyate sānnipātikaḥ ।
(hṛdrogaḥ kaṣṭadaḥ kaṣṭasādhya ukto maharṣibhiḥ) [36/]

上述の原因と３つのドーシャの特徴が混ざっている場合を、サンニパータ性(３つのドーシャすべての組み合わせによる発症)という。(心疾患は厄介で、なかなか治りにくいと大聖仙たちは述べている。)[36/]

病原菌による心疾患の診断と症状

tridoṣaje tu hṛdroge yo durātmā niṣevate ‖ [36]
tilakṣīraguḍādīni granthistasyopajāyate |
marmaikadeśe saṅkledaṃ rasaścāsyopagacchati ‖ [37]
saṅkledāt krimayaścāsya bhavantyupahatātmanaḥ |
marmaikadeśe te jātāḥ sarpanto bhakṣayanti ca ‖ [38]
tudyamānaṃ sa hṛdayaṃ sūcībhiriva manyate |
chidyamānaṃ yathā śastrairjātakaṇḍūṃ mahārujam ‖ [39]
hṛdrogaṃ krimijaṃ tvetairliṅgairbuddhvā sudāruṇam |
tvareta jetuṃ taṃ vidvān vikāraṃ śīghrakāriṇam ‖ [40]

3(トリ)ドーシャ性心疾患に罹っている腹黒い人〈不摂生な人〉が胡麻、牛乳、含蜜糖[グダ]などを日常的に過剰に食べると、心臓の一部に結節[グランティ]が生じる。さらに、ラサ・ダートゥ（栄養体液）が湿潤性〈粘着性〉[サンクレーダ]を帯び、そこから病原菌[クリミ]が生じ、心臓内に拡がり心臓を侵食する。患者はまるで心臓を針で刺されたような、または凶器で切られたような痛みや、痒み、激痛を感じる。上記のような症状によってクリミジャ・フリドローガ（病原菌性心疾患）だと診断し、この急性で重篤な病気を速やかに根治するように手段を講じるべきである。[36–40]

62種類のドーシャの増減による症状

62種類のドーシャの増減の組み合わせ

dvyulbaṇaikolbaṇaiḥ ṣaṭ syurhīnamadhyādhikaiśca ṣaṭ |
samaiścaiko vikāraste sannipātāstrayodaśa ‖ [41]
saṃsarge nava ṣaṭ tebhya ekavṛddhyā samaistrayaḥ |
pṛthak trayaśca tairvṛddhairvyādhayaḥ pañcaviṃśatiḥ ‖ [42]
yathā vṛddhaistathā kṣīṇairdośaiḥ syuḥ pañcaviṃśatiḥ |
vṛddhikśayakṛtaścānyo vikalpa upadekṣyate ‖ [43]
vṛddhirekasya samatā caikasyaikasya saṅkṣayaḥ |
dvandvavṛddhiḥ kṣayaścaikasyaikavṛddhirdvayoḥ kṣayaḥ ‖ [44]

ドーシャが３つとも増悪するときの組み合わせは13種類ある。２つのドーシャが特に増悪する場合が（３種類）、１つのドーシャが特に増悪する場合が（３種類）、３つのドーシャの増悪の程度に強・中・弱の差がある場合が(６種類)、３つのドーシャが同等に増悪する場合が(１種類)である。：(3+3+6+1=13)　２つのドーシャが増悪するときの組み合わせは９種類ある。一方のドーシャが強く増悪する場合が(６種類)、２つのドーシャが同等に増悪する場合が(３種類)である。：(6+3=9)　１つのドーシャだけの増悪は(３種類)である。：(3)　以上、ドーシャの増悪の組み合わせは25種類となる。同様にドーシャの減少の組み合わせも25種類になる。したがって50種類の組み合わせがあることになる。３つのドーシャが増減するときの組み合わせは12種類ある。１つが増悪して１つが平衡で１つが減少する場合が(a＝６種類)、２つが増悪して１つが減少する場合が(b＝３種類)、１つが増悪して２つが減少する場合が(c＝３種類)である。：(6+3+3=12)
以上、ドーシャの増減の62種類の組み合わせを説明した。［41–44］

ドーシャの増減による症状

(1) ヴァータが増悪しているとき

prakṛtisthaṃ yadā pittaṃ mārutaḥ śleṣmaṇaḥ kṣaye ।
sthānādādāya gātreṣu yatra yatra visarpati ॥ ［45］
tadā bhedaśca dāhaśca tatra tatrānavasthitaḥ ।
gātradeśe bhavatyasya śramo daurbalyameva ca ॥ ［46］
prakṛtisthaṃ kaphaṃ vāyuḥ kṣīṇe pitte yadā balī ।
karṣet kuryāttadā śūlaṃ saśaityastambhagauravam ॥ ［47］

カパが減少している場合、増悪したヴァータは正常なピッタをその位置から運び出し、身体のいたる所に拡散させて、その部位に断続的に引き裂くような痛みや灼熱感を起こす。疲労と衰弱も伴う。ピッタが減少している場合、増悪したヴァータが正常なカパを引っ張り出し、疝痛、冷却感、硬直、鈍重感が生じる。［45–47］

(2)ピッタが増悪しているとき

yadānilaṃ prakṛtigaṃ pittaṃ kaphaparikṣaye ।
saṃruṇaddhi tadā dāhaḥ śūlaṃ cāsyopajāyate ॥ ［48］
śleṣmāṇaṃ hi samaṃ pittaṃ yadā vātaparikṣaye ।
sannirundhyāttadā kuryāt satandrāgauravaṃ jvaram ॥ ［49］

カパが減少しているとき、増悪したピッタが正常なヴァータを妨害すると、灼熱感と疝痛［シューラ］を引き起こす。ヴァータが減少している場合、増悪したピッタがカパを妨害し、眠気、鈍重感、発熱を起こす。［48–49］

(3)カパが増悪しているとき

pravṛddho hi yadā śleṣmā pitte kṣīṇe samīraṇam |
rundhyāttadā prakurvīta śītakaṃ gauravaṃ rujam || [50]
samīraṇe parikṣīṇe kaphaḥ pittaṃ samatvagam |
kurvīta sannirundhāno mṛdvagnitvaṃ śirograham || [51]
nidrāṃ tandrāṃ pralāpaṃ ca hṛdrogaṃ gātragauravam |
nakhādīnāṃ ca pītatvaṃ ṣṭhīvanaṃ kaphapittayoḥ || [52]

ピッタが減少している場合、増悪したカパがヴァータを妨害すると、悪寒、鈍重感、痛みを起こす。ヴァータが減少している場合、増悪したカパが正常なピッタを妨害すると、消化力減退[ムリドゥ・アグニ]と頭部の硬直を起こす。また、睡眠[ニドラー]、眠気、うわごと、心疾患、身体部分〈四肢〉の鈍重感、爪などの黄変、粘液と胆汁の喀痰がみられる。[50–52]

(4)ヴァータが減少しているとき

hīnavātasya tu śleṣmā pittena sahitaścaran |
karotyarocakāpākau sadanaṃ gauravaṃ tathā || [53]
hṛllāsamāsyasravaṇaṃ pāṇḍutāṃ dūyanaṃ madam |
virekasya ca vaiṣamyaṃ vaiṣamyaṃ analasya ca || [54]

ヴァータが減少しているとき、カパとピッタが一緒に拡散すると、食欲不振〈味覚不良〉、消化不良[アパーカ]、倦怠感、鈍重感が起こる。疲労、吐き気、唾液分泌過多、顔面蒼白〈貧血〉[パーンドゥター]、熱感、酩酊[マダ]、不規則な便通、不規則な消化が起こる。[53–54]

(5)ピッタが減少しているとき

hīnapittasya tu śleṣmā mārutenopasaṃhitaḥ |
stambhaṃ śaityaṃ ca todaṃ ca janayatyanavasthitam || [55]
gauravaṃ mṛdutāmagnerbhaktāśraddhāṃ pravepanam |
nakhādīnāṃ ca śuklatvaṃ gātrapāruṣyameva ca || [56]

ピッタが減少しているとき、カパとヴァータが一緒になって、断続的な硬直、冷却感、刺痛、鈍重感、消化力減退、食事への嫌悪、震え、爪などの白色化、身体部分〈四肢〉の粗雑さが起こる。[55–56]

(6)カパが減少しているとき

mārutastu kaphe hīne pittaṃ ca kupitaṃ dvayam |
karoti yāni liṅgāni śṛṇu tāni samāsataḥ || [57]
bhramamudveṣṭanaṃ todaṃ dāhaṃ sphuṭanavepane |
aṅgamardaṃ parīśoṣaṃ dūyanaṃ dhūpanaṃ tathā || [58]

カパが減少しているとき、ヴァータとピッタが増悪したら、めまい、筋肉痙攣、刺痛、灼熱感、裂けるような痛み〈関節屈曲時に音を発する〉[スプタナ]、震え、身体の痛み、重症の脱水状態、熱感[ドゥーヤナ]、発煙感[ドゥーパナ]が起こる。[57–58]

(7)ヴァータとピッタが減少しているとき

vātapittakṣaye śleṣmā srotāṃsyapidadhadbhṛśam |
ceṣṭāpraṇāśaṃ mūrcchāṃ ca vāksaṅgaṃ ca karoti hi || [59]

ヴァータとピッタが減少しているとき、カパが循環経路を閉塞すると、動作不能、失神、発語困難を起こす。[59]

(8)ヴァータとカパが減少しているとき

vātaśleṣmakṣaye pittaṃ dehaujaḥ sramsayaccaret |
glānimindriyadaurbalyaṃ tṛṣṇāṃ mūrcchāṃ kriyākṣayam || [60]

ヴァータとカパが減少しているとき、ピッタが身体中を移動しオージャス(活力素)を阻害すると、倦怠感、感覚機能の低下、口渇、失神、行動の欠如が起こる。[60]

(9)ピッタとカパが減少しているとき

pittaśleṣmakṣaye vāyurmarmāṇyatinipīḍayan |
praṇāśayati saṃjñāṃ ca vepayatyathavā naram || [61]

ピッタとカパが減少しているとき、ヴァータが必須器官[マルマン]に激痛を起こし、意識がなくなったり身震いが起る。[61]

ドーシャの増悪・減少・平衡

doṣāḥ pravṛddhāḥ svaṃ liṅgaṃ darśayanti yathābalam |
kṣīṇā jahati liṅgaṃ svaṃ, samāḥ svaṃ karma kurvate || [62]

ドーシャは増悪すると増悪度に応じて症状[リンガ]を現わし、減少するとそれぞれの平常時の機能が消失し、平衡状態にあるときはそれぞれの生理的機能を果たす。[62]

18種類のダートゥ減少[クシャヤ]による症状

ダートゥ減少[クシャヤ]による症状の分類

vātādīnāṃ rasādīnāṃ malānāmojasastathā |
kṣayāstatrānilādīnāmuktaṃ saṅkṣīṇalakṣaṇam || [63]

ダートゥ減少による症状には、ヴァータをはじめとするドーシャの減少によるものが３種類、ラサ(栄養体液)をはじめとするダートゥ（身体構成要素)の減少によるものが７種類、マラ(老廃物)の減少によるものが７種類、オージャス(活力素)の減少によるものが１種類ある。ドーシャの減少による症状についてはすでに説明したので、他のものについて説明しよう。[63]

ダートゥ(身体構成要素)の減少による症状

ghaṭṭate sahate śabdaṃ noccairdravati śūlyate |
hṛdayaṃ tāmyati svalpaceṣṭasyāpi rasakṣaye || [64]
paruṣā sphuṭitā mlānā tvagrūkṣā raktasaṅkṣaye |
māṃsakṣaye viśeṣeṇa sphiggrīvodaraśuṣkatā || [65]
sandhīnāṃ sphuṭanaṃ glānirakṣṇorāyāsa eva ca |
lakṣaṇaṃ medasi kṣīṇe tanutvaṃ codarasya ca || [66]

ラサ(栄養体液)が減少すると、患者は落ち着きがなく、大きな音に耐えられず、わずかな運動をしても心悸亢進と心臓痛が起こり、気絶する。ラクタ(血液組織)が減少している場合、皮膚には荒れ、ひび割れ、つやの消失〈萎縮〉、乾燥[ルークシャ]が見られる。マーンサ(筋肉組織)が減少している場合、臀部・頸部・腹部が特にやせる。メーダス(脂肪組織)が減少している場合、関節屈曲時に音を発し、不安な表情になり、極度に疲労し、腹部がや

せる。［64–66］

keśalomanakhaśmaśrudvijaprapatanaṃ śramaḥ ।
jñeyamasthikṣaye liṅgaṃ sandhiśaithilyameva ca ॥［67］
śīryanta iva cāsthīni durbalāni laghūni ca ।
pratataṃ vātarogīṇi kṣīṇe majjani dehinām ॥［68］
daurbalyaṃ mukhaśoṣaśca pāṇḍutvaṃ sadanaṃ śramaḥ ।
klaibyaṃ śukrāvisargaśca kṣīṇaśukrasya lakṣaṇam ॥［69］

アスティ（骨組織）が減少している場合の症状は、毛髪、体毛、爪、ひげ、歯が抜け落ちること、疲労、関節のゆるみである。マッジャー（骨髄組織）が減少すると骨が萎縮するので骨が弱くて軽くなり、慢性のヴァータ性疾患にかかる。精液［シュクラ］が減少している場合の症状は、衰弱、口の乾燥、顔面蒼白、無力症、疲労、勃起不能、射精不能である。［67–69］

マラ（老廃物）の減少による症状

kṣīṇe śakṛti cāntrāṇi pīḍayanniva mārutaḥ ।
rūkṣasyonnamayan kukṣiṃ tiryagūrdhvaṃ ca gacchati ॥［70］
mūtrakṣaye mūtrakṛcchraṃ mūtravaivarṇyameva ca ।
pipāsā bādhate cāsya mukhaṃ ca pariśuṣyati ॥［71］
malāyanāni cānyāni śūnyāni ca laghūni ca ।
viśuṣkāṇi ca lakṣyante yathāsvaṃ malasaṅkṣaye ॥［72］

大便が減少（糞便形成不全）している場合、ヴァータが腸を圧迫し、腹を押し上げながら、斜めや上方に動いていく。[注1] 尿が減少している場合、排尿障害（排尿困難）、尿の異常変色・激しいのどの渇きと口内の乾燥が生じる。その他のマラ（老廃物）が減少している場合、それぞれの老廃物の通路［マラ・アヤナーニ］が空になり、軽くなり、乾燥していく。［70–72］

注1　ヴァータは乾燥状態の人の腸に痛みを起こし、胃を拡張させ、上方や斜方に拡散する。ヴァータが腸を冒すとその場所を乾燥させるので、腸が膨張する。その内部でヴァータは上方や横に移動する。

オージャス（活力素）の減少による症状

bibheti durbalo'bhīkṣṇaṃ dhyāyati vyathitendriyaḥ ।
duśchāyo durmanā rūkṣaḥ kṣāmaścaivaujasaḥ kṣaye ॥［73］

オージャス(活力素)が減少している場合、人は恐れ、衰弱し、いつも思い悩み、感覚機能が不調になり、皮膚のつやが損なわれ、憂うつになり、乾燥し、やせ衰える。[73]

オージャス(活力素)の定義

hṛdi tiṣṭhati yacchuddhaṃ raktamīṣatsapītakam |
ojaḥ śarīre saṅkhyātaṃ tannāśānnā vinaśyati || [74]
prathamaṃ jāyate hyojaḥ śarīre'smiñcharīriṇām |
sarpirvarṇaṃ madhurasaṃ lājagandhiḥ prajāyate || [75]
(bhramaraiḥ phalapuṣpebhyo yathā saṃbhriyate madhu |
tadvadojaḥ svakarmabhyo guṇaiḥ saṃbhriyate nṛṇām || [1])

心臓の中にある、白くて少し赤黄色を帯びた物が身体のオージャス(活力素)といわれている。もしそれが消失すると人は死ぬ。生命体において一番初めに作られるものがオージャス(活力素)である。オージャス(活力素)はギーの色で、蜜の味がし、炒った米のにおいがする。[74–75]
(蜂が果物や花々から蜜を集めるように、人の臓器がその機能によってオージャス(活力素)を生成する。[1])

オージャス(活力素)減少の原因

vyāyāmo'naśanaṃ cintā rūkṣālpapramitāśanam |
vātātapau bhayaṃ śoko rūkṣapānaṃ prajāgaraḥ || [76]
kaphaśoṇitaśukrāṇāṃ malānāṃ cātivartanam |
kālo bhūtopaghātaśca jñātavyāḥ kṣayahetavaḥ || [77]

過度の運動、断食、心配、乾燥したものや少量の食事や片寄った食事を食べること、強風や日射に晒されること、恐れ、悲哀、非油性の飲み物を飲むこと、夜更かし、粘液や血液や精液や老廃物[マラ]を過度に出すこと、時間的要因[カーラ](加齢や吸収期)[注1]、微生物〈鬼神〉[ブータ]による被害〈憑依〉。これらがオージャス(活力素)の減少[クシャヤ]を起こす原因である。[76–77]

注1 総論篇第6章4節を参照。冬至から夏至までの半年間のこと。

糖尿病に伴う7種類の膿疱

糖尿病の原因と症状

gurusnigdhāmlalavaṇānyatimātraṃ samaśnatām ।
navamannaṃ ca pānaṃ ca nidrāmāsyāsukhāni ca ॥［78］
tyaktavyāyāmacintānāṃ saṃśodhanamakurvatām ।
śleṣmā pittaṃ ca medaśca māṃsaṃ cātipravardhate ॥［79］
tairāvṛtagatirvāyuroja ādāya gacchati ।
yadā bastiṃ tadā kṛcchro madhumehaḥ pravartate ॥［80］

重性、油性、酸味、塩味のものを多量に食べたり、新しい穀物や新しい酒を飲食したり、寝過ぎたり、座って楽ばかりしていたり、運動をしなかったり、頭を使わなかったり、浄化法を疎かにしたりする人は、カパ、ピッタ、マーンサ(筋肉組織)、メーダス(脂肪組織)が極度に増悪する。これらがヴァータの経路を妨害し、オージャス(活力素)をバスティ(尿路)まで運ぶ。このようにして難治性のマドゥ・メーハ(糖尿病)が生じる。［78–80］

sa mārutasya pittasya kaphasya ca muhurmuhuḥ ।
darśayatyākṛtiṃ gatvā kṣayamāpyāyate punaḥ ॥［81］

糖尿病は、時によりヴァータやピッタやカパの特徴をあらわし、症状が軽くなっても再び悪化する。［81］

未治療の糖尿病に見られる膿胞

upekṣayāsya jāyante piḍakāḥ sapta dāruṇāḥ ।
māṃsaleṣvavakāśeṣu marmasvapi ca saṃdhiṣu ॥［82］

糖尿病を放置すると、7種類の難治性膿疱(炎症性腫脹〈癰〉[注1])［ピダカー・ダールナー］が筋肉組織や、必須器官［マルマン］[注2]、関節に現れる。［82］

注1　ピダカー：炎症性腫脹(膿をもつ腫れ物)、せつ。化膿球菌による毛包性膿皮症、癰(よう)。集合性に生じた化膿球菌による毛包性膿皮症。

注2　総論篇第11章48節を参照。

7種類の膿胞の名称と形状

śarāvikā kacchapikā jālinī sarṣapī tathā |
alajī vinatākhyā ca vidradhī ceti saptamī || [83]

ピダカー(膿胞)は7種類ある。シャラーヴィカー(皿型)、カッチャピカー(亀の甲型)、ジャーリニー(網目型)、サルシャピー(辛子粒型)、アラジー(火炙り型)、ヴィナター(陥没型)、ヴィドラディー(膿瘍)である。[83]

(1)シャラーヴィカー型(皿型〈噴火口型潰瘍〉)の形状

antonnatā madhyanimnā śyāvā kledaruganvitā |
śarāvikā syāt piḍakā śarāvākṛtisamsthitā || [84]

シャラーヴィカー型(皿型〈噴火口型潰瘍〉)の膿胞は、辺縁が盛り上がり、中央がへこんでいて、黒っぽい色で、分泌物で湿っており、痛みがあり、素焼きの皿[シャラーヴァ]のように見える。[84]

(2)カッチャピカー型(亀の甲型〈癰〉)の形状

avagāḍhārtinistodā mahāvāstuparigrahā |
ślakṣṇā kacchapapṛṣṭhābhā piḍakā kacchapī matā || [85]

カッチャピカー型(亀の甲型〈癰(よう)〉)は、深く浸潤しており、刺すような痛みがあり、基底部が大きく、表面は滑らかで亀[カッチャパ]の甲に似ている。[85]

(3)ジャーリーニー型(網目型〈篩〉)の形状

stabdhā sirājālavatī snigdhāsrāvā mahāśayā |
rujānistodabahulā sūkṣmacchidrā ca jālinī || [86]

ジャーリーニー型(網目型〈篩〉)は、硬く、表面に血管網(毛細管または静脈の拡張)があり、濃厚な分泌液を出し、基底部が大きく、刺すような激痛があり、多くの小孔がある。[86]

(4)サルシャピー型(芥子粒型〈小膿胞〉)の形状

piḍakā nātimahatī kṣiprapākā mahārujā |
sarṣapī sarṣapābhābhiḥ piḍakābhiścitā bhavet || [87]

サルシャピー型(芥子粒型〈小膿胞〉)は、さほど大きくなく、すぐに化膿し、激痛を伴い、周囲にサルシャパ[カラシナ]の種子に似た小丘疹を伴う。[87]

(5)アラジー型(火炙り型〈乾性壊疽〉)の形状

dahati tvacamutthāne tṛṣṇāmohajvarapradā |
visarpatyaniśaṃ duḥkhāddahatyagnirivālajī || [88]

アラジー型(火炙り型〈乾性壊死〉)は皮膚の灼熱感で始まり、のどの渇き、失神、発熱を伴う。皮疹は至るところに広がり、火のように激しい、焼かれるような痛みを絶えず引き起こす。[88]

(6)ヴィナター型(陥没型〈湿性壊疽〉)の形状

avagāḍharujākledā pṛṣṭhe vā'pyudare'pi vā |
mahatī vinatā nīlā piḍakā vinatā matā || [89]

ヴィナター型(陥没型〈湿性壊死〉)は、深部が痛み、軟化〈壊死〉[注1]を起こし、背中や腹部に生じ、広範囲で、陥没[ヴィナター]があり、青い色をしている。[89]

注1 [クレーダ]

(7)ヴィドラディ(膿瘍)の形状

vidradhiṃ dvividhāmāhurbāhyāmābhyantarīṃ tathā |
bāhyā tvaksnāyumāṃsotthā kaṇḍarābhā mahārujā || [90]

ヴィドラディ(膿瘍)は2種ある。外部に生じるものと内部に生じるものである。外部の膿瘍は皮膚、靭帯、筋肉に生じ、形状は腱に似ていて、強い痛みがある。[90]

内部の膿瘍の病因

śītakānnavidāhyuṣṇarūkṣaśuṣkātibhojanāt |

viruddhājīrṇasaṅkliṣṭaviṣamāsātmyabhojanāt ॥ [91]
vyāpannabahumadyatvādvegasandhāraṇācchramāt ।
jihmavyāyāmaśayanādatibhārādhvamaithunāt ॥ [92]
antaḥśarīre māṃsāsṛgāviśanti yadā malāḥ ।
tadā sañjāyate granthirgambhīrasthaḥ sudāruṇaḥ ॥ [93]
hṛdaye klomni yakṛti plīhni kukṣau ca vṛkkayoḥ ।
nābhyāṃ vaṅkṣaṇayorvā'pi bastau vā tīvravedanaḥ ॥ [94]

冬の穀類〈冷めた料理〉[注1]、胸焼けを起こすもの、温性のもの、油分の少ないもの、ひからびたものを食べること。性質が相反するものを食べること。前の食事が完全に消化されないうちに〈不消化なものを〉食べること。汚染したもの[サンクリシュタ]を食べること。不規則に食べること。健康的でないものを食べること。変質した酒の飲酒、多量の飲酒、生理的欲求の抑制、疲労、歪んだ姿勢の運動や睡眠、重すぎる荷物を運ぶこと、過度の徒歩旅行、過度の性交。以上の要因によってドーシャ[マラ]が身体内のマーンサ(筋肉組織)やラクタ(血液組織)に浸透し、深層部に激痛を伴う炎症性の腺様結節〈膿瘍〉[グランティ]が心臓部、クローマン(咽頭)、肝臓、脾臓、腰部、腎臓、臍部、鼠蹊部、膀胱に生じる。[91–94]

注1 [シータカ]

膿瘍の定義と症状

duṣṭaraktātimātratvāt sa vai śīghraṃ vidahyate ।
tataḥ śīghravidāhitvādvidradhītyabhidhīyate ॥ [95]
vyadhacchedabhramānāhaśabdasphuraṇasarpaṇaiḥ ।
vātikīm, paittikīṃ tṛṣṇādāhamohamadajvaraiḥ ॥ [96]
jṛmbhotkleśārucistambhaśītakaiḥ ślaiṣmikīṃ viduḥ ।
sarvāsu ca mahacchūlaṃ vidradhīṣūpajāyate ॥ [97]

汚染された血液が多量にあると、その結節は急速に化膿する[ヴィダヒヤテ]。そのため、ヴィダーハ(炎症)を起こすものという意味のヴィドラディーと呼ばれるのである。ヴァータ性膿瘍の場合は、貫くような痛み、切り裂かれるような痛み、めまい、鼓腸〈便秘〉[アーナーハ]、耳鳴り、拍動、広がる性質がある。ピッタ性膿瘍の場合は、のどの渇き、灼熱感、めまい、酩酊、発熱がある。カパ性膿瘍の場合は、あくび、吐き気、食欲不振〈味覚不良〉、硬直、悪寒がある。すべての膿瘍[ヴィドラディー]に共通する主症状は、激しい痛みである。[95–97]

成熟した膿瘍の症状と内容物

śastrāstrairbhidyata iva colmukairiva dahyate |
vidradhī vyamlatāṃ yātā vṛścikairiva daśyate || [98]
tanu rūkṣāruṇaṃ śyāvaṃ phenilaṃ vātavidradhī |
tilamāṣakulatthodasannibhaṃ pittavidradhī || [99]
ślaiṣmikī sravati śvetaṃ picchilaṃ bahalaṃ bahu |
lakṣaṇaṃ sarvamevaitadbhajate sānnipātikī || [100]

膿瘍が熟して排膿されるようになると、痛みの性質は切り裂かれるような痛み、焼かれるような痛み、刺されるような痛みなどさまざまである。分泌物に関しては、ヴァーティカ・ヴィドラディ（ヴァータ性膿瘍）では、希薄で、油分がなく、暗赤色か、あるいは濃青色をして、泡立っている。パイッティカ・ヴィドラディ（ピッタ性膿瘍）では、胡麻、ブラックグラム[マーシャ]、ホースグラム[クラッタ]の豆汁に似ている。カパジャ・ヴィドラディ（カパ性膿瘍）では、白っぽく、ねばねばしていて、濃く、量が多い。サンニパーティカ（３つのドーシャすべての組み合わせによる発症）では、上記すべての特徴をもつ。[98–100]

発症部位に特有な症状

athāsāṃ vidradhīnāṃ sādhyāsādhyatvaviśeṣajñānārthaṃ sthānakṛtaṃ liṅgaviśeṣamupadekṣyāmaḥ — tatra pradhānamarmajāyāṃ vidradhyāṃ hṛdghaṭṭanatamakapramohakāsaśvāsāḥ, klomajāyāṃ pipāsāmukhaśoṣagalagrahāḥ yakṛjjāyāṃ śvāsaḥ, plīhajāyāmucchvāsoparodhaḥ, kukṣijāyāṃ kukṣipārśvāntarāṃsaśūlam, vṛkkajāyāṃ pṛṣṭhakaṭīgrahaḥ, nābhijāyāṃ hikkā, vaṅkṣaṇajāyāṃ sakthisādaḥ, bastijāyāṃ kṛcchrapūtimūtravarcastvaṃ ceti || [101]
pakvaprabhinnāsūrdhvajāsu mukhāt srāvaḥ sravati, adhojāsu gudāt, ubhayatastu nābhijāsu || [102]

さてこれから、治るか治らないかを知るために、膿瘍[ヴィドラディ]の発症部位別にその特徴を述べよう。もっとも重要な必須器官[マルマン]である心臓に位置している膿瘍の場合は、動悸、眼前暗黒〈喘息〉[タマカ]、失神、咳、呼吸困難がある。クローマン(咽頭)に位置している場合は、のどの渇き、口内の乾燥、のどの痙攣がある。肝臓にある場合は呼吸困難となる。脾臓にある場合は吸息困難が起こる。腰部〈胃〉[ククシ]にある場合は、側腹・胸部と肩甲骨の部位の痛み。腎臓にある場合は、背部と腰部の硬直。臍部にある場合は、しゃっくり。鼠蹊部にある場合は、大腿の衰弱。膀胱にある場合は、大小便の排泄困難と悪臭が特徴である。上半身〈臍から上〉にある膿瘍の場合は、化膿して破れるとその分泌物は口から排泄される。下半身〈臍から下〉にある膿瘍の場合は肛門から、臍部〈臍の周辺部〉にある膿瘍の場合は、分泌物は口と肛門の両方から排泄される。[101–102]

膿瘍の診断と治療

āsāṃ hṛnnābhibastijāḥ paripakvāḥ sānnipātikī ca maraṇāya ; śeṣāḥ punaḥ kuśalamāśupratikāriṇaṃ cikitsakamāsādyopaśāmyanti । tasmādacirotthitāṃ vidradhīṃ śastrasarpavidyudagnitulyāṃ snehavirecanairāśvevopakramet sarvaśo gulmavacceti ॥ [103]

これらのうち、膿瘍[ヴィドラティ]が心臓部・臍部・膀胱に位置し、それが化膿し、3(トリ)ドーシャすべてが原因である場合は致命的である。その他の膿瘍は、熟達した医者に迅速に対処してもらえば治療可能である。したがって、膿瘍が生じたら直ちに、油剤法や浄化法で治療すべきである。なぜなら膿瘍は兵器や蛇や雷や火のように人を破壊に導くものだからである。その治療法はグルマ(腹部腫瘤)の場合と同じである。[103]

膿胞の予後

bhavanti cātra —
vinā pramehamapyetā jāyante duṣṭamedasaḥ ।
tāvaccaitā na lakṣyante yāvadvāstuparigrahaḥ ॥ [104]
śarāvikā kacchapikā jālinī ceti duḥsahāḥ ।
jāyante tā hyatibalāḥ prabhūtaṣleśmamedasaḥ ॥ [105]

つぎは詩節である。
メーダス(脂肪組織)が冒された人の場合は、プラメーハ(糖尿病)がなくても上述のピダカー(膿胞)は生じるが、皮疹が大きくなるまで気付かれない。シャラーヴィカー(皿型)、カッチャピカー(亀の甲型)、ジャーリニー(網目型)の皮疹は堪え難い痛みがあり重症である。これらはカパとメーダス(脂肪組織)が増大している人に生じる。[104–105]

sarṣapī cālajī caiva vinatā vidradhī ca yāḥ ।
sādhyāḥ pittolvaṇāstāstu saṃbhavantyalpamedasaḥ ॥ [106]
marmasvaṃse gude pāṇyoḥ stane sandhiṣu pādayoḥ ।
jāyante yasya piḍikāḥ sa pramehī na jīvati ॥ [107]

これに対して、サルシャピー(辛子粒型)、アラジー(火炙り 型)、ヴィナター(陥没型)、ヴィドラディ(膿瘍)は治癒可能である。これらの皮疹はピッタ優勢であり、メーダス(脂肪組織)が減少している人に生じる。必須器官[マルマン]、肩、肛門〈直腸〉、手、乳房、関節、足に膿皮症が生じている糖尿病の人は、長生きすることはできない。[106–107]

その他の膿胞

tathā'nyāḥ piḍakāḥ santi raktapītāsitāruṇāḥ |
pāṇḍurāḥ pāṇḍuvarṇāśca bhasmābhā mecakaprabhāḥ || [108]
mṛdvyaśca kaṭhināścānyāḥ sthūlāḥ sūkṣmāstathā'parāḥ |
mandavegā mahāvegāḥ svalpaśūlā mahārujaḥ || [109]
tā buddhvā mārutādīnāṃ yathāsvairhetulakśaṇaiḥ |
brūyādupacareccāśu prāgupadravadarśanāt || [110]

上述の皮疹の他に、赤色、黄色、暗黒色、暗赤色、灰色、黄白色、灰白色、漆黒色の毛包性膿皮症がある。軟らかいものもあれば硬いものもあり、大きいものもあれば小さいものもあり、ゆっくり進行するものもあれば急速に進行するものもあり、痛みが少ないものもあればひどく痛むものもある。それらをよく観察し、原因と症状がヴァータなどのどのドーシャによるものかを診断し、合併症が現われる前に直ちに治療すべきである。[108–110]

膿胞の合併症

tṛṭśvāsamāṃsasaṅkothamohahikkāmadajvarāḥ |
vīsarpamarmasaṃrodhāḥ piḍakānāmupadravāḥ || [111]

呼吸困難、壊疽、失神、しゃっくり、酩酊、発熱、丹毒を含む急速に拡大する皮膚病〈蜂巣炎〉[ヴィサルパ]、必須器官[マルマン]の機能障害。これらは膿胞〈炎症性腫脹〉[ピダカー]の合併症である。[111]

14種のドーシャの進路

3種のドーシャの三進路

kṣayaḥ sthānaṃ ca vṛddhiśca doṣāṇāṃ trividhā gatiḥ |
ūrdhvaṃ cādhaśca tiryakca vijñeyā trividhā'parā || [112]
trividhā cāparā koṣṭhaśākhāmarmāsthisandhiṣu |
ityuktā vidhibhedena dośāṇāṃ trividhā gatiḥ || [113]

減少・平衡・増大[クシャヤ・スターナ・ヴリッダ]はドーシャの三進路[トリヴィダー・ガティ]である。上方移動・下方移動・斜側方移動[ウールドヴァ・アダ・ティリヤク]はもう１種のドーシャの三進路である。3つめのドーシャの三進路は腹部〈消化管系〉[コーシュタ]と四肢〈体表組織系〉[シャーカー]と必須器官・骨・関節系[マルマ・アスティ・サンディ]である。以上が3種のドーシャの三進路の説明である。[112–113]

季節変動によるドーシャの三進路

cayaprakopopaśamāḥ pittādīnāṃ yathākramam |
bhavantyekaikaśaḥ ṣaṭsu kāleṣvabhrāgamādiṣu || [114]
gatiḥ kālakṛtā caiṣā cayādyāḥ punarucyate |

ピッタ、カパ、ヴァータはそれぞれ順に、6つの季節に応じて、蓄積・増悪・鎮静[チャヤ・プラコーパ・ウパシャマナ]する。[A] このような状況に応じた調整〈進路〉[ガティ]は季節変動による自然な変化である。[114]

[A]　ピッタは雨季、秋季、初冬の順に蓄積、増悪、鎮静する。カパは初冬、春季、夏季の順に蓄積、増悪、鎮静する。ヴァータは夏季、雨季、秋季 の順に蓄積、増悪、鎮静する。

機能別のドーシャの二進路

gatiśca dvividhā dṛṣṭā prākṛtī vaikṛtī ca yā || [115]
pittādevoṣmaṇaḥ paktirnarāṇāmupajāyate |
tacca pittaṃ prakupitaṃ vikārān kurute bahūn || [116]
prākṛtastu balaṃ śleṣmā vikṛto mala ucyate |
sa caivaujaḥ smṛtaḥ kāye sa ca pāpmopadiśyate || [117]
sarvā hi ceṣṭā vātena sa prāṇaḥ prāṇināṃ smṛtaḥ |
tenaiva rogā jāyante tena caivoparudhyate || [118]

また、ドーシャの進路[ガティ]には正常(生理的)[プラクリティ]なものと異常(病的)[ヴィクリティ]なものの2種類が観察される。例えば、ピッタがもつ熱(温性)の性質は人間の消化に関わるが、このピッタが増悪するとさまざまな病気を引き起こす。カパは正常な状態では体力に関わるが、異常になると老廃物〈汚染物質〉[マラ]となる。言いかえれば、正常なカパはオージャス(活力素)と言われ、異常なカパは 汚れて様々の病気を起こす。同様に、すべての活動は正常なヴァータによるものであり、ヴァータは生き物の生気[プラーナ]である。しかし、異常状態になると病気を起こし、生命を脅かすのも、ヴァータである。[115–118]

長寿の秘訣

nityaṃ sannihitāmitraṃ samīkṣyātmānamātmavān |
nityaṃ yuktaḥ paricaredicchannāyuranitvaram || [119]

自制心のある人はいつも健康の敵に囲まれていることを自覚し、長寿を願いつつ、つねに注意ぶかく自己管理をするべきである。[119]

第17章のまとめ

tatra ślokau —
śirorogāḥ sahṛdrogā rogā mānavikalpajāḥ |
kṣayāḥ sapiḍakāścoktā doṣāṇāṃ gatireva ca || [120]
kiyantaḥ śirasīye'sminnadhyāye tatvadarśinā |
jñānārthaṃ bhiṣajāṃ caiva prajānāṃ ca hitaiṣiṇā || [121]

最後は、要約の詩節である。
頭部疾患、心疾患、ドーシャの増減の組み合わせによる症状、ダートゥ減少による症状、膿胞、ドーシャの進路。これらすべてが、人々の幸福を願う真理の探求者によって、医者を啓蒙するために、「頭部疾患は何種類…」の章で説明された。[120–121]

---

ityagniveśakṛte tantre carakapratisaṃskṛte ślokasthāne kiyantaḥ śirasīyo nāma saptadaśo'dhyāyaḥ (17)

以上で、アグニヴェーシャが著し、チャラカが改訂した本集・総論篇の第17章「頭部疾患は何種類…」を終わる。(17)

aṣṭā-daśo'dhyāyaḥ

CHAPTER 18

第18章 3種の腫脹〈浮腫〉の章

athātaḥ triśothīyamadhyāyaṃ vyākhyāsyāmaḥ || [1]
iti ha smāha bhagavānātreyaḥ || [2]

それでは「3種の腫脹〈浮腫〉」の章を述べよう、と尊者アートレーヤが語り始めた。[1–2]

腫脹[ショータ]の分類

trayaḥ śothā bhavanti vātapittaśleṣmanimittāḥ, te punardvividhā nijāgantubhedena || [3]

腫脹〈浮腫〉[ショータ]にはヴァータ性、ピッタ性、カパ性の3種がある。また、内因性と外因性の2種類に分類することもできる。[3]

注1 [ショータ]：浮腫、膨張（梵和）。

外因性腫脹

外因性腫脹の原因

tatrāgantavaśchedanabhedanakṣaṇanabhañjanapicchanotpeṣaṇaprahāravadhabandhanaveṣṭana-vyadhanapīḍanādibhirvā bhallātakapuṣpaphalarasātmaguptāśūkakrimiśūkāhitapatralatāgulmasaṃsparśanairvā svedanaparisarpaṇāvamūtraṇairvā viṣiṇāṃ saviṣaprāṇidaṇṣṭrādantaviṣāṇanakha-nipātairvā sāgaraviṣavātahimadahanasaṃsparśanairvā śothāḥ samupajāyante || [4]

切除〈切り傷〉、切開〈裂傷〉、損傷〈粉砕骨折〉[注1]、骨折[注2]、故障〈打撲傷〉[注3]、ぎしぎしこする〈強打〉[注4]、殴打[注5]、激しく揺り動かすこと〈脳震盪〉[注6]、縛ること、結紮すること[注7]、突き刺すこと、圧迫することなどの物理的要因によって、外因性の腫脹〈浮腫〉[ショータ]は生じる。また、バッラータカ[ウルシ科スミウルシノキ]の花や果実の汁、カピカッチュー[ātmagupta マメ科ハッショウマメの基準変種]や昆虫の刺、有毒植物の葉や蔓や茂みに触れることによっても、あるいは有毒の昆虫類が身体の上に発汗したり、這い回ったり、放尿することによっても、あるいは毒をもつ動物の牙・歯・角・爪で損傷されることによっても、あるいは潮風・汚染された風・雪・火との接触によっても外因性の腫脹〈浮腫〉は生じる。[4]

注1 [クシャナナ]：粉砕骨折

注2 [バンジャナ]：骨折

注3 [ピッチャナ]：打撲傷

注4 [ウトペーシャナ]

注5 [プラハーラ]

注6 [ヴァダ]：脳震盪、大怪我、ヴァダ＝殺害。

注7 [ヴェーシュタナ]

外因性腫脹の治療

te punaryathāsvaṃ hetuvyañjanairādāvupalabhyante nijavyañjanaikadeśaviparītaiḥ; bandhamantrāgadapralepapratāpanirvāpaṇādibhiścopakramairupakramyamāṇāḥ praśāntimāpadyante ‖ [5]

外因性の腫脹〈浮腫〉[ショータ]は、初期に、内因性腫脹〈浮腫〉とは部分的に異なる[注1]原因と症状によってそれと分かる。外因性腫脹〈浮腫〉は、包帯、呪文、解毒薬、軟膏、温熱、冷却などによって鎮静される。[5]

注1 内因性腫脹と違って、一部に限局している。
内因性腫脹はドーシャの増悪から始まり、続いて痛みが起るが、外因性腫脹は痛みから始まり、続いてドーシャの増悪が起る。

内因性腫脹

内因性腫脹の一般的原因

nijāḥ punaḥ snehasvedavamanavirecanāsthāpanānuvāsanaśirovirecanānāmayathāvat prayogānmithyāsaṃsarjanādvā chardyalasakaviṣūcikāśvāsakāsātisāraśoṣapāṇḍurogodarajvarapradarabhagandarārśovikārātikarśanairvā kuṣṭhakaṇḍūpiḍakādibhirvā chardikṣavathūdgāraśukravātamūtrapurīṣavegadhāraṇairvā karmarogopavāsādhvakarśitasya vā［6 (1)］

油剤法、発汗法、催吐法(嘔吐誘発)、催下法、煎じ液浣腸と油剤浣腸、経鼻頭部浄化法を誤ったやり方で行うことによって。あるいは浄化法の後の誤った術後回復食によって。あるいは嘔吐、腸鈍麻〈便秘〉[アラサカ]、コレラ〈急性腸過敏症〉[ヴィスーチカー]、呼吸困難、咳、下痢[アティサーラ]、肺病〈消耗性疾患〉、貧血、腹部疾患[ウダラ]、発熱、帯下、痔瘻、痔核などの疾病で極度にやつれることによって。あるいは、皮膚病[クシュタ]、掻痒症、せつ(吹き出物)[ピダカー]などによって。あるいは嘔吐、くしゃみ、おくび、射精、おなら、排便、排尿などの生理的欲求を辛抱することによって。あるいは浄化法、病気、断食、徒歩旅行でやつれることによって。［6 (1)］

sahasā'tigurvamlalavaṇapiṣṭānnaphalaśākarāgadadhiharitakamadyamandakavirūḍhanavaśūka-śamīdhānyānūpaudakapiśitopayogānmṛtpaṅkaloṣṭabhakṣaṇāllavaṇātibhakṣanādgarbhasampīḍanādāmagarbhaprapatanāt prajātānāṃ ca mithyopacārādudīrṇadoṣatvācca śophāḥ prādurbhavanti ; ityuktaḥ sāmānyo hetuḥ ॥［6］

あるいは、過度に重性の食品、酸味、塩味、穀物粉料理[ピシュタ・アンナ]、果物、野菜、酢漬、発酵乳[ダディ]、葉菜類、マディヤ酒、固まっていない発酵乳[マンダカ・ダディ]、発芽穀物と収穫したての穀物[注1]、湿地動物や水生動物の肉を唐突に食べることによって。土、泥、レンガを食べることによって。塩をとり過ぎることによって。胎児を圧迫すること、流産、産後の養生を誤ることによって。あるいはドーシャの増大によって、内因性腫脹〈浮腫〉[ショータ]は生じる。以上が、内因性腫脹〈浮腫〉の一般的な原因である。［6］

注1　[シューカ・ダーニヤ]：のぎのある穀類という意味で、米や麦類を指し、シャミー・ダーニヤはのぎのない穀類という意味で豆類を指す。あわせて穀類と訳したが、この中には豆類も含まれる。食品の分類は総論篇第27章で詳しく説明される。

ヴァータ性腫脹の原因と症状

ayaṃ tvatra viśeṣaḥ — śītarūkṣalaghuviśadaśramopavāsātikarśanakṣapaṇādibhirvāyuḥ prakupitas tvaṅmāṃsaśoṇitādīnyabhibhūya śophaṃ janayati ; sa kṣiprotthānapraśamo bhavati tathā śyāmāruṇavarṇaḥ prakṛtivarṇo vā calaḥ spandanaḥ kharaparuṣabhinnatvagromā chidyata iva bhidyata iva pīḍyata iva sūcībhiriva tudyate pipīlikābhiriva saṃsṛjyate sarṣapakalkāvalipta iva cimicimāyate saṅkucyata āyamyata iveti vātaśothaḥ(1) ;［7 (1)］

ここからは、内因性腫脹〈浮腫〉[ショータ]の各ドーシャ別の特徴である。
冷性、乾性〈非油性〉、軽性、清澄性、疲労、断食、過度の憔悴、やせることなどによって、ヴァータが増悪する。増悪したヴァータはトヴァク(皮膚)、マーンサ(筋肉組織)、ラクタ(血液組織)などを圧倒し、腫脹〈浮腫〉を生じる。これは突然に発生し、突然に鎮静する。腫脹〈浮腫〉部は濃青色か暗赤色か通常の皮膚の色で、可動性と拍動があり、表面の皮膚や体毛はきめが粗く、乾燥し〈硬く〉、亀裂がある。患部はまるで切りとられたように、あるいは引き裂かれたように、あるいは針で突き刺されたように、あるいは蟻が這い回るように感じる。また芥子泥膏を塗られたようにヒリヒリと感じる。腫脹〈浮腫〉は収縮したり拡大したりする。以上がヴァータ・ショータ(ヴァータ性腫脹〈浮腫〉)の原因と症状である。[7(1)]

ピッタ性腫脹の原因と症状

uśṇatīkṣṇakaṭukakṣāralavaṇāmlājīrṇabhojanairagnyātapapratāpaiśca pittaṃ prakupitaṃ tvaṅmāṃsaśoṇitānyabhibhūya śothaṃ janayati ; sa kṣiprotthānapraṣamo bhavati, kṛṣṇapītanīla-tāmrāvabhāsa uṣṇo mṛduḥ kapilatāmraromā uṣyate dūyate dhūpyate ūṣmāyate svidyate klidyate na ca sparśamuṣṇaṃ ca suṣūyata iti pittaśothaḥ(2) ; [7(2)]

温性、鋭性、辛味、アルカリ、塩味、酸味のものを食べることによって、前の食事が完全に消化されないうちに食べることによって、火や日射で熱くなることによって、ピッタは増悪する。増悪したピッタはトヴァク(皮膚)、マーンサ(筋肉組織)、ラクタ(血液組織)などを圧倒し、腫脹〈浮腫〉を生じる。これも突然に発生し、突然に鎮静する。患部は黒色か黄色か青色か赤銅色で、熱をもち、柔らかく、表面の体毛は茶色や赤褐色になる。それは熱されるような、焦がされるような、燻蒸されるような、蒸されるような灼熱感があり、患部は発汗し、湿潤〈腐肉形成〉し、熱いものが触れることに耐えられない。以上がピッタ・ショータ(ピッタ性腫脹〈浮腫〉)の原因と症状である。[7(2)]

カパ性腫脹の原因と症状

gurumadhuraśītasnigdhairatisvpnāvyāyāmādibhiśca śleṣmā prakupitastvaṅmāṃsaśoṇitādīnyabhi-bhūya śothaṃ janayati ; sa kṛcchrotthānapraśamo bhavati, pāṇḍuśvetāvabhāso guruḥ snigdhaḥ ślakṣṇaḥ sthiraḥ styānaḥ śuklāgraromā sparśoṣṇasahaśceti śleṣmaśothaḥ(3) ; [7(3)]

重性、甘味、冷性、油性のものを食べることによって、また寝過ぎることや運動を怠ることなどによって、カパは増悪する。増悪したカパはトヴァク(皮膚)、マーンサ(筋肉組織)、ラクタ(血液組織)などを圧倒し、腫脹〈浮腫〉を生じる。これは徐々に発生し、徐々に鎮静する。患部は青白く、分厚く[グル]、油っぽく、滑らかで、不動で緻密で、表面の体毛の先端は白く、触れることにも温熱にも耐える。以上がカパ・ショータ(カパ性腫脹〈浮腫〉)の原因と症状である。[7(3)]

2(ドヴィ)ドーシャ性および3(トリ)ドーシャ性腫脹

yathāsvakāraṇākṛtisaṃsargāddvidoṣajāstrayaḥ śothā bhavanti ; yathāsvakāraṇākṛtisannipātāt sānnipātika ekaḥ ; evaṃ saptavidho bhedaḥ ॥ [7]

２つのドーシャの原因と症状が組み合わさったドヴィ・ドーシャジャ（２つのドーシャの組み合わせによる発症)の腫脹〈浮腫〉は３種ある。同様に、３(トリ)ドーシャすべての原因と症状の組み合わせによるサンニパーティカ・ショータ(３(トリ)ドーシャ性腫脹〈浮腫〉)は１種類である。したがってドーシャ性の内因性腫脹〈浮腫〉は７種類である。[7]

腫脹の別の分類

prakṛtibhistābhistābhirbhidyamāno dvividhastrividhaścaturvidhaḥ saptavidho'ṣṭavidhaśca śotha upalabhyate, punaścaika evotsedhasāmānyāt ॥ [8]

さまざまな観点から見ると、腫脹〈浮腫〉は２種類(内因性と外因性)、３種類(単一ドーシャ性)、４種類(単一ドーシャ性と外因性)、７種類(単一ドーシャ性が３種類、２(ドヴィ)ドーシャ性が３種類、３(トリ)ドーシャ性が１種類)、８種類(上記７種類と外因性)に分けられるが、腫脹〈浮腫〉は基本的に隆起するという点で共通しているので１種類である。[8]

各腫脹の定義
(1) ヴァータ性腫脹の定義

bhavanti cātra —
śūyante yasya gātrāṇi svapantīva rujanti ca ।
pīḍitānyunnamantyāśu vātaśothaṃ tamādiśet ॥ [9]
yaścāpyaruṇavarṇābhaḥ śotho naktaṃ praṇaśyati ।
snehoṣṇamardanābhyāṃ ca praṇaśyet sa ca vātikaḥ ॥ [10]

つぎは詩節である。
ヴァータ性腫脹〈浮腫〉の場合は、身体部分〈四肢〉[ガートラ]が張れあがり、麻痺したように感じ、痛み、押してもすぐに元に戻る。暗赤色をし、夜間に消退したり、油剤や温性のマッサージによって消退する腫脹〈浮腫〉もまたヴァータ性腫脹〈浮腫〉である。[9–10]

(2) ピッタ性腫脹の定義

yaḥ pipāsājvarārtasya dūyate'tha vidahyate ।

svidyati klidyate gandhī sa paittaḥ śvayathuḥ smṛtaḥ ‖ [11]
yaḥ pītanetravaktratvak pūrvaṃ madhyāt praśūyate |
tanutvak cātisārī ca pittaśothaḥ sa ucyate ‖ [12]

ピッタ性腫脹〈浮腫〉[ショータ]の場合は、のどの渇きや発熱があり、その部位は燃えるように痛み、発汗があり、湿潤〈腐肉形成〉[クリダヤテ]し、悪臭がある。眼、顔、皮膚が黄色くなり、腫脹〈浮腫〉は身体中央部〈腹部〉[注1]から始まり、皮膚は薄く、下痢を起こす。[11–12]

注１　[マディヤ]：総論篇第11章48節を参照。

(3) カパ性腫脹の定義

śītaḥ saktagatiryastu kaṇḍūmān pāṇḍureva ca |
nipīḍito nonnamati śvayathuḥ sa kaphātmakaḥ ‖ [13]
yasya śastrakuśacchinnācchoṇitaṃ na pravartate |
kṛcchreṇa picchā sravati sa cāpi kaphasaṃbhavaḥ ‖ [14]

カパ性腫脹〈浮腫〉[ショータ]の場合は、冷たく、固定しており、痒みがあり、白色で、押すと圧迫痕が残りすぐに元に戻らない。鋭利な刃物やクシャ[イネ科クシャソウ]で切っても血が出ず、粘液性の分泌液がほとんど滲み出ない腫脹〈浮腫〉もカパ性腫脹〈浮腫〉である。[13–14]

(4) 2(ドヴィ)ドーシャ性と3(トリ)ドーシャ性腫脹の定義

nidānākṛtisaṃsargācchvayathuḥ syāddvidoṣajaḥ |
sarvākṛtiḥ sannipātācchotho vyāmiśrahetujaḥ ‖ [15]

２種類のドーシャによる原因およびその症状がみられるものがドヴィ・ドーシャジャ（2(ドヴィ)ドーシャ性）である。サンニパータ（3(トリ)ドーシャ性）では３つのドーシャすべての原因と症状がみられる。[15]

難治性腫脹の好発部位

yastu pādābhinirvṛttaḥ śothaḥ sarvāṅgago bhavet |
jantoḥ sa ca sukaṣṭaḥ syāt prasṛtaḥ strīmukhācca yaḥ ‖ [16]
yaścāpi guhyaprabhavaḥ striyā vā puruṣasya vā |
sa ca kaṣṭatamo jñeyo yasya ca syurupadravāḥ ‖ [17]

足から始まり全身に広がる腫脹〈浮腫〉は治りにくい。女性では、顔から始まる腫脹〈浮腫〉が治りにくい。男性女性ともに生殖器から始まる腫脹〈浮腫〉は非常に治りにくく、合併症がある腫脹〈浮腫〉も非常に治りにくい。［16–17］

腫脹の合併症

chardiḥ śvāso'rucistṛṣṇā jvaro'tīsāra eva ca |
saptako'yaṃ sadaurbalyaḥ śophopadravasaṅgrahaḥ || ［18］

嘔吐、呼吸困難、食欲不振〈味覚不良〉、のどの渇き、発熱、下痢、衰弱。これら7つが腫脹〈浮腫〉の合併症である。［18］

カパ性腫脹の発病機序

yasya śleṣmā prakupito jihvāmūle'vatiṣṭhate |
āśu sañjanayecchothaṃ jāyate'syopajihvikā || ［19］
yasya śleṣmā prakupitaḥ kākale vyavatiṣṭhate |
āśu sañjanayecchophaṃ karoti galaśuṇḍikām || ［20］
yasya śleṣmā prakupito galabāhye'vatiṣṭate |
śanaiḥ sañjanayecchophaṃ galagaṇḍo'sya jāyate || ［21］
yasya śleṣmā prakupitastiṣṭhatyantargale sthiraḥ |
āśu sañjanayecchophaṃ jāyate'sya galagrahaḥ || ［22］

増悪したカパが舌［ジフヴァ］の付け根に定着して急速に腫れると、ウパジフヴィカー（急性舌炎）が発症する。増悪したカパがカーカラ(口蓋垂)に定着して腫れると、ガラシュンディカー（扁桃・咽頭・喉頭炎)が発症する。増悪したカパが咽喉の外部に定着して徐々に腫れると、ガラガンダ(甲状腺腫〈頚部リンパ腺腫〉)が発症する。増悪したカパが咽喉の内部に定着して急速に腫れると、ガラグラハ(咽喉痙攣)が発症する。［19–22］

ピッタ性腫脹の発病機序

yasya pittaṃ prakupitaṃ saraktaṃ tvaci sarpati |
śophaṃ sarāgaṃ janayedvisarpastasya jāyate || ［23］
yasya pittaṃ prakupitaṃ tvaci rakte'vatiṣṭhate |
śophaṃ sarāgaṃ janayet piḍakā tasya jāyate || ［24］
yasya prakupitaṃ pittaṃ śoṇitaṃ prāpya śuṣyati |
tilakā piplavo vyaṅgā nīlikā tasya jāyate || ［25］

yasya pittaṃ prakupitaṃ śaṅkhayoravatiṣṭhate |
śvayathuḥ śaṅkhako nāma dāruṇastasya jāyate || [26]
yasya pittaṃ prakupitaṃ karṇamūle'vatiṣṭhate |
jvarānte durjayo'ntāya śothastasyopajāyate || [27]

増悪したピッタがラクタ（血液）といっしょに皮膚に拡散すると発赤〈赤色の腫れ〉を生じ、ヴィサルパ（丹毒を含む急速に拡大する皮膚病）が発症する。増悪したピッタが皮膚やラクタ（血液）に定着すると発赤した腫脹〈浮腫〉を生じ、ピダカー（せつ〈吹き出物〉）が発症する。増悪したピッタが血液に入って乾燥させると、ティラカー（ほくろ）、ピプル（赤色のあざ）、ヴィヤンガ（暗藍色のあざ）、ニーリカー（青黒色のあざ）[注1]が生じる。増悪したピッタがこめかみに定着すると、シャンカカ（顔面の丹毒）という重症の腫脹〈浮腫〉が発症する。増悪したピッタが耳の付け根に定着すると、発熱した後に致命的な重症の腫脹〈浮腫〉が生じる。[23–27]

注1　ニーラは青色という意味。

ヴァータ性腫脹の発病機序

vātaḥ plīhānamuddhūya kupito yasya tiṣṭhati |
śanaiḥ paritudan pārśvaṃ plīhā tasyābhivardhate || [28]
yasya vāyuḥ prakupito gulmasthāne'vatiṣṭhate |
śophaṃ saśūlaṃ janayan gulmastasyopajāyate || [29]
yasya vātuḥ prakupitaḥ śophaśūlakaraścaran |
vaṅkṣaṇādvṛṣaṇau yāti vṛddhistasyopajāyate || [30]
yasya vātaḥ prakupitastvaṅmāṃsāntaramāśritaḥ |
śothaṃ sañjanayet kukṣāvudaraṃ tasya jāyate || [31]
yasya vātaḥ prakupitaḥ kukṣimāśritya tiṣṭhati |
nādho vrajati nāpyūrdhvamānāhastasya jāyate || [32]

増悪したヴァータが脾臓を動揺させてそこに定着すると、左側腹に慢性の弱い痛みを生じ、脾瘤腫を起こす。増悪したヴァータが腹部に停滞すると、膨張と疝痛を起こし、グルマ（腹部腫瘍）を生じる。増悪したヴァータが鼠蹊部から睾丸に移動して腫脹〈浮腫〉と痛みを起こすのが、ヴリッディ（陰嚢肥大）である。増悪したヴァータが皮膚と筋肉の間に停滞すると腹部が腫大し、ウダラ（腹部疾患）が生じる。増悪したヴァータが腹部に停滞し、上方にも下方にも動かないと、アーナーハ（鼓腸〈便秘〉）が生じる。[28–32]

その他の腫脹

rogāścotsedhasāmānyādadhimāṃsārbudādayaḥ ।
viśiṣṭā nāmarūpābhyāṃ nirdeśyāḥ śothasaṅgrahe ॥ [33]

アディマーンサ(肉腫〈肉芽腫〉)やアルブダ(腫瘤)のように、特別な名称と形状をもつ腫瘤も、隆起するという点では腫脹〈浮腫〉の範疇にある。[33]

3(トリ)ドーシャ性腫脹の発病機序

vātapittakaphā yasya yugapat kupitāstrayaḥ ।
jihvāmūle'vatiṣṭhante vidahantaḥ samucchritāḥ ॥ [34]
janayanti bhṛśaṃ śothaṃ vedanāśca pṛthagvidhāḥ ।
taṃ śīghrakāriṇaṃ rogaṃ rohiṇīti vinirdiśet ॥ [35]
trirātraṃ paramaṃ tasya jantorbhavati jīvitam ।
kuśalena tvanukrāntaḥ kṣipraṃ saṃpadyate sukhī ॥ [36]

3つのドーシャが同時に増悪して舌の付け根に定着するとその部位に極度に灼熱感が生じ、腫れ上がり、さまざまな種類の痛みが生じる。この急速に生じる病気はローヒニー(ジフテリア)として知られている。この病気にかかると患者はせいぜいもっても3日である。しかし熟練者が直ちに治療すれば、回復する。[34–36]

治療の留意点

予後による疾患の分類
(1) 重症の疾患(難治[クリッチュラ・サーディヤ])

santi hyevamvidhā rogāḥ sādhyā dāruṇasaṃmatāḥ ।
ye hanyuranupakrāntā mithyācāreṇa vā punaḥ ॥ [37]

急性で重症と目される病気でも治癒可能なものがある。しかし、治療されなかったり、不適切な治療を施されたりした場合は命を失う。[37]

(2) 軽症の疾患(治り易い[スカ・サーディヤ])

sādhyāścāpyapare santi vyādhayo mṛdusammatāḥ |
yatnāyatnakṛtaṃ yeṣu karma sidhyatyasaṃśayam || [38]

軽症で治りやすいと目される病気もあり、努力してもしなくても治る。[38]

(3) 軽症の不治の疾患(緩和可能[ヤーピヤ])

asādhyāścāpare santi vyādhayo yāpyasaṃjñitāḥ |
susādhvapi kṛtaṃ yeṣu karma yātrākaraṃ bhavet || [39]

一方、緩和可能であるが治癒不可能な疾患は緩和可能[ヤーピヤ]と呼ばれ、最良の治療をもってしても患者を治癒させることはできない〈最良の治療は患者の延命に役立つ〉。[39]

(4)重症の不治の疾患(治療放棄すべきもの[プラティヤーキイェーヤ])

santi cāpyapare rogā yeṣu karma na sidhyati |
api yatnakṛtaṃ bālairna tān vidvānupācaret || [40]
sādhyāścaivāpyasādhyāśca vyādhayo dvividhāḥ smṛtāḥ |
mṛdudāruṇabhedena te bhavanti caturvidhāḥ || [41]

もう１種類、治療が功を奏しない疾患がある。未熟者は努力をして治療をするが、学識者はそのような病気は治療しない。このように病気には、治癒可能なもの[サーディヤ]と治癒不可能なもの[アサーディヤ]の２種類に分類される。さらに、それぞれを軽症[ムリドゥ]と重症[ダールナ]に二分できるので、病気は４種類に分類できることになる。[40–41]

備考　総論篇第10章9-20節でも、予後について言及している。

無数の疾患

ta evāparisaṅkhyeyā bhidyamānā bhavanti hi |
rujāvarṇasamutthānasthānasaṃsthānanāmabhiḥ || [42]
vyavasthākaraṇaṃ teṣāṃ yathāsthūleṣu saṅgrahaḥ |
tathā prakṛtisāmānyaṃ vikāreṣūpadiśyate | [43]

不調〈痛み〉、色、原因、罹患部位[スターナ]、症状、病名などを基準にして分類すると病気の数は数えきれない。疾患の分類を主要疾患の大別という形で試みた。しかし、主要疾患

以外の病気については、一般的な原則に従えばよい。[42–43]

3つの要点

vikāranāmākuśalo na jihrīyāt kadācana |
na hi sarvavikārāṇāṃ nāmato'sti dhruvā sthitiḥ || [44]
sa eva kupito doṣaḥ samutthānaviśeṣataḥ |
sthānāntaragataścaiva janayatyāmayān bahūn || [45]
tasmādvikāraprakṛtīradhiṣṭhānāntarāṇi ca |
samutthānaviśeṣāṃśca buddhvā karma samācaret || [46]
yo hyetattritayaṃ jñātvā karmāṇyārabhate bhiṣak |
jñānapūrvaṃ yathānyāyaṃ sa karmasu na muhyati || [47]

すべての病気に明確な命名基準があるわけではないので、医者が診断名を決められないという理由で恥じに思うことはない。なぜなら同じように増悪したドーシャでも、病因や罹患部位の違いによって、さまざまな病気を生じるからである。したがって、病気の本質、罹患部位、原因を完全に理解してから治療を始めるべきである。これら３つの要点を理解してから、理論的に所定の方法で治療を行う者は、治療において当惑することはない。[44–47]

生理的ドーシャと病的ドーシャ

nityāḥ prāṇabhṛtāṃ dehe vātapittakaphāstrayaḥ |
vikṛtāḥ prakṛtisthā vā tān bubhutseta paṇḍitaḥ || [48]

ヴァータ、ピッタ、カパの３つはつねに生命体の体内に、正常か病的かのどちらかの状態で存在している。知恵ある者はこのことを知っていなければならない。[48]

生理的ドーシャの機能

utsāhocchvāsaniḥśvāsaceṣṭā dhātugatiḥ samā |
samo mokṣo gatimatāṃ vāyoḥ karmāvikārajam || [49]
darśanaṃ paktirūṣmā ca kṣuttṛṣṇā dehamārdavam |
prabhā prasādo medhā ca pittakarmāvikārajam || [50]
sneho bandhaḥ sthiratvaṃ ca gauravaṃ vṛṣatā balam |
kṣamā dhṛtiralobhaśca kaphakarmāvikārajam || [51]

熱意、吸気、呼気、運動、ダートゥ（身体構成要素）の正常な循環[ダートゥ・ガティ]、老廃物の正常な排泄。以上はヴァータの正常な機能である。視力、消化力、体温、空腹、のどの渇き、身体の柔軟さ、皮膚の輝き、明朗、記銘力。以上はピッタの正常な機能である。滑らかさ〈油性〉[スネーハ]、結束性、安定、重み、精力、体力、寛容力、堅固な精神、貪欲でないこと。これらはカパの正常な機能である。[49–51]

病的ドーシャの症状

vāte pitte kaphe caiva kṣīṇe lakṣaṇamucyate ।
karmaṇaḥ prākṛtāddhānirvṛddhirvā'pi virodhinām ॥ [52]
doṣaprakṛtivaiśeṣyaṃ niyataṃ vṛddhilakṣaṇam ।
doṣāṇāṃ prakṛtirhānirvṛddhiścaivaṃ parīkṣyate ॥ [53]

ヴァータ、ピッタ、カパが減少すると、ドーシャの正常な機能が減少したり、相反する機能が増強する。ドーシャの増加はそれぞれの正常な機能が亢進することによって知ることができる。このようにしてドーシャの正常・減少・増加は診断される。[52–53]

第18章のまとめ

tatra ślokāḥ —
saṅkhyāṃ nimittaṃ rūpāṇi śothānāṃ sādhyatāṃ na ca ।
teṣāṃ teṣāṃ vikārāṇāṃ śothānstānstānśca pūrvajān ॥ [54]
vidhibhedaṃ vikārāṇāṃ trividhaṃ bodhyasaṅgraham ।
prākṛtaṃ karma doṣāṇāṃ lakṣaṇaṃ hānivṛddhiṣu ॥ [55]
vītamoharajodoṣalobhamānamadaspṛhaḥ ।
vyākhyātavāṃstriśothīye rogādhyāye punarvasuḥ ॥ [56]

最後は、要約の詩節である。
腫脹〈浮腫〉の種類・原因・徴候・症状・予後、さまざまな病気に先立つ腫脹〈浮腫〉、病気の分類、理解すべき３つの要点、ドーシャの正常な働きと減少・増悪の特徴。これらすべてが、この「３種類の腫脹〈浮腫〉」の章で、タマス（無知）、ラジャス（激情）、ドーシャ（穢れ）、貪欲、慢心、横柄、渇望とは無縁のプナルヴァスによって語られた。[54–56]

---

ityagniveśakṛte tantre carakapratisaṃskṛte ślokasthāne triśothīyo nāmāṣṭādaśo'dhyāyaḥ (18)

以上で、アグニヴェーシャが著し、チャラカが改訂した本集・総論篇の第18章「3種類の腫脹〈浮腫〉」を終わる。(18)

ūnaviṃśo'dhyāyaḥ

CHAPTER 19

第19章 「8種類の腹部疾患…」の章

（48疾患）

athāto'ṣṭodarīyaṃ adhyāyaṃ vyākhyāsyāmaḥ ॥ [1]
iti ha smāha bhagavānātreyaḥ ॥ [2]

それでは「８種類の腹部疾患…」の章を述べよう、と尊者アートレーヤは語り始めた。[1–2]

48疾患の列挙

iha khalvaṣṭāvudarāṇi, aṣṭau mūtrāghātāḥ, aṣṭau kṣīradoṣāḥ, aṣṭau retodoṣāḥ ; sapta kuṣṭhāni, sapta piḍakāḥ, sapta vīsarpāḥ ; ṣaḍatīsārāḥ, śaḍudāvartāḥ ; pañca gulmāḥ, pañca plīhadoṣāḥ, pañca kāsāḥ, pañca śvāsāḥ, pañca hikkāḥ, pañca tṛṣṇāḥ, pañca chardayaḥ, pañca bhaktasyānaśanasthānāni, pañca śirorogāḥ, pañca hṛdrogāḥ, pañca pāṇḍu rogāḥ, pañconmādāḥ ; catvāro'pasmārāḥ, catvāro'kṣirogāḥ, catvāraḥ karṇarogāḥ, catvāraḥ pratiśyāyāḥ, catvāro mukharogāḥ, catvāro grahaṇī doṣāḥ, catvāro madāḥ, catvāro mūrcchāyāḥ, catvāraḥ śoṣāḥ, catvāri klaibyāni ; trayaḥ śophāḥ, trīṇi kilāsāni, trividhaṃ lohitapittaṃ ; dvau jvarau, dvau vraṇau, dvāvāyāmau, dve gṛdhrasyau, dve kāmale, dvividhamāmaṃ, dvividhaṃ vātaraktaṃ, dvividhānyarṣāṃsi ; eka ūrustambhaḥ, ekaḥ saṃnyāsaḥ, eko mahāgadaḥ ; viṃśatiḥ krimijātayaḥ, viṃśatiḥ pramehāḥ, viṃśatiryonivyāpadaḥ ; ityaṣṭacatvāriṃśadrogādhikaraṇānyasmin saṃgrahe samuddiṣṭāni ॥ [3]

（１）８種類のウダラ・ローガ（腹部疾患）（２）８種類の排尿困難　（３）８種類の母乳異常（４）８種類の精液異常　（５）７種類のクシュタ　（６）７種類のピダカー　（７）７種類のヴィサルパ　（８）６種類の下痢　（９）６種類のウダーヴァルタ（腸蠕動不全〈便秘〉）（10）

5種類のグルマ(腹部腫瘤) (11) 5種類の脾臓疾患 (12) 5種類の咳 (13) 5種類の呼吸困難 (14) 5種類のしゃっくり (15) 5種類の口渇 (16) 5種類の嘔吐 (17) 5種類の食欲不振 (18) 5種類の頭部疾患 (19) 5種類の心疾患 (20) 5種類の貧血 (21) 5種類の精神異常 (22) 4種類のてんかん (23) 4種類の眼疾患 (24) 4種類の耳疾患 (25) 4種類の急性鼻炎(はなかぜ) (26) 4種類の口腔疾患 (27) 4種類のグラハニー病〈吸収不良〉(28) 4種類の酩酊 (29) 4種類の失神 (30) 4種類の消耗性疾患 (31) 4種類の勃起不能症 (32) 3種類の腫脹〈浮腫〉 (33) 3種類の白斑 (34) 3種類のラクタピッタ(出血) (35) 2種類の発熱 (36) 2種類の創傷 (37) 2種類の拘縮〈強直性痙攣〉[アーヤーマ] (38) 2種類の坐骨神経痛 (39) 2種類の黄疸 (40) 2種類のアーマ病(消化不良) (41) 2種類のヴァータラクタ(痛風) (42) 2種類の痔核 (43) 1種類のウールスタンバ(大腿硬直〈痙性対麻痺〉) (44) 1種類の昏睡 (45) 1種類のマハーガダ(神経症〈大疾患〉) (46) 20種類のクリミ(寄生虫) (47) 20種類のプラメーハ(尿疾患) (48) 20種類のヨーニ・ヴィヤーパダ(女性性器疾患)。

以上、48疾患を列挙した。[3]

備考 「インド医学概論」(朝日出版)の付録、「病名一覧」に本章の病名の4種類の英訳が列記されている。なお、総論篇第17章で、(18)と(19)の5種の頭部疾患と心疾患、(6)の7種の糖尿病性膿胞について、また総論篇第18章では(32)の3種の腫脹〈浮腫〉について述べられている。

(1) 8種類ずつある4疾患(腹部疾患、排尿困難、母乳異常、精液異常)

etāni yathoddeśamabhinirdekṣyāmaḥ —

aṣṭāvudarāṇīti vātapittakaphasannipātaplīhabaddhachidradakodarāṇi, aśṭau mūtrāghātā iti vātapittakaphasannipātāśmarīśarkarāśukraśoṇitajāḥ, aṣṭau kṣīradoṣāḥ iti vaivarṇyaṃ vaigandhyaṃ vairasyaṃ paicchilyaṃ phenasaṅghātoraukṣyaṃ gauravamatisnehaśca, aṣṭau retodoṣāḥ iti tanu śuṣkaṃ phenilamaśvetaṃ pūtyatipicchilamanyadhātūpahitamavasādi ca ; [4 (1)]

上述の全疾患を順に述べよう。

(1) 8種類の腹部疾患[ウダラ]:ヴァータ・ウダラ(ヴァータ性腹部疾患)、ピッタ・ウダラ(ピッタ性腹部疾患)、カパ・ウダラ(カパ性腹部疾患)、サンニパータ・ウダラ(3ドーシャ性腹部疾患)、プリーハ・ウダラ(脾臓性腹部疾患)、バッダ・ウダラ(腸閉塞性腹部疾患)、チドラ・ウダラ(消化管穿孔性腹部疾患)、ダカ・ウダラ(腹水性腹部疾患)。

(2) 8種類の排尿困難[ムートラ・ガータ]:ヴァータ性、ピッタ性、カパ性、サンニパータ性(3ドーシャ性)、尿路結石性、砂状尿路結石性、精液性、血液性の排尿困難である。

(3) 8種類の母乳異常[クシーラ・ドーシャ]:色の異常、臭いの異常、味の異常、粘着性〈粘滑性〉をもつ、泡立つ、脂肪分の減少、重性、脂肪分の過剰。

(4) 8種類の精液異常[レータス・ドーシャ]:透明〈水分過多〉、乾燥〈水分過少〉、泡立つ、白

くない、腐敗臭、過度の粘着性〈粘滑性〉、他の組織要素の混入、水に沈殿。[4(1)]

(2) 7種類ずつある3疾患(クシュタ、ピダカー、ヴィサルパ)

sapta kuṣṭhānīti kapālodumbaramaṇḍalarṣyajihvapuṇḍarīkasidhmakākaṇāni, sapta piḍakā iti śarāvikā kacchapikā jālinī sarṣapyalajī vinatā vidradhī ca, sapta visarpā iti vātapittakaphāgnikardamakagranthisannipātākhyāḥ ; [4(2)]

(5) 7種類のクシュタ(らい性皮疹〈難治性皮疹〉):カパーラ(鉢型)、ウドゥンバラ(フサナリイチジク型)、マンダラ(円形)、リシヤジフヴァ(レイヨウの舌型)、プンダリーカ(蓮華型)、シドマ(白斑型)、カーカナ(カーカナ豆型[注1])である。

(6) 7種類のピダカー(糖尿病性膿胞〈炎症性腫脹〉):シャラーヴィカー(皿型〈噴火口状潰瘍〉)、カッチャピカー(亀の甲型〈癰〉)、ジャーリニー(網目型〈篩状腫脹〉)、サルシャピー(辛子粒型〈吹き出物〉)、アラジー(火炙り型〈乾性壊疽〉)、ヴィナター(陥没型〈湿性壊疽〉)、ヴィドラディ(膿瘍)である。

(7) 7種類のヴィサルパ(丹毒を含む急速に拡大する皮膚病):ヴァータ性、ピッタ性、カパ性、サンニパータ(3(トリ)ドーシャ性)、アグニ(熱性〈丹毒〉)、カルダマカ(拡散性湿性壊疽)、グランティ(急性リンパ腺炎)である。[4(2)]

注1 カーカナ豆には黒と赤の斑点がある。

(3) 6種類ずつある2疾患(下痢、ウダーヴァルタ)

ṣaḍatīsārā iti vātapittakaphasannipātabhayaśokajāḥ, ṣaḍudāvartā iti vātamūtrapurīṣaśukracchardikṣavathujāḥ ; [4(3)]

(8) 6種類の下痢[アティサーラ]:ヴァータ性、ピッタ性、カパ性、サンニパータ(3(トリ)ドーシャ性)、恐怖によるもの、悲哀によるものである。

(9) 6種類のウダーヴァルタ(ヴァータの上方への動き〈腸蠕動不全[注1]〉):放屁・排尿・排便・射精・嘔吐・くしゃみを抑えることによって起こる。[4(3)]

注1 便停留(便秘)が主症状の腹部疾患

(4-1) 5種類ずつある12疾患(グルマ、脾臓疾患、咳、呼吸困難、しゃっくり、口渇)

pañca gulmā iti vātapittakaphasannipātaśoṇitajāḥ, pañca plīhadoṣā iti gulmairvyākhyātāḥ, pañca kāsā iti vātapittakaphakṣatakṣayajāḥ, pañca śvāsā iti mahordhvacchinnatamakakṣudrāḥ, pañca hikkā iti mahatī gambhīrā vyapeta kṣudrā'nnajā ca, pañca tṛṣṇā iti vātapittāmakṣayopasargātmikāḥ , [4(4)-1]

(10) 5種類のグルマ(腹部腫瘍)：ヴァータ性、ピッタ性、カパ性、サンニパータ(3（トリ）ドーシャ性)、ラクタ性(血液性)のグルマ(腹部腫瘍)である。

(11) 5種類の脾臓疾患[プリーハ・ドーシャ]：グルマ(腹部腫瘍)の場合と同様である。

(12) 5種類の咳[カーサ]：ヴァータ性、ピッタ性、カパ性、クシャタ性(気管支の損傷〈潰瘍〉)、クシャヤ性(消耗性)の咳である。

(13) 5種類の呼吸困難[シュヴァーサ]：マハー（重症)、ウールドヴァ（上行性〈呼吸器性〉)、チンナ(断続性〈突発性〉)、タマカ(気管支喘息)、クシュドラ(軽症)の呼吸困難である。

(14) 5種類のしゃっくり[ヒッカー]：重症、深部、中断性、軽症、食事性のしゃっくりである。

(15) 5種類の口渇[トリシュナー]とは、ヴァータ性、ピッタ性、アーマ性、クシャヤ性(消耗性)、合併症としての口渇である。[4 (4) –1]

(4-2) 5種類ずつある12疾患(嘔吐、食欲不振、頭部疾患、心疾患、貧血、精神異常)

pañca chardaya iti dviṣṭārthasaṃyogajā vātapittakaphasannipātodrekotthāśca, pañca bhaktasyānaśanasthānānīti vātapittakaphasannipātadveṣāḥ, pañca śirorogā iti pūrvoddeśam-abhisamasya vātapittakaphasannipātakrimijāḥ, pañca hṛdrogā iti śirorogairvyākhyātāḥ, pañca pāṇḍu rogā iti vātapittakaphasannipātamṛdbhakṣaṇajāḥ, pañconmādā iti vātapittakaphasannipātā-agantunimittāḥ; [4 (4) –2]

(16) 5種類の嘔吐[チャルディ]：不快な感覚対象との接触によるもの、ヴァータ性、ピッタ性、カパ性、サンニパータ(3（トリ）ドーシャ性)の嘔吐である。

(17) 5種類の食欲不振[バクタスィヤ・アナシャナスターナ]：ヴァータ性、ピッタ性、カパ性、サンニパータ(3（トリ）ドーシャ性)、嫌悪による食欲不振である。

(18) 5種類の頭部疾患[シローローガ]：ヴァータ性、ピッタ性、カパ性、サンニパータ(3（トリ）ドーシャ性)、クリミ性(寄生虫性)のものである。

(19) 5種類の心疾患[フリドローガ]：頭部疾患の場合と同様である。

(20) 5種類の貧血[パーンドゥローガ]：ヴァータ性、ピッタ性、カパ性、サンニパータ(3（トリ）ドーシャ性)、土食症の貧血である。

(21) 5種類の精神異常[ウンマーダ]：ヴァータ性、ピッタ性、カパ性、サンニパータ(3（トリ）ドーシャ性)、外因性の精神異常〈錯乱状態〉である。[4 (4) –2]

(5) 4種類ずつある10疾患（てんかん、眼疾患、耳疾患、急性鼻炎、口腔疾患、グラハニー病、酩酊、失神、消耗性疾患、勃起不能)

catvāro'pasmārā iti vātapittakaphasannipātanimittāḥ, catvāro'kṣirogāścatvāraḥ karṇarogāścatvāraḥ pratiśyāyāścatvāro mukharogāḥ catvāro grahaṇīdoṣāścatvāro madāścatvāro mūrcchāyā ityapasmārairvyākhyātāḥ,catvāraḥ śoṣā iti sāhasasandhāraṇakṣayaviṣamāśanajāḥ, catvāri klaivyānīti bījopaghātāddhvajabhaṅgājjarāyāḥ śukrakṣayācca ; [4 (5)]

(22) 4種類のてんかん[アパスマーラ]：ヴァータ性、ピッタ性、カパ性、サンニパータ(3ドーシャ性)のてんかんである。

(23–29) 4種類の眼疾患[アクシ・ローガ]、4種類の耳疾患[カルナ・ローガ]、4種類の急性鼻炎(はなかぜ)[プラティシヤーヤ]、4種類の口腔疾患[ムカ・ローガ]、4種類のグラハニー病〈吸収不良〉[グラハニー・ドーシャ]、4種類の酩酊〈意識混濁〉[マダ]、4種類の失神[ムールッチャー]もてんかんの場合と同様である。

(30) 4種類の消耗性疾患〈肺病〉[ショーシャ]：過労、生理的欲求を抑えること、消耗症〈ダートゥ減少〉[クシャヤ]、不規則な食事によるものである。

(31) 4種類の勃起不能〈不妊症〉[クライビヤ]：精子の欠陥、陰茎の欠陥〈器質的勃起不能〉、高齢、精液減少[シュクラ・クシャヤ]によるものである。[4 (5)]

3種類ずつある3疾患(浮腫、白斑、出血)

trayaḥ śothā iti vātapittaśleṣmanimittāḥ, trīṇi kilāsānīti raktatāmraśuklāni, trividhaṃ lohitapittamiti ūrdhvabhāgamadhobhāgamubhayabhāgaṃ ca ; [4 (6)]

(32) 3種類の腫脹〈浮腫〉[ショータ(ショーパ)]：ヴァータ性、ピッタ性、カパ性の腫脹〈浮腫〉である。

(33) 3種類の白斑〈らい腫〉[キラーサ][注1]：赤色、赤銅色、白色のものである。

(34) 3種類のラクタピッタ(出血)：上半身性(口や鼻などの身体上部からの出血)、下半身性(尿道、肛門、膣などの身体下部からの出血)、全身性(毛穴も含む上部と下部からの同時出血)の出血である。[4 (6)]

注1　ハンセン病

2種類ずつある8疾患(発熱、創傷、拘縮、坐骨神経痛、黄疸、消化不良、痛風、痔核)

dvau jvarāviti uṣṇābhiprāyaḥ śītasamutthaśca śītābhiprāyaścoṣṇasamutthaḥ, dvau vraṇāviti nijaścāgantujaśca, dvāvāyāmāviti bāhyaścābhyantaraśca, dve gṛdhrasyāviti vātādvātakaphācca; dve kāmale iti koṣṭhāśrayā śākhāśrayā ca, dvividhamāmamiti alasako visūcikā ca, dvividhaṃ vātaraktamiti gambhīramuttānaṃ ca dvividhānyarśāmsīti śuṣkāṇyārdrāṇi ca ; [4 (7)]

(35) 2種類の発熱[ジュヴァラ]：冷えが原因で熱いものを欲する発熱と、暑さが原因で冷たいものを欲する発熱である。

(36) 2種類の損傷〈潰瘍〉[ヴラナ]：生来〈内因性〉のものと不慮〈外因性〉のものである。
(37) 2種類の拘縮〈硬直性痙攣〉[アーヤーマ]：後弓反張〈外側性〉と前方反張〈内側性〉である。
(38) 2種類の坐骨神経痛[グリドラシー]：ヴァータ性のものとヴァータ・カパ性のものである。
(39) 2種類の黄疸[カーマラー]：腹部〈消化管系〉[コーシュタ]に起因するものと四肢〈体表組織系〉[シャーカー]に起因するものである。
(40) 2種類の消化不良[アーマ病]：アラサカ(腸鈍麻＝便秘)とヴィスーチカー（急性腸過敏症)である。
(41) 2種類の痛風[ヴァータラクタ]：深在性と表在性である。
(42) 2種類の痔核[アルシャ]：乾燥性〈非出血〉と湿潤性〈出血性〉である。[4 (7)]

1種類だけの3疾患(痙性対麻痺、昏睡、神経症)

ekaḥ ūrustambhaḥ ityāmatridoṣasamutthaḥ, ekaḥ saṃnyāsa iti tridośātmako manaḥśarīrādhiṣṭhānaḥ, eko mahāgada iti atatvābhiniveśaḥ ; [4 (8)]

(43) 1種類だけの大腿硬直〈痙性対麻痺〉[注1][ウールスタンバ]：アーマ(未消化物)と3(トリ)ドーシャの増悪によって生じる。
(44) 1種類だけの昏睡[サンニヤーサ]：3(トリ)ドーシャと心身両面に関わるものである。
(45) 1種類だけの大疾患〈神経症〉[マハーガダ]：虚構への執着〈背徳〉に起因する。[4 (8)]

注1　脊髄の障害で起こる両側下肢の麻痺で、筋緊張亢進を示すもの。

20種類ずつある3疾患(寄生虫症、尿疾患、女性性器疾患)

viṃśatiḥ krimijātaya iti yūkā pipīlikāśceti dvividhā bahirmalajāḥ keśādā lomādā lomadvīpāḥ saurasā audumbarā jantumātaraśceti ṣaṭ śoṇitajāḥ, antrādā udarāveṣṭā hṛdayādāścuravo darbhapuṣpāḥ saugandhikā mahāgudāśceti sapta kaphajāḥ, kakerukā makerukā lelihā saśūlakāḥ sausurādāśceti pañca purīṣajāḥ ; [4 (9) –1]

(46) 20種類の寄生虫症[クリミ]：ユーカー（シラミ)とピピーリカ(ダニ)の2種類は体表部の老廃物[マラ]に生息する。血液中に生息する6種類は、ケーシャーダ、ローマーダ、ローマドヴィーパ、サウラサ、アウドゥンバラ、ジャントゥマータラという名称である。粘液に生息する7種類は、アントラーダ、ウダラーヴェーシュタ、フリダヤーダー、チュル、ダルバプシュパ、サウガンディカ、マハーグダという名称である。大便に生息する5種類は、カケールカ、マケールカ、レーリハ、サシューラカ、サウスラーダという名称である。[4 (9) –1]

viṃśatiḥ pramehā ityudakamehaścekṣubālikārasamehaśca sāndramehaśca sāndraprasādamehaśca śuklamehaśca śukramehaśca śītamehaśca śanairmehaśca sikatāmehaśca lālāmehaśceti daśa śleṣmanimittāḥ, kṣāramehaśca kālamehaśca nīlamehaśca lohitamehaśca mañjiṣṭhāmehaśca haridrāmehaśceti ṣaṭ pittanimittāḥ, vasāmehaśca majjāmehaśca hastimehaśca madhumehaśceti catvāro vātanimittāḥ, iti viṃśatiḥ pramehāḥ ; [4 (9) –2]

(47) 20種類の尿疾患[プラメーハ]：

(a) カパ性の10種類：ウダカ・メーハ(低張尿〈水尿〉)、イクシュバーリカーラサ・メーハ(糖尿症〈サトウキビ尿〉)、サーンドラ・メーハ(リンパ尿症〈高張尿〉)、サーンドラプラサーダ・メーハ(乳び尿症〈高張透明尿〉)、シュクラ・メーハ(細菌尿症〈白色尿〉)、シュクラ・メーハ(精液尿症)、シータ・メーハ(燐酸塩尿症〈冷性尿〉)、シャナイル・メーハ(遷延性排尿)、シカター・メーハ(尿酸尿症〈砂尿〉)、ラーラーメーハ(膿尿症〈唾液尿〉)である。

(b) ピッタ性の６種類：クシャーラ・メーハ(アルカリ尿症)、カーラ・メーハ(黒色尿症)、ニーラ・メーハ(青色尿症)、ローヒタ・メーハ(血尿症〈赤色尿〉)、マンジシュター・メーハ(血球素尿症〈茜色尿〉)、ハリドラー・メーハ(大腸菌尿症〈黄色尿〉)である。

(c) ヴァータ性の４種類：ヴァサー・メーハ(脂肪尿症)、マッジャー・メーハ(蛋白尿症〈骨髄尿〉)、ハスティ・メーハ(尿失禁〈象尿〉)、マドゥ・メーハ(糖尿病〈蜂蜜尿〉)である。

これらが20種類の尿疾患である。[4 (9) –2]

viṃśatiryonivyāpada iti vātikī paittikī ślaiṣmikī sānnipātikī ceti catasro doṣajāḥ, doṣadūṣyasaṃsargaprakṛtinirdeśairavaśiṣṭāḥ ṣoḍaśa nirdiśyante, tadyathā — raktayoniścārajaskā cācaraṇā cāticaraṇā ca prākcaraṇā copaplutā ca pariplutā codāvartinī ca karṇinī ca putraghnī cāntarmukhī ca sūcīmukhī ca śuṣkā ca vāminī ca ṣaṇḍhayoniśca mahāyoniśceti viṃśatiryonivyāpado bhavanti; kevalaścāyamuddeśo yathoddeśamabhinirdiṣṭo bhavati [4 (9) –3]

(48)女性性器疾患[ヨーニ・ヴィヤーパダ]は20種類である。そのうち４種はドーシャによるもので、ヴァーティカ(ヴァータ性)、パイッティカ(ピッタ性)、カパジャ（カパ性)、サンニパーティカ(3(トリ)ドーシャ性)である。その他の16種類は、ドーシャとドゥーシャ〈冒された身体要素〉の組み合せに起因する特有の症状にちなんで名付けられている。すなわち、ラクタヨーニ(月経過多症〈血の子宮〉)、アラジャスカー（無月経症)、アチャラナー（糸状菌性膣炎〈性交不能〉)、アティ・チャラナー（慢性膣炎〈性交過剰〉)、プラーク・チャラナー（破瓜性膣炎)、ウパプルター（白色帯下または続発性月経困難症〈過剰流出〉)、パリプルタ(急性膣炎〈浸水〉)、ウダーヴァルティニ(原発性月経困難症〈月経時痛[注1]〉）、カルニニー（子宮頚内膜炎〈子宮脱または子宮頚管ポリープ[注2]〉）、プトラグニー（習慣性流産〈胎児除去〉）、アンタル・ムキー（子宮内反症）、スーチー・ムキー（膣狭窄〈針の先端〉）、スシュカー（膣陰門乾燥症）、ヴァーミニー（精液漏泄）、シャンダヨーニ（女性性器形成不全）、マハー・ヨーニ（子宮脱）である。これらが20種類の女性性器疾患である。

以上、簡潔に説明したが、後で順を追って説明することにする。[4 (9) –3]

注１　ウダーヴァルティニ：painful menstrual discharge (with foamy blood),（梵英）

注２　カルニニー：prolapsus or polyps uteri（梵英）

内因性疾患とドーシャの関係

sarva eva nijā vikārā nānyatra vātapittakaphebhyo nirvartante, yathā hi — śakuniḥ sarvaṃ divasamapi paripatan svāṃ chāyāṃ nātivartate tathā svadhātuvaiṣamyanimittāḥ sarve vikārā vātapittakaphānnātivartante | vātapittaśleṣmaṇāṃ punaḥ sthānasaṃsthānaprakṛtiviśeṣānabhisamīkṣya tadātmakānapi ca sarvavikārāṃstānevopadiśanti buddhimantaḥ || [5]

すべての内因性疾患[ニジャ・ヴィカーラ]は、ヴァータ、ピッタ、カパ以外によって生じることはない。鳥が１日中飛び回っても自身の影を超えることがないように、身体内要素の不均衡によって生じるすべての疾患は、ヴァータ、ピッタ、カパとの関連性を超えることはない。知恵ある医者は、ヴァータ、ピッタ、カパの位置と特徴と作用をよく観察し、それに基づいて、すべての内因性疾患を説明する。[5]

bhavataścātra —
svadhātuvaiṣamyanimittajā ye vikārasaṃghā bahavaḥ śarīre |
na te pṛthak pittakaphānilebhya āgantavastveva tato viśiṣṭāḥ || [6]

つぎは詩節である。
身体内要素の不均衡に起因する多数の疾患群は、ヴァータ、ピッタ、カパと切り離して考えることはできない。ただし外因性疾患だけは別である。[6]

内因性疾患と外因性疾患の関係

āganturanveti nijaṃ vikāraṃ nijastathā’’gantumapi pravṛddhaḥ |
tatrānubandhaṃ prakṛtiṃ ca samyag jñātvā tataḥ karma samārabheta || [7]

ときに内因性疾患に外的要因が続発することがある。また、外因性疾患が進行すると身体内の要因も関係してくる。そこで医者は、一次的な原因と続発性の要因を正しく把握してから、治療を始めるべきである。[7]

第19章のまとめ

tatra ślokau —
viṃśakāscaikakāścaiva trikāścoktāstrayastrayaḥ |
dvikāścāṣṭau, catuṣkāśca daśa, dvādaśa pañcakāḥ || [8]
catvāraścāṣṭakā vargāḥ, ṣaṭkau, dvau, saptakāstrayaḥ |
aṣṭodarīye rogāṇāṃ rogādhyāye prakāśitāḥ || [9]

最後は、要約の詩節である。
20種類・１種類・３種類の疾患を含む疾患が３つづつ、２種類が８つ、４種類が10、５種類が12、８種類が４つ、６種類が２つ、７種類が３つ、あわせて48疾患を「８種類の腹部疾患…」の章で説明した。[8–9]

---

itiyagniveśakṛte tantre carakapratisamskṛte ślokasthāne'ṣṭodarīyo nāmonaviṃśo'dhyāyaḥ (19)

以上で、アグニヴェーシャが著し、チャラカが改訂した本集・総論篇の第19章「８種類の腹部疾患…」を終わる。(19)

viṃśo'dhyāyaḥ

CHAPTER 20

第20章
主要疾患の章

（140種の単一ドーシャ性疾患）

athāto mahārogādhyāyaṃ vyākhyāsyāmaḥ ǁ [1]
iti ha smāha bhagavānātreyaḥ ǁ [2]

それでは「主要疾患」の章を述べよう、と尊者アートレーヤは語り始めた。[1–2]

4種類の疾患、2種類の疾患、無数の疾患

catvāro rogā bhavanti — āgantuvātapittaśleṣmanimittāḥ ; teṣāṃ caturṇāmapi rogāṇāṃ rogatvamekavidhaṃ bhavati, ruksāmānyāt ; dvividhā punaḥ prakṛtireṣām, āgantunijavibhāgāt ; dvividhaṃ caiṣāmadhiṣṭhānaṃ, manaḥśarīraviśeṣāt ; vikārāḥ punaraparisaṃkhyeyāḥ, prakṛty-adhiṣṭānaliṅgāyatanavikalpaviśeṣaparisaṃkhyeyatvāt ǁ [3]

疾患には4種類ある。すなわち外因性、ヴァータ性、ピッタ性、カパ性の疾患である。これらの4種類の疾患は異常である〈苦痛を与える〉という共通点があり、その点では疾患は１種類である。病因の観点からは、疾患は外因性と内因性の２種類である。また疾患の部位〈場〉も精神と肉体の２種類である。しかし、疾患は無数にあるともいえる。体質、部位、徴候、病因、原因要素の組み合わせは無数にあるからである。[3]

外因性疾患と内因性疾患の原因

mukhāni tu khalvāgantornakhadaśanapatanābhicārābhiśāpābhiṣaṅgābighātavyadhabandhana-veṣṭanapīḍanarajjudahanaśastrāśanibhūtopasargādīni, nijasya tu mukhaṃ vātapittaśleṣmaṇāṃ vaiṣamyam ǁ [4]

外因性疾患は、爪による引っ掻き傷、咬傷、落下〈転倒〉[パタナ]、呪術、呪文、憑依、殴打[ヴィヤダ]、刺傷、束縛、ぐるぐる巻き、圧迫、縄吊、火傷、凶器による傷、落雷、感染〈鬼神憑依〉[ブータ・ウパガータ]などによるものである。内因性疾患は、ヴァータ、ピッタ、カパの不均衡によって起る。[4]

共通の誘因

dvayostu khalvāgantunijayoḥ preraṇamasātmyendriyārthasaṃyogaḥ, prajñāparādhaḥ, pariṇāmaśceti ॥ [5]

外因性疾患と内因性疾患の両方の誘因は、感覚器官とその対象との間違った接触[アサートミヤ・インドリヤ・アルタ・サンヨーガ]、知的過失[プラジュニャー・アパラーダ]、時間の経過[注1][パリナーマ]である。[5]

注１　[パリナーマ]：総論篇11章42節によると、パリナーマはカーラの別名。

備考　外因性疾患、内因性疾患については、総論篇第７章46-54節、総論篇第１章54節にも記載がある。

４種類の疾患の症状の併発

sarve'pi tu khalvete'bhipravṛddhāścatvāro rogāḥ parasparamanubandhanti, na cānyonyena saha sandehamāpadyante ॥ [6]

これら４種類の疾患はそれぞれ進行すると、４者の症状の併発[アヌバンダ(アヌバンダンティ)]がみられるようになるが、４者の区別が紛らわしくなるわけではない。[6]

外因性疾患と内因性疾患の相違点

āganturhi vyathāpūrvaṃ samutpanno jaghanyaṃ vātapittaśleṣmaṇāṃ vaiṣamyamāpādayati ; nije tu vātapittaśleṣmāṇaḥ pūrvaṃ vaiṣamyamāpadyante jaghanyaṃ vyathāmabhinirvartayanti ॥ [7]

外因性疾患は痛みが先に起こり、次いでヴァータ、ピッタ、カパの不均衡が生じる。一方、内因性疾患ではヴァータ、ピッタ、カパの不均衡が先に起こり、次いで苦痛[ヴィヤター]が生じる。[7]

ドーシャの領域区分

teṣāṃ trayāṇāmapi doṣāṇāṃ śarīre sthānavibhāga upadekṣyate ; tadyathā — bastiḥ purīṣādhānaṃ kaṭiḥ sakthinī pādāvasthīni pakvāśayaśca vātasthānāni, tatrāpi pakvāśāyo viśeṣeṇa vātasthānaṃ ; svedo raso lasīkā rudhiramāmāśayaśca pittasthānāni, tatrāpyāmāśayo viśeṣeṇa pittasthānam ; uraḥ śiro grīvā parvāṇyāmāśayo medaśca śleṣmasthānāni, tatrāpyuro viśeṣeṇa śleṣmasthānam ‖ [8]

それでは、これら3つのドーシャの領域の区分を説明しよう。ヴァータの領域は、尿路〈膀胱〉、直腸、腰、下肢〈大腿〉、足、骨、腸であるが、最も重要な位置は腸[パクヴァーシャヤ]である。ピッタの領域は、汗、栄養体液[ラサ]、リンパ液、血液、胃〈胃の下半分または小腸〉であるが、最も重要な位置は胃[アーマーシャヤ]である。カパの領域は、胸部、頭部、頸部、関節、胃〈胃の上半分〉、脂肪であるが、最も重要な位置は胸部[ウラス]である。[8]

ドーシャが正常なとき、異常なとき

sarvaśarīracarāstu vātapittaśleṣmāṇaḥ sarvasmiñcharīre kupitākupitāḥ śubhāśubhāni kurvanti — prakṛtibhūtāḥ śubhānyupacayabalavarṇaprasādādīni, aśubhāni punarvikṛtimāpannā vikārasaṃjñakāni ‖ [9]

ヴァータ、ピッタ、カパは身体中いたる所に広がり、増悪・鎮静して、不快・快適を引き起こす。ドーシャが正常な状態にあるときは、発達、体力、色つや、幸福感などの快適状態を増進させる。一方、異常状態にあるときは、病気という悲惨な不快状態を引き起こす。[9]

共通疾患と個別疾患

tatra vikārāḥ sāmānyajā, nānātmajāśca । tatra sāmānyajāḥ pūrvamaṣṭodarīye vyākhyātāḥ, nānatmajāṃstvihādhyāye'nuvyākhyāsyāmaḥ । tadyathā — aśītirvātavikārāḥ, catvāriṃśat pittavikārāḥ, viṃśatiḥ śleṣmavikārāḥ ‖ [10]

このような内因性疾患は2種類に分けられる。第1は各ドーシャに共通の原因によるもの〈どのドーシャも原因となる疾患〉[サーマーニヤジャ]であり、第2は各ドーシャ個別の原因によるもの[ナーナートマジャ]である。共通の原因による疾患については、前章の「8種類の腹部疾患…」で説明した。本章では第2の疾患について説明しよう。つまり、80種類のヴァータ性疾患、40種類のピッタ性疾患、20種類のカパ性疾患である。[10]

備考　矢野訳の「インド医学概論」の付録、「病素ごとの病名分類」に本章の病名の2種類の英訳が列記されている。

80種類のヴァータ性疾患

tatrādau vātavikārān anuvyākhyāsyāmaḥ | tadyathā — nakhabhedaśca, vipādikā ca, pādaśūlaṃ ca, pādabhraṃśaśca, pādasuptatā ca, vātakhuḍḍatā ca, gulphagrahaśca, piṇḍikodveṣṭanaṃ ca, gṛdhrasī ca, jānubhedaśca, jānuviśleṣaśca, ūrustambhaśca, ūrusādaśca, pāṅgulyaṃ ca, gudabhraṃśaśca, gudārtiśca, vṛṣaṇākṣepaśca, śephastambhaśca, vaṅkṣaṇānāhaśca, śroṇibhedaśca, viḍbhedaśca, udāvartaśca, khañjatvaṃ ca, kubjatvaṃ ca, vāmanatvaṃ ca, trikagrahaśca, pṛṣṭhagrahaśca, pārśvāvamardaśca, udarāveṣṭaśca, hṛnmohaśca, hṛddravaśca, vakṣaudgharṣaśca, vakṣauparodhaśca, vakṣastodaśca, bāhuśoṣaśca, grīvāstambhaśca, manyāstambhaśca, kaṇṭhoddhvaṃsaśca, hanubhedaśca, oṣṭhabhedaśca, akṣibhedaśca, dantabhedaśca, dantaśaithilyaṃ ca, mūkatvaṃ ca, vāksaṅgaśca, kaṣāyāsyatā ca, mukhaśoṣaśca, arasajñatā ca, ghrāṇanāśaśca, karṇaśūlaṃ ca, aśabdaśravaṇaṃ ca, uccaiḥśrutiśca, bādhiryaṃ ca, vartmastambhaśca, vartmasaṅkocaśca, timiraṃ ca, akṣiśūlaṃ ca, akṣivyudāsaśca, bhrūvyudāsaśca, śaṅkhabhedaśca, lalāṭabhedaśca, śiroruk ca, keśabhūmisphuṭanaṃ ca, arditaṃ ca, ekāṅgarogaśca, sarvāṅgarogaśca, pakṣavadhaśca, ākṣepakaśca, daṇḍakaśca, tamaśca, bhramaśca, vepathuśca, jṛmbhā ca, hikkā ca, viṣādaśca, atipralāpaśca,raukṣyaṃ ca, pāruṣyaṃ ca, śyāvāruṇāvabhāsatā ca, asvapnaśca, anavasthitacittatvaṃ ca ; ityaśītirvātavikārā vātavikārāṇāmaparisaṃkhyeyānāmāviṣkṛtatamā vyākhyātāḥ || [11]

まず初めに、ヴァータ性疾患を述べよう。

(1)爪割れ　(2)足のひび割れ〈足白癬〉　(3)足痛　(4)尖足〈扁平足〉　(5)足のしびれ　(6)足首の痛み〈内反足〉　(7)足首の硬直　(8)腓腹筋痙攣＝こむら返り　(9)坐骨神経痛　(10)膝の激痛〈内反膝＝O脚〉　(11)外反膝＝X脚　(12)大腿硬直〈痙縮〉　(13)大腿弛緩〈大腿部の萎縮、大腿部痛〉　(14)跛行〈対麻痺〉　(15)直腸脱　(16)肛門痛〈直腸神経痛〉(17)陰嚢の痙攣〈停留睾丸〉　(18)陰茎の硬直〈持続勃起症〉　(19)鼠径部痛〈鼠径ヘルニヤ〉　(20)骨盤部痛〈内反股〉　(21)排便時痛〈下痢〉　(22)ヴァータの上方移動〈蠕動不全＝便秘〉　(23)跛行　(24)猫背〈脊柱側彎症、脊柱後彎症〉　(25)低身長症　(26)仙骨部硬直〈腰部硬直、仙腸骨関節炎〉　(27)背部硬直　(28)脇腹の圧迫感〈側胸痛〉　(29)腹部の絞扼痛　(30)心機能不全〈不整脈、徐脈〉　(31)頻脈　(32)胸部の震える様な痛み〈肺気腫、胸部のこするような痛み〉　(33)胸部の狭窄〈胸郭運動障害〉　(34)胸部痛〈胸部の刺痛〉　(35)上腕の萎縮(36)項部硬直　(37)胸鎖乳突筋の硬直〈斜頸〉　(38)しわがれ声　(39)下顎痛〈下顎脱臼〉　(40)口唇裂〈口唇痛〉　(41)眼痛〈斜視〉[A]　(42)歯痛〈歯牙裂傷〉　(43)歯牙弛緩　(44)無言症〈失語症〉　(45)吃音〈ラ行発音不全〉　(46)口内の渋味　(47)口内の乾燥　(48)味覚消失症　(49)無嗅覚症　(50)耳痛　(51)耳鳴り〈単純音の幻聴〉　(52)難聴〈複雑音の幻聴〉　(53)聾＝聴覚消失　(54)眼瞼硬直〈眼瞼下垂〉　(55)眼瞼収縮〈眼瞼後退、眼瞼内反〉　(56)視力喪失〈黒内障〉[ティミラ]　(57)眼痛　(58)斜視〈眼球下垂、眼球後退〉　(59)眉毛の歪〈眉毛の下垂〉　(60)側頭部痛　(61)前頭痛　(62)頭痛　(63)頭皮の亀裂〈頭部粃糠疹＝

ふけ〉 (64)顔面神経麻痺 (65)単麻痺 (66)多発性筋肉麻痺〈全身の麻痺〉 (67)片麻痺 (68)痙攣〈間代性痙攣〉 (69)強直性痙攣 (70)眼前暗黒〈失神〉 (71)めまい (72)震顫＝ふるえ (73)あくび (74)しゃっくり (75)無力症 (76)過剰なうわごと (77)乾燥(78)粗暴 (79)暗赤色の容貌 (80)不眠症 (81)精神不安定。

これらは無数にあるヴァータ性疾患の中で、最も代表的な81種類[注1]の疾患である。[11]

[A]　〔アクシベーダ〕：口蓋裂を意味するタール・ベーダ(「八科集」での用語)が本来の用語であるべきである。

注1　(1)爪割れを省略したり、(66)全身の麻痺と(67)片麻痺 を1項目にまとめて、80種類とすることもある。

ヴァータの属性と症状

sarveṣvapi khalveteṣu vātavikāreṣūkteṣvanyeṣu cānukteṣu vāyoridamātmarūpamapariṇāmi karmaṇaś-ca svalakṣaṇaṃ, yadupalabhya tadavayavaṃ vā vimuktasandehā vātavikāramevādhyavasyanti kuśalāḥ ; [12 (1)]

上述のものであれ記述していないものであれ、すべてのヴァータ性疾患において、次に挙げるヴァータの本来的で特徴的な性質と症状のすべてか一部を観察することによって、熟練者は迷うことなくヴァータ性疾患であると診断する。[12 (1)]

tadyathā —raukṣyaṃ śaityaṃ lāghavaṃ vaiśadyaṃ gatiramūrtatvamanavasthitatvaṃ ceti vāyorātmarūpāṇi evaṃvidhatvācca vāyoḥ karmaṇaḥ svalakṣaṇamidamasya bhavati taṃ taṃ śarīrāvayavamāviśataḥ ; [12 (2)]

乾性〈非油性〉、冷性、軽性、清澄性、移動性、無定形性、不安定性。これらがヴァータの本来の属性である。ヴァータのこのような性質は身体の個々の臓器において次のような症状を起こす。[12 (2)]

tadyathā — sraṃsabhraṃsavyāsasaṅgabhedasādaharṣatarṣakampavartacālatodavyathāceṣṭādīni, tathā kharaparuṣaviśadasuṣirāruṇavarṇakaṣāyavirasamukhatvaśoṣaśūlasuptisaṅkocanastambhana-khañjatādīni ca vāyoḥ karmāṇi tairanvitaṃ vātavikāramevādhyavasyet ॥ [12]

分離〈不全脱臼〉、脱臼、分離〈拡張〉、連結〈収縮、閉塞〉、裂開〈弛緩、分裂〉、疲労〈沈鬱〉、高揚感〈興奮〉、口渇〈渇望〉、震え、回転、緩み、刺痛、うずく痛み、運動など。また、粗性、荒々しさ、清澄性、多孔性、暗赤色の顔色、渋味、味覚障害、消耗〈脱水症〉、疝痛、しびれ、萎縮、硬直、跛行などがヴァータの症状である。疾患の中でこれらの症状が見られたらヴァータ性疾患と診断すべきである。[12]

ヴァータ増悪の治療

taṃ madhurāmlalavaṇasnigdhoṣṇairupakramairupakrameta, snehasvedāsthāpanānuvāsananastaḥkarmabhojanābhyaṅgotsādanapariṣekādibhirvātaharairmātrāṃ kālaṃ ca pramāṇīkṛtya ; tatrāsthāpanānuvāsanaṃ tu khalu sarvatropakramebhyo vāte pradhānatamaṃ manyante bhiṣajaḥ, tadddhyādita eva pakvāśayaṃ anupraviśya kevalaṃ vaikārikaṃ vātamūlaṃ chinatti ; tatrāvajite'pi vāte śarīrāntargatā vātavikārāḥ praśāntimāpadyante, yathā vanaspatermūle chinne skandhaśākhāprarohakusumaphalapalāśādīnāṃ niyato vināśastadvat ॥ [13]

増悪したヴァータは、甘味、酸味、塩味、油性、温性の治療法によって対処すべきである。また、量と時節を正しく測って、油剤法、発汗法、煎じ液経腸法(浣腸)、油剤経腸法(浣腸)、経鼻頭部浄化法、食事療法[ボージャナ]、オイルマッサージ(油剤塗擦)[アビヤンガ]、香油按摩[ウトサーダナ]、灌水法などによっても治療すべきである。中でも煎液経腸法(浣腸)と油剤経腸法(浣腸)はヴァータの治療の中で最も重要な治療法であるとみなされている。なぜならば、経腸法(浣腸)に用いる薬剤が腸の中に入ると、即座に疾患の原因であるヴァータの根元そのものを断ち切ってしまうからである。このようにしてヴァータが根治されれば、身体のあらゆる部分にあるヴァータ性疾患は、根を断ち切られた木の茎・枝・若芽・花・果実・葉が完全に枯れるように、根治される。[13]

40種類のピッタ性疾患

pittavikārānścatvārimśatamata ūrdhvamanuvyākhyāsyāmaḥ — oṣaśca, ploṣaśca, dāhaśca, davathuśca, dhūmakaśca, amlakaśca, vidāhaśca, antardāhaśca, aṃsadāhaśca, ūṣmādhikyaṃ ca, atisvedaśca (aṅgasvedaśca), aṅgagandhaśca, aṅgāvadaraṇaṃ ca, śoṇitakledaśca, māṃsakledaśca, tvagdāhaśca, (māṃsadāhaśca), tvagavadaraṇaṃ ca, carmadalanaṃ ca, raktakoṭhaśca, raktavisphoṭaśca, raktapittaṃ ca raktamaṇḍalāni ca, haritatvaṃ ca, hāridratvaṃ ca, nīlikā ca, kakṣā(ṣyā) ca, kāmalā ca, tiktāsyatā ca, lohitagandhāsyatā ca, pūtimukhatā ca, tṛṣṇādhikyaṃ ca, atṛptiśca, āsyavipākaśca, galapākaśca, akṣipākaśca, gudapākaśca, meḍhrapākaśca, jīvādānaṃ ca, tamahpraveśaśca haritahāridranetramūtravarcastvaṃ ca ; iti catvāriṃśatpittavikārāḥ pittavikārāṇāmaparisaṃkhyeyānāmāviṣkṛtatamā vyākhyātāḥ ॥ [14]

40種類のピッタ性疾患を述べよう。
(1)熱感　(2)焼け付くような熱感　(3)灼熱感　(4)強烈な灼熱感　(5)煙に燻されるような熱感(6)胃酸過多(酸味のおくび)　(7)胃と食道の灼熱感(胸やけ)　(8)身体内部の灼熱感　(9)肩の灼熱感　(10)高体温　(11)多汗症〈多汗症および局所の発汗過多〉(12)体臭　(13)身体各部の裂けるような痛み　(14)血液の過剰湿潤〈腐肉化〉[A]注1　(15)筋肉の湿潤化〈腐肉化〉注2　(16)皮膚の灼熱感〈皮膚の灼熱感および筋肉の灼熱感〉　(17)皮膚の亀裂

〈落屑〉 (18)皮膚の肥厚〈表皮剥離〉 (19)蕁麻疹〈赤色の膨疹〉 (20)小膿疱〈赤色の発疹〉 (21)出血 (22)出血性皮疹〈赤色の輪状疹〉 (23)緑色を帯びること (24)黄色を帯びること (25)濃青色の皮疹〈濃青色の母斑、青ホクロ〉 (26)疱疹 (27)黄疸 (28)口内の苦味 (29)口内の血液臭〈口内金属味〉 (30)口臭 (31)極度の口渇〈多飲多渇症〉 (32)満腹感欠如 (33)口内炎 (34)咽喉炎 (35)眼の炎症〈結膜炎〉 (36)肛門の炎症〈直腸炎〉 (37)陰茎炎〈尿道炎および陰茎炎〉 (38)出血 (39)失神 (40)眼・尿・便の緑色化または黄色化。

以上は、無数にあるピッタ性の疾患の中で最も代表的な40種類の疾患である。[14]

[A]　現在、何人かの学者が「尿毒症」のことだと解釈している。

注1　[ショーニタ・クレーダ]：液化、腐肉形成。

注2　[マーンサ・クレーダ]：軟化、腐肉形成。

ピッタの属性と症状

sarveṣvapi khalveteṣu pittavikāreṣūkteṣvanyeṣu cānukteṣu pittasyedamātmarūpamapariṇāmi karmaṇaś-ca svalakṣaṇaṃ yadupalabhya tadavayavaṃ vā vimuktasaṃdehāḥ pittavikāramevādhyavasyanti kuśalāḥ ; [15 (1)]

上述のものであれ記述していないものであれ、すべてのピッタ性疾患において、次に挙げるピッタに特徴的な性質と症状のすべてか一部を観察することによって、熟練者は迷うことなくピッタ性疾患であると診断する。[15 (1)]

tadyathā — auṣṇyaṃ taikṣṇyaṃ dravatvamanatisneho varṇaśca śuklāruṇavarjo gandhaśca visro rasau ca kaṭukāmlau saratvaṃ ca pittasyātmarūpāṇi ; evaṃvidhatvācca pittasya karmaṇaḥ svalakṣaṇamidamasya bhavati taṃ taṃ śarīrāvayavamāviśataḥ ; tadyathā — dāhauṣṇyapākasveda kledakothakaṇḍūsrāvarāgā yathāsvaṃ ca gandhavarṇarasābhinirvartanaṃ pittasya karmāṇi tairanvitaṃ pittavikāramevādhyavasyet ‖ [15]

温性、鋭性、流動性、軽度の油性、白と暗赤色以外の顔色、生臭さ、辛味、酸味、移動性、これらがピッタの特徴的な属性である。ピッタのこのような性質は身体の個々の臓器において次のような症状を起こす。灼熱感、熱、炎症〈化膿〉、発汗、湿潤化〈軟化、腐肉化〉、腐敗形成〈腐敗〉、痒み、排膿、発赤。さらに、ピッタ独特の匂いや色や味、これらはピッタの症状である。疾患の中でこれらの症状が見られたら、間違いなくピッタ性疾患である。[15]

ピッタ増悪の治療

taṃ madhuratiktakaṣāyaśītairupakramairupakrameta snehavirekapradehapariṣekābhyaṅgādibhiḥ pittaharairmātrāṃ kālaṃ ca pramāṇīkṛtya ; virecanaṃ tu sarvopakramebhyaḥ pitte pradhānatamaṃ manyante bhiṣajaḥ taddhyādita evāmāśayamanupraviśya kevalaṃ vaikārikaṃ pittamūlamapakarṣati, tatrāvajite pitte'pi śarīrāntargatāḥ pittavikārāḥ praśāntimāpadyante, yathā'gnau vyapoḍhe kevalamagnigṛhaṃ śītībhavati tadvat ॥［16］

ピッタ性疾患は甘味、苦味、渋味、冷性の治療法で対処すべきである。また量と時節を正しく測って、油剤法、下剤、泥膏塗布、灌注法、オイルマッサージ(油剤塗擦)［アビヤンガ］などによって治療すべきである。中でも催下法はピッタの治療の中で最も重要な治療法であるとみなされている。なぜならば、催下法に用いる薬剤がアーマーシャヤ(未消化物の存在部位〈胃〉[注1])に入ると、即座に疾患の原因であるピッタの根元そのものを断ち切ってしまうからである。このようにしてピッタが制圧されれば、火を除去すると火で暖められていた部屋が冷めていくように、身体のあらゆる場所にあるピッタ性疾患は根治される。［16］

注１　総論篇第11章49節では、アーマーシャヤ＝胃としている。

20種類のカパ性疾患

śleṣmavikārānśca viṃśatimata ūrdhvaṃ vyākhyāsyāmaḥ ; tadyathā — tṛptiśca, tandrā ca, nidrādhikyaṃ ca, staimityaṃ ca, gurugātratā ca, ālasyaṃ ca, mukhamādhuryaṃ ca, mukhasrāvaśca, śleṣmodgiraṇaṃ ca, malasyādhikyaṃ ca, balāsakaśca, apaktiśca, hṛdayopalepaśca, kaṇṭhopalepaśca, dhamanīprati(vi)cayaśca, galagaṇḍaśca, atisthaulyaṃ ca, śītāgnitā ca, udardaśca, śvetāvabhāsatā ca, śvetamūtranetravarcastvaṃ ca ; iti viṃśatiḥ śleṣmavikārāḥ śleṣmavikārāṇāmaparisaṃkhyeyānāmāviṣkṛtatamā vyākhyātā bhavanti ॥［17］

20種類のカパ性の疾患を説明しよう。(１)食欲不振〈満腹感〉［トリプティ］　(２)眠気　(３)過剰睡眠　(４)冷え症〈硬直[注1]〉　(５)身体の鈍重感〈四肢の鈍重感〉　(６)怠惰　(７)口内の甘味　(８)よだれ症　(９)粘性の痰　(10)老廃物過剰　(11)体力喪失　(12)消化力喪失　(13)心臓部の粘液付着　(14)咽喉部の粘液付着　(15)脈管内の粘液蓄積〈動脈拡張、動脈硬化〉　(16)甲状腺腫〈頚部リンパ線腫〉　(17)肥満症　(18)低体温〈消化力抑制〉　(19)蕁麻疹　(20)顔面蒼白　(21)眼・尿・便の白濁。
以上が無数にあるカパ性疾患の中で最も代表的な20種類である。［17］

注１　［スタイミティヤ］：硬直 、臆病、スタイミティヤ：無感覚、不動性、無精(梵和)。

カパの属性と症状

sarveṣvapi khalveteṣu śleṣmavikāreṣūkteṣvanyeṣu cānukteṣu śleṣmaṇa idamātmarūpamapariṇāmi karmaṇaśca svalakṣaṇaṃ yadupalabhya tadavayavaṃ vā vimuktasaṃdehāḥ śleṣmavikāramevādhyavasyanti kuśalāḥ ; [18 (1)]

上述のものであれ記述していないものであれ、すべてのカパ性疾患において、次に挙げるカパに特徴的な属性と症状のすべてか一部を観察することによって、熟練者は迷うことなくカパ性疾患であると診断する。[18 (1)]

tadyathā — snehaśaityaśauklyagauravamādhuryasthairyapaicchilyamārtsnyāni śleṣmaṇa ātmarūpāṇi ; evaṃvidhatvācca śleṣmaṇaḥ karmaṇaḥ svalakṣaṇamidamasya bhavati taṃ taṃ śarīrāvayavamāviśataḥ ; tadyathā — śvaityaśaityakaṇḍūsthairyagauravasneha supti kledopadehabandhamādhuryacirakāritvāni śleṣmaṇaḥ karmāṇi ; tairanvitaṃ śleṣmavikāramevādhyavasyet ॥ [18]

油性、冷性、白色、重性、甘味、停滞性、粘液性、粘着性[マールツナ]。これらがカパに特徴的な属性である。カパのこのような性質は身体の個々の臓器において次のような症状を起こす。白さ、冷え、痒み、固定性、鈍重感、脂肪増加〈円滑性〉、しびれ、湿潤〈粘膜の分泌増加〉[クレーダ]、皮膚が粘液で覆われる〈皮脂分泌増加〉[ウパデーハ]、閉塞、甘味、慢性化〈動作緩慢〉[チラカーリ]。これらはカパの症状である。疾患の中でこれらの症状が見られたら、カパ性疾患と診断すべきである。[18]

カパ増悪の治療

taṃ kaṭukatiktakaṣāyatīkṣṇoṣṇarūkṣairupakramairupakrameta svedavamanaśirovirecanavyāyāmā dibhiḥ śleṣmaharairmātrāṃ kālaṃ ca pramāṇīkṛtya ; vamanaṃ tu sarvopakramebhyaḥ śleṣmaṇi pradhānatamaṃ manyante bhiṣajaḥ, taddhyādita evāmāśayamanupraviśyorogataṃ kevalaṃ vaikārikaṃ śleṣmamūlamūrdhvamutkṣipati, tatrāvajite śleṣmaṇyapi śarīrāntargatāḥ śleṣmavikārāḥ praśāntimāpadyante, yathā bhinne kedārasetau śāliyavaṣaṣṭikādīnyanabhiṣyandamānānyambhasā praśoṣamāpadyante tadvaditi ॥ [19]

カパ性疾患は辛味、苦味、渋味、鋭性、温性、乾性〈非油性〉の治療法で対処すべきである。量と時節を正しく測って、発汗法、催吐法(嘔吐誘発)、経鼻頭部浄化法、運動療法などによって治療すべきである。中でも催吐法(嘔吐誘発)はカパに対するあらゆる治療法のなかで最も重要な治療法であるとみなされている。なぜなら、吐剤が胃に入ると、即座に疾患の原因であるカパの根そのものを断ち切ってしまうからである。このようにしてカパが制圧されれば、身体のあらゆる部分にあるカパ性疾患は、畔が壊れて干からびた畑の米や麦などが枯れるように、根治される。[19]

診断の重要性

bhavanti cātra —
rogamādau parīkṣeta tato'nantaramauṣadham |
tataḥ karma bhiṣak paścājjñānapūrvaṃ samācaret ‖ [20]
yastu rogamavijñāya karmāṇārabhate bhiṣak |
apyauṣadhavidhānajñastasya sidhiryadṛcchayā ‖ [21]
yastu rogaviśeṣajñaḥ sarvabhaiṣajyakovidaḥ |
deśakālapramāṇajñastasya siddhirasaṃśayam ‖ [22]

つぎは詩節である。
医者はまず最初に病気の検索を行い、ついで治療薬〈治療方針〉を決め、その後で治療を開始すべきである。医者は、すでに学んだ医学知識を活用して治療を続行すべきである。診断を下す前に治療を開始する医者は、たとえ薬の処方の仕方を知っていて治療に成功したとしても、それは偶然によるものである。しかし疾患の鑑別法を知り、すべての治療法を熟知していて、場所と時節の正確な尺度に精通している医者は、必ず成功する。[20–22]

第20章のまとめ

tatra ślokaḥ —
saṃgrahaḥ prakṛtirdeśo vikāramukhamīraṇam |
asandeho'nubandhaśca rogāṇāṃ saṃprakāśitaḥ ‖ [23]
doṣasthānāni rogāṇāṃ gaṇā nānātmajāśca ye |
rūpaṃ pṛthak ca doṣāṇāṃ karma cāpariṇāmi yat ‖ [24]
pṛthaktvena ca doṣāṇāṃ nirdiṣṭāḥ samupakramāḥ |
samyaṅmahati rogāṇāmadhyāye tatvadarśinā ‖ [25]

最後は、要約の詩節である。
疾患の概要〈分類〉、性質、部位、発症の原因と悪化の原因、疑いがない診断、症状の併発[アヌバンダ]。ドーシャの領域区分、ドーシャ別疾患の列挙、各ドーシャに特徴的な属性と症状と治療法。これらすべてが真理の探求者によって、「主要疾患」の章において説明された。[23–25]

ityagniveśakṛte tantre carakapratisaṃskṛte ślokasthāne mahārogādhyāyo nāma viṃśo'dhyāyaḥ (20)

以上で、アグニヴェーシャが著し、チャラカが改訂した本集・総論篇の第20章「主要疾患」を終わる。(20)

samāpto rogacatuṣkaḥ（V）

疾患に関する５番目の四章群を終わる。（V）

योजनाचतुष्कः

yojanācatuṣkaḥ

VI

栄養管理に関する四章群

eka-viṃśo'dhyāyaḥ

CHAPTER 21

第21章 8種類の望ましくない体格の章

(肥満とやせすぎ)

athātao'ṣṭauninditīyamadhyāyaṃ vyākhyāsyāmaḥ ॥ [1]
iti ha smāha bhagavānātreyaḥ ॥ [2]

それでは「8種類の望ましくない体格」の章を述べよう、と尊者アートレーヤは語り始めた。[1–2]

8種類の体格上の問題点

iha khalu śarīramadhikṛtyāṣṭau puruṣā ninditā bhavanti; tadyathā — atidīrghaśca, atihrasvaśca, atilomā ca, alomā ca, atikṛṣṇaśca, atigauraśca, atisthūlaśca, atikṛśaśceti ॥ [3]

8種類の望ましくない身体的特徴をもつ人がいる。それは、極端な長躯、極端な短躯、極端な多毛、無毛、極端な色黒、極端な色白、肥満、やせすぎである。[3]

肥満の特徴、原因、症状

tatrātisthūlakṛśayorbhūya evāpare ninditaviśeṣā bhavanti । atisthūlasya tāvadāyuṣo hrāso javoparodhaḥ kṛcchravyavāyatā daurbalyaṃ daurgandhyaṃ svedābādhaḥ kṣudatimātraṃ pipāsātiyogaśceti bhavantyaṣṭau doṣāḥ । [4 (1)]

これらの人々の中で、肥満とやせすぎにはさらに望ましくない特徴がある。肥満の人には8つの短所がある。それは寿命短縮、敏捷性欠如、性交困難、体力低下、悪臭発散、多汗症、過度の空腹感、過度の口渇である。[4 (1)]

tadatisthaulyamatisaṃpūraṇādgurumadhuraśītasnigdhopayogādavyāyāmādavyavāyāddivāsvapnāddharṣanityatvādacintanādbījasvabhāvāccopajāyate ‖ [4 (2)]

過食、重性・甘味・冷性・油性の食品の摂取、運動不足[アヴィヤーヤマ]、性交不足[アヴィヤヴァーヤ]、過剰な昼寝、はしゃぎすぎ、心労の欠如、先天性素因。これらが肥満の原因である。[4 (2)]

tasya hyatimātramedasvino meda evopcīyate na tathetare dhātavaḥ, tasmādasyāyuṣo hrāsaḥ, śaithilyāt saukumāryādgurutvācca medaso javoparodhaḥ, śukrābahutvānmedasā 'vṛtamārgatvācca kṛcchravyavāyatā, daurbalyamasamatvāddhātūnāṃ, daurgandhyaṃ medodoṣānmedasaḥ svabhāvāt svedanatvācca, medasaḥ śleṣmasaṃsargādviṣyanditvādbahutvād gurutvādvyāyāmāsahatvācca svedābādhaḥ, tīkṣṇāgnitvāt prabhūtakoṣṭhavāyutvācca kṣudatimātraṃ pipāsātiyogaśceti ‖ [4]

肥満の人には脂肪が過剰にあるうえ、さらに脂肪が蓄積され、他のダートゥ（身体構成要素）は増加しない。その結果、寿命が短くなる。脂肪の弛緩性、柔軟性、重性という性質のため、敏捷性がなくなる。精液が少なくその通路が脂肪で覆われるため、性交が困難である。ダートゥ（身体構成要素）が不均衡のせいで、体力が低下する。悪化した脂肪と脂肪の本来の性質と過度の発汗のせいで、悪臭を発散する。メーダス（脂肪組織）とカパが結合すると、浸透性と多量さと重性が増すので運動に耐えられなくなるため、過剰に発汗する。強力なアグニ（消化力）と腹部のヴァータが過剰なために、過度の空腹感と口渇が起こる。[4]

肥満になる仕組みと定義

bhavanti cātra —
medasā''vṛtamārgatvādvāyuḥ koṣṭhe viśeṣataḥ |
caran saṃdhukṣayatyagnimāhāraṃ śoṣayatyapi ‖ [5]
tasmāt sa śīghraṃ jarayatyāhāraṃ cātikāṅkṣati |
vikārāṃścāśnute ghorān kāṃścitkālavyatikramāt ‖ [6]
etāvupadravakarau viśeṣādagnimārutau |
etau hi dahataḥ sthūlaṃ vanadāvo vanaṃ yathā ‖ [7]
medasyatīva saṃvṛddhe sahasaivānilādayaḥ |
vikārān dāruṇān kṛtvā nāśayantyāśu jīvitam ‖ [8]

つぎは詩節である。
脂肪によって通路がふさがれると、ヴァータは主に腹部〈消化管系〉[コーシュタ]へ多量に移動し、消化の火をあおり、食物を吸収させる。したがって、肥満の人は食物を消化するのが早く、食物を異常に欲しがる。食事時間が遅れると、重い病気に罹る。アグニ(消化の火)とヴァータの二者は特に病気を悪化させ、山火事が森林を焼き尽くすように、肥満の人を焼き尽くす。脂肪が過度に増加すると、ヴァータなどのドーシャが不意に重篤な病気を起こし、すぐに命を奪う。[5–8]

medomāṃsātivṛddhatvāccalasphigudarastanaḥ ।
ayathopacayotsāho naro'tisthūla ucyate ॥ [9]
iti medasvino doṣā hetavo rūpameva ca ।
nirdiṣṭaṃ,

脂肪と筋肉の異常な増加によって、臀部、下腹部、胸部が垂れ下がり、体格の割には体力のない人を肥満という。以上、肥満の短所、原因、症状について説明した。[9]

やせすぎの原因と症状

vakṣyate vācyamatikārśye tvātaḥ param ॥ [10]
sevā rūkṣānnapānānāṃ laṅghanaṃ pramitāśanam ।
kriyātiyogaḥ śokaśca veganidrāvinigrahaḥ ॥ [11]
rūkṣasyodvartanaṃ snānasyābhyāsaḥ prakṛtirjarā ।
vikārānuśayaḥ krodhaḥ kurvantyatikṛśaṃ naram ॥ [12]

つぎに、やせすぎている人の特徴を説明しよう。乾性〈非油性〉の飲食物の常用、断食[ランガナ]、少食、浄化法のやりすぎ〈過労〉、悲哀、睡眠などの生理的欲求の抑制、乾燥した人に対する乾性強擦法[ルークシャスヤ・ウドヴァルタナ]、頻回の沐浴、体質、老化、長期の病気、怒り。これらは人を極度にやせさせる。[10–12]

vyāyāmamatisauhityaṃ kṣutpipāsāmayauṣadham ।
kṛśo na sahate tadvadatiśītoṣṇamaithunam ॥ [13]
plīhā kāsaḥ kṣayaḥ śvāso gulmo'rśāṃsyudarāṇi ca ।
kṛśaṃ prāyo'bhidhāvanti rogāśca grahaṇīgatāḥ ॥ [14]

やせすぎている人は、運動、大食、空腹・口渇、病気、薬、過度の寒さ・暑さ・性行為に耐えることができない。やせすぎている人はしばしば脾臓腫大、咳、消耗症〈ダートゥ減少〉[クシャヤ]、呼吸困難、腹部腫瘍[グルマ]、痔核、腹部疾患や、グラハニー病〈吸収不良〉にもかかる。[13–14]

やせすぎの定義

śuṣkasphigudaragrīvo dhamanījālasantataḥ ǀ
tvagasthiśeṣo'tikṛśaḥ sthūlaparvā naro mataḥ ǁ [15]

臀部、腹部、頸部がそげ落ち、血管が浮き出て、皮膚と骨だけが残り、関節部が大きく目立っている人を「やせすぎ」という。[15]

肥満とやせすぎの比較

satataṃ vyādhitavetāvatisthūlakṛśau narau ǀ
satataṃ copacaryau hi karśanairbṛṃhaṇairapi ǁ [16]
sthaulyakārsye varaṃ kārśyaṃ samopakaraṇau hi tau ǀ
yadyubhau vyādhirāgacchet sthūlamevātipīḍayet ǁ [17]

肥満の人とやせすぎている人はつねに病気にかかりやすい。したがって、そのような人はつねに痩躯法[カルシャナ]と滋養法[ブリンハナ]によって治療すべきである。肥満もやせすぎも、どちらも同じように治療を必要とするが、やせすぎのほうがまだましである。なぜならば、何らかの病気が生じた場合は、肥満の人の方がより苦しむからである。[16–17]

均整のとれた体格

samamāṃsapramāṇastu samasaṃhanano naraḥ ǀ
dṛḍhendriyo vikārāṇāṃ na balenābhibhūyate ǁ [18]
kṣutpipāsātapasahaḥ śītavyāyāmasaṃsahaḥ ǀ
samapaktā samajaraḥ samamāṃsacayo mataḥ ǁ [19]

適度の筋肉量、引き締った身体、強靭な感覚機能をもつ者は、病気に苦しめられない。筋骨が適度な人は、空腹・口渇、日射、寒さ、運動に耐えることができ、アグニ(消化力)と新陳代謝の均衡がとれている。[18–19]

肥満とやせすぎの治療方針

guru cātarpaṇaṃ ceṣṭaṃ stūlānāṃ karśanaṃ prati ǀ
kṛśānāṃ bṛṃhaṇārthaṃ ca laghu saṃtarpaṇaṃ ca yat ǁ [20]

肥満の人をやせさせるためには、重性で栄養豊富でない食事をさせる療法が望ましい。一方、やせすぎている人の体格を増強させるためには、軽性で栄養豊富な食事をさせる療法が望ましい。[20]

肥満の治療

vātaghnānyannapānāni śleṣmamedoharāṇi ca |
rūkṣoṣṇā bastayastīkṣṇā rūkṣāṇyudvartanāni ca || [21]
guḍūcībhadramustānāṃ prayogastraiphalastathā |
takrāriṣṭaprayogaśca prayogo mākṣikasya ca || [22]
viḍaṅgaṃ nāgaraṃ kṣāraḥ kālaloharajo madhu |
yavāmalakacūrṇaṃ ca prayogaḥ śreṣṭha ucyate || [23]
bilvādipañcamūlasya prayogaḥ kṣaudrasaṃyutaḥ |
śilājatuprayogaśca sāgnimantharasaḥ paraḥ || [24]

（1）ヴァータを鎮静し、カパと脂肪を減少させる飲食物　（2）非油性、温性、鋭性の薬剤による浣腸　（3）乾性強擦法［ルークシャーニ・ウドヴァルタナ］　（4）グドゥーチー［ツヅラフジ科イボナシツヅラフジ］とムスター［bhadramustā カヤツリグサ科ハマスゲ］の服用　（5）三果［トリパラ］の服用　（6）タクラ・アリシュタ酒(バターミルクの酒精発酵飲料)の服用　（7）蜂蜜の服用。以上は、肥満の解消に勧められる。（8）ヴィダンガ［ヤブコウジ科エンベリア］、シュンティー［nāgara干しショウガ］、ヤヴァクシャーラ(大麦灰)、黒色鉄粉を蜂蜜に混ぜたもの、大麦とアーマラキー［āmalaka トウダイグサ科アンマロク］の粉末の合剤の服用。これも肥満の解消には最善の処方である。（9）ビルヴァーディ・パンチャムーラ(大五根)[注1]を蜂蜜と混ぜた製剤の服用　（10）アグニマンタ［クマツヅラ科アオクサギ＊］の搾り汁を混ぜたシラージャトゥ（瀝青＝天然アスファルト）の服用。これらも同様に優秀である。[21–24]

注1　第2章27–29節の(A)参照

praśātikā priyaṅguśca śyāmākā yavakā yavāḥ |
jūrṇāhvāḥ kodravā mudgāḥ kulatthāścakramudgakāḥ || [25]
āḍhakīnāṃ ca bījāni paṭolāmalakaiḥ saha |
bhojanārthaṃ prayojyāni pānaṃ cānu madhūdakam || [26]
ariṣṭāṃścānupānārthe medomāṃsakaphāpahān |
atisthaulyavināśāya saṃvibhajya prayojayet || [27]
prajāgaraṃ vyavāyaṃ ca vyāyāmaṃ cintanāni ca |
sthaulyamicchan parityaktuṃ krameṇābhipravardhayet || [28]

（11）プラシャーティカー（雑穀の１種）、カング［priyaṅgu イネ科アワ］、シュヤーマーカ［イネ科インドヒエ＊］、ヤヴァカー［イネ科オオムギの野生種］、ヤヴァ［イネ科オオムギ］、ジュールナーフヴァ

［イネ科アワ＊］、コードラヴァ［イネ科スズメノコビエ］、ムドガ［マメ科リョクトウ］、クラッタ［マメ科ホースグラム］、マクシュタ［cakramudgakā マメ科モスビーン＊］、アーダキー［マメ科キマメ］とパトーラ［ウリ科トリコサンテス・ディオイカ］とアーマラキー［トウダイグサ科アンマロクノキ］の果実を混ぜたものを食事として摂取する。(12)蜂蜜水。メーダス(脂肪)、マーンサ(筋肉)、カパを除去するアリシュタ酒(酒精発酵飲料)。これらを食後の飲み物［アヌパーナ］として服用する。
肥満を解消したいと思う人は、夜更かしや性交、運動、頭脳労働を徐々に増やしていくとよい。［25–28］

やせすぎの予防

svapno harṣaḥ sukhā śayyā manaso nirvṛtiḥ śamaḥ |
cintāvyavāyavyāyāmavirāmaḥ priyadarśanam || ［29］
navānnāni navaṃ madyaṃ grāmyānūpaudakā rasāḥ |
saṃskṛtāni ca māṃsāni dadhi sarpiḥ payāṃsi ca || ［30］
ikṣavaḥ śālayo māṣā godhūmā guḍavaikṛtam |
bastayaḥ snigdhamadhurāstailābhyaṅgaśca sarvadā || ［31］
snigdhamudvartanaṃ snānaṃ gandhamālyaniṣevaṇam |
suklaṃ vāso yathākālaṃ doṣāṇāmavasecanam || ［32］
rasāyanānāṃ vṛṣyāṇāṃ yogānāmupasevanam |
hatvā'tikārśyamādhatte nṛṇāmupacayaṃ param || ［33］

睡眠、高揚〈快活〉、快適な寝床、精神の平穏と平静、頭脳労働や性交や運動を休止すること、心地よいものを見ること。新米、新酒、家畜や沼沢地棲息動物や水生動物の肉の煮汁、十分加熱調理した肉、発酵乳［ダディ］、ギー、牛乳。サトウキビ、シャーリー米、ブラック・グラム［マーシャ］、小麦、含蜜糖［グダ］製品、油性で甘味剤含有の栄養浣腸、定期的オイルマッサージ(油剤塗擦)［アビヤンガ］、油性強擦法［スニグダ・ウドヴァルタナ］、沐浴、芳香〈ビャクダンの泥膏〉と花環の使用、白い衣服、季節に応じたドーシャの浄化を行うこと。強壮剤と強精剤の使用。これらはやせすぎを解消し、体格を増強させる。［29–33］

肥る要因

acintanācca kāryāṇāṃ dhruvaṃ saṃtarpaṇena ca |
svapnaprasaṅgācca naro varāha iva puṣyati || ［34］

為すべき事について思い煩わず、栄養豊富な食事をとりつづけ、惰眠をむさぼることによって、人は豚〈イノシシ〉のように肥るのである。［34］

睡眠の原因

yadā tu manasi klānte karmātmānaḥ klamānvitāḥ |
viṣayebho nivartante tadā svapiti mānavaḥ || [35]

思考機能[マナス]が疲労し、疲労した感覚機能がその対象から離れていく時、人は眠る。[35]

睡眠の効果

nidrāyattaṃ sukhaṃ duhkhaṃ puṣṭiḥ kārśyaṃ balābalam |
vṛṣatā klībatā jñānamajñanaṃ jīvitaṃ na ca || [36]

幸・不幸、肥満・やせすぎ、体力の有無、性的能力の有無、知恵の有無、生死、すべては睡眠次第である。[36]

不適切な睡眠、適切な睡眠

akāle'tiprasaṅgācca na ca nidrā niṣevitā |
sukhāyuṣī parākuryāt kālarātririvāparā || [37]
saiva yuktā punaryuṅkte nidrā dehaṃ sukhāyuṣā |
puruṣaṃ yoginaṃ siddhyā satyā buddhirivāgatā || [38]

時機を逸した睡眠や睡眠過多や睡眠不足は、あの「人の死する夜〈滅亡の夜〉[カーラ・ラートリ]」のように、幸福と長寿を奪い去る。しかしこの同じ睡眠が適切なものであれば、真の英知のひらめきが成就[シッディ]をヨーガ行者にもたらすように、睡眠が幸福と長寿をもたらす。[37–38]

昼寝のすすめ

gītādhyayanamadyastrīkarmabhārādhvakarṣitāḥ |
ajīrṇinaḥ kṣatāḥ kṣīṇā vṛddhā bālāstathā'balāḥ || [39]
tṛṣṇātīsāraśūlārtāḥ śvāsino hikkinaḥ kṛśāḥ |
patitābhihatonmattaḥ klāntā yānaprajāgaraiḥ || [40]
krodhaśokabhayaklāntā divāsvapnocitāśca ye |
sarva ete divāsvapnaṃ severan sārvakālikam || [41]
dhātusāmyaṃ tathā hyeṣāṃ balaṃ cāpyupajāyate |

śleṣmā puṣṇāti cāṅgāni sthairyaṃ bhavati cāyuṣaḥ ‖ ［42］
grīṣme tvādānarūkṣāṇāṃ vardhamāne ca mārute ǀ
rātrīṇāṃ cātisaṅkṣepāddivāsvapnaḥ praśasyate ‖ ［43］

吟詠、読誦〈学習〉、飲酒、性交、浄化療法、重荷担ぎ、徒歩旅行で疲れた人。不消化の人、けがを負った人、衰弱している人、老人、子供、体力のない人[アバラ]。口渇、下痢、疝痛を患っている人。呼吸困難の人、しゃっくりの止まらない人、やせすぎている人、落下した人、打撲傷を受けた人、正気ではない人、旅行や夜更かしで疲れている人。怒りや悲しみや恐怖によって疲れている人。昼寝を習慣にしている人。これらの人々は季節を問わず昼寝をするべきである。昼寝によってダートゥ（身体構成要素）の均衡が保たれ、体力が増し、カパが身体各部に栄養と長寿を与える。夏季は吸収期[アーダーナ]のため乾性〈非油性〉が増し、ヴァータが増悪し、夜が短いので、昼寝[ディヴァースヴァプナ]をするとよい。［39–43］

昼寝の禁止

grīṣmavarjyeṣu kāleṣu divāsvapnāt prakupyataḥ ǀ
śleṣmapitte divāsvapnastasmātteṣu na śasyate ‖ ［44］
medasvinaḥ snehanityāḥ śleṣmalāḥ sleṣmaroginaḥ ǀ
dūṣīviṣārtāśca divā na śayīran kadācana ‖ ［45］
halīmakaḥ śiraḥśūlaṃ staimityaṃ gurugātratā ǀ
aṅgamardo’gnināśaśca pralepo hṛdayasya ca ‖ ［46］
śophārocakahṛllāsapīnasārdhāvabhedakāḥ ǀ
koṭhāruḥ piḍakāḥ kaṇḍūstandrā kāso galāmayāḥ ‖ ［47］
smṛtibuddhipramohaśca saṃrodhaḥ srotasāṃ jvaraḥ ǀ
indriyāṇāmasāmarthyaṃ viṣavegapravart(dh)anam ‖ ［48］
bhavennṛṇāṃ divāsvapnasyāhitasya niṣevaṇāt ǀ
tasmāddhitāhitaṃ svapnaṃ buddhvā svapyāt sukhaṃ budhaḥ ‖ ［49］

夏以外の季節には、昼寝によってカパとピッタが増悪するので、昼寝はすすめられない。肥りすぎの人、油性の食物を常食している人、カパ体質の人、カパ性疾患に罹っている人、潜伏性の毒によって苦しんでいる人。これらの人々は決して昼寝をしてはならない。ハリーマカ（萎黄病＝鉄欠乏性貧血）、頭痛、寒気〈硬直〉、四肢の鈍重感、身体痛、消化力減退、心臓部の粘液付着感、浮腫、食欲不振〈味覚不良〉、吐き気、鼻炎、片頭痛、じんま疹様皮疹、膿疱〈ふけ〉[アルス]、せつ〈吹き出物〉[ピダカー]、痒み、眠気、咳、咽の疾患。記憶力と知力の乱れ、経路の閉塞、発熱、感覚機能の衰弱、毒物の効能の増強。これらの症状は、不健康な昼寝をむさぼる人々に起こる。したがって知恵のある人は、適切な睡眠と

不適切な睡眠の区別をわきまえ、幸福を得る睡眠のとり方をすべきである。[44–49]

夜更かし、昼寝、坐位の睡眠の特徴

rātrau jāgaraṇaṃ rūkṣaṃ snigdhaṃ prasvapanaṃ divā |
arūkṣamanabhiṣyandi tvāsīnapracalāyitam || [50]

夜更かしすると非油性〈体液の粘度の減少〉が生じ、昼寝をすると油性〈体液の粘度の増加〉が生じる。坐位の睡眠は非油性〈体液の粘度の減少〉も循環経路の閉塞も生じない。[50]

肥満とやせすぎは睡眠と食物から

dehavṛttau yathā''hārarastathā svapnaḥ sukho mataḥ |
svapnāhārasamutthe ca sthaulyakārśye viśeṣataḥ || [51]

身体の維持[デーハ・ヴリッタ]には健康によい食物が必要であるのと同じように、睡眠も必要である。肥満とやせすぎは特に睡眠と食物によって造られる。[51]

不眠の治療

abhyaṅgotsādanaṃ snānaṃ grāmyānūpaudakā rasāḥ |
śālyannaṃ sadadhi kṣīraṃ sneho madyaṃ manaḥ sukham || [52]
manaso'nuguṇā gandhāḥ śabdāḥ saṃvāhanāni ca |
cakṣuṣostarpaṇaṃ lepaḥ śiraso vadanasya ca || [53]
svāstīrṇaṃ śayanaṃ veśma sukhaṃ kālastathocitaḥ |
ānayatyacirānnidrāṃ pranaṣṭā yā nimittataḥ || [54]

オイルマッサージ(油剤塗擦)、香油按摩、沐浴、家畜や沼沢地棲息動物や水生動物の肉の煮汁、発酵乳[ダディ]をかけたシャーリ米の飯、牛乳、油脂、酒類、精神的安楽、心地よい香りや音、優しく撫でること、眼・頭部・顔面に鎮静効果のある油剤を垂らしたり塗ったりすること、快適にしつらえた寝床、快適な部屋、適切な入眠時間。これらは種々の原因で得られなかった睡眠をすみやかにもたらす。[52–54]

過剰睡眠の治療

kāyasya śirasaścaiva virekaśchardanaṃ bhayam |
cintā krodhastathā dhūmo vyāyāmo raktamokṣaṇam || [55]

upavāso'sukhā śayyā sattvaudāryaṃ tamojayaḥ |
nidrāprasaṅgamahitaṃ vārayanti samutthitam || [56]

身体と頭部の浄化法、催吐法(嘔吐誘発)、恐怖、心配、怒り、薬用喫煙、運動、瀉血法。断食、不快な寝床、サットヴァ[注1]が優勢であること、タマス[注1]が鎮静していること。これらは不健康な過度の眠りに陥ることを防ぐ。[55–56]

注1　総論篇第8章6節の訳注参照。サットヴァ＝純粋な気質、タマス＝怠惰な気質。

不眠の原因

eta eva ca vijñeyā nidrānāśasya hetavaḥ |
kāryaṃ kālo vikāraśca prakṛtirvāyureva ca || [57]

過労、時間(高齢)、ヴァータ性疾患、ヴァータ体質、ヴァータ増悪も、不眠の原因である。[57]

睡眠の分類

tamobhavā śleṣmasamudbhavā ca manaḥśarīraśramasaṃbhavā ca |
āgantukī vyādhyanuvartinī ca rātrisvabhāvaprabhavā ca nidrā || [58]
rātrisvabhāvaprabhavā matā yā tāṃ bhūtadhātrīṃ pravadanti tajjñaḥ |
tamobhavāmāhuraghasya mūlaṃ śeṣāḥ punarvyādhiṣu nirdiśanti || [59]

睡眠にはタマス(怠惰な気質)から生じるもの、カパから生じるもの、身体の疲労から生じるもの、精神の疲労から生じるもの、付随的なもの、病気に続発するもの、夜間に正常に起こるものがある。熟練者は、夜間に正常に起こる睡眠は生命を支えるものとみなしている。タマスから生じる睡眠は罪の根源とされ、その他の睡眠は病気によるものである。[58–59]

第21章のまとめ

tatra ślokāḥ —
ninditāḥ puruṣāsteṣāṃ yau viśeṣeṇa ninditau |
nindite kāraṇaṃ doṣāstayorninditabheṣajam || [60]
yebhyo yadā hitā nidrā yebhyaścāpyahitā yadā |
atinidrāyānidrāya bheṣajaṃ yadbhavā ca sā || [61]
yā yā yathāprabhāvā ca nidrā tat sarvamatrijaḥ |

aṣṭau ninditasaṅkhyāte vyājahāra punarvasuḥ ॥ [62]

最後は、要約の詩節である。

望ましくない体格の者、それらのうちとくに望ましくない2種の体格、その原因と症状と治療法、睡眠がすすめられるべき人とそうでない人、過剰睡眠と不眠の原因と治療法、睡眠の分類と効果、これらすべてをアトリの息子プナルヴァスが「8種類の望ましくない体格」の章で説明した。[60–62]

---

ityagniveśakṛte tantre carakapratisaṃskṛte ślokasthāne'ṣṭauninditīyo nāmaikaviṃśatitamo-'dhyāyaḥ (21)

以上で、アグニヴェーシャが著し、チャラカが改訂した本集・総論篇の第21章「8種類の望ましくない体格」を終わる。(21)

dvāviṃśo'dhyāyaḥ

CHAPTER 22

第22章 減量法と滋養法の章

（6種の療法）

athāto laṅghanabṛṃhaṇīyamadhyāyaṃ vyākhyāsyāmaḥ ǁ [1]
iti ha smāha bhagavānātreyaḥ ǁ [2]

それでは「減量法[ランガナ]と滋養法[ブリンハナ]」の章を述べよう、と尊者アートレーヤは語り始めた。[1–2]

6種の療法（減量法、滋養法、乾剤法、油剤法、発汗法、停滞法）

tapaḥsvādhyāyaniratānātreyaḥ śiṣyasattamān ǀ
ṣaḍagniveśapramukhānuktavān paricodayan ǁ [3]
laṅghanaṃ bṛṃhaṇaṃ kāle rūkṣaṇaṃ snehanaṃ tathā ǀ
svedanaṃ stambhanaṃ caiva jānīte yaḥ sa vai bhiṣak ǁ [4]

アートレーヤは、苦行と学習にいそしんでいるアグニヴェーシャをはじめとする6人の最も優れた弟子たちを激励しつつ言った。
「時節に応じた減量法[ランガナ]、滋養法[ブリンハナ]、乾剤法[ルークシャナ][注1]、油剤法[スネーハナ]、発汗法[スヴェーダナ]、停滞法〈収斂法〉[スタンバナ][注2]を知る人こそ真の医者である」[3–4]

注1　rūkṣaṇa＝やせさせる、脂肪を減ずる療法（梵和）：本章9-11節で説明されるが、油剤法は油剤を用いて身体内の油分を増し身体を滑らかにするのに対し、乾剤法は乾剤を用いて身体から脂肪を除去するものである。

注2　stambhana＝硬直させる、抑止する療法（梵和）：発汗法が脈管系や腺を拡張させ発汗などを促すのに対し、この療法は脈管系や腺を収縮させる。

６種の療法に関するアグニヴェーシャの質問

tamuktavantamātreyamagniveśa uvāca ha ॥ [5]
bhagavaṃllaṅghanaṃ kiṃsvillaṅghanīyāśca kīdṛśāḥ ।
bṛṃhaṇaṃ bṛmhaṇīyāśca rūkṣaṇīyāśca rūkṣaṇam ॥ [6]
ke snehāḥ snehanīyāśca svedāḥ svedyāśca ke matāḥ ।
stambhanaṃ stambhanīyāśca vaktumarhasi tadguro! ॥ [7]
laṅghanaprabhṛtīnāṃ ca ṣaṇṇāmeṣāṃ samāsataḥ ।
kṛtākṛtātivṛttānāṃ lakṣaṇaṃ vaktumarhasi ॥ [8]

アートレーヤがこのように言い終えると、アグニヴェーシャが尋ねた。「先生、減量法[ランガナ]とはいったいどのような療法でしょうか。どのような人が減量法を受けるのに適しているのでしょうか。滋養法[ブリンハナ]とはどのような療法で、どのような人が滋養法を受けるのに適しているのでしょうか。乾剤法[ルークシャナ]とはどのような療法で、どのような人が乾剤法を受けるのに適しているのでしょうか。油剤法[スネーハナ]とはどのような療法で、どのような人が油剤法を受けるのに適しているのでしょうか。発汗法[スヴェーダナ]とはどのような療法で、どのような人が発汗法を受けるのに適しているのでしょうか。停滞法[スタンバナ]とはどのような療法で、どのような人が停滞法を受けるのに適しているのでしょうか。どうかこれらについて説明してください。さらにそれらが適度に行なわれたときの症状、過少に行なわれたときの症状、過度に行われたときの症状について手短にまとめて説明してください」[5–8]

６種の療法の定義

tadagniveśasya vaco niśamya gururabravīt ।
yat kiñcillāghavakaraṃ dehe tallaṅghanaṃ smṛtam ॥ [9]
bṛhattvaṃ yaccharīrasya janayettacca bṛṃhaṇam ।
raukṣyaṃ kharatvaṃ vaiśadyaṃ yat kuryāttaddhi rūkṣaṇam ॥ [10]
snehanaṃ snehaviṣyandamārdavakledakārakam ।
stambhagauravaśītaghnaṃ svedanaṃ svedakārakam ॥ [11]
stambhanaṃ stambhayati yadgatimantaṃ calaṃ dhruvam ।

アグニヴェーシャの言葉を聞いて師であるアートレーヤは言った。
「身体の軽さ[ラーガヴァ]を生み出す療法は、すべてランガナ(減量法)である。体格の大きさ[ヴリハットヴァ]を生み出す療法は、すべてブリンハナ(滋養法)である。身体に非油性〈乾性〉[ラウクシャ]と堅さ〈粗性〉と非粘液性〈清澄性〉を生み出す療法は、すべてルークシャナ(乾剤法)である。身体に滑らかさ[スネーハ]、浸透性〈流動性〉、柔らかさ、潤いを生み出す療法は、すべてスネーハナ（油剤法）である。発汗［スヴェーダ］させ、身体の硬直、重さ、冷たさを除去する療法は、すべてスヴェーダナ（発汗法）である。移動性の物質の移動を停滞させる〈脈管を収縮させる〉［スタンバヤ］療法は、すべてスタンバナ（停滞法）である」［9–11］

６種の療法に用いる薬剤

laghūṣṇatīkṣṇaviśadaṃ rūkṣaṃ sūkṣmaṃ kharaṃ saram ‖［12］
kaṭhinaṃ caiva yaddravyaṃ prāyastallaṅghanaṃ smṛtam ǀ
guru śītaṃ mṛdu snigdhaṃ bahalaṃ sthūlapicchilam ‖［13］
prāyo mandaṃ sthiraṃ ślakṣṇaṃ dravyaṃ bṛṃhaṇamucyate ǀ
rūkṣaṃ laghu kharaṃ tīkṣṇamuṣṇaṃ sthiramapicchilam ‖［14］
prāyaśaḥ kaṭhinaṃ caiva yaddravyaṃ taddhi rūkṣaṇam ǀ
dravaṃ sūkṣmaṃ saraṃ snigdhaṃ picchilaṃ guru śītalam ǀ
prāyo mandaṃ mṛdu ca yaddravyaṃ tatsnehanaṃ matam ‖［15］
uṣṇaṃ tīkṣṇaṃ saraṃ snigdhaṃ rūkṣaṃ sūkṣmaṃ dravaṃ sthiram ǀ
dravyaṃ guru ca yat prāyastaddhi svedanamucyate ‖［16］
śītaṃ mandaṃ mṛdu ślakṣṇaṃ rūkṣaṃ sūkṣmaṃ dravaṃ sthiram ǀ
yaddravyaṃ laghu coddiṣṭaṃ prāyastat stambhanaṃ smṛtam ‖［17］

軽性、温性、鋭性、清澄性、乾性〈非油性〉、微細性、粗性、移動性、硬性の属性をもつ薬物［ドラヴィヤ］は、主として減量作用［ランガナ］を有する。
重性、冷性、軟性、油性、緻密性、粗大性、粘液性、緩慢性、停滞性、円滑性の属性をもつ薬物は、主として滋養作用［ブリンハナ］を有する。
乾性〈非油性〉、軽性、粗性、鋭性、温性、停滞性、非粘滑性、硬性の性質をもつ薬物は、主として乾性化作用［ルークシャナ］を有する。
流動性、微細性、移動性、油性、粘液性、重性、冷性、緩慢性、軟性の属性をもつ薬物は、主として油性化作用［スネーハナ］を有する。
温性、鋭性、移動性、油性、乾性〈非油性〉、微細性、流動性、停滞性、重性の性質をもつ薬物は、主として発汗作用［スヴェーダナ］を有する。
冷性、緩慢性、軟性、円滑性、乾性〈非油性〉、微細性、流動性、停滞性、軽性の性質をもつ薬物は、主として停滞作用〈収斂作用〉［スタンバナ］を有する。［12–17］

その他の10種類の減量法［ランガナ］

catuṣprakārā saṃśuddhiḥ pipāsā mārutātapau ǀ
pācanānyupavāsaśca vyāyāmaśceti laṅghanam ‖［18］

４種の浄化法、口渇、強風と日射に晒されること、消化促進療法[パーチャナ]、断食、運動。これらもまた減量法[ランガナ]である。[18]

種々の減量法[ランガナ]の実施法

prabhūtaśleṣmapittāsramalāḥ saṃsṛṣṭamārutāḥ |
bṛhaccharīrā balino laṅghanīyā viśuddhibhiḥ || [19]
yeṣāṃ madhyabalā rogāḥ kaphapittasamutthitāḥ |
vamyatīsārahṛdrogavisūcyalasakajvarāḥ || [20]
vibandhagauravodgārahṛllāsārocakādayaḥ |
pācanaistān bhiṣak prājñaḥ prāyeṇādāvupācaret || [21]
eta eva yathoddiṣṭā yeṣāmalpabalā gadāḥ |
pipāsānigrahaisteṣāmupavāsaiśca tāñjayet || [22]
rogāñjayenmadhyabalān vyāyāmātapamārutaiḥ |
balināṃ kiṃ punaryeṣāṃ rogāṇāmavaraṃ balam || [23]
tvagdoṣiṇāṃ pramīḍhānāṃ snigdhābhiṣyandibṛmhiṇām |
śiśire laṅghanaṃ śastamapi vātavikāriṇām || [24]

カパとピッタと血液と老廃物[マラ]が非常に増悪していて、ヴァータも少し増悪し、体格が大きく、体力が強い人は、浄化法による減量法[ランガナ]を受けるとよい。
熟練した医者は、カパとピッタが原因の中等度の重さの病気、つまり嘔吐、下痢、心臓病、コレラ〈急性腸過敏症〉[注1]、アラサカ（腸鈍麻＝便秘）[注1]、発熱。便秘、鈍重感、おくび、吐き気〈動悸〉、食欲不振〈味覚不良〉の人には、初期には主として消化促進法[パーチャナ]を受けさせる。また、これらの病気が軽症の場合、のどの渇きを我慢させ、断食させると治まる。体力のある人で病気が中等度または軽度の場合、運動や、日射や風に晒されることによって病気は鎮静される。皮膚病の人。尿疾患の人。脂肪および経路の閉塞〈液成分の増加〉[アビシャンディ]によって肥っている人。ヴァータ性疾患の人。以上の人は、厳冬に減量法[ランガナ]を受けるとよい。[19–24]

注１　[ヴィスーチ（ヴィスーチカー）]：ヴィスーチカーとアラサカについては総論篇第11章49節の訳注参照。

肉類は最良の滋養薬

adigdhaviddhamakliṣṭaṃ vayasthaṃ sātmyacāriṇām |
mṛgamatsyavihaṅgānāṃ māṃsaṃ bṛmhaṇamucyate || [25]

適切な環境に生息する動物、魚、鳥を毒を用いず屠殺して得た無傷の成年期の肉は最良の

滋養薬［ブリンハナ］である。［25］

滋養法［ブリンハナ］の応症

kṣīṇāḥ kṣatāḥ kṛśā vṛddhā durbalā nityamadhvagāḥ ।
strīmadyanityā grīṣme ca bṛmhaṇīyā narāḥ smṛtāḥ ॥ ［26］
śoṣārṣograhaṇīdoṣairvyādhibhiḥ karśitāśca ye ।
teṣāṃ krvyādamāṃsānaṃ bṛmhaṇā laghavo rasāḥ ॥ ［27］
snānamutsādanaṃ svapno madhurāḥ snehabastayaḥ ।
śarkarākṣīrasarpīṇṣi sarveṣāṃ viddhi bṛmhaṇam ॥ ［28］

衰弱した人、傷を負った人、やせた人、老人、体力のない人、いつも徒歩旅行している人、女性や飲酒に耽っている人、夏季は、滋養法［ブリンハナ］が適している。肺病〈消耗性疾患〉［ショーシャ］、痔疾、グラハニー病（吸収不良）、その他の病気によってやせた人には、肉食動物の肉の軽性の煮汁が身体増強剤として最良である。沐浴、香油按摩［ウトサーダナ］、睡眠、甘味剤を添加した油性浣腸（経腸法）、砂糖、牛乳、ギーは、あらゆる人々に対する滋養薬である。［26–28］

乾剤法［ルークシャナ］の適応症

kaṭutiktakaṣāyāṇāṃ sevanaṃ strīṣvasaṃyamaḥ ।
khalipiṇyākatakrāṇāṃ madhvādīnāṃ ca rūkṣaṇam ॥ ［29］
abhiṣyaṇṇā mahādoṣā marmasthā vyādhayaśca ye ।
ūrustambhaprabhṛtayo rūkṣaṇīyā nidarśitāḥ ॥ ［30］

辛味と苦味と渋味の食品の摂取、制限のない性行為、からし油かす[注1]、ごま油かす[注1]、バターミルク［タクラ］、蜂蜜などを常用することが乾剤法［ルークシャナ］である。経路の閉塞〈粘液分泌増加〉［アビシャンディ］、著しいドーシャ増悪、必須器官［マルマン］の病気、ウールスタンバ（大腿部の痙縮〈痙性対麻痺〉）などは乾剤法の適応症である。［29–30］

注1　［カリ］、［ピニヤーカ］

snehāḥ snehayitavyāśca svedāḥ svedyāśca ye narāḥ ।
snehādhyāye mayoktāste svedākhya ca savistaram ॥ ［31］

油剤法［スネーハナ］とそれを行うべき人、発汗法［スヴェーダナ］とそれを行うべき人については、油剤法の章（第13章）と発汗法の章（第14章）でそれぞれ詳しく述べた。［31］

停滞法[スタンバナ]の適応症

dravaṃ tanvasaraṃ yāvacchītīkaraṇamauṣadham |
svādu tiktaṃ kaṣāyaṃ ca stambhanaṃ sarvameva tat || [32]
pittakṣārāgnidagdhā ye vamyatīsārapīḍitāḥ |
viṣasvedātiyogārtāḥ stambhanīyā nidarśitāḥ || [33]

流動性、微細性、停滞性、冷性、甘味、苦味、渋味の作用をもつ薬剤および療法は、停滞法[スタンバナ]を成す。ピッタやアルカリ〈腐蝕剤〉[クシャーラ]や火[アグニ]によって病んでいる人、嘔吐や下痢に苦しんでいる人、毒物[ヴィシャ]や過剰な発汗法で苦しんでいる人には停滞法[スタンバナ]を行うべきである。[32–33]

適正な減量法と過剰な減量法

vātamūtrapurīṣāṇāṃ visarge gātralāghave |
hṛdayodgārakaṇṭhāsyaśuddhau tandrāklame gate || [34]
svede jāte rucau caiva kṣutpipāsāsahodaye |
kṛtaṃ laṅghanamādeśyaṃ nirvyathe cāntarātmani || [35]
parvabhedo'ṅgamardaśca kāsaḥ śoṣo mukhasya ca |
kṣutpraṇāśo'rucistṛṣṇā daurbalyaṃ śrotranetrayoḥ || [36]
manasaḥ saṃbhramo'bhīkṣṇamūrdhvavātastamo hṛdi |
dehāgnibalanāśaśca laṅghane'tikṛte bhavet || [37]

おならや尿や便が適切に体外へ排出され、身体が軽快になり、心窩部〈胃〉やおくびや咽頭部や口が浄化され、眠気や過労がなくなり、発汗、食欲〈味覚〉、空腹・口渇が起こり、安らぎの気持ちが生じることによって、減量法[ランガナ]が適正に行われたとみなされる。
関節痛、身体痛、咳、口内の乾燥、空腹感の喪失、食欲不振〈味覚不良〉や、口渇、聴力と視力の低下、精神錯乱[マナサ・サンブラマ]、頻回のおくび、眼前暗黒〈失神〉、体重減少、消化力減少、体力低下。以上は減量法[ランガナ]が過度に行われたときの症状である。[34–37]

適正な滋養法と過剰な滋養法

balaṃ puṣṭyupalambhaśca kārśyadoṣavivarjanam |
lakṣaṇaṃ bṛṃhite sthaulyamati cātyarthbṛṃhite || [38]

滋養法[ブリンハナ]が適正に行われた場合は、体力と体格が増し、やせすぎの欠点がなくな

る。滋養法を過度に行うと肥満になる。［38］

適正な乾剤法と過剰な乾剤法

kṛtātikrtaliṅgaṃ yallaṅghite taddhi rūkṣite ।［39（前半）］

乾剤法［ルークシャナ］が適正または過剰に行われた場合の症状は、減量法［ランガナ］の場合と同じである。［39（前半）］

適正な停滞法と過剰な停滞法

stambhitaḥ syādbale labdhe yathoktaiścāmayairjitaiḥ ॥［39］
śyāvatā stabdhagātratvamudvego hanusaṃgrahaḥ ।
hṛdvarconigrahaśca syādatistambhitalakṣaṇam ॥［40］

症状が制圧され、体力を取り戻せば、停滞法［スタンバナ］が適切に行なわれたとみなされる。停滞法が過度に行われると、顔色が黒ずみ、四肢硬直、不安〈おくび〉[注1]、開口障害、心機能と排便が抑制される。［39–40］

注１　［ウドヴェーガ］：戦慄、不安（梵和）。

６種の療法のまとめ

lakṣaṇaṃ cākṛtānāṃ syāt ṣaṇṇāmeṣāṃ samāsataḥ ।
tadauṣadhānāṃ dhātūnāmaśamo vṛddhireva ca ॥［41］
iti ṣaṭ sarvarogāṇāṃ proktāḥ samyagupakramāḥ ।
sādhyānāṃ sādhane siddhāmātrākālānurodhinaḥ ॥［42］

治療したドーシャ（病気）が鎮静されず、むしろ増悪する場合は、６種の療法が適切に行われなかったとみなされる。以上のように、あらゆる治癒可能な病気に対して量と時機を考慮して試みられるならば、すべての病気に効果がある６種の療法について語られた。［41–42］

bhavati cātra —
doṣāṇāṃ bahusaṃsargāt saṅkīryante hyupakramāḥ ।
ṣaṭtvaṃ tu nātivartante tritva vātādayo yathā ॥［43］

つぎは詩節である。

ドーシャの組み合わせはさまざまであるから、それに対する治療法もまた複雑に絡み合っている。しかしそれでも、ヴァータなどのドーシャの数が3を超えないように、治療法の数も6を超えることはない。[43]

第22章のまとめ

tatra ślokaḥ —
ityasmiṃllaṅghanādhyāye vyākhyātāḥ ṣaḍupakramāḥ ǀ
yathāpraśnaṃ bhagavatā cikitsā yaiḥ pravartate ǁ [44]

最後は、要約の詩節である。
尊者アートレーヤは、この減量法などの章で、すべての治療の基礎となる6種の療法[シャド・ウパクラマー]について、質問に応えて説明した。[44]

---

ityagniveśakṛte tantre carakapratisaṃskṛte ślokasthāne laṅghanabṛṃhaṇīyo nāma dvāviṃśo-'dhyāyaḥ (22)

以上で、アグニヴェーシャが著し、チャラカが改訂した本集・総論篇の第22章「減量法と滋養法」を終わる。(22)

trayoviṃśo'dhyāyaḥ

CHAPTER 23

第23章 栄養過多〈高栄養法〉の章

（高栄養法と痩躯法）

athātaḥ saṃtarpaṇīyamadhyāyaṃ vyākhyāsyāmaḥ ॥ [1]
iti ha smāha bhagavānātreyaḥ ॥ [2]

それでは「栄養過多〈高栄養法〉[サンタルパナ]」の章を述べよう、と尊者アートレーヤは語り始めた。[1–2]

栄養過多になる原因

saṃtarpayati yaḥ snigdhairmadhurairgurupicchilaiḥ ।
navānnairnavamadyaiśca māṃsaiścānūpavārijaiḥ ॥ [3]
gorasairgauḍikaiścānnaiḥ paiṣṭikaiścātimātraśaḥ ।
ceṣṭādveṣī divāsvapnaśayyāsanasukhe rataḥ ॥ [4]
rogāstasyopajāyante saṃtarpaṇanimittajāḥ ।

油性、甘味、重性、粘滑性の食品、新しい穀物〈新米〉、新酒、沼沢地棲息動物や水生動物の肉、牛乳と乳製品、含蜜糖[グダ]や小麦粉料理を過剰に摂取している人が、なおかつ運動を嫌い、昼寝や安楽な寝床や椅子に座ることを好んでいると、すぐに対策を講じなければ、栄養過多[サンタルパナ]に起因するさまざまな病気になる。[3–4]

栄養過多による疾患

pramehapiḍakākoṭhakaṇḍūpāṇḍvāmayajvarāḥ ॥ [5]
kuṣṭhānyāmapradoṣāśca mūtrakṛcchramarocakaḥ ।

tandrā klaibyamatisthaulyamālasyaṃ gurugātratā ॥ [6]
indriyasrotasāṃ lepo buddhermohaḥ pramīlakaḥ ।
śophāścaivaṃvidhāścānye śīghramapratikurvataḥ ॥ [7]

例えば、プラメーハ(尿疾患)、糖尿病性膿胞〈炎症性腫脹〉、蕁麻疹、痒み、貧血、発熱、皮膚病〈難治性皮膚病〉、アーマ病(消化不良)、排尿困難、食欲不振〈味覚不良〉、眠気、勃起不能症、肥満、無気力、身体の鈍重感、感覚器官内の経路の閉塞、意識障害、眠気、腫張〈浮腫〉、あるいはこれらに類する病気になる。[5–7]

栄養過多による疾患の治療法

śastamullekhanaṃ tatra vireko raktamokṣaṇam ।
vyāyāmaścopavāsaśca dhūmāśca svedanāni ca ॥ [8]
sakṣaudraścābhayāprāśaḥ prāyo rūkṣānnasevanam ।
cūrṇapradehā ye coktāḥ kaṇḍūkoṭhavināśanāḥ ॥ [9]

対策として、催吐法(嘔吐誘発)、催下法、瀉血法、運動、断食、薬用喫煙、発汗法、蜂蜜とアバヤー・プラーシャ（ミロバラン舐剤)の服用、乾性〈非油性〉の食事習慣[注1]、痒みや蕁麻疹などを除去する(第３章で述べた)泥膏などがすすめられる。[8–9]

注１［セーヴァナ］

triphalāragvadhaṃ pāṭhāṃ saptaparṇaṃ savatsakam ।
mustaṃ samadanaṃ nimbaṃ jalenotkvathitaṃ pibet ॥ [10]
tena mehādayo yānti nāśamabhyasyato dhruvam ।
mātrākālaprayuktena saṃtarpaṇasamutthitāḥ ॥ [11]

また、トリパラー（三果)、アーラグヴァダ[マメ科ナンバンサイカチ]、パーター［ツヅラフジ科キッサムペロス・パレイラ＊]、サプタパルナ[キョウチクトウ科ジタノキ]、クタジャ［vatsaka キョウチクトウ科セイロンライティア(英名コネッシ)]、ムスタ[カヤツリグサ科ハマスゲ]、マダナ[アカネ科ハリクチナシ(サボンノキ)]、ニンバ[センダン科センダン(ニーム)]を煎じ液にして、適切な量と時間を考慮して用いると、栄養過多〈過度の滋養法〉から生じる糖尿病〈尿疾患〉などの病気は確実に鎮静される。[10–11]

mustamāragvadhaḥ pāṭhā triphalā devadāru ca ।
śvadaṃṣṭrā khadiro nimbo haridre tvakca vatsakāt ॥ [12]
rasameṣāṃ yathādoṣaṃ prātaḥ prātaḥ pibannaraḥ ।
saṃtarpaṇakṛtaiḥ sarvairvyādhibhiḥ saṃpramucyate ॥ [13]
ebhiścodvartanodgharṣasnānayogopayojitaiḥ ।

tvagdoṣāḥ praśamaṃ yānti tathā snehopasaṃhitaiḥ ‖［14］

ムスタ［カヤツリグサ科ハマスゲ］、アーラグヴァダ［マメ科ナンバンサイカチ］、パーター［ツヅラフジ科キッサムペロス・パレイラ＊］、トリパラー（三果）、デーヴァダール［マツ科ヒマラヤスギ］、ゴークシュラ［śvadaṃṣṭraハマビシ科ハマビシ］、カディラ［マメ科アセンヤクノキ］、ニンバ［センダン科センダン（ニーム）］、ウコン二種（ハリドラー［ショウガ科ウコン（英名ターメリック）］とダールハリドラー［メギ科英名ツリー・ターメリック］）、クタジャ［vatsakaキョウチクトウ科セイロンライティア（英名コネッシ）］の樹皮。これらの煎じ液をドーシャに応じて毎朝適量飲む人は、栄養過多〈過度の滋養法〉に起因するすべての病気から解放される。これらの生薬を油剤に混じて、強擦法［ウドヴァルタナ］、摩擦法［ウドガルシャナ］、沐浴に用いることによって皮膚病は鎮静される。［12–14］

kuṣṭhaṃ gomedako hiṅgu krauñcāsthi tryūṣaṇaṃ vacā ǀ
vṛṣakaile śvadaṃṣṭrā ca kharāhvā cāśmabhedakaḥ ‖［15］
takreṇa dadhimaṇḍena badarāmlarasena vā ǀ
mūtrakṛcchraṃ prameham ca pītametadvyapohati ‖［16］
takrābhayāprayogaiśca triphalāyāstathaiva ca ǀ
ariṣṭānāṃ prayogaiśca yānti mehādayaḥ śamam ‖［17］

クシュタ［キク科モッコウ］、ゴーメーダカ（オニクス＝縞瑪瑙）、ヒング［セリ科アギ］、クラウンチャ（アネハヅル）の骨、トリカトゥ［try-ṣaṇa］（三辛）、ヴァチャー［サトイモ科ショウブ］、ヴァーサ［vṛṣakaキツネノマゴ科マラバールナッツ］、エーラー［ショウガ科ショウズク（英名カルダモン）］、ゴークシュラ［śvadaṃṣṭraハマビシ科ハマビシ］、ヤヴァーニー［kharāhvāセリ科セロリの種子＊］、パーシャナベーダ［aśmabhedakaユキノシタ科ヒマラヤユキノシタ］。以上の粉末をバターミルク［タクラ］、乳清（発酵乳の上澄み）［ダディ・マンダ］、酸味のバダラ［クロウメモドキ科ナツメ］の果汁などとともに飲むと、排尿困難とプラメーハ（尿疾患）は鎮静される。ハリータキー［シクンシ科ミロバラン］を添加したバターミルクや、トリパラー（三果）、アリシュタ酒（酒精発酵飲料）によってプラメーハ（尿疾患）などは鎮静される。［15–17］

tryūṣaṇaṃ triphalā kśaudraṃ krimighnamajamodakaḥ ǀ
mantho'yaṃ saktavastailaṃ hito lohodakāplutaḥ ‖［18］
vyoṣaṃ viḍaṅgaṃ śigrūṇi triphlāṃ kaṭurohiṇīm ǀ
bṛhatyau dve haridre dve pāṭhāmativiṣāṃ sthirām ‖［19］
hiṅgu kebukamūlāni yavānī dhānyacitrakān ǀ
sauvarcalamajājīṃ ca hapuṣāṃ ceti cūrṇayet ‖［20］
cūrṇatailaghṛtakṣaudrabhāgāḥ syurmānataḥ samāḥ ǀ
saktūnāṃ ṣoḍaśaguṇo bhāgaḥ saṃtarpaṇaṃ pibet ‖［21］

トリカトゥ［try-ṣaṇa］（三辛）、トリパラー（三果）、蜂蜜、ヴィダンガ［krimighnaヤブコウジ科エンベリア］、アジャモーダー［セリ科セロリ］を香煎［サクトゥ］と混ぜ、これにごま油とアグル［ジンコウ］の煎じ液を加えたマンタ（ラッシーのような撹拌飲料）は尿疾患などに有益である。
トリカトゥ（三辛）、ヴィダンガ［ヤブコウジ科エンベリア］、シグル［ワサビノキ科ワサビノキ］の種子、トリパラー（三果）、カトゥカー［kaṭurohinīゴマノハグサ科コオウレン］、ナス二種（ブリハティー［ナス科シロスズメナスビ］とカンタカーリー［ナス科ニシキハリナスビ］）、ウコン二種（ハリドラーと［ショウガ科ウコン（英名ターメリック）］とダールハリドラー［メギ科（英名ツリーターメリック）］）、パーター［ツヅラフジ科キッサムペロス・パレイラ＊］、アティヴィシャー［キンポウゲ科アコニトゥム・ヘテロフィルム］、シャーラパルニー［sthirāマメ科タマツナギ］、ヒング［セリ科アギ］、ケーブカ［ショウガ科フクジンソウ＊］の根、ヤヴァーニー［セリ科アジョワン］、ダーニャカ［セリ科コエンドロ（英名コリアンダー）］、チトラカ［イソマツ科インドマツリ（プルンバーゴ）］、サウヴァルチャラ（植物由来の塩）、ジーラカ［ajājīセリ科（英名クミン）］、ハプシャ［ヒノキ科ヨウシュネズ（英名ジュニパー）］。これらの生薬を粉末にし、ごま油、ギー、蜂蜜をそれぞれ粉末と同量ずつ混ぜる。これを16倍の香煎と混ぜると、栄養過多に用いる香煎飲料［サンタルパナ・マンタ］ができる。［18–21］

prayogādasya śāmyanti rogāḥ saṃtarpaṇotthitāḥ ǀ
pramehā mūḍhavātāśca kuṣṭhānyarśāṃsi kāmalāḥ ǁ［22］
plīhā pāṇḍvāmayaḥ śopho mūtrakṛcchramarocakaḥ ǀ
hṛdrogo rājayakṣmā ca kāsaḥ śvāso galagrahaḥ ǁ［23］
krimayo grahaṇīdoṣāḥ śvaitryaṃ sthaulyamatīva ca ǀ
narāṇām dīpyate cāgniḥ smṛtirbuddhiśca vardhate ǁ［24］
vyāyāmanityo jīrṇāśī yavagodhūmabhojanaḥ ǀ
saṃtarpaṇakṛtairdoṣaiḥ sthaulyaṃ muktvā vimucyate ǁ［25］
uktaṃ saṃtarpaṇotthānāmapatarpaṇamauṣadham ǀ

上述の処方を用いることによって、プラメーハ（尿疾患）、放屁障害〈ヴァータ停留〉［ムーダヴァータ］、悪性の皮膚病、痔核、黄疸、脾腫、貧血、腫脹〈浮腫〉、排尿困難、食欲不振〈味覚不良〉、心臓病、肺結核、咳、呼吸困難、咽喉痙攣、寄生虫症状、グラハニー病〈吸収不良〉、白斑、肥満などの栄養過多に起因する病気は鎮静され、消化力は高まり、記憶力や知力も増大する。運動を定期的にする人、前の食事が十分に消化されてから食事をする人、大麦や小麦を食べる人は肥満が解消され、栄養過多に起因する病気から解放される。栄養過多に起因する病気〈過度の滋養法の副作用〉の対処法は痩躯法［アパタルパナ・アウシャダ］である。［22–25］

栄養不足［アパタルパナ］による疾患

vakṣyante sauṣadhāścordhvamapatarpaṇajā gadāḥ ǁ［26］

dehāgnibalavarṇaujaḥśukramāṃsaparikṣayaḥ |
jvaraḥ kāsānubandhaśca pārśvaśūlamarocakaḥ || [27]
śrotradaurbalyamunmādaḥ pralāpo hṛdayavyathā |
viṇmūtrasaṅgrahaḥ sūlaṃ jaṅghorutrikasaṃśrayam || [28]
parvāsthisandhibhedaśca ye cānye vātajā gadāḥ |
ūrdhvavātādayaḥ sarve jāyante te'patarpaṇāt || [29]

つぎは、栄養不足〈不適切な減量法〉[アパタルパナ]に起因する病気とその治療法を説明しよう。体重、消化力、体力、色つや、オージャス（活力素）、精子、筋肉組織の減少。発熱、慢性の咳〈咳を伴う発熱〉、側腹の痛み、食欲不振〈味覚不良〉、聴力低下、精神異常、うわごと、心臓部痛、大小便の停滞、下腿、大腿部、仙骨部の痛み、結節〈指関節〉と関節の割れるような痛み、ヴァータ上方移動などのヴァータ性疾患は、すべて栄養不足[アパタルパナ]から起る。[26–29]

栄養不足[アパタルパナ]の治療法

teṣāṃ saṃtarpaṇaṃ tajjñaiḥ punarākhyātamauṣadham |
yattadātve samarthaṃ syādabhyāse vā tadiṣyate || [30]
sadyaḥ kṣīṇo hi sadyo vai tarpaṇenopacīyate |
narte saṃtarpaṇābhyāsāccirakṣīṇastu puṣyati || [31]

栄養不足〈不適切な減量法〉に起因する病気は、熟練した医者による高栄養法[サンタルパナ]によって治療されるが、即座に効き目が現れるものと、長期療法を経て効き目が現れるものの２種がある。高栄養法が即座に効き目が現れるのは急激にやせた人である。一方、やせすぎが長期にわたっている人は高栄養法を長期間繰り返さなければ回復しない。[30–31]

慢性のやせすぎの治療

dehāgnidoṣabhaiṣajyamātrā kālānuvartinā |
kāryamatvaramāṇena bheṣajaṃ ciradurbale || [32]
hitā māṃsarasāstasmai payāṃsi ca ghṛtāni ca |
snānāni bastayo'bhyaṅgāstarpaṇāstarpaṇāśca ye || [33]

長い間かかって衰弱した人の場合は、身体〈全身の状態〉、消化力、ドーシャ、薬剤、用量、時節を考慮して、急がずに治療を行うべきである。このような患者には、肉の煮汁、多量の牛乳〈多種類の動物乳〉、ギー、沐浴、浣腸（経腸法）、オイルマッサージ（油剤塗擦）、滋養飲料[タルパナ]などが有益である。[32–33]

滋養飲料[タルパナ]の処方

jvarakāsaprasaktānāṃ kṛśānāṃ mūtrakṛcchriṇām ।
tṛṣyatāmūrdhvavātānāṃ vakṣyante tarpaṇā hitāḥ ॥ [34]
śarkarāpippalītailaghṛtakṣaudraiḥ samāṃśakaiḥ ।
saktudviguṇito vṛṣyasteṣāṃ manthaḥ praśasyate ॥ [35]
saktavo madirā kṣaudraṃ śarkarā ceti tarpaṇam ।
pibenmārutaviṇmūtrakaphapittānulomanam ॥ [36]
phāṇitaṃ saktavaḥ sarpirdadhimaṇḍo'mlakāñjikam ।
tarpaṇaṃ mūtrakṛcchraghnamudāvartaharaṃ pibet ॥ [37]

発熱や咳に苦しんでいる人、やせた人、排尿障害の人、のどの渇いている人、ヴァータ上方移動の〈おくびが出ている〉[ムールドヴァ・ヴァータ]人に役立つ滋養飲料[タルパナ]についてこれから述べよう。等量の砂糖、ピッパリー[インドナガコショウ]、油、ギー、蜂蜜に2倍の香煎[サクトゥ]を混ぜたマンタは強精剤であり、このような人にも有益である。香煎に、マディラ酒、蜂蜜、砂糖を混ぜたマンタは滋養飲料[タルパナ]であり、これを飲むとおなら、大小便、カパ、ピッタが排出される。パーニタ(糖蜜＝サトウキビの濃汁)、香煎、ギー、乳清(発酵乳の上澄み)、酢〈強い酸味の汁粥〉[アムラ・カーンジ]で作った滋養飲料[タルパナ]も服用すべきである。これは排尿困難やヴァータ上方移動〈蠕動不全〉[ウダーヴァルタ]を鎮静する。[34–37]

酒による病気を治すマンタ(香煎飲料)

manthaḥ kharjūramṛdvīkāvṛkṣāmlāmlīkadāḍimaiḥ ।
parūṣakaiḥ sāmalakairyukto madyavikāranut ॥ [38]

カルジューラ[サトウナツメヤシ]、ムリドヴィーカー[ブドウ]、ヴリクシャームラ[オトギリソウ科ガルシニア・インディカ]、アムリーカー[マメ科チョウセンマダモ(英名タマリンド)]、ダーディマ[ザクロ]、パルーシャカ[シナノキ科インドウオトリギ]、アーマラキー[トウダイグサ科アンマロクノキ]の果実を撹拌したマンタ(香煎飲料)は、アルコール性疾患〈アルコール依存症〉を鎮静する。[38]

即効性のサンタルパナ・マンタ(滋養香煎飲料)

svāduramlo jalakṛtaḥ sasneho rūkśa eva vā ।
sadyaḥ saṃtarpaṇo manthaḥ sthairyavarṇabalapradaḥ ॥ [39]

甘味あるいは酸味のものを水で撹拌したマンタ(香煎飲料)も、油脂類を加えたマンタや油

脂類を加えていないマンタも、即効性の滋養効果［サンタルパナ］があり、直ちに身体の強靭性と色つやと体力を与える。［39］

第23章のまとめ

tatra ślokaḥ —
saṃtarpaṇotthā ye rogā rogā ye cāpatarpaṇāt |
saṃtarpaṇīye te'dhyāye sauṣadhāḥ parikīrtitāḥ ||［40］

最後は、要約の詩節［シュローカ］である。
栄養過多［サンタルパナ］による病気と栄養不足［アパタルパナ］による病気、およびそれらの治療法が「栄養過多〈高栄養法〉［サンタルパナ］」の章で説明された。［40］

---

ityagniveśakṛte tantre carakapratisaṃskṛte ślokasthāne saṃtarpṇiyo nāma trayoviṃśo'dhyāyaḥ (23)

以上で、アグニヴェーシャが著し、チャラカが改訂した本集・総論篇の第23章「栄養過多〈高栄養法〉」を終わる。(23)

catuviṃśo’dhyāyaḥ

CHAPTER 24

第24章 適切に造られた血液の章

（造血のしくみと意識障害）

athāto vidhiśoṇitīyamadhyāyaṃ vyākhyāsyāmaḥ || [1]
iti ha smāha bhagavānātreyaḥ || [2]

それでは「適切に造られた血液」の章を述べよう、と尊者アートレーヤは語り始めた。[1–2]

清浄な血液と悪化した血液

健康的な生活と清浄な血液

vidhinā śoṇitaṃ jātaṃ śuddhaṃ bhavati dehinām |
deśakālaukasātmyānāṃ vidhiryaḥ saṃprakāśitaḥ || [3]
tadviśuddhaṃ hi rudhiraṃ balavarṇasukhāyuṣā |
yunakti prāṇinaṃ prāṇaḥ śoṇitaṃ hyanuvartate || [4]

場所〈地域〉、時節、日常的な順応性〈慣れ〉[サートミヤ]についてはすでに述べたが[注1]、これらを踏まえた生活によって造られた血液は清浄である。人に体力と色つやと幸福な長寿を与えるのは、清浄な血液である。生気〈生命〉[プラーナ]は血液に支えられているからである。[3–4]

注1　第6章で、季節の健康法や順応性について言及している。

血液悪化の原因

praduṣṭabahutīkṣṇoṣṇairmadyairanyaiśca tadvidhaiḥ |
tathā'tilavaṇakṣārairamlaiḥ kaṭubhireva ca || [5]
kulatthamāṣaniṣpāvatilatailaniṣevaṇaiḥ |
piṇḍālumūlakādīnāṃ haritānāṃ ca sarvaśaḥ || [6]
jalajānūpabailānāṃ prasahānāṃ ca sevanāt |
dadhyamlamastusuktānāṃ surāsauvīrakasya ca || [7]
viruddhānāmupaklinnapūtīnāṃ bhakṣaṇena ca |
bhuktvā divā prasvapatāṃ dravasnigdhagurūṇi ca || [8]
atyādānaṃ tathā krodhaṃ bhajatāṃ cātapānalau |
chardivegapratīghātāt kāle cānavasecanāt || [9]
śramābhighātasaṃtāpairajīrṇādhyaśanaistathā |
śaratkālasvabhāvācca śoṇitaṃ sampraduṣyati || [10]

変質した酒、多量の酒、鋭性または温性の酒。その他の同様な性質の飲料。塩味やアルカリや酸味や辛味が強すぎるもの。クラッタ[マメ科フジマメ属(英名ホースグラム)]、マーシャ[マメ科ケツルアズキ(英名ブラックグラム)]、ニシュパーヴァ[マメ科フジマメ]、ゴマ、ごま油を多量に摂取すること。ピンダール[ヤマノイモ科ヤムイモ]、ムーラカ[アブラナ科ダイコン]、生食用野菜[ハリタ]。水生動物や沼沢地棲息動物や穴居性動物や食肉鳥の肉を常食すること。発酵乳[ダディ]、酸味〈酸味の粥〉の乳清、酢類、その他の酸味の酒類(スラー酒とサウヴィーラカ酒)。また、誤った組み合わせの食事や古くて悪臭のある食品を摂取すること。液体、油性、重性のものを摂取した後に昼寝をすること。食べ過ぎ、過度の怒り、日射や火に晒されること、吐き気を抑えること、前述の時節(秋)に瀉血法を行わないこと、疲労、外傷、灼熱感、前の食事が完全に消化されないうちに食べること、過食、秋の本来の性質。以上の要因によって、血液は悪化する。[5–10]

悪化した血液に起因する病気(血液性疾患)

tataḥ śoṇitajā rogāḥ prajāyante pṛthagvidhāḥ |
mukhapāko'kṣirāgaśca pūtighrāṇāsyagandhitā || [11]
gulmopakuśavīsarparaktapittapramīlakāḥ |
vidradhī raktamehaśca pradaro vātaśoṇitam || [12]
vaivarṇyamagnisādaśca pipāsā gurugātratā |
saṃtāpaścātidaurbalyamaruciḥ śirasaśca ruk || [13]
vidāhaścānnapānasya tiktāmlodgiraṇaṃ klamaḥ |
krodhapracuratā buddheḥ saṃmoho lavaṇāsyatā || [14]

svedaḥ śarīradaurgandhyaṃ madaḥ kampaḥ svarakṣayaḥ |
tandrānidrātiyogaśca tamasaścātidarśanam || [15]
kaṇḍvaruḥkoṭhapiḍakākuṣṭhacarmadalādayaḥ |
vikārāḥ sarva evaite vijñeyāḥ śoṇitāśrayāḥ || [16]
śītoṣṇasnigdharūkṣādyairupakrāntāśca ye gadāḥ |
samyak sādhyā na siddhyanti raktajāṃstān vibhāvayet || [17]

口内炎、眼の充血、鼻腔の悪臭、口臭、グルマ（腹部腫瘤）、ウパクシャ（歯周病）、丹毒を含む急速に拡大する皮膚病［ヴィサルパ］、ラクタピッタ（出血）、眠気、膿瘍、血尿、月経過多、ヴァータラクタ（痛風〈リウマチ性疾患〉）、皮膚の変色、食欲と消化力の減退、口渇、身体の鈍重感、灼熱感、極度の衰弱、食欲減退〈味覚不良〉、頭痛、飲食後の胸焼け、苦味と酸味のおくび、過労〈肉体労働をしないのに疲れを感じること〉、過度の怒り、精神的混乱 、口内の塩味、過度の発汗、体臭、酩酊、震え、失声、眠気、睡眠過剰、頻回の眼前暗黒〈失神〉。かゆみ、膿疱［アルス］、蕁麻疹、せつ（吹き出物）［ピダカー］、皮膚病〈難治性皮膚病〉、皮膚の肥厚〈表皮剥離〉などの皮膚疾患。これらすべての病気は血液由来であるとみなすべきである。治癒可能な病気であるにもかかわらず、冷性、温性、油性、乾性〈非油性〉などの療法を受けても治らない病気は、悪化した血液による病気とみなすべきである。［11–17］

血液性疾患の治療

kuryācchoṇitarogeṣu raktapittaharīṃ kriyām |
virekamupavāsaṃ ca srāvaṇaṃ śoṇitasya ca || [18]
baladoṣapramāṇādvā viśuddhyā rudhirasya vā |
rudhiraṃ srāvayejjantorāśayaṃ prasamīkṣya vā || [19]

血液性疾患のときは、血液［ラクタ］とピッタを体外へ排泄する治療法〈ラクタピッタの治療法〉、つまり催下法、断食、瀉血法などを受ける。患者の体力の強さ、ドーシャの悪化度、瀉血量、罹患部位を考慮して瀉血する。［18–19］

各ドーシャによって悪化した血液の特徴

aruṇābhaṃ bhavedvātādviśadaṃ phenilaṃ tanu |
pittāt pītāsitaṃ raktaṃ styāyatyauṣṇyāccireṇa ca || [20]
īṣatpāṇḍu kaphādduṣṭaṃ picchilaṃ tantumadghanam |
saṃsṛṣṭaliṅgaṃ saṃsargāttriliṅgaṃ sānnipātikam || [21]

ヴァータによって悪化した血液は、暗赤色で、非粘液性〈清澄性〉で、泡立ち、希薄である。ピッタによって悪化した血液は、黄色あるいは黒っぽく、熱をもっているために凝固しにくい。カパによって悪化した血液は、わずかに青く、粘液性があり、繊維質で密である。2つのドーシャによって悪化した血液は両方のドーシャによる悪化の特徴をもち、サンニパータ(3（トリ）ドーシャ)によって悪化した血液は3つのドーシャによる悪化の特徴をもつ。[20–21]

清浄な血液の色

tapanīyendragopābhaṃ padmālaktakasannibham |
guñjāphalasavarṇaṃ ca viśuddhaṃ viddhi śoṇitam || [22]

熱した黄金[タパニーヤ]、ホタル、パドマ[ハス科ハス(赤花種)]、ラックカイガラムシの液汁、グンジャー[マメ科トウアズキ]の豆の色をしていれば、その血液は清浄であるとみなす。[22]

瀉血後の食事

nātyuṣṇaśītaṃ laghu dīpanīyaṃ rakte'panīte hitamannapānam |
tadā śarīraṃ hyanavasthitāsṛgagnirviśeṣeṇa ca rakṣitavyaḥ || [23]

瀉血の後は極度に温性でも冷性でもなく、軽性で、消化を促進する飲食物がよい。瀉血のあとは血液が不安定であるため、アグニ(消化の火)を注意深く保護しなければならない。[23]

清浄な血液をもつ人の特徴

prasannavarṇendriyamindriyārthānicchantamavyāhatapaktṛvegam |
sukhānvitaṃ tu (pu) ṣṭibalopapannaṃ viśuddharaktaṃ puruṣaṃ vadanti || [24]

色つやと感覚機能が爽快で、感覚対象を正常に求め、消化力と生理的欲求が損なわれず、幸福で、栄養と体力に恵まれているとき、その人は清浄な血液をもっていると見なす。[24]

意識障害

酩酊、失神、昏睡の発病機序

yadā tu raktavāhīni rasasaṃjñāvahāni ca |
pṛthak pṛthak samastā vā srotāṃsi kupitā malāḥ || [25]
malināhāraśīlasya rajomohāvṛtātmanaḥ |
pratihatyāvatiṣṭhante jāyante vyādhayastadā || [26]
madamūrcchāyasaṃnyāsāsteṣāṃ vidyādvicakṣaṇaḥ |

不浄な食物を常食しているラジャス(激情)とタマス(無知)で覆われた者において、単独または複数のドーシャが増悪し、ラクタ(血液)とラサ(栄養体液)と意識を運搬する経路を閉塞し、そこにドーシャが定着すると、マダ(酩酊)、ムールッチャー（失神)、サンニヤーサ(昏睡)が起る。[25–26]

yathottaraṃ balādhikyaṃ hetuliṅgopaśāntiṣu || [27]
durbalaṃ cetasaḥ sthānaṃ yadā vāyuḥ prapadyate |
mano vikṣobhayañjantoḥ saṃjñāṃ saṃmohayettadā || [28]
pittamevaṃ kaphaścaivaṃ mano vikṣobhayan nṛṇām |
saṃjñāṃ nayatyākulatāṃ viśeṣaścātra vakṣyate || [29]

これらの病気の重症度が、原因・症状・治療の観点から、列挙順に大きくなることを賢明な医者は知らねばならない。弱まった意識の中枢にヴァータが侵入すると、人の精神(思考器官)を動揺させ、意識を混乱させる。同様に、ピッタやカパも人の精神(思考器官)を動揺させ、意識を混乱させる。では、それぞれの特徴を説明しよう。[27–29]

酩酊[マダ]のドーシャ別の特徴

saktānalpadrutābhāṣaṃ calaskhalitaceṣṭitam |
vidyādvātamadāviṣṭaṃ rūkṣaśyāvāruṇākṛtim || [30]
sakrodhaparuṣābhāṣaṃ saṃprahārakalipriyam |
vidīāt pittamadāviṣṭaṃ raktapītāsitākṛtim || [31]
svalpāsaṃbaddhavacanaṃ tandrālasyasamanvitam |
vidyāt kaphamadāviṣṭaṃ pāṇḍuṃ pradhyānatatparam || [32]
sarvāṇyetāni rūpāṇi sannipātakṛte made |
jāyante śāmyati kṣipraṃ mado madyamadākṛtiḥ || [33]

yaśca madya kṛtaḥ prokto viṣajo raudhiraśca yaḥ |
sarva ete madā narte vātapittakaphatrayāt || [34]

(1)ヴァーティカ・マダ(ヴァータ性酩酊)と診断された人：言葉がもつれ、言葉数が多く、話し方が速すぎ、よろめき、転倒し、顔が乾燥して赤みや黒みを帯びている。
(2)パイッティカ・マダ(ピッタ性酩酊)の人：話が怒りを含んでとげとげしく、殴ることや喧嘩を好み、顔色は赤または黄または黒である。
(3)カパジャ・マダ(カパ性酩酊)の人：話し声が小さく、話の辻つまが合わず、倦怠感と物憂さをもち、顔色は青白く、物思いにふける。
(4)サンニパータジャ・マダ(3(トリ)ドーシャ性酩酊)の人：上記の特徴がすべて現れる。

以上の酩酊は、アルコール性酩酊と同様に、発症するのも消退するのも早い。すべての酩酊 — アルコール、毒物、血液汚染による酩酊 — はヴァータ、ピッタ、カパの悪化なしには起らない。[30–34]

失神[ムールッチャー]のドーシャ別の特徴

nīlaṃ vā yadi vā kṛṣṇamākāśamathavā'ruṇam |
paśyaṃstamaḥ praviśati śīghraṃ ca pratibuddhyate || [35]
vepathuścāṅgamardaśca prapīḍā hṛdayasya ca |
kārśyaṃ śyāvāruṇā cchāyā mūrcchāye vātasaṃbhave || [36]
raktaṃ haritavarṇaṃ vā viyat pītamathāpi vā |
paśyaṃstamaḥ praviśati sasvedaḥ pratibuddhyate || [37]
sapipāsaḥ sasaṃtāpo raktapītākulekṣaṇaḥ |
saṃbhinnavarcāḥ pītābho mūrcchāye pittasaṃbhave || [38]
meghasaṅkāśamākāśamāvṛtaṃ vā tamoghanaiḥ |
paśyaṃstamaḥ praviśati cirācca pratibuddhyate || [39]
gurubhiḥ prāvṛtairaṅgairyathaivārdreṇa carmaṇā |
saprasekaḥ sahṛllāso mūrcchāye kaphasaṃbhave || [40]
sarvākṛtiḥ sannipātādapasmāra ivāgataḥ |
sa jantuṃ pātayatyāśu vinā bībhtsaceṣṭitaiḥ || [41]

(1)ヴァーティカ・ムールッチャー（ヴァータ性失神）：空間が青か黒か赤になるのを見ながら意識を失うが、すぐに覚醒する。他の症状は、震え、身体痛、心臓部の激しい痛み、憔悴し、暗赤色を帯びた顔色になる。
(2)パイッティカ・ムールッチャー（ピッタ性失神）：空間が赤か緑か黄色に見え、それから意識を失い、汗をかいて覚醒する。他の症状は、口渇、発熱〈灼熱感〉[サンターパ]、目は赤または黄色く濁り、下痢をし、黄色い顔になる。

(３)カパジャ・ムールッチャー（カパ性失神)：空間が曇り空が暗黒に覆われたように見え、それから意識を失い、覚醒するのに時間がかかる。身体が重く、濡れた皮で包まれたように感じる。唾液の分泌が亢進し、吐き気がする。

(４)サンニパータジャ・ムールッチャー（3（トリ）ドーシャ性失神)：上に挙げたすべての特徴が現れ、てんかん様の発作を起こすが、てんかんとの相違点は、異様な動作を伴わずに転倒することである。[35–41]

昏睡と酩酊・失神との相違点

doṣeṣu madamūrcchāyāḥ kṛtavegeṣu dehinām |
svayamevopaśāmyanti saṃnyāso nauṣadhairvinā || [42]

マダ(酩酊)とムールッチャー（失神)はドーシャの勢力が衰えると自然に鎮静するが、サンニヤーサ(昏睡)の場合は治療なしでは回復しない。[42]

昏睡の特徴

vāgdehamanasāṃ ceṣṭāmākṣipyātibalā malāḥ |
saṃnyasyantyabalaṃ jantuṃ prāṇāyatanasaṃśritāḥ || [43]
sa nā saṃnyāsasaṃnyastaḥ kāṣṭhībhūto mṛtopamaḥ |
prāṇairviyujyate śīghraṃ muktvā sadyaḥ phalāḥ kriyāḥ || [44]
durge'mbhasi yathā majjadbhājanaṃ tvarayā budhaḥ |
gṛṇhīyāttalamaprāptaṃ tathā saṃnyāsapīḍitam || [45]

衰弱した人の場合、勢力の非常に強いドーシャが生気〈生命〉の領域[プラーナ・アーヤタナ]に留まると、言語・肉体・精神の活動を冒す。その結果、昏睡状態になる。昏睡に陥った人は棒のようになり、死んだようにみえる。即座に応急処置が施されないと、たちどころに死に至る。知恵ある人が深い水〈井戸〉に落とした壺を底に沈む前に引き上げるように、医者は昏睡に陥った人を治療するべきである。[43–45]

昏睡の治療

añjanānyavpīḍāśca dhūmāḥ pradhamanāni ca |
sūcībhistodanaṃ śastaṃ dāhaḥ pīḍā nakhāntare || [46]
luñcanaṃ keśalomnāṃ ca dantairdaśanameva ca |
ātmaguptāvagharṣaśca hitaṃ tasyāvabodhane || [47]
saṃmūrcchitāni tīkṣṇāni madyāni vividhāni ca |

prabhūtakaṭuyuktāni tasyāsye gālayenmuhuḥ ॥ [48]
mātuluṅgarasaṃ tadvanmahauṣadhasamāyutam ।
tadvatsauvarcalaṃ dadyādyuktaṃ madyāmlakāñjikaiḥ ॥ [49]
hiṅgūṣaṇasamāyuktaṃ yāvat saṃjñāprabodhanam ।
prabuddhasaṃjñamannaiśca laghubhistamupācaret ॥ [50]
vismāpanaiḥ smāraṇaiśca priyaśrutibhireva ca ।
paṭubhirgītavāditraśabdaiścitraiśca darśanaiḥ ॥ [51]
sraṃsanollekhanairdhūmairañjanaiḥ kavalagrahaiḥ ।
śoṇitasyāvasekaiśca vyāyāmodgharṣaṇaistathā ॥ [52]
prabuddhasaṃjñaṃ matimānanubandhamupakramet ।
tasya saṃrakṣitavyaṃ hi manaḥ pralayahetutaḥ ॥ [53]

昏睡から覚醒させるためには、眼軟膏塗布[アンジャナ]、噴嚔剤滴下[注1]、鼻腔への薬煙吹きかけ[注2]、散剤吹きかけ[注3]、針でつつくこと、焼灼、爪床に痛みを与えること、毛髪・体毛を抜くこと、歯で噛むこと、アートマグプター[マメ科ハッショウマメの基準変種]の有毛の種子でこすることなどが有効である。さらに、辛味のものを加えたさまざまな強い酒類[マディヤ]を患者の口の中に繰り返し注ぎ込むのもよい。また、干しショウガとサウヴァルチャラ(植物由来の塩)を加えたマートゥルンガ[ミカン科シトロン*]の液汁や、ヒング[セリ科アギ]と胡椒[ウーシャナ]を酒や酸味の粥[カーンジカ]に加えたものも併せて、口の中に注ぎ込むのもよい。意識が戻ったばかりの患者には軽性の食物を与えるのがよい。そして、しばらくは驚くような物語、思い出話、楽しい会話、うっとりするような歌や楽器の音を聞かせたり、また色鮮やかな風景などを患者に見させるのがよい。催下法、催吐法(嘔吐誘発)、薬用喫煙、眼軟膏塗布、うがい、瀉血法、運動、摩擦法[ウドガルシャナ]を施すのもよい。このようにして患者は意識障害の原因から保護されなければならない。[46–53]

注1　アヴァピーダナ・ナスヤ＝刺激性の薬物の絞り汁を1滴ずつ鼻腔内に注ぐ治療法
注2　ドゥーマ・ナスヤ＝煙を鼻腔内に吹きかけること
注3　プラダマナ・ナスヤ＝管を用いて鼻孔から散剤を吸い込ませる。

酩酊と失神の治療

snehasvedopapannānāṃ yathādoṣaṃ yathābalam ।
pañca karmāṇi kurvīta mūrcchāyeṣu madeṣu ca ॥ [54]
aṣṭāviṃśatyauṣadhasya tathā tiktasya sarpiṣaḥ ।
prayogaḥ śasyte tadvanmahataḥ ṣaṭpalasya vā ॥ [55]
triphalāyāḥ prayogo vā saghṛtakṣaudraśarkaraḥ ।
śilājatuprayogo vā prayogaḥ payaso'pi vā ॥ [56]
pippalīnāṃ prayogo vā payasā citrakasya vā ।

rasāyanānāṃ kaumbhasya sarpiṣo vā praśasyate ǁ ［57］
raktāvasekācchāstrāṇāṃ satāṃ sattvavatāmapi ǀ
sevanānmadamūrcchāyāḥ praśāmyanti śarīriṇām ǁ ［58］

ムールッチャー（失神）とマダ（酩酊）の場合は、患者のドーシャと体力に応じて油剤法や発汗法が施された後に5種の浄化療法［パンチャカルマ］を行うべきである。さらに、パーニャ・カリヤーナ・グリタ(28種類の薬剤を添加したギー)、ティクタ・シャトパラ・グリタ(苦味六量ギー)、マハーティクタ・グリタ(大苦味ギー)の使用もすすめられる。トリ・パラー（三果）とギー、蜂蜜と砂糖、シラージャトゥ（瀝青＝天然アスファルト）、牛乳とピッパリー［コショウ科ナガコショウ］、牛乳とチトラカ［イソマツ科インドマツリ(プルンバーゴ)］、ラサーヤナ(強壮剤)、カウンバ・ギー(瓶詰十年ギー)も効果がある。マダ（酩酊）とムールッチャー（失神）は瀉血によっても、聖典や高潔な人々や精神力の強い人々と接することによっても鎮静する。［54–58］

第24章のまとめ

tatra ślokau
viśuddhaṃ cāviśuddhaṃ ca śoṇitaṃ tasya hetavaḥ ǀ
raktapradoṣajā rogāsteṣu rogeṣu cauṣadham ǁ ［59］
madamūrcchāyasaṃnyāsahetulakṣaṇabheṣajam ǀ
vidhiśoṇitake'dhyāye sarvametat prakāśitam ǁ ［60］

最後は、要約の詩節［シュローカ］である。
清浄な血液と不浄な血液、その原因、不浄な血液による病気とその治療、マダ（酩酊）とムールッチャー（失神）とサンニヤーサ(昏睡)の原因と特徴と治療。これらすべてが「適切に造られた血液」の章で語られた。［59–60］

---

ityagniveśakṛte tantre carakapratisaṃskṛte ślokasthāne vidhiśoṇitīyo nāma caturviṃśo'dhyāyaḥ (24)

以上で、アグニヴェーシャが著し、チャラカが改訂した本集・総論篇の第24章「適切に造られた血液」を終わる。(24)

samāpto yojanācatuṣkaḥ（VI）

栄養管理に関する６番目の四章群を終わる。（VI）

अन्नपानचतुष्कः

annapānacatuṣkaḥ

VII

飲食物に関する四章群

pañcaviṃśo'dhyāyaḥ

CHAPTER 25

第25章
人間の源の章

（主要食品、重要事項、84種の薬味酒）

athāto yajjaḥpuruṣīyamadhyāyaṃ vyākhyāsyāmaḥ || [1]
iti ha smāha bhagavānātreyaḥ || [2]

それでは「人間の源」の章を述べよう、と尊者アートレーヤが語り始めた。[1–2]

人間と疾患に関する大聖仙たちの会議

聖仙たちの議論

purā pratyakṣadharmāṇaṃ bhagavantaṃ punarvasum |
sametānāṃ maharṣīṇāṃ prādurāsīdiyaṃ kathā || [3]
ātmendriyamanorthānāṃ yo'yaṃ puruṣasaṃjñakaḥ |
rāśirasyāmayānāṃ ca pragutpattiviniścaye || [4]

かつて、悟りを開いた尊者プナルヴァス（アートレーヤ）を囲んで開かれた大聖仙たちの集会で討論が始まった。それは、我［アートマン］・感覚器官〈感覚機能〉［インドリヤ］・精神〈思考機能〉［マナス］・感覚対象［アルタ］の集合体である人間［プルシャ］と、この人間に関る疾患の原初の源を決定しようというものであった。[3–4]

tadantaraṃ kāśipatirvāmako vākyamarthavit |
vyājahārarṣisamitimupasṛtyābhivādya ca || [5]

kinnu bhoḥ pruṣo yajjastajjāstasyāmayāḥ smṛtāḥ |
na vetyuktenarendreṇa provācarṣīn punarvasuḥ || [6]
sarva evāmitajñānavijñānacchinnasaṃśayāḥ |
bhavantaśchettumarhanti kāśīrājasya saṃśayam || [7]

会議が始まったとき、カーシーの王であり博学者であるヴァーマカが聖仙たちの集まりの前に進み出て、人間を形成するものが同時に人間の疾患の原因にもなるのかどうかをうやうやしく尋ねた。そこで、尊者プナルヴァスは聖仙たちに問いかけた。「あなたたちはみな、無限の知識と理解力によって疑念から解放されている。そのような方々なら、カーシーの王の疑念を払うことができるのではないか。」[5–7]

pārīkṣistatparīkṣyāgre maudgalyo vākyamabravīt |
ātmajaḥ puruṣo rogāścātmajāḥ kāraṇaṃ hi saḥ || [8]
sa cinotyupabhuṅkte ca karma karmaphalāni ca |
na hyṛte cetanādhātoḥ pravṛttiḥ sukhaduḥkhayoḥ || [9]

マウドガラ氏族の一員であるパーリークシは、そのことをすでに考察していたので最初に発言した。「人間は我[アートマン]の産物ですし、疾患も同様です。なぜなら、我[アートマン]は根本的な成因[カーラナ]だからです。我[アートマン]は行為を積み重ね、その結果に直面します。ですから、我[アートマン]の支えなしには快楽[スカ]も苦痛[ドゥカ]も起こりえないのです。」[8–9]

śaralomā tu netyāha na hyātmā’’tmānamātmanā |
yojayedvyādhibhirduḥkhairduḥkhadveṣī kadācana || [10]
rajastamobhyāṃ tu manaḥ parītaṃ sattvasaṃjñakam |
śarīrasya samutpattau vikārāṇāṃ ca kāraṇam || [11]

これに対しシャラローマンは言った。「いいえ、そうではありません。なぜなら我[アートマン]は苦痛を嫌うので、自らを苦しい状況や疾患で悩ませることは決してありえません。したがって、わたしの考えでは、ラジャスとタマスで満たされているサットヴァともよばれる精神〈思考機能〉[マナス]こそが、人間の身体と疾患の発生の原因です。」[10–11]

vāryovidastu netyāha na hyekaṃ kāraṇaṃ manaḥ |
narte śarīrācchārīrarogā na manasaḥ sthitiḥ || [12]
rasajāni tu bhūtāni vyādhayaśca pṛthagvidhāḥ |
āpo hi rasavatyastāḥ smṛtā nirvṛttihetavaḥ || [13]

ヴァーリヨーヴィダはこれに反論して言った。「いいえ、精神〈思考機能〉[マナス] だけが原因にはなりえません。なぜなら身体なしには身体的不調はありえないし、精神〈思考機能〉[マナス] さえも存在しえないからです。したがってわたしの考えでは、生き物は栄養体液[ラサ]の産物であり、種々の疾患も同様にラサ(栄養体液)の産物です。なぜなら水分は栄養体液[ラサ]に富んでいて、成長の源としても知られているからです。」[12–13]

hiraṇyākṣastu netyāha na hyātmā rasajaḥ smṛtaḥ |
nātīndriyaṃ manaḥ santi rogāḥ śabdādijāstathā || [14]
ṣaḍdhātujastu puruṣo rogāḥ ṣaḍdhātujāstathā |
rāśiḥ ṣaḍdhātujo hyeṣa sāṃkhyairādyaiḥ prakīrtitaḥ || [15]

これに対しヒラニャークシャは言った。「いいえ、我[アートマン]はラサ(栄養体液)の産物ではありえないし、精神〈思考機能〉[マナス]の産物でもありえません。精神〈思考機能〉[マナス]は感覚器官では捉えられません。それに音などに起因する疾患もあります。したがって、わたしの考えでは、人間は六要素[注1][シャドダートゥ]の集合体から成るものであり、疾患もまた同様です。人間は六要素の集合体であると、サーンキヤ学派を創始した聖仙たちが言っています。」[14–15]

注1　六要素とは、6種の要素つまり五大元素とアートマンのこと。「六大」ともいう。

tathā bruvāṇaṃ kuśikamāha tanneti kauśikaḥ |
kasmānmātāpitṛbhyāṃ hi vinā ṣaḍdhātujo bhavet || [16]
puruṣaḥ puruṣādgaurgoraśvādaśvaḥ prajāyate |
pitryā mehādayaścoktā rogāstāvatra kāraṇam || [17]

クシカことヒラニャークシャの発言を聞いて、カウシカが言った。「そうではありません。なぜなら六要素の集合体から、両親の存在なしで人間が生まれたりするでしょうか。それに、人、牛、馬が、それぞれ人、牛、馬から生まれるのは見てのとおりです。糖尿病などのような疾患は両親を通じて伝播されるといわれています。ですから、わたしの考えでは、両親が人間と疾患の成因[カーラナ]です。」[16–17]

bhadrakāpyastu netyāha nahyandho'ndhāt prajāyate |
mātāpitrorapi ca te prāgutpattirna yujyate || [18]
karmajastu mato jantuḥ karmajāstasya cāmayāḥ |
na hyṛte karmaṇo janma rogāṇāṃ puruṣasya vā || [19]

バドラカーピヤはこれに反論して言った。「いいえ、そうではありません。盲目の父親が盲目の息子を生むとはかぎらないからです。つぎに、あなたの説を受け入れたとしても、両親はいったい何から生まれるのでしょう。ですからわたしの考えでは、人間は過去の行為の産物です。人間の疾患も同様です。過去の行為以外に人間とその疾患の発生の源はありません。」［18–19］

bharadvājastu netyāha kartā pūrvaṃ hi karmaṇaḥ |
dṛṣṭaṃ na cākṛtaṃ karma yasya syāt puruṣaḥ phalam || ［20］
bhāvahetuḥ svabhāvastu vyādhīnāṃ puruṣasya ca |
kharadravacaloṣṇatvaṃ tejontānāṃ yathaiva hi || ［21］

これに対してバラドヴァージャは言った。「いいえ、そうではありません。行為者が行為より先に存在するのが常です。ですから、いわゆる「為されざる行為」は、その結果として人が生まれたといわれても、その行為をだれが為したか知ることはできません。ですからわたしは、スヴァバーヴァ（自然の理）こそが人間と疾患の出現の源だと考えます。火元素で終わる元素、つまり地元素［プリティヴィー］、水元素［アプ］、風元素［ヴァーユ］、火元素［テージャス］は、それぞれ順に、粗性、流動性、移動性、温性という属性を有しますが、これも自然の理なのです。」［20–21］

kāṅkāyanastu netyāha na hyārambhaphalaṃ bhavet |
bhavet svabhāvādbhāvānāmasiddhiḥ siddhireva vā || ［22］
sraṣṭā tvamitasaṅkalpo brahmāpatyaṃ prajāpatiḥ |
cetanācetanasyāsya jagataḥ sukhaduḥkhayoḥ || ［23］

カーンカーヤナは言った。「いいえ、そうではありません。なぜなら、その場合、どのような活動の動機も結末も存在しえないし、目的を達成することも達成しないことも自然の理［スヴァバーヴァ］によってなされるということになります。ですからわたしの考えでは、ブラフマー神の息子であり無限の決断力をもつプラジャーパティ神こそが、生物と無生物からなる世界だけでなく、快楽と苦痛の創造主なのです。」［22–23］

tanneti bhikṣurātreyo na hyapatyaṃ prajāpatiḥ |
prajāhitaiṣī satataṃ duḥkhairyuñjyādasādhuvat || ［24］
kālajastveva pruṣaḥ kālajāstasya cāmayāḥ |
jagat kālavaśaṃ sarvaṃ kālaḥ sarvatra kāraṇam || ［25］

これに対し、遊行者のアートレーヤは言った。「いいえ、そうではありません。なぜならプラジャーパティ神は自分の子孫の幸福を望んでいますから、冷酷な者のように自分の子孫を繰り返し苦痛にさらすことなどありえません。ですからわたしの考えでは、人間は時［カーラ］の産物であり、人間の疾患も同様です。全宇宙は宇宙の成因［カーラナ］である時［カー

ラ]に支配されているのです。」[24–25]

プナルヴァス・アートレーヤの結論

tatharṣīṇāṃ vivadatāmuvācedaṃ punarvasuḥ ।
maivaṃ vocata tattvaṃ hi duṣprāpaṃ pakṣasamśrayāt ॥ [26]
vādān saprativādān hi vadanto niścitāniva ।
pakṣāntaṃ naiva gacchanti tilapīḍakavadgatau ॥ [27]
muktvaivaṃ vādasaṅghaṭṭamadhyātmamanucintyatām ।
nāvidhūte tamaḥskandhe jñeye jñānaṃ pravartate ॥ [28]
yeṣāmeva hi bhāvānāṃ saṃpat sañjanayennaram ।
teṣāmeva vipadvyādhīnvividhānsamudīrayet ॥ [29]

聖仙たちがこのような討論をしているとき、尊者プナルヴァスが言った。「そのような論じ方をしてはいけない。一側面に固執していては本質に到達しにくくなるからだ。自分の考え方や論破に固執している者は、回転している胡麻圧搾機のように、論争の結末に到達することはできない。対立するのは止めて、本質についてよく考えなさい。対象を覆っているタマス(暗質、無知)のかたまりを取りのぞかなければ、知識は現れないのだから。結論をいうと、適合状態であれば健康な人を形成する要素と同じ要素が、不適合状態になれば、病気を起こすのだ。」[26–29]

有益な食物と有害な食物の定義

athātreyasya bhagavato vacanamanuniśamya punareva vāmakaḥ kāśipatiruvāca bhagavantamātreyam — bhagavan! saṃpannimittajasya puruṣasya vipannimittajānāṃ ca rogāṇāṃ kimabhivṛddhikāraṇamiti ॥ [30]
tamuvāca bhagavānātreyaḥ — hitāhāropayoga eka eva puruṣavṛddhikaro bhavati, ahitāhāropayogaḥ punarvyādhinimittamiti ॥ [31]

尊者アートレーヤの発言を聞いて、カーシーの王であるヴァーマカが再び尋ねた。「先生、要素[バーヴァ]の適合状態によって生じる人間の成長と、同じ要素[バーヴァ]の不適合状態によって生じる疾患の成因[カーラナ]は何でしょうか。」尊者アートレーヤはかれに言った。「有益な食物[ヒタ・アーハーラ]の摂取だけが人間の成長を促し、有害な食物[アヒタ・アーハーラ]の摂取が病気を起こすのだ。」[30–31]

evamvādinaṃ bhagavantamātreyamagniveśa uvāca — kathamiha bhagavan! hitāhitānāmāhārajātānāṃ lakṣaṇamanapavādamabhijānīmahe ; hitasamākhyātānāmāhārajātānāmahitasamākhyātānāṃ ca mātrākālakriyābhūmidehadoṣapuruṣāvasthāntareṣu viparītakāritvamupalabhāmaha iti ∥ [32]

尊者アートレーヤが発言を終えると、アグニヴェーシャが質問をした。「先生、どうすれば有益な食物と有害な食物の完璧な定義を知ることができるでしょうか。というのも、量［マートラ］、時節［カーラ］、調理法［クリヤー］、土地［ブーミ］、体質［デーハ］、病状〈ドーシャの状態〉［ドーシャ］、体調の違いで、有益な食物と有害な食物が正反対の効果をもたらすのを経験するからです。」[32]

tamuvāca bhagavānātreyaḥ — yadāhārajātamagniveśa! samāṃścaiva śarīradhātūn prakṛtau sthāpayati viṣamāṃśca samīkarotītyetaddhitaṃ viddhi, viparītamtvahitamiti; ityetaddhitāhita-lakṣaṇamanapavādaṃ bhavati ∥ [33]
evaṃvādinaṃ ca bhagavantamātreyamagniveśa uvāca — bhagavan! na tvetadevamupadiṣṭaṃ bhūyiṣṭhakalpāḥ sarvabhiṣajo vijñāsyanti ∥ [34]

尊者アートレーヤは答えた。「ダートゥの均衡が正常なときはそれを維持し、ダートゥの均衡が崩れたときは平衡状態にもどすような食物が、有益な食物である。その反対のものが有害な食物である。この有益［ヒタ］と有害［アヒタ］の定義には例外はない。」尊者アートレーヤがこう答えたとき、アグニヴェーシャが付け加えた。「先生、そのような説明では、大多数の医者は理解できません。」[33–34]

tamuvāca bhagavānātreyaḥ — yeṣāṃ hi viditamāhāratattvamagniveśa! guṇato dravyataḥ karmataḥ sarvāvayavaśaśca mātrādayo bhāvāḥ, ta etadevamupadiṣṭaṃ vijñātumutsahante | yathā tu khalvetadupadiṣṭaṃ bhūyiṣṭhakalpāḥ sarvabhiṣajo vijñāsyanti, tathaitadupadekṣyāmo mātrādīn bhāvānudāharantaḥ; teṣāṃ hi bahuvidhavikalpā bhavanti | āhāravidhiviśeṣāṃstu khalulakṣaṇa-taścāvayavataścānuvyākhyāsyāmaḥ ∥ [35]

尊者アートレーヤは返答した。「アグニヴェーシャ、栄養学〈食物の本質〉を特性、成分、効能、量などの項目に関して完全に知り尽くしている者なら、このような説明で理解できる。大多数の医者が理解できる方策として、量などの項目について例を挙げて説明することにしよう。というのは、この項目は多数あるからだ。食品に関する項目については、その定義と個々の食品を挙げるという方法で説明しよう。」[35]

主要食品と重要事項

食品の種類

tadyathā — āhāratvamāhārasyaikavidhamarthābhedāt; sa punardviryoniḥ, sthāvarajaṅgamātmakatvāt; dvividhaprabhāvaḥ, hitāhitaodarkaviśeṣāt; caturvidhopayogaḥ, pānāśanabhakṣyalehyopayogāt; ṣaḍāsvādaḥ, rasabhedataḥ ṣaḍvidhatvāt ; viṃśtiguṇaḥ, gurulaghuśītoṣṇasnigdharūkṣamandatīkṣṇasthirasaramṛdukaṭhinaviśadapicchilaślakṣṇakharasūkṣmasthūlasāndradravānugamāt; aparisaṃkhyeyavikalpaḥ, dravyasaṃyogakaraṇabāhulyāt ॥ [36]

つまり、体内に取り入れるものであるという点では、食品は１種である。何から得たかという点では、動かない生物(植物界)由来か動く生物(動物界)由来かの２種であるし、効能[プラバーヴァ]の点でも、有益[ヒタ]か有害[アヒタ]かの２種である。摂取方法については、飲む物、食べる物、噛む物、舐める物の４種である。味に関しては６種である。属性に関しては、つぎの20種である。重性・軽性、冷性・温性、油性・乾性、緩慢性・鋭性、停滞性・移動性、柔性・硬性、清澄性・粘液性、滑性・粗性、微細性・粗大性、固形性・流動性。食物の種類、その組み合わせと調理法は多数あるから、食品の種類は無限である。[36]

有益な食品

tasya khalu ye ye vikārāvayavā bhūyiṣṭhamupayujyante, bhūyiṣṭhakalpānāṃ ca manuṣyāṇāṃ prakṛtyaiva hitatamāścāhitatamāśca, tāṃstān yathāvadupadekṣyāmaḥ ॥ [37]
tadyathā — lohitaśālayaḥ śūkadhānyānāṃ pathyatamatve śreṣṭhatamā bhavanti, mudgāḥ śamīdhānyānām, āntarikṣamudakānāṃ, saindhavaṃ lavaṇānām, jīvantīśākaṃ śākānām, aiṇeyaṃ mṛgamāṃsānāṃ, lāvaḥ pakṣiṇāṃ, godhā bileśayānāṃ, rohito matsyānāṃ, gavyaṃ sarpiḥ sarpiṣāṃ, gokṣīraṃ kṣīrāṇāṃ, tilatailaṃ sthāvarajātānāṃ snehānām, varāhavasā ānūpamṛgavasānāṃ, culukīvasā matsyavasānāṃ, pākahaṃsavasā jalacaravihaṅgavasānāṃ, kukkuṭavasā viṣkiraśakunivasānāṃ, ajamedaḥ śākhādamedasāṃ, śṛṅgaveraṃ kandānāṃ, mṛdvīkā phalānāṃ, śarkarekṣuvikārāṇām, iti prakṛtyaiva hitatamānāmāhāravikārāṇāṃ prādhānyato dravyāṇi vyākhyātāni bhavanti ॥ [38]

大多数の人によく利用され、大多数の人にとって最も有益な食品をこれから挙げる。[37]
(１)禾(のぎ)のある穀類では赤いシャーリ米、
(２)豆類では緑豆[ムドガ]、
(３)飲料水では空中で収集した雨水[アーンタリクシャ]、
(４)塩類では岩塩[サインダヴァ]、

(５)香味野菜ではジーヴァンティ［ガガイモ科レプタデニア・レティクラータ］、
(６)獣類の肉ではアンテロープ［エーナ］[注1]の肉、
(７)鳥類［パクシン］の肉ではウズラ［ラーヴァ］、
(８)巣穴に生息する動物［ビレーシャヤ］の肉ではイグアナ(オオトカゲ)[注2]［ゴーダー］、
(９)魚類［マツィヤ］ではローヒタ、
(10)ギー［サルピス］では牛のギー、
(11)動物乳では牛乳、
(12)植物油ではごま油、
(13)沼沢地生息動物の油脂では豚脂、
(14)魚類の油脂ではガンジスカワイルカ［チュルキー］の脂肪、
(15)水禽類［ジャラ・チャラ・ヴィハンガ］の油脂ではコブハクチョウ［パーカハンサ］の脂肪、
(16)家禽類［ヴィシュキラ］の油脂では雄鶏［クックタ］の脂肪、
(17)草食動物［シャーカーダ］の油脂ではヤギ［アジャ］の脂肪、
(18)根茎類ではショウガ［シュリンガヴェーラ］、
(19)果実類ではブドウ［ムリドヴィーカー］、
(20)サトウキビ製品では砂糖［シャルカラー］がもっとも健康によい。
以上のとおり、本来的に有益な食品のうち、とくに重要なものを列挙した。[38]

注１　哺乳綱偶蹄目ウシ科に属する動物で、ニルガイ(ウマカモシカ)やヨツヅノレイヨウ(ヨツヅノカモシカ)がインドに分布している。後者はヒンドゥー教の聖獣とされる。

注２　イグアナ(爬虫綱有鱗目イグアナ科のトカゲの総称)はアメリカ大陸、マダガスカル、ポリネシアに分布するトカゲである。オオトカゲ(爬虫綱有鱗目オオトカゲ科のトカゲの総称)はアフリカ、小アジア、熱帯アジア、オセアニアに分するトカゲである。

有害な食品

ahitatamānapyupadekṣyāmaḥ — yavakāḥ śūkadhānyānāmapathyatamatvena prakṛṣṭatamā bhavanti māṣāḥ śamīdhānyānāṃ, varṣānādeyamudakānāṃ, ūṣaraṃ lavaṇānāṃ sarṣapaśākaṃ śākānāṃ, gomāṃsaṃ mṛgamāṃsānāṃ kāṇakapotaḥ pakṣiṇāṃ, bheko bileśayānāṃ, cilicimo matsyānām, āvikaṃ sarpiḥ sarpiṣām, avikṣīraṃ kṣīrāṇāṃ, kusumbhasnehaḥ sthāvarasnehānāṃ, mahiṣavasā ānūpamṛgavasānāṃ, kumbhīravasā matsyavasānāṃ, kākamadguvasā jalacaravihaṅgavasānāṃ, caṭakavasā viṣkiraśakunivasānāṃ, hastimedaḥ śākhādamedasāṃ, nikucaṃ phalānām, ālukaṃ kandānāṃ, phāṇitamikṣuvikārāṇām, iti prakṛtyaivāhitatamānāmāhāravikārāṇāṃ prakṛṣṭatamāni dravyāṇi vyākhyātāni bhavanti; (iti) hitāhitāvayavo vyākhyāta āhāravikārāṇām ‖ [39]

つぎに、有害な食品のうち最悪のものを列挙する。
(１)禾(のぎ)のある穀類では大麦［ヤヴァカ］、

(2)豆類ではブラック・グラム[マーシャ]、
(3)飲料水では雨季の川水、
(4)塩類では土由来の塩[ウーシャラ]、
(5)香味野菜では芥子菜(マスタード)[サルシャパ]、
(6)獣類の肉では牛肉、
(7)鳥類では鳩のひな[カーナ・カポータ]、
(8)巣穴に生息する動物の肉ではカエル[ベーカ]、
(9)魚類ではチリチマ、
(10)ギー類では羊のギー、
(11)動物乳では羊乳、
(12)植物油ではべにばな油、
(13)沼沢地生息動物の油脂では水牛の脂肪、
(14)魚類の油脂ではガビアル[クンビーラ][注1]の脂肪、
(15)水禽類の脂肪ではカーカマドグの脂肪、
(16)家禽類の油脂ではスズメ[チャタカ]の脂肪、
(17)草食動物の油脂ではゾウの脂肪、
(18)果実類ではニクチャ [nikuca クワ科ラクーチャパンノキ]、
(19)根茎類ではアールカ[ヤマノイモ科ヤムイモ]、
(20)サトウキビ製品では濃汁(糖蜜)[パーニタ]がもっとも健康によくない。
以上のとおり、本来的に有害な食品のうち、とくに重要なものを列挙した。
以上が、食品が有益[ヒタ]か有害[アヒタ]かという説明である。[39]

注1　ガビアル＝学名Gavialis gangeticus、爬虫綱ワニ目クロコダイル科のワニ。別名インドガビアル、ガンジスワニ。

155項目の最重要事項

ato bhūyaḥ karmauṣadhānāṃ ca prādhānyataḥ sānubandhāni dravyāṇyanuvyākhyāsyāmaḥ | tadyathā annaṃ vṛttikarāṇāṃ śreṣṭham, udakamāśvāsakarāṇāṃ (surā śramaharāṇāṃ), kṣīraṃ jīvanīyānāṃ, māṃsaṃ bṛṃhaṇīyānāṃ, rasastarpaṇīyānāṃ, lavaṇamannadravyarucikarāṇām, amlaṃ hṛdyānāṃ, kukkuṭo balyānāṃ, nakrareto vṛṣyāṇāṃ, madhu śleṣmapittapraśamanānāṃ, sarpirvātapittapraśamanānāṃ, tailaṃ vātaśleṣmapraśamanānāṃ, vamanaṃ śleṣmaharāṇāṃ, virecanaṃ pittaharāṇāṃ, bastirvātaharāṇāṃ, svedo mārdavakarāṇāṃ, vyāyāmaḥ sthairyakarāṇāṃ, kśāraḥ puṃstvopaghātināṃ, (tiṇḍukamanannadravyarucikarāṇām,) āmaṃ kapitthama- kaṇṭhyānām, [40 (1) –1]

これから、いくつかの作用をもつ薬用植物やその他の項目のなかでもっとも重要で卓越しているものを挙げる。

(１) 生命を維持するものでは食物、
(２) 気分をさわやかにするものでは水、
(３) 疲れを癒すもの［シュラマハラ〈疲労回復薬〉］では酒［スラー］、
(４) 活気づけるもの［ジーヴァニーヤ〈延命薬〉］では牛乳、
(５) 体格を向上させるもの［ブリンハニーヤ〈滋養薬〉］では肉類、
(６) 栄養を与えるもの［タルパニーヤ］では肉の煮汁、
(７) 食物を美味しくするものでは塩、
(８) 風味をよくするもの〈健胃・強心作用〉［フリディャ］では酸味、
(９) 体力増進作用のあるもの［バリヤ］では鶏肉、
(10) 強精作用のあるもの［ヴリシャ］ではワニ［ナクラ］の精液、
(11) カパとピッタを緩和するものでは蜂蜜、
(12) ヴァータとピッタを緩和するものではギー、
(13) ヴァータとカパを緩和するものではごま油、
(14) カパを除去する治療では催吐法〈嘔吐誘発〉、
(15) ピッタを除去する治療では催下法、
(16) ヴァータを除去する治療では経腸法〈浣腸〉、
(17) 身体を柔軟にする方法では発汗法、
(18) 身体を堅固にする方法では運動、
(19) 精力を損なうものでは灰剤［クシャーラ］、
(20) 食欲を損なうものではティンドゥカ［カキノキ科インドガキ］の果実、
(21) のどによくないものでは未熟なカピッタ［ミカン科ナガエミカン(英名ウッドアップル)］の果実がもっとも重要である。［40 (1) –1］

āvikaṃ sarpirahṛdyānāṃ, ajākṣīraṃ śoṣaghnastanyasātmyaraktasāṃgrāhikaraktapittapraśamanānām, avikṣīraṃ śleṣmapittajananānāṃ, mahiṣīkṣīraṃ svapnajananānāṃ, mandakaṃ dadhyabhiṣyandakarāṇāṃ, gavedhukānnaṃ karśanīyānām, uddālakānnaṃ virūkṣaṇīyānāṃ, ikṣurmūtrajananānāṃ, yavāḥ purīṣajananānāṃ, jāmbavaṃ vātajananānāṃ, śaṣkulyaḥ śleṣmapittajananānāṃ, kulatthā amlapittajananānāṃ, māṣāḥ śleṣmapittajananānāṃ ［40 (1) –2］

(22)風味良好でないもの〈健胃・強心作用がないもの〉［ア・フリディャ］では羊のギー、
(23)肺結核を緩和し、催乳作用、順応性［サートミャ］、止血作用があり、ラクタピッタ(出血)を鎮静するものでは山羊乳、
(24)カパとピッタを増悪させるものでは羊乳、
(25)眠りを誘うものでは水牛乳、
(26)経路の閉塞を起こすもの［アビシャンディ］では凝固が十分でない発酵乳［マンダカ・ダディ］、
(27)体重を減少させるものではガヴェードゥカ［イネ科ジュズダマ(ハトムギの野生種)］を用いた食事、

(28) 体内の脂肪を減らすものではコードー［uddālaka イネ科スズメノコビエの野生種］を用いた食事、
(29) 利尿作用があるものではサトウキビの搾り汁、
(30) 便の量を増やすものでは大麦、
(31) ヴァータを増悪させるものではジャンブー［フトモモ科ムラサキフトモモ］の果実、
(32) カパとピッタを増悪させるものではギーで揚げた菓子［シャシュクリ］、
(33) 過酸性胃炎［アムラピッタ］を起すものではクラッタ［マメ科(英名ホースグラム)］、
(34) カパとピッタを増悪させるものではマーシャ［マメ科ケツルアズキ(英名ブラックグラム)］がもっとも重要である。［40 (1) –2］

madanaphalaṃ vamanāsthāpanānuvāsanopayogināṃ, trivṛt sukhavirecanānāṃ, caturaṅgulo mṛduvirecanānāṃ, snukpayastīkṣṇavirecanānāṃ, pratyakpuṣpā śirovirecanānāṃ, viḍaṅgaṃ krimighnānāṃ, śirīṣo viṣaghnānāṃ, khadiraḥ kuṣṭhaghnānāṃ, rāsnā vātaharāṇāṃ, āmalakaṃ vayaḥsthāpanānāṃ, harītakī pathyānām, eraṇḍamūlaṃ vṛṣyavātaharāṇāṃ, pippalīmūlaṃ dīpanīya pācanīyānāhapraśamanānāṃ, citrakamūlaṃ dīpanīyapācanīyagudaśothārśaḥśūlaharāṇāṃ, puṣkaramūlaṃ hikkāśvāsakāsapārśvaśūlaharāṇāṃ, mustaṃ sāṅgrāhikadīpanīyapācanīyānāṃ, udīcyaṃ nirvāpaṇadīpanīyapācanīyacchardyatīsāraharāṇāṃ,［40 (2) –1］

(35) 催吐剤、油性および非油性(煎じ液)浣腸剤ではマダナ・パラ［アカネ科ハリザクロの果実］、
(36) 軟下剤ではトリヴリト［ヒルガオ科フウセンアサガオ］、
(37) 緩下剤ではアーラグヴァダ［caturaṅgula マメ科ナンバンサイカチ］、
(38) 峻下剤ではスヌヒー［snuk トウダイグサ科キリンカク］の乳液、
(39) 頭部浄化剤ではアパーマールガ［pratyakpuṣpā ヒユ科アラデイノコズチ］、
(40) 駆虫剤ではヴィダンガ［ヤブコウジ科エンベリア］、
(41) 解毒剤ではシリーシャ［マメ科ビルマネムノキ］、
(42) ハンセン病薬〈皮膚病薬〉［クシュタ・グナ］では カディラ［マメ科アセンヤクノキ］、
(43) ヴァータ緩和剤ではラースナー［キク科プルケア・ランケオラータ］、
(44) 老化防止薬ではアーマラキー［トウダイグサ科アンマロクノキ］、
(45) 循環経路を健全にするものではハリータキー［シクンシ科ミロバランノキ(カリロク)］、
(46) 催淫効果とヴァータ緩和作用があるものではエーランダ［トウダイグサ科トウゴマ］の根、
(47) 消化力増進［ディーパニーヤ］、消化促進［パーチャニーヤ］、大腸硬化〈腹部膨満〉緩和作用があるものではピッパリー［コショウ科インドナガコショウ］の根、
(48) 消化力増進、消化促進、直腸肛門炎・痔核・仙痛の緩和作用があるものではチトラカ［イソマツ科インドマツリ］の根、
(49) しゃっくり、呼吸困難、咳、胸痛を緩和するものではプシュカラムーラ［キク科イヌラ・ラケモサ＊(蔵木香)］、
(50) 収斂〈秘結〉、消化力増進、消化促進作用があるものではムスター［カヤツリグサ科ハマスゲ］、

(51) 冷却、消化力増進、消化促進、制吐、下痢止め作用があるものではウディーチャ（バーラカ）［アオイ科パヴォニア・オドラータ］がもっとも重要である。［40 (2) –1］

kaṭvaṅgaṃ sāṅgrāhikapācanīyadīpanīyānāṃ, anantā sāṅgrāhikaraktapittapraśamanānāṃ, amṛtā sāṅgrāhikavātaharadīpanīyaśleṣmaśoṇitavibandhapraśamanānāṃ, bilvaṃ sāṅgrāhikadīpanīyavāta kaphapraśamanānāṃ, ativiṣā dīpanīyapācanīyasāṅgrāhikasarvadoṣaharāṇām, utpalakumudapadmakiñjalkaḥ sāṅgrāhikaraktapittapraśamanānāṃ, durālabhā pittaśleṣmapraśamanānāṃ, gandhapriyaṅguḥ śoṇitapittātiyogapraśamanānāṃ, kuṭajatvak śleṣmapittaraktasāṅgrāhikopaśoṣaṇānāṃ, kāśmaryaphalaṃ raktasāṅgrāhikaraktapittapraśamanānāṃ, pṛśniparṇī saṅgrāhikavātaharadīpanīyavṛṣyāṇāṃ, vidārigandhā vṛṣyasarvadoṣaharāṇāṃ, balā saṃgrāhikabalyavātaharāṇāṃ, ［40 (2) –2］

(52) 収斂〈秘結〉、消化促進、消化力増進作用があるものではカトヴァンガ（アラル）［ニガキ科アイランテス・エクスケルサ（英名ツリー・オブ・ヘヴン）＊］、

(53) 収斂〈秘結〉、ラクタピッタ（出血）の鎮静作用があるものではアナンター［ガガイモ科インドサルサ］、

(54) 収斂〈秘結〉、ヴァータ緩和、消化力増進、カパと血液と便秘の緩和作用があるものではグドゥーチー［ツヅラフジ科イボナシツヅラフジ］、

(55) 収斂〈秘結〉、消化力増進、ヴァータとカパの鎮静効果があるものではビルヴァ［ミカン科ベルノキ］、

(56) 消化力増進、消化促進、収斂、全ドーシャの緩和作用のあるものではアティヴィシャー［キンポウゲ科アコニトゥム・ヘテロフィルム］、

(57) 収斂〈秘結〉作用とラクタピッタ（出血）の鎮静作用があるものではウトパラ［スイレン科ムラサキスイレン］とクムダ［スイレン科シロバナヒツジグサ］とパドマ［ハス科ハス］の雄しべ、

(58) ピッタとカパを緩和するものではドゥラーラバー［ハマビシ科ファゴニア・クレティカ］、

(59) ラクタピッタ（出血）とカパを鎮静するものではガンダ・プリヤング［クマツヅラ科カリカルパ・マクロフィラ＊（芳香性）］、

(60) カパとピッタとラクタを収斂し、吸収するものではクタジャ［キョウチクトウ科セイロンライティア（英名コネッシ）］の樹皮、

(61) 止血作用がありラクタピッタ（出血）を鎮静するものではカーシュマリヤ［クマツヅラ科キダチキバナヨウラク］の果実、

(62) 収斂〈秘結〉、ヴァータ緩和、消化力増進、催淫作用のあるものではプリシュニパルニー［マメ科オオバフジホグサ］、

(63) 催淫作用とドーシャ緩和作用のあるものではシャーラパルニー［マメ科タマツナギ］、

(64) 収斂〈秘結〉、体力増進、ヴァータ緩和作用のあるものではバラー［アオイ科マルバキンゴジカ］がもっとも重要である。［40 (2) –2］

gokṣurako mūtrakṛcchrānilaharāṇāṃ hiṅguniryāsaśchedanīyadīpanīyānulomikavātakaphapraśamanānām, amlavetaso bhedanīyadīpanīyānulomikavātaśleṣmaharāṇāṃ, yāvaśūkaḥ sraṃsanīyapācanīyārśoghnānāṃ, takrābhyāso grahaṇīdoṣaśophārśoghṛtavyāpatpraśamanānāṃ, kravyānmāṃsarasābhyāso grahaṇīdoṣaśoṣārśoghnānāṃ, kṣīraghṛtābhyāso rasāyanānāṃ, samaghṛtasaktuprāśābhyāso vṛṣyodāvartaharāṇāṃ, tailagaṇḍūṣābhyāso dantabalarucikarāṇāṃ, [40 (3) –1]

(65)排尿障害とヴァータを緩和するものではゴークシュラ[ハマビシ科ハマビシ]、
(66)去痰、消化力増進、駆風、ヴァータ・カパ緩和作用のあるものではヒング[セリ科アギ]、
(67)便塊粉砕、消化力増進、駆風、ヴァータ・カパ緩和作用のあるものではアムラヴェータサ[オトギリソウ科ガルシニア・ペドゥンクラータ＊]、
(68)緩下、消化促進作用があり、痔を緩和するものではヤヴァクシャーラ(大麦由来のアルカリ)[ヤヴァ・クシャーラ]、
(69)グラハニー病〈吸収不良〉[グラハニー・ドーシャ]、腫脹〈浮腫〉[ショーパ]、痔、ギー摂取の副作用(肥満)を緩和するものではバターミルク[タクラ]の常用、
(70)グラハニー病〈吸収不良〉[グラハニー・ドーシャ]、肺病〈消耗性疾患〉[ショーシャ]、痔を緩和するものでは肉食動物の肉の煮汁の常用、
(71)強壮法(健康増進法)[ラサーヤナ]では牛乳から作ったギー〈牛乳とギー〉の常用、
(72)催淫作用[ヴリシャ]とウダーヴァルタ(腸蠕動不全〈便秘〉)を緩和するものでは香煎[サクトゥ]と同量のギーの混ぜ物の常用、
(73)歯を強くし、味覚を増すものではごま油によるうがいを毎日実践することがもっとも重要である。[40 (3) –1]

candanaṃ durgandhaharadāhanirvāpaṇapralepanānāṃ, rāsnāguruṇī śītāpanayanapralepanānāṃ, lāmajjakośīraṃ dāhatvagdoṣasvedāpanayanapralepanānāṃ, kuṣṭhaṃ vātaharābhyaṅgopanāhopayoginām, madhukaṃ cakṣuśyavṛṣyakeśyakaṇṭhyavarṇyavirajanīyaropaṇīyānāṃ, vāyuḥ prāṇasaṃjñāpradānahetūnām, agnirāmastambhaśītaśūlodvepanapraśamanānāṃ, jalaṃ stambhanīyānāṃ mṛdbhṛṣṭaloṣṭranirvāpitamudakaṃ tṛṣṇācchardyatiyogapraśamanānām, atimātrāśanamāmapradoṣahetūnāṃ, yathāgnyabhyavahāro'gnisandhukṣaṇānāṃ, yathāsātmyaṃ ceṣṭābhyavahārau sevyānāṃ, kālabhojanamārogyakarāṇāṃ, tṛptirāhāraguṇānāṃ, [40 (3) –2]

(74) 体臭を除き、冷却作用を有する泥膏では白檀[チャンダナ]、
(75) 温罨法効果のある泥膏ではラースナー[キク科プルケア・ランケオラータ]と沈香[ジンチョウゲ科アグル]、
(76) 熱感、皮膚症状、発汗を緩和する泥膏では、ラーマッジャカ[イネ科ベチベルの変種＊]とウシーラ[イネ科ベチベル]、
(77) ヴァータ緩和のオイルマッサージと泥膏に用いるものでは唐木香[クシュタ]、

(78) 視力をよくし、催淫効果があり、髪、のど、色つや、脱色、治癒に有益なものでは甘草[マドゥカ]、
(79) 生気[プラーナ]と意識を与えるものでは空気、
(80) 消化不良、硬直、冷たさ、痛み、悪寒を緩和するものでは火、
(81) 汗その他の分泌を抑制するものでは水、
(82) 過度の渇きと嘔吐を緩和するものでは熱した土塊を浸した水、
(83) 消化不良[アーマ・プラドーシャ]の原因では食べ過ぎ、
(84) 消化を促進するものでは消化力に応じた食事、
(85) 実践すべきものでは適切な行動と食事、
(86) 健康を維持するものでは適切な時間の食事、
(87) 食事の質では満足することがもっとも重要である。[40 (3) –2]

vegasandhāraṇamanārogyakarāṇāṃ, madyaṃ saumanasyajananānāṃ, madyākṣepo dhīdhṛtismṛtiharāṇāṃ, gurubhojanaṃ durvipākakarāṇām, ekāśanabhojanaṃ sukhapariṇāmakarāṇāṃ, strīṣvatiprasaṅgaḥ śoṣakarāṇāṃ, śukraveganigrahaḥ ṣāṇḍhyakarāṇāṃ, parāghātanamannāśraddhājananānām, anaśanamāyuṣo hrāsakarāṇāṃ, pramitāśanaṃ karśanīyānām, ajīrṇādhyaśanaṃ grahaṇīdūṣaṇānāṃ, viṣamāśanamagnivaiṣamyakarāṇāṃ, viruddhavīryāśanaṃ ninditavyādhikarāṇāṃ, praśamaḥ pathyānāṃ, āyāsaḥ sarvāpathyānāṃ, mithyāyogo vyādhikarāṇāṃ, [40 (4)]

(88) 病気を起すものでは生理的欲求の抑制、
(89) 陽気にするものでは酒類、
(90) 知力(思考)、自制(決意)、記銘力を損ねるものでは過度の飲酒、
(91) 消化を困難にするものでは重い食事、
(92) 健全な代謝[パリナーマ]を促すものでは１日１回の食事、
(93) 消耗性疾患〈肺病〉[ショーシャ]の原因では女性との過剰な性行為、
(94) 性交不能を招くものでは射精の抑制、
(95) 食物に対する嫌悪を起すものでは屠殺場の光景[パラ・アーガタナ]、
(96) 寿命を縮めるものでは絶食、
(97) 体重を減少させるものでは少量の食事、
(98) グラハニー（小腸)を損ねるものでは前回の食事が消化されていないときに食べること、
(99) 消化力[アグニ]を不規則にするものでは不規則な食事、
(100) 憎むべき疾患を引き起すものでは相反する効力〈薬力源〉[ヴィールヤ]をもつ食材を用いた食事、
(101) 健康によいことでは精神の安定、
(102) 健康を害することでは過労、
(103) 病気の原因では感覚対象との過誤接触[注1]がもっとも重要である。[40 (4)]

注１　［ミティヤー・ヨーガ］：総論篇第11章37節を参照。

rajasvalābhigamanamalakṣmīmukhānāṃ, brahmacaryamāyuṣyāṇāṃ, paradārābhigamanamanāyuṣyāṇāṃ, saṅkalpo vṛṣyāṇāṃ daurmanasyamavṛṣyāṇām, ayathābalamārambhaḥ prāṇoparodhināṃ, viṣādo rogavardhanānāṃ, snānaṃ śramaharāṇāṃ, harṣaḥ prīṇanānāṃ, śokaḥ śoṣaṇānāṃ, nivṛttiḥ puṣṭikarāṇāṃ, puṣṭiḥ svapnakarāṇām, atisvapnastandrākarāṇāṃ, sarvarasābhyāso balakarāṇām, ekarasābhyāso daurbalyakarāṇāṃ,［40 (5)］

（104）不幸への入り口では月経中の女性［ラジャス・ヴァラー］との性的接触、
（105）寿命を延ばすものでは禁欲〈梵行〉［ブラフマチャリヤ］、
（106）寿命を縮めるものでは他人と交際している女性との性的接触、
（107）強精作用を高めるものでは決心、
（108）強精作用を減じるものでは苦悩〈嫌悪〉、
（109）生命力を害するものでは能力に相応しない仕事をすること、
（110）病気を増悪させるものでは失意［ヴィシャーダ］、
（111）疲れを癒すものでは入浴、
（112）満足させるものでは心地よい気分〈歓喜を与えるものでは快活〉、
（113）痩せさせるものでは不安〈悲哀〉、
（114）肥らせるものでは義務からの解放〈無活動〉、
（115）眠りを誘うものでは肥満、
（116）眠気を起すものでは過剰睡眠、
（117）体力を増進させるものではすべての味［ラサ］を常食すること、
（118）体力を低下させるものでは単一の味［ラサ］を常食することがもっとも重要である。［40 (5)］

garbhaśalyamāhāryāṇām, ajīrṇamuddhāryāṇāṃ, bālo mṛdubheṣajīyānāṃ, vṛddho yāpyānāṃ, garbhiṇī tīkṣṇauṣadhavyavāyavyāyāmavarjanīyānāṃ, saumanasyaṃ garbhadhāraṇānāṃ, sannipāto duścikitsyānām, āmo viṣamacikitsyānāṃ, jvaro rogāṇāṃ, kuṣṭhaṃ dīrgharogāṇāṃ, rājayakṣmā rogasamūhānāṃ, prameho'nuṣaṅgiṇāṃ, jalaukaso'nuśastrāṇāṃ, bastistantrāṇāṃ,［40 (6)］

（119）取り出すべきものでは死亡した胎児、
（120）取り除くべきものでは消化力減退〈不消化〉［アジールナ］、
（121）作用が穏やかな薬剤で治療すべきものでは小児、
（122）緩和療法〈姑息的治療〉をすべきものでは高齢者、
（123）作用が強力な薬剤、性交、運動を避けるべきものでは妊婦、
（124）胎児を維持安定させるものでは快活〈順調な妊娠継続では喜びの気持ち〉、

(125) 治療が困難なものでは3ドーシャ性[サンニパータ]、
(126) 治癒が困難なものでは未消化物による中毒[アーマ・ヴィシャ]、
(127) 疾患では発熱[ジュヴァラ]、
(128) 慢性疾患ではハンセン病〈皮膚病〉[クシュタ]、
(129) 症状が多彩な疾患では結核[ラージャヤクシュマー]、
(130) 再燃性の疾患では泌尿器病[プラメーハ]、
(131) 補助的外科用具ではヒル、
(132) 治療法[タントラ]では浣腸がもっとも重要である。[40(6)]

himavānauṣadhabhūmīnāṃ, soma auṣadhīnāṃ, marubhūmirārogyadeśānām, anūpo'hitadeśānām, nirdeśakāritvamāturaguṇānāṃ, bhiṣak cikitsāṅgānāṃ, nāstiko varjyānāṃ, laulyaṃ kleśakarāṇām, anirdeśakāritvamariṣṭānāṃ, anirvedo vārtalakṣaṇānāṃ, vaidyasamūho niḥsaṃśayakarāṇāṃ, yogo vaidyaguṇānāṃ, vijñānamauṣadhīnāṃ, śāstrasahitastarkaḥ sādhanānāṃ, saṃpratipattiḥ kālajñānaprayojanānām, avyavasāyaḥ kālātipattihetūnāṃ, dṛṣṭakarmatā niḥsaṃśayakarāṇāṃ, asamarthatā bhayakarāṇāṃ, tadvidyasaṃbhāṣā buddhivardhanānām, ācāryaḥ śāstrādhigamahetūnām, āyurvedo'mṛtānāṃ, sadvacanamanuṣṭheyānām, asadgrahaṇaṃ sarvāhitānāṃ, sarvasannyāsaḥ sukhānāmiti ॥ [40]

(133) 薬草の生育地ではヒマラヤ、
(134) 薬草ではソーマ[不明]、
(135) 健康的な地域では乾燥地帯、
(136) 不健康な地域では沼沢地帯[アーヌーパ]、
(137) 患者の質では指示に従うこと、
(138) 医療の4本柱では医者、
(139) 避けるべき者では無神論者[ナースティカ]、
(140) 面倒を起すものでは貪欲、
(141) 死の兆候[アリシュタ]では指示に従順でないこと、
(142) 健康である徴候では絶望しないこと、
(143) 疑問を解決するものでは医師団、
(144) 医者の質では精神的調和〈臨床手腕〉、
(145) 薬草の知識では実践的専門知識[ヴィジュニャーナ]、
(146) 成功を得る手段では原典にのっとった論理、
(147) 時節の知識の目的では行動方針の決定〈時節の知識から得られる結果では時期を得た行動の妥当性〉、
(148) 時間の無駄になるものでは怠慢、
(149) 疑念をなくすものでは実践的知識[ドリシュタ・カルマー]、
(150) 恐怖を起こすものでは無能、

(151) 知識を向上させるものでは名医との討論、
(152) 原典の知識を授与するものでは教師、
(153) 不滅のもの〈長生を授与する甘露〉[アムリタ]ではアーユルヴェーダ、
(154) 遵守されるべきものでは有徳の人たちの言葉、
(155) 健康を害するすべてのものでは悪を容認すること、
(155) 幸福をもたらすものでは快楽を完全に放棄することがもっとも重要である。[40]

治療への応用

bhavanti cātra —
agryāṇāṃ śatamuddiṣṭaṃ yaddvipañcāśaduttaram ǀ
alametadvikārāṇāṃ vighātāyopdiśyate ǁ [41]
samānakāriṇo ye'rthāsteṣāṃ śreṣṭhasya lakṣaṇam ǀ
jyāyastvaṃ kāryakartṛtve varatvaṃ cāpyudāhṛtam ǁ [42]
vātapittakaphānāṃ ca yadyat praśamane hitam ǀ
prādhānyataśca nirdiṣṭaṃ yadvyādhiharaṃ uttamam ǁ [43]
etanniśamya nipuṇaṃ cikitsāṃ saṃprayojayet ǀ
evaṃ kurvan sadā vaidyo dharmakāmau samaśnute ǁ [44]

つぎは詩節である。
152を数えるもっとも重要なものを上に挙げたが、病気を治療するためにはこれで十分である。類似の作用に加え効果が良好かつ絶大なもののうち、とくに重要なものを列挙した。ヴァータ、ピッタ、カパおよび重要な疾患を緩和するものを挙げた。医者はこれらを入念に学習してから治療に応用すべきであり、そうすることにより例外なく法〈徳〉[ダルマ]と願望〈快楽〉[カーマ]を達成することができる。[41–44]

備考　項目(3)と(20)を数えず、重複している(143)と(149)を1つと数えれば、項目数は152となる。

健全・不健全[パティヤ・アパティヤ]の定義

pathyaṃ patho'napetaṃ yadyaccoktaṃ manasaḥ priyam ǀ
yaccāpriyamapathyaṃ ca niyataṃ tanna lakṣayet ǁ [45]

パティヤ(体によい〈健全〉)とは、身体の通路[パタ]に有害でなく、その人の好みに合っていることである。身体の通路に有害で好みに合わないものはアパティヤ(体によくない〈不健全〉)であり、確かにまったく望ましくないものである〈しかし絶対的な通則ではない〉。[45]

状況に応じた治療

mātrākālakriyābhūmidehadoṣaguṇāntaram |
prāpya tattaddhi dṛśyante te te bhāvāstathā tathā || [46]
tasmāt svabhāvo nirdiṣṭastathā mātrādirāśrayaḥ |
tadapekṣyobhayaṃ karma prayojyaṃ siddhimicchatā || [47]

実体〈薬草〉には、用量[マートラ]、時節[カーラ]、調剤法[クリヤー]、薬草の生育地[ブーミ]、体質[デーハ]、病因[ドーシャ]、属性[グナ]に応じたそれぞれの薬効がある。したがって、実体(薬草)の本来の性質[スヴァバーヴァ]、および用量その他の要因による変化について説明したのである。医者は、成果を得たいのなら、両方の性質を考慮して治療を進めなくてはならない。[46–47]

84種のアーサヴァ（薬味酒）

９種の材料

tadātreyasya bhagavato vacanamanuniśamya punarapi bhagavantamātreyamagniveśa uvāca yathoddeśamabhinirdiṣṭaḥ kevalo'yamartho bhagavatā śrutaścāsmābhiḥ | āsavadravyāṇāmidānīmanapavādaṃ lakṣaṇamanatisaṃkṣepeṇopadiśyamānaṃ śuśrūṣāmaha iti || [48]
tamuvāca bhagavānātreyaḥ — dhānyaphalamūlasārapuṣpakāṇḍapatratvaco bhavantyāsavayonayo'gniveśa! saṃgraheṇāṣṭau śarkarānavamīkāḥ | tāsveva dravyasaṃyogakaraṇato'parisaṃkhyeyāsu yathāpathyatamānāmāsavānāṃ caturaśītiṃ nibodha | [49 (1–2)]

尊者アートレーヤの講義を聴いて、アグニヴェーシャはいった。「先生は提起された主題とわたしたちの質問に、くまなく答えてくださいました。つづいて、アーサヴァ（薬味酒）に用いる材料すべてを、簡潔すぎない程度に教えていただきたいのです。」尊者アートレーヤはいった。「手短にいうと、穀物[ダーニャ]、果実[パラ]、根[ムーラ]、心材[サーラ]、花[プシュパ]、茎[カーンダ]、葉[パトラ]、樹皮[トヴァチャ] — これら８種が、９番目の砂糖と合わせて、薬味酒[アーサヴァ]の材料である。薬味酒[アーサヴァ]は、材料、組み合わせ、製法の違いにより無数にあるが、もっとも健康によいものを84種を挙げるから、お聴きなさい。[48–49 (1–2)]

6種の穀物酒

tadyathā — surāsauvīratuṣodakamaireyamedakadhānyāmlāḥ ṣaḍ dhanyāsavā bhavanti, [49 (3)]

6種のダーニヤ・アーサヴァ（穀物を原料とするアーサヴァ（薬味酒））とは、スラー酒、サウヴィーラ酒、トゥショーダカ酒、マイレーヤ酒、メーダカ酒、ダーニヤ・アムラ酒である。[49 (3)]

26種の果実酒

mṛdvīkākharjūrakāśmaryadhanvanarājādanatṛṇaśūnyaparūṣakābhayāmalakamṛgaliṇḍikā-jambavakapitthakuvalabadarakarkandhupīlupriyālapanasanyagrodhāśvatthaplakṣakapītan-odumbarājamodaśṛṅgāṭakaśaṅkhinīphalāsavāḥ ṣaḍviṃśatirbhavanti, [49 (4)]

26種のパラ・アーサヴァ（果実を原料とするアーサヴァ（薬味酒））とは、ムリドヴィーカー［ブドウ］、カルジューラ［サトウナツメヤシ］、ガンバーリ［kāśmarya クマツヅラ科キバナヨウラク(英名ホワイト・チーク)］、ダンヴァナ［シナノキ科グレウィア・ティリアエフォリア］、ラージャーダナ［アカテツ科ミムソプス・ヘキサンドラ］、ケータキー［tṛṇa-śūnya タコノキ科アダン］、パルーシャカ［シナノキ科インドウオトリギ］、ハリータキー［abhayā シクンシ科カリロク(ミロバランノキ)］、アーマラキー［āmalaka トウダイグサ科アンマロクノキ］、ムリガリンディカー［シクンシ科セイタカミロバラン＊］、ジャンブー［jambava フトモモ科ムラサキフトモモ］、カピッタ［ナガエミカン］、クヴァラ［クロウメモドキ科ナツメの大型種］、バダラ［ナツメ］、カルカンドゥ［ナツメの小型種］、ピール［トゲマツリ科英名トゥースブラシ・ツリー］、プリヤーラ［ウルシ科ロネホインドウミソヤ(英名アーモンデット)］、パナサ［クワ科ナガミパンノキ(英名ジャックフルーツ)］、ニャグローダ［クワ科ベンガルボダイジュ（英名バニヤン)］、アシュヴァッタ［クワ科インドボダイジュ］、プラクシャ［クワ科ラコールイチジク］、パーリーシャ［kapītana アオイ科サキシマハマボウ］、ウドゥンバラ［クワ科ウドンゲノキ］、アジャモーダー［セリ科オランダミツバ(セロリ)＊］、シュリンガータカ［アカバナ科トラパ・ビスピノサ(英名シンガラ・ナッツ)］、シャンキニー［ウリ科クテノレプシス・ケラシフォルミス＊］の果実から作られたものである。[49 (4)]

11種の根酒

vidārigndhāśvagandhākṛṣṇagandhāśatāvarīśyāmātrivṛddantīdravantībilvorubūkacitrakamūlair-ekādaśa mūlāsavā bhavanti, [49 (5)]

11種のムーラ・アーサヴァ（根を原料とするアーサヴァ（薬味酒））とは、シャーラパルニー［vidārigndhā マメ科タマツナギ］、アシュヴァガンダー［ナス科インドニンジン(セキトメホオズキ)］、ショーバーンジャナ［kṛṣṇagandhā 赤花のワサビノキの種子＊］、シャターヴァリー［ユリ科アスパラガス・ラケモスス(英名クライミング・アスパラガス)]、シュヤーマー［ヒルガオ科フウセンアサガオの黒花種]、トリヴリト［フウセンアサガオ]、ダンティー［トウダイグサ科ヤトロパ・モンタナ(赤色の果実)]、ドラヴァンティー［トウダイグサ科(英名フィジック・ナッツ)]、ビルヴァ［ミカン科ベンガルカラタ(ベルノキ)]、エーランダ［トウダイグサ科トウゴマ]、チトラカ［イソマツ科インドマツリ(白花種)］の根から作られたものである。［49 (5)］

20種の木髄酒

śālapriyakāśvakarṇacandanasyandanakhadirakadarasaptaparṇārjunāsanārimedatindukakiṇihī-śamīśuktiśiṃśapāśirīṣavañjuladhanvana madhūkaiḥ sārāsavā viṃśatirbhavanti,［49 (6)］

20種のサーラ・アーサヴァ（木髄を原料とするアーサヴァ（薬味酒))とは、シャーラ［フタバガキ科サラノキ]、プリヤカ［*］(ニーパ［アカネ科クビナガタマバナノキ*])、アシュヴァカルナ［サラノキ(小型種) *]、チャンダナ［ビャクダン]、シャンダナ［マメ科オウゲニア・ダンベルギオイデス]、カディラ［マメ科アセンヤクノキ(暗褐色のカテキュウ)]、カダラ［マメ科アラビアゴムノキ]、サプタパルナ［キョウチクトウ科ジタノキ]、アルジュナ［シクンシ科サダラ(アルジュナミロバラン)]、アサナ［マメ科マラバルキノカリン*]、アリメーダ［アセンヤクノキの変種(白色の樹皮)*]、ティンドゥカ［カキノキ科インドガキ*]、キニヒー［マメ科タイワンネムノキ(白花種)]、シャミー［ネムノキ亜科プロソピス・スピキゲラ]、バダリー［śuktiナツメ(小型種)]、シンシャパ［マメ科シッソーシタン]、シリーシャ［ビルマネムノキ]、ヴァンジュラ［ヤナギ科サルヤナギ］、ダンヴァナ［シナノキ科グレウィア・ティリアエフォリア]、マドゥーカ［アカテツ科イリッペ（バターノキ)］の木髄から作られたものである。［49 (6)］

10種の花酒

padmotpalanali(na)kumudasaugandhikapuṇḍarīkaśatapatramadhūkapriyaṅgudhātakīpuśpairdaśa puṣpāsavā bhavanti,［49 (7)］

10種プシュパ・アーサヴァ（花を原料とするアーサヴァ（薬味酒))とは、パドマ［ハス(赤花種)]、ウトパラ［ムラサキスイレン*]、ナリナ［ハスの変種(小型種)]、クムダ［スイレン科シロバナヒツジグサの変種(夜間開花種)]、サウガンディカ［シロバナヒツジグサの変種(芳香種)]、プンダリーカ［ハス(白花種)*]、シャタパトラ［ハスの変種(八重咲き種)]、マドゥーカ［アカテツ科イリッペ］、プリヤング［クマツヅラ科カリカルパ・マクロフィラ*]、ダータキー［ミソハギ科(英名レッドベルブッシュ)］の花から作られたものである。［49 (7)］

４種の茎酒と２種の葉酒

ikṣukāṇḍekṣvikṣuvālikāpuṇḍrakacaturthāḥ kāṇḍāsavābhavanti, paṭolatāḍakapatrāsavau dvau bhavataḥ, [49 (8–9)]

4種のカンダ・アーサヴァ（茎を原料とするアーサヴァ)とは、イクシュ[イネ科サトウキビ]、カーンデークシュ[サトウキビの大型種]、イクシュヴァーリカー[キツネノマゴ科テンジクソウ*]、プンドラカ[サトウキビの変種]の茎から作られたものである。2種のパトラ・アーサヴァ（葉を原料とするアーサヴァ)とは、パトーラ[ウリ科トリコサンテス・ディオイカ]、タータカ[ヤシ科パルミラヤシ]の葉から作られたものである。[49 (8–9)]

4種の樹皮酒 と1種の砂糖酒

tilvakalodhrailavālukakramukacaturthāstvagāsavā bhavanti, śarkarāsava eka eveti [49 (10)]

4種のトヴァク・アーサヴァ（樹皮を原料とするアーサヴァ)とは、ティルヴァカ[スイカズラ科ヴィブルヌム・ネルヴォスム*]、ロードラ[ハイノキ科(英名ロード・ツリー)]、エーラヴァールカ[バラ科スミノミザクラ]、クラムカ[ハイノキ科クロミノニシゴリ*]から作られる。シャルカラー・アーサヴァ（砂糖を原料とするアーサヴァ)は1種である。[49 (10)]

evameṣāmāsavānāṃ caturaśītiḥ parasparenāsaṃsṛṣṭānāmāsavadravyāṇāmupanirdiṣṭā bhavati | eṣāmāsavānāmāsutatvādāsavasaṃjñā | dravyasaṃyogavibhāgavistārastveṣāṃ bahuvidhavikalpaḥ saṃskāraśca | yathasvaṃ saṃyogasaṃskārasaṃskṛtā hyāsavāḥ svaṃ karma kurvanti | saṃyoga-saṃskāradeśakālamātrādayaśca bhāvāsteśāṃ teśāmāsavānāṃ te te samupadiśyante tattatkāryam-abhisamīkṣyeti || [49]

以上のとおり、84種という数はアーサヴァ（薬味酒)の成分が単一の場合を数えたものである。これらの飲用剤は｢アースタ(発酵)｣しているのでアーサヴァと呼ばれる。原料の薬草の組み合わせ[サンヨーガ]や組み替え[ヴィバーガ]、また加工法[サンスカーラ]の違いによる多数の変種[ヴィカルパ]がある。基本的には原料の組み合わせや製法によって効能は決まる。しかし、その効能を発現させるには、アーサヴァの原料の組み合わせ、製法、場所、時間、量などの要因を判断しなければならない。[49]

アーサヴァ（薬味酒)の効能

bhavati cātra —
manaḥśariirāgnibalapradānāmasvapnaśokārucināśanānām |
saṃharṣaṇānāṃ pravarāsavānāmaśītiruktā caturuttaraiṣā || [50]

つぎは詩節である。

精神・身体・消化力を高め、不眠・不安・食欲不振を除き、陽気にさせるアーサヴァ（薬味酒）のうち、主要な84種をここに挙げた。［50］

第25章のまとめ

tatra ślokaḥ —
śarīrarogaprakṛtau matāni tatvena cāhāraviniścayaṃ ca |
uvāca yajjaḥpuruṣādike'smin munistathā'grayāṇi varāsavāṃśca || ［51］

最後は、要約の詩節［シュローカ］である。
人間と疾患の起源、健全な食事・不健全な食事の判断、最重要事項、最良のアーサヴァ（薬味酒）について、賢者が、この「人間の源」の章で語った。［51］

---

ityagniveśakṛte tantre carakapratisamskṛte ślokasthāne yajjaḥpuruṣīyo nāma pañcaviṃśo'dhyāyaḥ (25)

以上で、アグニヴェーシャが著し、チャラカが改訂した本集・総論篇の第25章「人間の源」を終わる。(25)

ṣadviṃśo'dhyāyaḥ

CHAPTER 26

第 26 章
「アートレーヤ、バドラカーピヤ…」の章
（味に関する討論）

āthāta ātreyabhadrakāpyīyamadhyāyaṃ vyākhyāsyāmaḥ ॥ [1]
iti ha smāha bhagavānātreyaḥ ॥ [2]

それでは「アートレーヤ、バドラカーピヤ…」の章を述べよう、と尊者アートレーヤが語り始めた。[1–2]

味に関する討論

討論に参加した大聖仙たち

ātreyo bhadrakapyaśca śākunteyastathaiva ca ।
pūrṇākṣaścaiva maudgalyo hiraṇyākṣaśca kauśikaḥ ॥ [3]
yaḥ kumāraśirā nāma bharadvājaḥ sa cānaghaḥ ।
śrīmān vāryovidaścaiva rājā matimatāṃ varaḥ ॥ [4]
nimiśca rājā vaideho baḍiśaśca mahāmatiḥ ।
kāṅkāyanaśca bāhlīko bāhlīkabhiṣajāṃ varaḥ ॥ [5]
ete śrutavayovṛddhā jitātmāno maharṣayaḥ ।
vane caitrarathe ramye samīyurvijihīrṣavaḥ ॥ [6]
teṣāṃ tatropaviṣṭānāmiyamarthavatī kathā ।
babhūvārthavidāṃ samyagrasāhāraviniścaye ॥ [7]

アートレーヤ、バドラカーピヤ、シャークンター門の者、ムドガラ一門のプールナークシャ、クシカ一門のヒラニヤークシャ、敬虔なクマーラシラー・バラドヴァージャ、王であり賢者の中でも誉れ高いヴァーリヨーヴィダ、ヴィデーハの王であるニミ、高名な学者のバディシャ、バーフリーカでもっとも有能な医者であるカーンカーヤナ・バーフリカ。これらの学識も年齢も高く、自制心をわきまえた大聖仙たちがチャイトララタという美しい森に行楽に出かけた。くつろいでいるとき、学者たちのあいだでラサ(味)と食事に関する有意義な討論が始まった。[3–7]

味は何種類か

eka eva rasa ityuvāca bhadrakāpyaḥ, yaṃ pañcānāmindriyārthānāmanyatamaṃ jihvāvaiṣayikaṃ bhāvamācakṣate kuśalāḥ sa punarudakādanya iti | dvau rasāviti śākunteyo brāhmaṇaḥ, chedanīya upaśamanīyaśceti | trayo rasā iti pūrṇākṣo maudgalyaḥ, chedanīyopaśamanīyasādhāraṇā iti | [8 (1–3)]

「ラサ(味)は1種しかありません。ラサ(味)は5種の感覚器官の対象のひとつです。つまり味覚器官の対象であって、水と区別できないものです」と、バドラカーピヤは言った。
「ラサ(味)には2種ある。削減するもの〈痩せさせるもの〉[チェーダニーヤ]と満たすもの〈肥らせるもの〉[ウパシャマニーヤ]の2種である」と、シャークンター門〈シャクンテーヤという名前〉の司祭(バラモン)[ブラーフマナ]は言った。
「ラサ(味)は3種でしょう。痩せさせるものと肥らせるもの、その中間のものを加えれば3種になります」と、ムドガラ一門のプールナークシャは言った。[8 (1–3)]

catvāro rasā iti hiraṇyākṣaḥ kauśikaḥ, svādurhitaśca, svādurahitaścāsvādurhitaścāsvādurahitaśceti | pañca rasā iti kumāraśirā bharadvājaḥ, bhaumaudakāgneyavāyavyāntarikṣāḥ | ṣaḍrasā iti vāryovido rājarṣiḥ, gurulaghuśītoṣṇasnigdharūkṣāḥ | [8 (4–6)]

「ラサ(味)は4種です。つまり、おいしくて有益なもの、おいしいけれどから有害なもの、まずいけれど有益なもの、まずくて有害なものです。」と、クシカ一門のヒラニヤークシャは言った。
「ラサ(味)は5種です。地元素[ブーミ]から生じるもの、水元素[ウダカ]から生じるもの、火元素[アグニ]から生じるもの、風元素[ヴァーユ]から生じるもの、空元素[アンタリクシャ]から生じるものの5種です」と、クマーラシラー・バラドヴァージャは言った。
「ラサ(味)は6種です。重性、軽性、冷性、温性、油性、非油性の6種です」と、王であり聖仙でもあるヴァーリヨーヴィダが言った。[8 (4–6)]

sapta rasā iti nimirvaidehaḥ, madhurāmlalavaṇakaṭutiktakaṣāyakṣārāḥ | aṣṭau rasā iti baḍiśo dhāmārgavaḥ, madhurāmlalavaṇakaṭutiktakaṣāyakṣārāvyaktāḥ | aparisaṃkhyeyā rasā iti kāṅkāyano bāhlīkabhiṣak, āśrayaguṇakarmasaṃsvādaviśeṣāṇām aparisaṃkhyeyatvāt || [8]

「ラサ(味)は7種です。甘味、酸味、塩味、辛味、苦味、渋味、アルカリ[クシャーラ]の7種である」と、ヴィデーハの王であるニミが言った。
「ラサ(味)は8種です。甘味、酸味、塩味、辛味、苦味、渋味、アルカリ[クシャーラ]、それに未出現の味(感知できない味)を加えて8種です」と、ダーマールガヴァ一門のバディシャが言った。
「ラサ(味)は無数にあります。物質、特性、作用、味といった要素は無数にあるからです」と、バーフリーカの医者であるカーンカーヤナは言った。[8]

アートレーヤの結論

ṣaḍeva rasā ityuvāca bhagavānātreyaḥ punarvasuḥ, madhurāmlalavaṇakaṭutiktakaṣāyāḥ | [9 (1)]

これを聴いて、尊者プナルヴァス・アートレーヤは以下のように言った。—
ラサ(味)は、マドゥラ(甘味)、アムラ(酸味)、ラヴァナ(塩味)、カトゥ(辛味)、ティクタ(苦味)、カシャーヤ(渋味)の6種だけである。[9 (1)]

teṣāṃ ṣaṇṇāṃ rasānāṃ yonirudakaṃ, chedanopaśamane dve karmaṇī, tayormiśrībhāvāt sādhāraṇtvaṃ, svādvasvādutā bhaktiḥ, hitāhitau prabhāvau, pañcamahābhūtavikārāstvāśrayāḥ prakṛtivikṛtivicāradeśakālavaśāḥ, teṣvāśrayeṣu dravyasaṃjñakeṣu guṇā gurulaghuśītoṣṇasnigdha-rūkṣādyāḥ | [9 (2)]

味を出現させる原因物質が水である。やせさせるものと肥らせるものというのは、2種類の作用を指しているのであり、中間のものというのは先の2種類の作用の混合にすぎない。おいしいとかそうでないとかは個人的執着にかかわることであり、有益か有害かというのはラサ(味)の効果である。5つのマハーブータ〈五大元素〉(ブーミ(地元素)、ウダカ(水元素)、アグニ(火元素)、ヴァーユ(風元素)、アンタリクシャ(空元素))からなる物質は、じつはラサ(味)を起す基本的物質であり、それは本来の組成や、加工法、処方の仕方、産地、採取時期によって変化する。重性、軽性、冷性、温性、油性、乾性などは、ドラヴィヤ(物質あるいは薬物)とよばれる基本的物質に内在している属性である。[9 (2)]

kṣaraṇāt kṣāraḥ, nāsau rasaḥ, dravyaṃ tadanekarasasamutpannamanekarasaṃ kaṭukalavaṇarasa-bhūyiṣṭhamanekendriyārthasamanvitaṃ karaṇābhinirvṛttaṃ ; [9 (3)]

「クシャーラ(アルカリ)」は、「クシャラナ(流れ出す〈腐食する〉)」という性質をもつので、そうよばれるのである。これはラサ(味)の１種ではなく、ドラヴィヤ(物質)であり、多種の物質に由来し、辛味と塩味を主とする複数のラサ(味)をもち、複数の感覚器官の対象となり、特定の製法で作られるものである。[9 (3)]

> avyaktībhāvastu khalu rasānāṃ prakṛtau bhavatyanurase'nurasasamanvite vā dravye ; aparisaṃkhyeyatvaṃ punasteṣāmāśrayādīnāṃ bhāvānāṃ viśeṣāparisaṃkhyeyatvānna yuktam, ekaiko'pi hyeṣāmāśrayādīnāṃ bhāvānāṃ viśeṣānāśrayate viśeṣāparisaṃkhyeyatvāt, na ca tasmādanyatvamupapadyate ; parasparasaṃsṛṣṭabhūyiṣṭhatvānna caiṣāmabhinirvṛtterguṇa-prakṛtīnāmaparisaṃkhyeyatvaṃ bhavati ; tasmānna saṃsṛṣṭānāṃ rasānāṃ karmopadiśanti buddhimantaḥ | taccaiva kāraṇamapekṣamāṇāḥ ṣaṇṇāṃ rasānāṃ parasparеṇāsaṃsṛṣṭānāṃlakṣaṇa-pṛthktvamupadekṣyāmaḥ || [9]

ラサ(味)が感知されないということは、ラサ(味)を出現させる原因物質や、アヌラサ(附随の味〈隠れた味〉)やアヌラサをもつ物質の内部で起こる現象である。物質などの要素が無数にあるからラサ(味)が無数にあるというのでは説明にならない。なぜなら、単一の味でさえ物質などの無数の要素と関連していて、しかもその味の独自性を失うことはないのである。複数のラサ(味)が組み合わされている場合でも、味を出現させる原因物質や味の本来の属性や味の作用が無数に存在するとはかぎらない。このような理由で、賢明な者は複数の味の組み合わせによる作用について記述しないのである。したがって、ラサ(味)を組み合わせることはせず、６種のラサ〈六味〉の性質を別々に述べることにする。[9]

薬物について

五大元素に基づく薬物の特徴

> agre tu tāvaddravyabhedamabhipretya kiñcidabhidhāsyāmaḥ | sarvaṃ dravyaṃ pāñca-bhautikamasminnarthe; taccetanāvadacetanaṃ ca, tasya guṇāḥ śabdādayo gurvādayaśca dravāntāḥ, karma pañcavidhamuktaṃ vamanādi || [10]

まず、薬物〈物質〉[ドラヴィヤ]について少し説明しておこう。ここでいう薬物〈物質〉[ドラヴィヤ]とは、５つのブータ〈五大元素〉、つまりプリティヴィー（地元素)、アプ(水元素)、テージャス(火元素)、ヴァーユ(風元素)、アーカーシャ（空元素)からなるものという意味である。薬物〈物質〉[ドラヴィヤ]は、生物と無生物の２種に大別できる。薬物〈物質〉[ドラヴィヤ]の属性[グナ]には「音ではじまるもの[注1]」[シャブダ・アーダヤ]と「重性ではじまり[グル・アーダヤ]流動性で終わる[ドラヴァ・アンタ]もの[注2]」とがある。薬物〈物質〉の作用には嘔吐誘発を含む５

種がある。[10]

注1 音、触、光・色、味、臭の5つの感覚刺激のこと。

注2 重性などの属性[グルヴァーディ・グナ]または身体的属性[シャーリーラ・グナ]とよばれる10対の属性のこと。第1章49節を参照。

(1)地元素優勢[パールティヴァ]

tatra dravyāṇi gurukharakaṭhinamandasthiraviśadasāndrasthūlagandhaguṇabahulāni pārthivāni, tānyupacayasaṅghātagauravasthairyakarāṇi; [11 (1)]

重性、粗性、硬性、緩慢性、停滞性、非粘液性〈清澄性〉、固形性、粗大性および「臭[ガンダ]」が主要な属性である薬物〈物質〉はパールティヴァ(プリティヴィー・ブータ(地元素)が主成分)である。これには発育、緻密、重さ、堅固という作用がある。[11 (1)]

(2)水元素優勢[アーピヤ]

dravasnigdhaśītamandamṛdupicchilarasaguṇabahulānyāpyāni, tānyupakledasnehabandhaviṣyandamārdavaprahlādakarāṇi; [11 (2)]

流動性、油性、冷性、緩慢性、柔性、粘液性および「ラサ(味)〈水分〉[注1]」が主要な属性である薬物〈物質〉はアーピヤ(アプ・ブータ(水元素)が主成分)である。これには湿潤化[ウパクレーダ]、油性[スネーハ]、結合、滲出、軟化、爽快という作用がある。[11 (2)]

注1 味の性質の大部分を占めるもの=すなわち水分

(3)火元素優勢[アーグネーヤ]

uṣṇatīkṣṇasūkṣmalaghurūkṣaviśadarūpaguṇabahulānyāgneyāni, tāni dāhapākaprabhāprakāśavarṇakarāṇi; [11 (3)]

温性、鋭性、微細性、軽性、乾性、非粘液性〈清澄性〉および「視(光・色)[ルーパ]」が主要な属性である薬物〈物質〉はアーグネーヤ(アグニ〈テージャス〉・ブータ(火元素)が主成分)である。これには熱〈燃焼〉[ダーハ]、消化[パーカ]、輝き[プラバー]、明るさ[プラカーシャ]、色つや[ヴァルナ]を発生させる作用がある。[11 (3)]

(4)風元素優勢[ヴァーヤヴィヤ]

laghuśītarūkṣakharaviśadasūkṣmasparśaguṇabahulāni vāyavyāni, tāniraukṣyaglānivicāravaiśadyalāghavakarāṇi; [11 (4)]

軽性、冷性、乾性、粗性、非粘液性〈清澄性〉、微細性および「触[スパルシャ]」が主要な属性である薬物〈物質〉はヴァーヤヴィヤ(ヴァーユ・ブータ(風元素)が主成分)である。これには乾燥、落胆、動き、非粘液性〈清澄性〉、軽さを起こす作用がある。[11 (4)]

(5)空元素優勢[アーカーシーヤ]

mṛdulaghusūkṣmaślakṣṇaśabdaguṇabahulānyākāśātmakāni, tāni mārdavasauṣiryalāghavakarāṇi ‖ [11]

柔性、軽性、微細性、滑性および「音[シャブダ]」が主要な属性である薬物〈物質〉はアーカーシーヤ(アーカーシャ・ブータ(空元素)が主成分)である。これには軟化、空洞 、軽さを起こす作用がある。[11]

すべての物質が薬

anenopadeśena nānauṣadhibhūtaṃ jagati kiṃciddravyamupalabhyate tāṃ tāṃ yuktimarthaṃ ca taṃ tamabhipretya ‖ [12]

この論法によれば、理論的[ユクティ]かつ目的[アルタ]に適った使い方をすれば、この世に薬として使えない物質はない。[12]

薬物の作用、効力、作用の場、時、機序、効能

na tu kevalaṃ guṇaprabhāvādeva dravyāṇi kārmukāṇi bhavanti; dravyāṇi hi dravyaprabhāvād-guṇaprabhāvāddravyaguṇaprabhāvācca tasmiṃstasmin kāle tattadadhikaraṇamāsādya tāṃ tāṃ ca yuktimarthaṃ ca taṃ tamabhipretya yat kurvanti, tat karma; yena kurvanti tadvīryaṃ; yatra kurvanti, tadadhikaraṇaṃ; yadā kurvanti, sa kālaḥ; yathā kurvanti, sa upāyaḥ; yat sādhayanti tat phalam ‖ [13]

薬物はその属性によってのみ効能を発揮するのではない。その本来の組成、属性、そして両方が組み合わされ、特定の時に、特定の部位に達し、特定の作用過程と目的にかなったときに効力を発揮するのである。薬物がどのような働きをするかがカルマ(作用)であり、どのような方法で働くかがヴィールヤ(効力〈薬力源〉)であり、どこで働くかがアディカラナ(作用の場)であり、作用を起こす時がカーラ(時)であり、どのように作用するかがウパーヤ(機序)であり、もたらされるものがパラ(効果)である。[13]

63種類の味

bhedaścaiṣāṃ triṣaṣṭividhavikalpo dravyadeśakālaprabhāvādbhavati, tamupadekṣyāmaḥ ॥ [14]
svāduramlādibhiryogaṃ śeṣairamlādayaḥ pṛthak ।
yānti pañcadaśaitāni dravyāṇi dvirasāni tu ॥ [15]
pṛthagamlādiyuktasya yogaḥ seṣaiḥ pṛthagbhavet ।
madhurasya tathā'mlasya lavaṇasya kaṭostathā ॥ [16]
trirasāni yathāsaṃkhyaṃ dravyāṇyuktāni viṃśatiḥ ।
vakṣyante tu catuṣkeṇa dravyāṇi daśa pañca ca ॥ [17]
svādvamlau sahitau yogaṃ lavaṇādyaiḥ pṛthaggatau ।
yogaṃ śeṣaiḥ pṛthagyātaścatuṣkarasasaṃkhyayā ॥ [18]
sahitau svādulavaṇau tadvat kaṭvādibhiḥ pṛthak ।
yuktau śeṣaiḥ pṛthagyogaṃ yātaḥ svādūṣaṇau tathā ॥ [19]
kaṭvādyairamlalavaṇau saṃyuktau sahitau pṛthak ।
yātaḥ śeṣaiḥ pṛthagyogaṃ śeṣairamlakaṭū tathā ॥ [20]
yujyate tu kaṣāyeṇa satiktau lavaṇoṣaṇau ।
ṣaṭ tu pañcarasānyāhurekaikasyāpavarjanāt ॥ [21]
ṣaṭ caivekarasāni syurekaṃ ṣaḍrasameva tu ।
iti triṣaṣṭirdravyāṇāṃ nirdiṣṭā rasasaṃkhyayā [22]

物質、場所、時節を考慮すればラサ(味)は63種類になる。つぎにそれを説明する。2種のラサ(味)の組み合わせ、たとえばマドゥラ(甘味)とアムラ(酸味)などの味や、酸味と他の味の組み合わせは15とおりある。同様に、3種のラサ(味)の組み合わせは20とおりある。4種のラサ(味)の組み合わせは15とおりある。たとえば甘・酸味はそれぞれ他の対のラサ(味)と組み合わせることができる。同様に、甘・塩味、甘・辛味は他の対のラサ(味)と組み合わせらる。酸・塩味も他の対のラサ(味)と組み合わせることができ、酸・辛味と塩・辛味も同様の組み合わせができる。5種のラサ(味)の組み合わせは6とおりある。単一のラサ(味)は6つで、6種のラサ(味)の組み合わせは1つだけである。このように、ラサ(味)のさまざまの組み合わせは63とおりになる。[14–22]

triṣaṣṭiḥ syāttvasaṃkhyayā rasānurasakalpanāt ।
rasāstaratamābhyāṃ tāṃ saṃkhyāmatipatanti hi ॥ [23]
saṃyogāḥ saptapañcāśat kalpanā tu triṣaṣṭidhā ।
rasānāṃ tatra yogyatvāt kalpitā rasacintakaiḥ ॥ [24]

ラサ(味)とアヌラサ(附随の味〈隠れた味〉)を考えにいれると組み合わせは63ではなく無数になる。なぜなら、その割合を考慮するとラサ(味)の数は数え切れなくなるからである。

このように、ラサ(味)の学者は、適用の基準になるように、57とおりの組み合わせを含めた63種類のラサ(味)を挙げている。[23–24]

味の処方

kvacidekorasaḥ kalpyaḥ sṃyuktāśca rasāḥ kvacit |
doṣauṣadhādīn sañcintya bhiṣajā siddhimicchatā || [25]
dravyāṇi dvirasādīni saṃyuktāṃśca rasān budhāḥ |
rasānekaikaśo vā'pi kalpayanti gadān prati || [26]
yaḥ syādrasavikalpajñaḥ syācca doṣavikalpavit |
na sa muhyedvikārāṇāṃ hetuliṅgopaśāntiṣu || [27]

成功を願うなら、医者は、ドーシャや薬効などに応じて、単一または複合のラサ(味)を処方しなければならない。病気治療にさいしては、賢者(医者)は２種のラサ(味)の合剤や、３種以上のラサ(味)の合剤や、単一のラサ(味)の薬剤を必要に応じて処方する。ラサ(味)とドーシャのさまざまな組み合せに精通している者は、病因、症候、治療の判断に困惑することはない。[25–27]

ラサ(味)とアヌラサ(隠れた味)の定義

vyaktaḥ śuṣkasya cādau ca raso dravyasya lakṣyate |
viparyayeṇānuraso raso nāsti hi saptamaḥ || [28]

ラサ(味)は、物質が乾燥して新鮮な状態で、消化過程の最初と最後において明白に感知されるものである。これに対し、これらの４つの状態では感知されない味をアヌラサ(附随の味〈隠れた味〉)という。したがって、７番目の味、つまり感知されないラサ(味)というのは存在しないのである。[28]

十種の属性(優などの性質[パラーディ・グナ])

parāparatve yuktiśca saṃkhyāsaṃyoga eva ca |
vibhāgaśca pṛthaktvaṃ ca parimāṇāmathāpi ca || [29]
saṃskāro'bhyāsa ityete guṇā jñeyāḥ parādayaḥ |
siddhyupāyāścikitsāyā lakṣaṇaistān pracakṣmahe || [30]

(１)パラトヴァ「優」(２)アパラトヴァ「劣」(３)ユクティ「理論的適用」(４)サンキヤー「数理」(５)サンヨーガ「結合」(６)ヴィバーガ「分離〈分析〉」(７)プリタクト

ヴァ「区分〈個別性〉」(8)パリマーナ「測量」(9)サンスカーラ「加工〈調合〉」(10)アビヤーサ「実践〈反復〉」

以上がパラーディ・グナ「優などの属性」[パラ・アーダヤ]とよばれる十種の属性である。治療を成功させるための有用な手段なので、その定義を説明する。[29–30]

deśakālavayomānapākavīryarasādiṣu ।
parāparatve, yuktiśca yojanā yā tu yujyate ॥ [31]
saṃkhyā syādgaṇitaṃ; yogaḥ saha saṃyoga ucyate ।
dravyāṇāṃ dvandvasarvaikakarmajo'nitya eva ca ॥ [32]
vibhāgastu vibhaktiḥ syādviyogo bhāgaśo grahaḥ ।
pṛthaktvaṃ syādasaṃyogo vailakṣaṇyamanekatā ॥ [33]
parimāṇaṃ punarmānaṃ, saṃskāraḥ karaṇaṃ matam ।
bhāvābhyasanamabhyāsaḥ śīlanaṃ satatakriyā ॥ [34]
iti svalakṣaṇairuktā guṇāḥ sarve parādayaḥ ।
cikitsā yairaviditairna yathāvat pravartate ॥ [35]

(1)、(2)パラトヴァとアパラトヴァ「優・劣」：これらは、場所、時節、年齢、量、ヴィパーカ(消化後の味)、ヴィールヤ(効力〈薬力源〉)、ラサ(味)などに関連して用いられる。

(3)ユクティ「理論的適用」：理論的に治療方法を計画することである。

(4)サンキヤー「数理」：一覧、統計を含む数理である。

(5)サンヨーガ「結合」：個々の物を一つに結びつけることである。これには3種ある。両者が互いに結合し合う場合、すべての物が互いに結合し合う場合、1つの物だけが別のものに結合しようとする場合である。結合は永続的なものではない。

(6)ヴィバーガ「分離〈分析〉」：これにも3種ある。ヴィバクティ「分断」、ヴィヨーガ「結合の分離」、バーガショー・グラハ「分割」である。

(7)プリタクトヴァ「区分〈個別性〉」：これにも3種ある。アサンヨーガ「空間的区別〈結合していないこと〉」、ヴァイラクシャニヤ「種類による区別〈差異〉」、アネーカター「個々の区別〈複数であること〉」である。

(8)パリマーナ「測量」：重量も含むすべてのものの測量を意味する。

(9)サンスカーラ「加工〈調合〉」：加工し調剤することである。

(10)アビヤーサ「実践〈反復〉」]：物質〈物事〉の日常的行使、習慣化、反復実践という意味である。

以上が、パラーディ・グナ(優などの属性〈十種の属性〉)の説明である。これらの属性を把握していなければ、治療は適切に進行しない。[31–35]

文意を汲むこと

guṇā guṇāśrayā noktāstasmādrasaguṇān bhiṣak |
vidyāddravyaguṇān karturabhiprāyāḥ pṛthagvidhāḥ || [36]
ataśca prakṛtaṃ buddhvā deśakālāntarāṇi ca |
tantrakarturabhiprāyānupāyāṃścārthamādiśet || [37]

属性[注1][グナ]が属性を有することはありえない。したがって、医者は著者の真意を汲んで、ラサ(味)の属性とは薬物〈物質〉[ドラヴィヤ]の属性のことだと解釈すればよい。文脈、場所や時節などの要素、著者の意図、経典の様式を理解したうえで、文章の趣旨を判断すべきである。[36–37]

注１　この属性は味[ラサ]を指している。本章10節で、味[ラサ]は物質の25種の属性の１つに数えられている。属性である味[ラサ]が属性をもつことはありえない。

備考　25種の属性とは、５つの感覚刺激(音、触、光・色、味、臭)と、十対の属性を指す。

ラサ(味)について

ラサ(味)の源

ṣaḍvibhaktīḥ pravakṣyāmi rasānāmata uttaram |
ṣaṭ pañcabhūtaprabhavāḥ saṃkhyātāśca yathā rasāḥ || [38]
saumyāḥ khalvāpo'ntarikṣaprabhavāḥ prakṛtiśītālaghvyaścāvyaktarasāśca, tāstvantarikṣād-bhraśyamānā bhraṣṭāśca pañcamahābhūtaguṇasamanvitā jaṅgamasthāvarāṇāṃ bhūtānāṃ mūrtīrabhiprīṇayanti, tāsu mūrtiṣu ṣaḍabhimūrcchanti rasāḥ || [39]

ここからは、ラサ(味)には６種類あること、ラサ(味)は５つのブータ(元素)〈五大元素〉に由来していることを説明する。
水は、主にソーマ(アプ(水元素))からできていて、大気中で発生し、本来の性質は冷性と軽性であり、感知できないラサ(味)をもっている。空から降ってくるあいだに５つのブータ(元素)〈五大元素〉を与えられ、地上に落ちると動植物界の生命体を育てる。これらにおいて６種のラサ(味)〈六味〉が出現する。[38–39]

六味と五大元素

teṣāṃ ṣaṇṇāṃ rasānāṃ somaguṇātirekānmadhuro rasaḥ, pṛthivyagnibhūyiṣṭhatvādamlaḥ, salilāgnibhūyiṣṭhatvāllavaṇaḥ, vāyvagnibhūyiṣṭhatvāt kaṭukaḥ, vāyvākāśātiriktatvāttiktaḥ, pavanapṛthivīvyatirekāt kaṣāya iti | evameṣāṃ rasānāṃ ṣaṭtvamupapannaṃ nyūnātirekaviśeṣānmahābhūtānām, bhūtānāmiva sthāvarajaṅgamānāṃ nānāvarṇākṛtiviśeṣāḥ; ṣaḍṛtukatvācca kālasyoppanno mahābhūtānāṃ nyūnātirekaviśeṣaḥ || [40]

6種のラサ(味)〈六味〉のうち、マドゥラ・ラサ(甘味)はソーマ(アプ(水元素))が優勢なときに生じまる。アムラ・ラサ(酸味)はプリティヴィー(地元素)とアグニ(火元素)が優勢なとき、ラヴァナ・ラサ(塩味)はアプ(水元素)とアグニ(火元素)が優勢なとき、カトゥ・ラサ(辛味)はヴァーユ(風元素)とアグニ(火元素)が優勢なとき、ティクタ・ラサ(苦味)はヴァーユ(風元素)とアーカーシャ(空元素)が優勢なとき、カシャーヤ・ラサ(渋味)はヴァーユ(風元素)とプリティヴィー(地元素)が優勢なときに生じる。このように、動植物の様々な色と形と同じように、マハーブータ(元素〈大元素〉)の多少に応じて6種類のラサ(味)〈六味〉が生じる。元素〈大元素〉の多少は、カーラ(時)に6種の季節があることに起因する。[40]

ラサ(味)の動き

tatrāgnimārutātmakā rasāḥ prāyeṇordhvabhājaḥ, lāghavādutplavanatvācca vāyorūrdhvajvalanatvācca vahneḥ; salilapṛthivyātmakāstu prāyeṇādhobhājaḥ, pṛthivyā gurutvānnimnagatvāccodakasya; vyāmiśrātmakāḥ punarubhayatobhājaḥ || [41]

6種のラサ(味)〈六味〉のうち、アグニ(火元素)とヴァーユ(風元素)が優勢なラサ(味)は、ヴァーユ(風元素)の軽性と急上昇する性質とアグニ(火元素)の炎上のため、たいてい上方に動く。アプ(水元素)とプリティヴィー(地元素)が優勢なラサ(味)は、プリティヴィー(地元素)の重性とアプ(水元素)の下方移動傾向のため、たいてい下方に動く。両方の性質が混合しているラサ(味)は、上方にも下方にも動く。[41]

ラサ(味)の作用と過剰摂取時の副作用

teṣāṃ ṣaṇṇāṃ rasānāmekaikasya yathādravyaṃ guṇakarmāṇyanuvyākhyāsyāmaḥ || [42]

それでは、6種のラサ(味)〈六味〉の各々の属性と作用について、ドラヴィヤ(その基体である物質)に基づいて説明しよう。[42]

(1)甘味の作用と過剰摂取の副作用

tatra, madhuro rasaḥ śarīrasātmyādrasarudhira māṃsamedosthimajjaujaḥśukrābhivardhana āyuṣyaḥ ṣaḍindriyaprasādano balavarṇakaraḥ pittaviṣamārutaghnastṛṣṇādāhapraśamanastvacyaḥ keśyaḥ kaṇṭhyo balyaḥ prīṇano jīvanastarpaṇo bṛmhaṇaḥ sthairyakaraḥ kṣīṇakṣatasandhānakaro ghrāṇamukhakaṇṭhauṣṭhajihvāprahlādano dāhamūrcchāpraśamanaḥ ṣaṭpadapipīlikānāmiṣṭatamaḥ snigdhaḥ śīto guruśca | [43 (1) -1]

6種のラサ(味)〈六味〉のうちマドゥラ・ラサ(甘味)は、身体と適合性があるので、ラサ(栄養体液)、ラクタ(血液)、マーンサ(筋肉組織)、メーダス(脂肪組織)、アスティ（骨)、マッジャー（骨髄)、オージャス(活力素)、シュクラ(生殖組織〈精液〉)を増進する。また、甘味は寿命を延ばし、6種の感覚器官〈感覚機能〉を満足させ、体力と色つやを増し、ピッタと毒とヴァータを鎮める。甘味は渇きとほてりを抑える。甘味は皮膚、髪、のど、体力によい効果を与える[バリヤ]。甘味は滋養があり[ジーヴァナ]、活気をあたえ[プリーナナ]、肥らせ[タルパナ]、肉づきをよくし[ブリンハナ]、がっしりさせる[スタイリヤ]。甘味は衰弱した人の創傷〈肺結核[クシーナ・クシャタ]〉の治癒を早め、鼻・口・のど・唇・舌を喜ばせる。甘味は灼熱感[ダーハ]と失神[ムールッチャー]を回復させ、ハチとアリの大好物で、油性・冷性・重性という属性をもつ。[43 (1) -1]

sa evamguṇo'pyeka evātyarthamupayujyamānaḥ sthaulyaṃ mārdavamālasyamatisvapnaṃ gauravam anannābhilāṣamagnerdaurbalyamāsyakaṇṭhayormāṃsābhivṛddhiṃ śvāsakāsapratiśyāyālasaka śītajvarānāhāsyamādhuryavamathusaṃjñāsvarapraṇāśagalagaṇḍagaṇḍamālāślīpadagalaśophabasti-dhamanīgalopalepākṣyāmayābhiṣyandānityevaṃprabhṛtīn kaphajān vikārānupajanayati [43 (1)]

このように甘味には多くの性質〈利点〉があるが、甘味を単一で過剰に摂取すると、つぎのようなカパ性の不調を起す。肥満、弛緩性、脱力感、過剰睡眠、鈍重感、食物に無関心〈食欲不振〉、食欲低下(消化力低下)、口とのどの肥厚、呼吸困難、咳、鼻炎、アラサカ(腸鈍麻〈便秘〉)、悪寒を伴う発熱、腸の硬化〈便秘〉[アーナーハ]、口内が甘くなる、嘔吐、意識[サンジュニャー]と声の消失、甲状腺腫(頚部リンパ腺腫)[ガラガンダ]、頚部腺炎〈結核性頚部リンパ節炎＝るいれき〉[ガンダマーラー]、糸状虫症(象皮病)[シュリーパダ]、咽頭炎[ガラショーパ]、膀胱・動脈・のどの粘液付着、眼疾患、結膜炎など。[43 (1)]

(2)酸味の作用と過剰摂取時の副作用

amlo raso bhaktaṃ rocayati, agniṃ dīpayati, dehaṃ bṛṃhayati ūrjayati, mano bodhayati, indriyāṇi dṛḍhīkaroti, balaṃ vardhayati, vātamanulomayati, hṛdayaṃ tarpayati, āsyamāsrāvayati, bhuktamapakarṣayati, kledayati jarayati, prīṇayati, laghuruṣṇaḥ snigdhaśca | [43 (2) -1]

アムラ・ラサ(酸味)は、食物に風味を与え、アグニ(消化力)を刺激し、肉づきをよくし、活力を与え、精神〈思考機能〉を覚醒させ、感覚器官を丈夫にし、体力を増進させ、駆風し、心臓に栄養を与え、口内に唾液を出す。食物を下方へ運び、湿らせ、消化する。酸味は満足感を与え、軽性・温性・油性という属性をもつ。［43(2)-1］

sa evaṃguṇo'pyeka evātyarthamupayujyamāno dantān harṣayati, tarṣayati, sammīlayatyakṣiṇī, saṃvejayati lomāni, kaphaṃ vilāpayati, pittamabhivardhayati, raktaṃ dūṣayati, māṃsaṃ vidahati, kāyaṃ śithilīkaroti, kṣīṇakṣatakṛśadurbalānāṃ śvayathumāpādayati, api ca kṣatābhihata-daṣṭadagdhabhagnaśūnapracyutāvamūtritaparisarpitamarditacchinnabhinnaviśliṣṭod viddhotpiṣṭādīni pācayatyāgneyasvabhāvāt, paridahati kaṇṭhamuro hṛdayaṃ ca ［43(2)］

酸味にはじつに多くの性質〈利点〉があるが、酸味を単一で過剰に摂取するとつぎのような不調が起こる。歯を知覚過敏にし、のどを渇かせ、目を閉じさせ、体毛を逆立て、カパを溶解し、ピッタを増悪させ、血液［ラクタ］を損ない、筋肉を熱し、身体を弛緩させる。消耗した人［クシーナ］・負傷した人［クシャタ］・極度にやせた人［クリシャ］・衰弱した人［ドゥルバラ］に腫脹〈浮腫〉を起す。アーグネヤ（火元素優勢）の性質があるので創傷・打撲傷・咬傷・火傷・骨折・腫大・転倒・放尿で汚染された・昆虫で汚染された（這い回った）・挫傷・切除・切開［ビンナ］・剥離［ヴィシュリシュタ］・穿孔［ウドヴィッダ］・挫傷などの部位を化膿させる。また、のど・胸・心臓部に灼熱感を起こす。［43(2)］

（3）塩味の作用と過剰摂取の副作用

lavaṇo rasaḥ pācanaḥ kledano dīpanaścyāvanaśchedano bhedanastīkṣṇaḥ saro vikāsyadhaḥ sraṃsyavakāśakaro vātaharaḥ stambhabandhasaṅghātavidhamanaḥ sarvarasapratyanīkabhūtaḥ, āsyamāsrāvayati, kaphaṃ viṣyandayati, mārgān viśodhayati, sarvaśarīrāvayavān mṛdūkaroti, rocayatyāhāram, āhārayogī, nātyarthaṃ guruḥ snigdha uṣṇaśca | ［43(3)-1］

ラヴァナ・ラサ（塩味）は、消化促進［パーチャナ］、湿潤化、消化力増進［ディーパナ］、流出〈浸透〉、去痰、便塊粉砕、刺激性〈鋭性〉、緩下作用〈移動性〉、降圧作用、滲出作用〈下剤、流産〉、便通作用、ヴァータ鎮静作用、硬直・結合性・緻密性を除去し、すべてのラサ（味）を感じにくくし、唾液分泌を高め、カパ（粘液・痰）を液化し、通路［マールガ］を浄化し、身体各部を軟らかくし、食物を美味しくし、調味料［アーハーラ・ヨーギー］でもある。塩味は重性、油性、温性であるがさほど強くない。［43(3)-1］

sa evaṃguṇo'pyeka evātyarthamupayujyamānaḥ pittaṃ kopayati, raktaṃ vardhayati, tarṣayati, mūrcchayati, tapayati, dārayati, kuṣṇāti māṃsāni, pragālayati kuṣṭhāni, viṣaṃ vardhayati, śophān sphoṭayati, dantāṃścyāvayati, puṃstvamupahanti, indriyāṇyuparuṇaddhi, valipalita-khālityamāpādayati, api ca lohitpittāmlapittavīsarpavātaraktavicarkikendraluptaprabhṛtīnvikārān-upajanayati ［43(3)］

塩味にはじつに多くの性質〈利点〉があるが、塩味を単一で過剰に摂取するとつぎのような不調が起こる。ピッタを損ない、血液[ラクタ]を増大させ、のどを渇かせ、失神を起し、熱感を起し、裂傷を起し、腐肉形成し(筋肉を引き裂き)、ハンセン病その他の皮膚疾患[クシュタ]を悪化させ、毒を増悪させ、炎症〈膿胞〉[ショーパ]を開かせ、歯を脱落させる。精力を損ない、感覚器官を鈍らせ、しわ・白髪・はげをつくる。出血[ラクタピッタ(ローヒタピッタ)]・過酸症[アムラピッタ]・丹毒〈丹毒様炎症〉[ヴィサルパ]・ヴァータラクタ(痛風)・湿疹〈水疱〉[ヴィチャルチカー]・脱毛症などの疾患を起す。[43(3)]

(4)辛味の作用と過剰摂取の副作用

kaṭuko raso vaktraṃ śodhayati, agniṃ dīpayati, bhuktaṃ śoṣayati, ghrāṇamāsrāvayati, cakṣurvirecayati, sphuṭīkarotīndriyāṇi, alasakaśvayathūpacayodardābhiṣyandasnehasvedakleda-malānupahanti, rocayatyaśanam, kaṇḍūrvināśayati, vraṇānavasādayati, krimīn hinasti, māṃsaṃ vilikhati, śoṇitasaṅghātaṃ bhinatti, bandhāṃśchinatti, mārgān vivṛṇoti, śleṣmāṇaṃ śamayati, laghuruṣṇo rūkṣaśca | [43(4)-1]

カトゥ・ラサ(辛味)は、口内を清潔にし、消化力を高め、食物を吸収し、鼻汁を出し、涙を出す。感覚器官を明瞭にし、アラサカ(腸鈍麻〈便秘〉)・腫脹〈浮腫〉[シュヴァヤトゥ]・肥満・蕁麻疹・経路閉塞[アビシャンダ]・油性・発汗・湿潤化[クレーダ]・老廃物[マラ]を緩和する。食物を美味しくし、かゆみを止め、創傷を抑え、病原菌[クリミ]を殺し、筋肉を引き裂き、血液の凝固を除去し、固まりを除去し、身体通路[マールガ]を拡張させ、カパを鎮静する。属性は軽性、温性、乾性、である。[43(4)-1]

sa evaṃguṇo'pyeka evātyarthamupayujyamāno vipākaprabhāvāt puṃstvamupahanti, rasavīrya-prabhāvānmohayati, glāpayati, sādayati, karśayati, mūrcchayati, namayati, tamayati, bhramayati, kaṇṭhaṃ paridahati, śarīratāpamupajanayati, balaṃ kṣiṇoti, tṛṣṇāṃ janayati; api ca vāyvagniguṇa-bāhulyādbhramadavathukampatodabhedaiścaraṇabhujapārśvapṛṣṭhaprabhṛtiṣu mārutajān vikārānupajanayati [43(4)]

辛味には多くの性質があるが、辛味を単一で過剰に摂取するとつぎのような不調が起こる。ヴィパーカ(生体内変化〈消化後の味〉)の効果により性的能力が損なわれる。ラサ(味)とヴィールヤ(効力〈薬力源〉)とプラバーヴァ[注1](特殊作用)の作用によりめまい[モーハ]、疲労、抑うつ〈無気力〉、極度のやせ、失神[ムールッチャ]、身体を曲げる、暗く感じる、めまい[ブラマ]、のどの灼熱感、体温の上昇、体力の消失、渇きが起こる。さらに、ヴァータとアグニの増大により、足、腕、脇腹、背部などに、体を動かすこと〈めまい〉[ブラマ]、燃えるような痛み〈強烈な灼熱感〉、ふるえ、刺痛、引き裂かれるような痛みといったヴァータ性の症状を起す。[43(4)]

注1 ラサとヴィールヤの効果[プラバーヴァ]により。

(5)苦味の作用と過剰摂取の副作用

tikto rasaḥ svayamarociṣṇurapyarocakaghno viṣaghnaḥ krimighno mūrcchādāhakaṇḍū-kuṣṭhatṛṣṇāpraśamanastvaṅmāṃsayoḥ sthirīkaraṇo jvaraghno dīpanaḥ pācanaḥ stanyaśodhano lekhanaḥ kledamedovasāmajjalasīkāpūyasvedamūtrapurīṣapittaśleṣmopaśoṣaṇo rūkṣaḥ śīto laghuśca | [43 (5) –1]

ティクタ・ラサ(苦味)は味自体は美味ではないが、食物への嫌悪〈味覚不良〉を打ち消し、抗毒作用や駆虫作用がある。失神[ムールッチャー]、灼熱感、痒み、ハンセン病を含む皮膚病〈皮膚病〉[クシュタ]、渇きを緩和する。皮膚と筋肉を堅固にする。解熱、消化力増進[ディーパナ]、消化促進[パーチャナ]、母乳浄化、減量〈弱毒化〉[レーカナ]、湿潤[クレーダ]・脂肪[メーダス]・筋肉内脂肪[ヴァサー]・髄・リンパ・膿・汗・尿・便・ピッタ・カパを吸収乾燥させる作用がある。属性は乾性、冷性、軽性である。[43 (5) –1]

sa evaṃguṇo'pyeka evātyarthamupayujyamāno raukṣyātkharaviśadasvabhāvācca rasarudhiramāṃsa-medosthimajjaśukrāṇyucchoṣayati, srotasāṃ kharatvamupapādayati, balamādatte, karśayati, glapayati, mohayati, bhramayati, vadanamupaśoṣayati, aparāṃśca vātavikārānupajanayati [43 (5)]

苦味には多くの性質〈利点〉があるが、苦味を単一で過剰に摂取すると、その乾性・粗雑性・非液着〈清澄〉性のためにつぎのような不調が起こる。ラサ(栄養体液)、ラクタ(血液)、マーンサ(筋肉組織)、メーダス(脂肪組織)、アスティ(骨)、マッジャー(骨髄)、オージャス(活力素)、シュクラ(生殖組織〈精液〉)を枯渇させる。循環経路[スロータス]を粗雑にし、体力を奪取し、やせすぎ、疲労、混迷[モーハ]、めまい、渇き、その他のヴァータ性不調を起こす。[43 (5)]

(6)渋味の作用と過剰摂取の副作用

kaṣāyo rasaḥ saṃśamanaḥ saṃgrāhī sandhānakaraḥ pīḍano ropaṇaḥ śoṣaṇaḥ stambhanaḥ śleṣmaraktapittapraśamanaḥ śarīrakledasyopayoktā rūkṣaḥ śīto'laghuśca | [43 (6) –1]

カシャーヤ・ラサ(渋味)は、鎮静、収斂〈秘結〉、結合促進、圧迫、治癒、吸収、分泌抑制といった作用がある。カパ、血液、ピッタを鎮静する。身体の水分を消費する。属性は乾性、冷性、軽度の軽性がある。[43 (6) –1]

sa evamguṇo'pyeka evātyarthamupayujyamāna āsyaṃ śoṣayati, hṛdayaṃ pīḍayati, udaramādhmāpayati, vācaṃ nigṛhṇāti, srotāmsyavabadhnāti, śyāvatvamāpādayati, puṃstvamupahanti, viṣṭabhya jarāṃ gacchati, vātamūtrapurīṣaretāṃsyavagṛhṇāti, karśayati, glapayati, tarpayati, stambhayati, kharaviśadarūkṣatvāt pakṣavadhagrahāpatānakārditaprabhṛtīṃśca vātavikārānupajanayati ‖ [43]

渋味には多くの性質〈利点〉があるが、渋味を単一で過剰に摂取するとつぎのような不調が起こる。口内の乾燥、心臓部痛、鼓腸、発声障害、循環経路[スロータス]内の動きの遅れ、顔色の黒ずみ〈チアノーゼ〉、性的不能、消化過程のガス発生、おなら、尿、便、精液の停滞。極度のやせ、疲労、口渇、硬直を起す。そして、渋味の属性である粗性、非粘液性〈清澄性〉、乾性、片麻痺[パクシャヴァダ]、痙縮〈緊張性痙攣〉[パクシャグラハ]、間代性痙攣[アパターナカ]、顔面麻痺[アルディタ]などのヴァータ性疾患を起こす。[43]

ityevamete ṣaḍrasāḥ pṛthaktvenaikatvena vā mātraśaḥ samyagupayujyamānā upakārāya bhavantyadhyātmalokasya, apakārakarāḥ punarato'nyathā bhavantyupayujyamānāḥ; tān vidvānupakārārthameva mātraśaḥ samyagupayojayediti ‖ [44]

上記の6種の味〈六味〉[シャド・ラサ]は、適切な量を摂取すれば生物にとって有益であるが、さもないと有害なものとなる。したがって賢明な者は、六味から恩恵を受けるために適切な量を適切に用いるのである。[44]

ラサ(味)とヴィールヤ(効力〈薬力源〉)

śītaṃ vīryeṇa yaddravyaṃ madhuraṃ rasapākayoḥ |
tayoramlaṃ yaduṣṇaṃ ca yaddravyaṃ kaṭukaṃ tayoḥ ‖ [45]

つぎは詩節である。
ラサ(味)とヴィパーカ(生体内変化〈消化後の味〉)がともに甘味の物質(薬物・食物)のヴィールヤ(効力〈薬力源〉)は冷性[シータ]である。味と消化後の味がともに酸味〈酸〉の物質および味と消化後の味がともに苦味〈苦〉の物質のヴィールヤ(効力〈薬力源〉)は温性[ウシュナ]である。[45]

備考 味[ラサ]が6種であるのに対し、ヴィパーカは甘、酸、辛の3種である。塩味は甘に、苦味と渋味は辛に、消化後に変化する。

teṣāṃ rasopadeśeana nirdeśyo guṇasaṃgrahaḥ |
vīryato'viparītānāṃ pākataścopadekṣyate ‖ [46]
yathā payo yathā sarpiryathā vā cavyacitrakau |

evamādīni cānyāni nirdiśedrasato bhiṣak || [47]

ヴィールヤ(効力〈薬力源〉)とヴィパーカ(消化後の味)がラサ(味)と一致している場合は、物質(薬物・食物)の属性[グナ]はラサ(味)で判断すればよい。たとえば牛乳とギー（マドゥラ・シータ(甘味だから冷性である))、チャヴィヤ[コショウ科チャバコショウ]とチトラカ[イソマツ科セイロンマツリ]（カトゥ・ウシュナ(辛味だから温性である))。医者は別の物質についても、ラサ(味)を基準に属性を判断すればよい。[46–47]

madhuraṃ kiṃciduṣṇaṃ syāt kaṣāyaṃ tiktameva ca |
yathā mahatpañcamūlaṃ yathā'bjānūpamāmiṣam || [48]
lavaṇaṃ saindhavaṃ noṣṇamamlamāmalakaṃ tathā |
arkāguruguḍūcīnāṃ tiktānāmuṣṇamucyate || [49]

これには例外もある。ある物質はラサ(味)が甘味・渋味・苦味であるのにヴィールヤ(効力〈薬力源〉)が温性である。たとえば「大五根」と水生動物と湿地の動物の肉がそうである。岩塩は塩味であるがヴィールヤ(効力〈薬力源〉)は温性ではない[備考]。同様に、アーマラキー[āmalaka トウダイグサ科アンマロク]もラサ(味)は酸味であるが温性ではない。アルカ[ガガイモ科カロトロピス・ギガンテア(紫花種)＊]、アグル[ジンチョウゲ科ジンコウ]、グドゥーチー［ツヅラフジ科イボナシツヅラフジ］はラサ(味)は苦味であるがヴィールヤ(効力〈薬力源〉)は温性である[備考]。[48–49]

備考　塩味のヴィールヤは、通常、温性であり、ヴィパーカは甘である。苦味のヴィールヤは、通常、冷性であり、ヴィパーカは辛である。

kiṃcidamlaṃ hi saṃgrāhi kiṃcidamlaṃ bhinatti ca |
yathā kapitthaṃ saṃgrāhi bhedi cāmalakaṃ tathā || [50]
pippalī nāgaraṃ vṛṣyaṃ kaṭu cāvṛṣyamucyate |
kaṣāyaḥ stambhanaḥ śītaḥ so'bhayāyāmato'nyathā || [51]
tasmādrasopdeśena na sarvaṃ dravyamādiśet |
dṛṣṭaṃ tulyarase'pyevaṃ dravye dravye guṇāntaram || [52]

同様に、作用やラサ(味)の変動もある。アムラ・ラサ(酸味)を有する物質のうちあるものは収斂〈秘結〉作用があり、あるものは下剤の作用がある。カピッタ[ミカン科ナガエミカン]が前者で、アーマラキー[āmalaka トウダイグサ科アンマロク]が後者の例である。カトゥ・ラサ(辛味)には催淫作用はないが、ピッパリー［コショウ科ナガコショウ］とシュンティー［ショウガ科ショウガ(干しショウガ)］は辛味であるが催淫作用がある。カシャーヤ・ラサ(渋味)には秘結作用があり冷性であるが、ハリータキー［abhyā シクンシ科カリロク］は渋味であるが便通作用があり温性である。このように、ラサ(味)が同じでも属性が異なる例があるので、ラサ(味)だけに基づいてすべての物質を処方することはできない。[50–52]

ラサ(味)の属性

raukṣyāt kaṣāyo rūkṣāṇāmuttamo madhyamaḥ kaṭuḥ ।
tikto'varastathoṣṇānāmuṣṇatvāllavaṇaḥ paraḥ ॥ [53]
madhyo'mlaḥ kaṭukaścāntyaḥ snigdhānāṃ madhuraḥ paraḥ ।
madhyo'mlo lavaṇaścāntyo, rasaḥ snehānnirucyate ॥ [54]
madhyotkṛṣṭavarāḥ śaityāt kaṣāyasvādutiktakāḥ ।
svādurgurutvādadhikaḥ kaṣāyāllavaṇo'varaḥ ॥ [55]
amlāt kaṭustatastikto laghutvāduttamottamaḥ ।
kecillaghūnāmavaramicchanti lavaṇaṃ rasam ॥ [56]
gaurave lāghave caiva so'varastūbhayorapi ।

６つの主要な属性[グナ]について、ラサ(味)を強・中・弱の３段階に分けて説明する。
(１)乾性については、強が渋味[カシャーヤ]、中が辛味[カトゥ]、弱が苦味[ティクタ]である。
(２)温性については、強が塩味[ラヴァナ]、中が酸味[アムラ]、弱が辛味である。
(３)油性については、強が甘味[マドゥラ]、中が酸味、弱が塩味である。
(４)冷性については、強が甘味、中が渋味、弱が苦味である。
(５)重性については、強が甘味、中が渋味、弱が塩味である。
(６)軽性については、強が苦味、中が辛味、弱が酸味である。
ある者は、軽性が最も弱いのは塩味だとみなしている。そうすると塩味は、重性も軽性も最も弱い味だということになる。[53–56]

消化後の味[ヴィパーカ]、効力〈薬力源〉[ヴィールヤ]、特殊作用[プラバーヴァ]

ラサ(味)とヴィパーカ(消化後の味)

paraṃ cāto vipākānāṃ lakṣaṇaṃ saṃpravakṣyate ॥ [57]
kaṭutiktakaṣāyāṇāṃ vipākaḥ prāyaśaḥ kaṭuḥ ।
amlo'mlaṃ pacyate svādurmadhuraṃ lavaṇastathā ॥ [58]

ここからはヴィパーカ(消化後の味)について述べる。カトゥ(辛味)、ティクタ(苦味)、カシャーヤ(渋味)をもつ物質(薬物・植物)は、多くの場合、消化後は辛味になる。アムラ(酸味)は消化後も酸味であり、マドゥラ(甘味)とラヴァナ(塩味)は消化後の味は甘味である。[57–58]

備考　ラサは６種であるが、ヴィパーカは辛、酸、甘の３種である。

ラサ(味)と排泄作用

madhuro lavaṇāmlau ca snigdhabhāvāttrayo rasāḥ |
vātamūtrapurīṣāṇāṃ prāyo mokṣe sukhā matāḥ || [59]
kaṭutiktakaṣāyāstu rūkṣabhāvāttrayo rasāḥ |
duḥkhāya mokṣe dṛśyante vātaviṇmūtraretasām || [60]

マドゥラ(甘味)、ラヴァナ(塩味)、アムラ(酸味)の3つの味には油性があるため、おなら・尿・便の排出を助ける。カトゥ(辛味)、ティクタ(苦味)、カシャーヤ(渋味)の3つの味には乾性があるため、おなら・便・尿・精液の排出を妨害する。[59–60]

ヴィパーカ(消化後の味)と排泄作用とドーシャ

śukrahā baddhaviṇmūtro vipāko vātalaḥ katuḥ |
madhuraḥ sṛṣṭaviṇmūtro vipākaḥ kaphaśukralaḥ || [61]
pittakṛt sṛṣṭaviṇmūtraḥ pāko'mlaḥ śukranāśanaḥ |
teṣāṃ guruḥ syānmadhuraḥ kaṭukāmlavāto'nyathā || [62]

カトゥ・ヴィパーカ(消化後の辛味)は、精液を損ない、便と尿の排泄をさえぎり、ヴァータを増悪させる。マドゥラ・ヴィパーカ(消化後の甘味)は便と尿の排泄を助け、カパと精液を増加させる。アムラ・ヴィパーカ(消化後の酸味)は、ピッタを増悪させ、便と尿の排泄を助け、精液を損なう。
これらのうちマドゥラ・ヴィパーカ(消化後の甘味)は重性[グル]であるが、他の2つ、つまりカトゥ・ヴィパーカとアムラ・ヴィパーカは軽性[ラグ]である。[61–62]

ヴィパーカ(消化後の味)の強弱

vipākalakṣaṇasyālpamadhyabhūyiṣṭhatāṃ prati |
dravyāṇāṃ guṇavaiśeṣyāttatra tatroplakṣayet || [63]

グナ(属性)の違いに応じて、ヴィパーカ(消化後の味)にも(強・中・弱の)強さの違いがある。[63]

8種のヴィールヤ(効力〈薬力源〉)と2種のヴィールヤ(効力〈薬力源〉)

mṛdutīkṣṇagurulaghusnigdharūkṣoṣṇaśītalam |
vīryamaṣṭavidhaṃ kecit, keciddvividhamāsthitāḥ || [64]

śītoṣṇamiti, vīryaṃ tu kriyate yena yā kriyā ।
nāvīryaṃ kurute kiṃcit sarvā vīryakṛtā kriyā ॥ [65]

ある学者はヴィールヤ（効力〈薬力源〉）は８種、つまり軟性、鋭性、重性、軽性、油性、乾性、温性、冷性だと言う。別の学者はヴィールヤ（効力〈薬力源〉）は冷性と温性の２種だけだと考えている。実際、ヴィールヤ（効力〈薬力源〉）はすべての薬理作用の原因となるものである。物質はヴィールヤ（効力〈薬力源〉）の存在なしにはどのような作用も起さない。結論をいうと、すべての薬理作用はヴィールヤ（効力〈薬力源〉）によって起る。[64–65]

ラサ（味）、ヴィールヤ（効力〈薬力源〉）、ヴィパーカ（消化後の味）の相違点

raso nipāte dravyāṇāṃ, vipākaḥ karmaniṣṭhayā ।
vīryaṃ yāvadadhīvāsānnipātāccopalabhyate ॥ [66]

ラサ（味）は身体、とくに舌との接触によって感知される。ヴィパーカ（消化後の味）は身体にたいする最終的な効果の観察によって知ることができる。しかし、ヴィールヤ（効力〈薬力源〉）は薬物の摂取から排泄までのあいだに起こる薬理作用によって知ることができる。[66]

プラバーヴァ（特殊作用）とその例

rasavīryavipākānāṃ sāmānyaṃ yatra lakṣyate ।
viśeṣaḥ karmaṇāṃ caiva prabhāvastasya sa smṛtaḥ ॥ [67]

ラサ（味）、ヴィールヤ（効力〈薬力源〉）、ヴィパーカ（消化後の味）が共通しているのに薬理作用に差異がある場合、この差異はプラバーヴァ（特殊作用）によって起こるといわれている。[67]

kaṭukaḥ kaṭukaḥ pāke vīryoṣṇaścitrako mataḥ ।
tadvaddantī prabhāvāttu virecayati mānavam ॥ [68]
viṣaṃ viṣaghna muktaṃ yat prabhāvastatra kāraṇam ।
ūrdhvānulomikaṃ yacca tat prabhāvaprabhāvitam ॥ [69]
maṇīnāṃ dhāraṇīyānāṃ karma yadvividhātmakam ।
tat prabhāvakṛtaṃ teṣāṃ prabhāvo'cintya ucyate ॥ [70]
samyagvipākavīryāṇī prabhāvaścāpyudāhṛtaḥ ।

たとえばチトラカ[イソマツ科セイロンマツリ（プルンバーゴ）]は、ラサ（味）とヴィパーカ（消化後の

味)はカトゥ（辛味)でヴィールヤ(効力〈薬力源〉)は温性[ウシュナ]である。ダンティー[トウダイグサ科カラナシ]も同じ属性であるが、チトラカにはない催下作用がある。毒物が解毒作用をもつことがあるが、これもプラバーヴァ（特殊作用)によるものである。同様に、催吐作用と催下作用もプラバーヴァによるものである。宝石を身につけたときの様々な作用もプラバーヴァによるものであるが、これは説明が難しいことである。これでヴィパーカ(消化後の味)、ヴィールヤ(効力〈薬力源〉)、プラバーヴァ（特殊作用)の説明を終わる。[68–70]

kiṃcidrasena kurute karma vīryeṇa cāparam ॥ [71]
dravyaṃ guṇena pākena prabhāveṇa ca kiṃcana ।
rasaṃ vipākastau vīryaṃ prabhāvastānapohati ॥ [72]
balasāmye rasādīnāmiti naisargikaṃ balam ।

ある薬物はラサ(味)によって薬理作用を示し、ある薬物はヴィールヤ(効力〈薬力源〉)によって薬理作用を示し、またある薬物は属性[グナ]やヴィパーカ(消化後の味)やプラバーヴァ（特殊作用)によって薬理作用を示す。味・効力〈薬力源〉・消化後の味・特殊作用の強さが等しい場合は、消化後の味が味を抑制し、効力〈薬力源〉が消化後の味と味を抑制し、特殊作用は他の3者を抑制する。これが本来の力関係である。[71–72]

六味の特徴

ṣaṇṇāṃ rasānāṃ vijñānamupadekṣyāmyataḥ param ॥ [73]
snehanaprīṇanāhlādamārdavairupalabhyate ।
mukhastho madhuraścāsyaṃ vyāpnuvaṃllimpatīva ca ॥ [74]
dantaharṣānmukhāsrāvāt svedanānmukhabodhanāt ।
vidāhāccāsyakaṇṭhasya prāśyaivāmlaṃ rasaṃ vadet ॥ [75]
pralīyan kledaviṣyandamārdavaṃ kurute mukhe ।
yaḥ śīghraṃ lavaṇo jñeyaḥ sa vidāhānmukhsya ca ॥ [76]
saṃvejayedyo rasanāṃ nipāte tudatīva ca ।
vidahanmukhanāsāakṣi saṃsrāvī sa kaṭuḥ smṛtaḥ ॥ [77]
pratihanti nipāte yo rasanaṃ svadate na ca ।
sa tikto mukhavaiśadyaśoṣaprahlādakārakaḥ ॥ [78]
vaiśadyastambhajāḍyairyo rasanaṃ yojayedrasaḥ ।
badhnātīva ca yaḥ kaṇṭhaṃ kaṣāyaḥ sa vikāśyapi ॥ [79]

ここから先は、6種のラサ(味)の特徴について述べる。
(1)マドゥラ・ラサ(甘味)は、油性増進、満足感、歓喜、柔らかさという作用効果が現れる味である。甘味は口の中に充満し、膜を張ったようになる。
（2）アムラ・ラサ（酸味）とは、口に入れたとき、歯の知覚過敏が起こり、唾液が出て、汗をかき、味覚が鋭くなり、口とのどに熱感を起こす味である。
（3）ラヴァナ・ラサ（塩味）は、口の中で速やかに溶解し、湿り気を与え、よだれを出させ、軟らかくし、熱感を起す。
（4）カトゥ・ラサ（辛味）は、舌に触れると刺激と刺すような痛みが起こり、口・鼻・目の分泌腺を刺激し、熱感を起す。
（5）ティクタ・ラサ（苦味）は、舌に触れると他の味覚を阻害し味を感じなくさせ、口中の粘り気をなくし、口内を乾燥させて清涼にする。
（6）カシャーヤ・ラサ（渋味）は、舌の粘り気をなくし、こわばらせ、冷たくし（味覚をなくし）、のどが締め付けられたようにする。また、抑制剤でもある。［73–79］

健康を害する食事

「不適合食」とは

evamuktavantaṃ bhagavantamātreyamagniveśa uvāca — bhagavan! śrutametadavitathamarthasaṃpadyuktaṃ bhagavato yathāvaddravyaguṇakarmādhikāre vacaḥ, paraṃ tvāhāravikārāṇāṃ vairodhikānāṃ lakṣaṇamanatisaṃkṣepeṇopadiśyamānaṃ śuśrūṣāmaha iti ॥ ［80］

尊者アートレーヤに耳を傾けていたアグニヴェーシャが言った。「先生、わたしたちは物質［ドラヴィヤ］、属性［グナ］、作用［カルマ］に関する事実に基づいた有意義な講義を聴くことができました。今度は「不適合食」［ヴァイローディカ］について、短すぎない形で教えてください。」［80］

tamuvāca bhagavānātreyaḥ — dehadhātupratyanīkabhūtāni dravyāṇi dehadhātubhirvirodhamāpadyante; parasparaguṇaviruddhāni kānicit, kānicit saṃyogāt, saṃskārādaparāṇi, deśakālamātrādibhiścāparāṇi, tathā svabhāvādaparāṇi ॥ ［81］

尊者アートレーヤはかれに講議した。デーハ・ダートゥ（身体の構成要素）[注1]を侵害する物質は、デーハ・ダートゥ（身体の構成要素）に対して「ヴィローダ（対立）」する働きをする。この「ヴィローダ（対立）」は、属性によっても起き、組み合わせ［サンヨーガ］や調理・加工法［サンスカーラ］や場所・時節・量などによっても起き、あるいはその物質の本来の性質［スヴァバーヴァ］によっても起きる。［81］

注1　7つの身体構成要素と3つのドーシャ。

「食い合わせ」の実例

tatra yānyāhāramadhikṛtya bhūyiṣṭhamupayujyante teṣāmekadeśaṃ vairodhikam adhikṛtyopadekṣyāmaḥ — na matsyān payasā sahābhyavaharet, ubhayaṃ hyetanmadhuraṃ madhuravipākaṃ mahābhiṣyandi śītoṣṇatvādviruddhavīryaṃ viruddhavīryatvācchoṇitapradūṣaṇāya mahābhiṣyanditvānmārgoparodhāya ca ‖ [82]

これらのうち、日常よく用いられる食品の「対立する組み合せの食事(食い合わせ)[ヴァイローディカ]を取り上げる。

(1) 魚と牛乳：たとえば、魚を牛乳と一緒に食べてはいけない。これらの組み合せはマドゥラ・ラサ(甘味)で、マドゥラ・ヴィパーカ(消化後も甘味)で、マハー・アビシャンディ（強力な循環経路閉塞〈粘液分泌亢進〉作用)がある。なぜなら牛乳の冷性と魚の温性とはヴィールヤ(効力〈薬力源〉)が相反しているので、ヴィルッダ・ヴィールヤ(効力〈薬力源〉の対立)となるからである。これが血液を損ない、マハー・アビシャンディ（強力な循環経路閉塞〈粘液分泌亢進〉)が起こり、身体通路[マールガ]の閉塞を招く。[82]

tanniśamyātreyavacanamanu bhadrakāpyo'gniveśamuvāca — sarvāneva matsyān payasā sahābhyavaharedanyatraikasmāccilicimāt, sa punaḥ śakalī lohitanayanaḥ sarvato lohitarājī rohitākāraḥ prāyo bhūmau carati, taṃ cet payasā sahābhyavaharennihsaṃśayaṃ śoṇitajānāṃ vibandhajānāṃ ca vyādhīnāmanyatamamathavā maraṇaṃ prāpnuyāditi ‖ [83]

尊者アートレーヤの講議を聞いたバドラカーピヤが、アグニヴェーシャに言った。「チリチマ(魚の１種)以外なら、どんな魚でも牛乳と一緒に食べていいのです。チリチマは鱗があり、目が赤く、赤い縞模様が全体にあり、ローヒタ(魚の１種)に似た形をしていて、陸地をよく移動します。もしチリチマを牛乳と一緒に食べたら、間違いなく血液の病気にかかるか便秘になるか死にます。」[83]

neti bhagavānātreyaḥ — sarvāneva matsyānna payasā sahābhyavaharedviśeṣatastu cilicimaṃ, sa hi mahābhiṣyanditvāt sthūlalakṣaṇatarānetān vyādhīnupajanayatyāmaviṣamudīrayati ca | [84 (1–2)]

「そうではない」と、尊者アートレーヤは言った。「どんな魚も牛乳と一緒に食べてはいけない。とくにチリチマはいけない。チリチマは強力な循環経路閉塞(粘液分泌亢進)作用があるので、そのような重症の病気を起し、アーマ・ヴィシャ（未消化物毒素）[注1]を生じるのだ。」[84 (1–2)]

注１　腸管中毒症

grāmyānūpaudakapiśitāni ca madhutilaguḍapayomāṣamūlakabisairvirūḍhadhānyairvā naikadhyamadyāt, tanmūlaṃ hi bādhiryāndhyavepathujāḍyakalamūkatāmaiṇmiṇyamathavā maraṇamāpnoti | na pauṣkaraṃ rohiṇīkaṃ śākaṃ kapotān vā sarṣapatailabhṛṣṭānmadhupayobhyāṃ sahābhyavaharet, tanmūlaṃ hi śoṇitābhiṣyandadhamanīpravi (ti) cayāpasmāraśaṅkhakagalagaṇḍa-rohiṇīnāmanyatamaṃ prāpnotyathavā maraṇamiti | [84 (3–6)]

（2）家畜、湿地の動物、水生動物の肉を、蜂蜜、ゴマ、含蜜糖[グダ]、牛乳、マーシャ[マメ科ケツルアズキ]、ムーラカ[アブラナ科ダイコン]、ハスの花茎[ビサ]、発芽させた穀物と一緒に食べてはいけない。聴力障害、失明、震え、悪寒〈知能低下〉[ジャーディヤ]、発声障害、鼻声、死が起こるからである。

（3）プシュカラ[キク科イヌラ・ラケモサ＊]とローヒニー[センダン科(英名インディアンレッドウッドツリー)＊]の葉[シャーカ]や鳩[カポータ]の肉をからし油で炒めた物を、蜂蜜や牛乳と一緒に食べてはいけない。血液循環の閉塞(血液の希釈化)[ショーニタ・アビシャンダ]や、動脈硬化(血管拡張)[ダマニー・プラヴィチャヤ]、てんかん[アパスマーラ]、シャンカカ(顔面の丹毒)[注1]、甲状腺腫(頚部リンパ腺腫)[ガラガンダ]、ローヒニー(ジフテリア)、あるいは死を招くからである。[84 (3–6)]

注1 [シャンカカ]：側頭の痛みを伴う頭部疾患

na mūlakalaśunakṛṣṇagandhārjakasumukhasurasādīni bhakṣayitvā payaḥ sevyaṃ, kuṣṭhā-bādhabhayāt | na jātukaśākaṃ na nikucaṃ pakvaṃ madhupayobhyāṃ sahopayojyam, etaddhi maraṇāyāthavā balavarṇatejovīryoparodhāyālaghuvyādhaye ṣāṇḍhyāya ceti | tadeva nikucaṃ pakvaṃ na māṣasūpaguḍasarpirbhiḥ sahopayojyaṃ vairodhikatvāt | [84 (7–10)]

（4）ムーラカ[アブラナ科ダイコン]、ラシュナ[ユリ科ニンニク]、シグル[kṛṣṇagandhā ワサビノキ科ワサビノキ]、アルジャカ[シソ科(英名シュラッビー・バジル)]、スムカ[英名バジル＊]、トゥラシー[surasā シソ科カミメボウキ(英名ホリー・バジル)]などを食べたあと、牛乳を飲んではいけない。ハンセン病〈皮膚病〉[クシュタ]にかかる危険性があるからである。

（5）ジャートゥカ[セリ科オオウイキョウ属フェルラ・ナレヘクス]の葉[シャーカ]やニクチャ[クワ科ラクーチャパンノキ]の完熟果実を蜂蜜と牛乳と一緒に食べてはいけない。死、体力の低下、色つやの低下、活力[注1]の低下、勇気[注2]の低下、重い病気、勃起障害を招くからである。

（6）ニクチャ[クワ科ラクーチャパンノキ]の完熟果実を、マーシャ[マメ科ケツルアズキ(英名ブラック・グラム)]の豆スープ、含蜜糖[グダ]、ギーと一緒に食べてはいけない。「食い合わせ(対立する組み合せの食事)」になるからである。[84 (7–10)]

注1 [テージャス]：輝き、精子。

注2 [ヴィールヤ・ウパローダ]：男らしさ、不妊。

tathā''mrāmrātakamātuluṅganikucakaramardamocadantaśaṭhabadarakośāmrabhavyajāmbavakapitthatintiḍīkapārāvatākṣoḍapanasanālikeradāḍimāmalakānyevamprakārāṇi cānyāni dravyāṇi sarvaṃ cāmlaṃ dravamadravaṃ ca payasā saha viruddham | tathā kaṅguvanakamakuṣṭhakakulattha-māṣaniṣpāvāḥ payasā saha viruddhāḥ | [84 (11–12)]

(7) アームラ[ウルシ科マンゴー]、アームラータカ[同科アムラノキ(英名ワイルドマンゴー)]、マートゥルンガ[ミカン科シトロン]、ニクチャ[クワ科ラクーチャパンノキ]、カラマルダ[キョウチクトウ科カリッサ(英名ベンガルカラント)]、モーチャ[バショウ科バナナ]、ダンタシャタ[ミカン科レモン]、バダウラ[クロメモドキ科ナツメ]、コーシャームラ[ムクロジ科シュライケラ・トリジュガ]、バヴィヤ[ビワモドキ科ビワモドキ]、ジャンブー[jāmbava フトモモ科ムラサキフトモモ]、カピッタ[ミカン科ナガエミカン]、ティンティディーカ[マメ科タマリンド*]、パーラーヴァタ[フトモモ科バンジロウ(英名グアバ)]、アクショーダ[クルミ科ペルシアグルミ]、パナサ[クワ科ナガミパンノキ(英名ジャックフルーツ)]、ナーリケーラ[ヤシ科ココヤシ]、ダーディマ[ザクロ科ザクロ]、アーマラキー[āmalaka トウダイグサ科アンマロクノキ]。これらの果実や類似品はすべて酸味の汁や固形物を含むので、牛乳とは「食い合わせ(対立する組み合せの食事)」である。カング[イネ科アワ]、ヴァナカ[同科キビ]、マクシュタカ[マメ科(英名モスビーン)]、クラッタ[同科(英名ホースグラム)]、マーシャ[同科ケツルアヅキ(英名ブラックグラム)]、ニシュパーヴァ[同科フジマメ]、これらも牛乳とは「食い合わせ(対立する組み合せの食事)」である。[84 (11–12)]

padṃottarikāśākaṃ śārkaro maireyo madhu ca sahopayuktaṃ viruddhaṃ vātaṃ cātikopayati | hāridrakaḥ sarṣapatailabhṛṣṭo viruddhaḥ pittaṃ cātikopayati | pāyaso manthānupāno viruddhaḥ śleṣmāṇaṃ cātikopayati |

(8) パドモッタリカー(クスンバ[キク科ベニバナ])の葉[シャーカ]、砂糖酒[シャルカラー]、マイレーヤ酒(穀物酒の1種)、蜂蜜[マドゥー]。これらを一緒に用いるのは「食い合わせ」であり、ヴァータを非常に増悪させる。

(9) ハーリドラカ(鳥の一種〈インコ〉)をからし油で炒めるのは「食い合わせ」であり、ピッタを非常に増悪させる。

(10) パーヤサ(牛乳で煮た粥)を食べた後に、食後の飲料としてマンタ(香煎飲料)を飲むのは「食い合わせ」であり、カパを非常に増悪させる。

upodikā tilakalkasiddhā heturatīsārasya | balākā vāruṇyā saha kulmāṣairapi viruddhā, saiva śūkaravasāparibhṛṣṭā sadyo vyāpādayati | mayūramāṃsameraṇḍasīsakāvasaktameraṇḍāgni-pluṣṭameraṇḍatailayuktaṃ sadyo vyāpādayati | hāridrakamāṃsaṃ hāridrasīsakāvasaktaṃ hāridrāgnipluṣṭaṃ sadyo vyāpādayati; tadeva bhasmapāṃśuparidhvastaṃ sakṣaudraṃ sadyo maraṇāya |

(11) ウポーディカー[ツルムラサキ科ツルムラサキ]を練りゴマで調理したものは下痢を起す。

(12) バラーカー（ツル）の肉をヴァールニー酒（酒の一種）やクルマーシャ（水に浸けた穀物を揚げたもの）[注1]と一緒に食べるのは「食い合わせ」である。

(13) バラーカー（ツル）の肉を豚脂で炒めて食べると急死する。

(14) マユーラ（クジャク）の肉を、エーランダ［トウダイグサ科トウゴマ］の串に刺して焼いたもの、トウゴマの小枝の炎で焼いたもの、ひまし油で調理したものを食べると急死する。

(15) ハーリドラカ（インコ）の肉をハーリドラ［アカネ科アディナ・コルディフォリア＊］の串に刺しハーリドラの枝の直火で焼いたものを食べると急死する。

(16) ハーリドラカ（インコ）の肉を灰と塵をまぶし蜂蜜と一緒に食べても急死する。

注１　クルマーシャ豆、オオムギ粉を熱湯で練って蒸したもの、米コウジを入れた酸粥（インド医学概論（朝日出版）、雑穀のコナ粥（チャラカの食卓：出帆新社）。

matsyanistālanasiddhāḥ pippalyastathā kākamācī madhu ca maraṇāya | madhu coṣṇamuṣṇārtasya ca madhu maraṇāya | madhusarpiṣī samaghṛte, madhuvāri cāntarikṣaṃ samaghṛtam, madhupuṣkarabījam, madhu pītvoṣṇodakaṃ, bhallātakoṣṇodakaṃ, takrasiddhaḥ kampillakaḥ, paryuṣitā kākamācī, aṅgāraśūlyo bhāsaśceti viruddhāni | ityetadyathāpraśnamabhinirdiṣṭaṃ bhavatīti || [84]

(17) 魚の油脂で炒めたピッパリー［コショウ科ナガコショウ］と蜂蜜で和えたカーカマーチ［ナス科イヌホウズキ］も死を招く。

(18) 熱に冒されている人が熱い蜂蜜を食べると死に至る。同様に、蜂蜜と等量のギー、蜂蜜と等量の雨水、蜂蜜とハスの種子、蜂蜜を食べた直後の熱湯も死に至らせる。

(19) バッラータカ［ウルシ科（英名マーキングナッツ）］を食べた直後の熱湯、バターミルク［タクラ］で煮たカンピッラカ［トウダイグサ科クスノハガシワ］、古くなったカーカマーチ［ナス科イヌホウズキ］、鉄串で焼いたヒゲワシ［バーサ］の肉。

以上はすべて「食い合わせ」である。これで質問に対する返答を終わる。[84]

健康を害する「食い合わせ」

bhavanti cātra ślokāḥ —
yat kiñciddoṣāmāsrāvya na nirharati kāyataḥ |
āhārajātaṃ tat sarvamahitāyopapadyate || [85]

つぎは詩節である。

ドーシャを刺激はするがそれを体外へ排出させない食物（薬剤も含む）は、すべて有害［アヒタ］である。[85]

yaccāpi deśakālāgnimātrāsātmyānilādibhiḥ |
saṃskārato vīryataśca koṣṭhāvasthākramairapi || [86]
parihāropacārābhyāṃ pākāt saṃyogato'pi ca |
viruddhaṃ tacca na hitaṃ hṛtsaṃpadvidhibhiśca yat || [87]

(1)場所[デーシャ]、(2)時節[カーラ]、(3)消化力[アグニ]、(4)量[マートラー]、(5)順応性[サートミヤ]、(6)ドーシャ、(7)調理・加工法[サンスカーラ]、(8)効力〈薬力源〉[ヴィールヤ]、(9)腸の状態[コーシュタ]、(10)健康状態[アヴァスター]、(11)食事の順序[クラマ]、(12)禁忌〈避けるべきもの〉[パリハーラ]と取り入れるべきもの[ウパチャーラ]、(13)加熱法[パーカ]、(14)組み合わせ[サンヨーガ]、(15)好み[フリド]、(16)品質の高さ[サンパッド]、(17)食事の摂取規定[ヴィディ]。以上の点で対立〈矛盾〉[ヴィルッダ]しているものは、その人にとって不健康である。[86–87]

viruddhaṃ deśatastāvadrūkṣatīkṣṇādi dhanvani |
ānūpe snigdhaśītādi bheṣajaṃ yanniṣevyate || [88]
kālato'pi viruddhaṃ yacchītarūkṣādisevanam |
śīte kāle, tathoṣṇe ca kaṭukoṣṇādisevanam || [89]
viruddhamanale tadvadannapānaṃ caturvidhe |
madhusarpiḥ samadhṛtaṃ mātrayā tadviruddhyate || [90]

(1)乾燥地域での粗性および鋭性のもの、湿潤地域での油性および冷性のものは、土地に関する矛盾[ヴィルッダ]である。
(2)粗性や冷性のものを冬に食べること、辛味や温性のものを夏にたべることは、時節に関する矛盾[ヴィルッダ]である。
(3)4種のアグニ(消化力)に関しても飲食物の矛盾[ヴィルッダ]がある。
(4)蜂蜜とギーを同時に等量食べてはいけないのは、量的な矛盾[ヴィルッダ]である。[88–90]

kaṭukoṣṇādisātmyasya svāduśitādisevanam |
yattat sātmyaviruddhaṃ tu, viruddhaṃ tvanilādibhiḥ || [91]
yā samānaguṇābhyāsaviruddhānnauṣadhakriyā |
saṃskārato viruddhaṃ tadyadbhojyaṃ viṣavadbhavet || [92]
eraṇḍasīsakāsaktaṃ śikhimāṃsaṃ yathaiva hi |

(5)辛味や温性のものなどに慣れている人が甘味や冷性のものなどを食べるのは、順応性に関する矛盾[ヴィルッダ]である。
(6)ドーシャの性質と類似の食事や薬剤や行動でも、それが個人の習慣に反するもであれば、ドーシャに関する矛盾[ヴィルッダ]ということになる。

（7）食用に適しているものが、ある調理法で毒物になることがある。たとえば、クジャクの肉をトウゴマの枝に刺した場合である。これを調理法に関する矛盾[ヴィルッダ]という。［91–92］

viruddhaṃ vīryato jñeyaṃ vīryataḥ śītalātmakam ‖［93］
tat saṃyojyoṣṇavīryeṇa dravyeṇa saha sevyate ǀ
krūrakoṣṭhasya cātyalpaṃ mandavīryamabhedanam ‖［94］
mṛdukoṣṭhasya guru ca bhedanīyaṃ tathā bahu ǀ
etat koṣṭhaviruddhaṃ tu, viruddhaṃ syādavasthayā ‖［95］
śramavyavāyavyāyāmasaktasyānilakopanam ǀ
nidrālasasyālasasya bhojanaṃ śleṣmakopanam ‖［96］

（8）効力〈薬力源〉[ヴィールヤ]に関する矛盾[ヴィルッダ]というのは、シータ・ヴィールヤ（効力冷性〈冷性の薬力源〉）のものとウシュナ・ヴィールヤ（効力温性〈温性の薬力源〉）のものを一緒に食べた場合である。

（9）腸の状態に関する矛盾[ヴィルッダ]とは、胃腸の丈夫な人が効力が弱く便を粉砕排泄させない薬剤をごく少量服用した場合や、胃腸が弱い人が効力が強く便を粉砕排泄させる作用のある薬剤を多量に服用する場合である。

（10）ヴァータを増大させるものを過労の人や性交や運動に従事している人に与えることや、カパを増大させるものを睡眠過多や倦怠に陥っている人に与えることは、健康状態に関する矛盾[ヴィルッダ]である。［93–96］

yaccānutsṛjya viṇmūtraṃ bhuṅkte yaścābubhukṣitaḥ ǀ
tacca kramaviruddhaṃ syādyaccātikṣudvaśānugaḥ ‖［97］
parihāraviruddhaṃ tu varāhādīnniṣevya yat ǀ
sevetoṣṇaṃ ghṛtādīnśca pītvā śītaṃ niṣevate ‖［98］
viruddhaṃ pākataścāpi duṣṭadurdārusādhitam ǀ
apakvataṇḍulātyarthapakvadagdhaṃ ca yadbhavet ǀ
saṃyogato viruddhaṃ tadyathā’mlaṃ payasā saha ‖［99］

（11）順序に関する矛盾[ヴィルッダ]とは、便尿を排泄する前や、食欲がないときや、空腹が度を越してから食事をすることである。

（12）豚肉などを食べた直後に温性のものを食べたり、ギーなどを食べた直後に冷性のものを食べることは、避けるべきものと取り入れるべきものに関する矛盾[ヴィルッダ]である。

（13）加熱法に関する矛盾[ヴィルッダ]とは、傷んだ燃料や悪質な燃料で調理すること、穀類が生煮えだったり炊きすぎだったり焦げていたりすることである。

(14) 牛乳と酸味のものを一緒に摂ることは、組み合わせに関する矛盾[ヴィルッダ]である。[97–99]

amanorucitaṃ yacca hṛdviruddhaṃ taducyate ǀ
saṃpadviruddhaṃ tadvidyādasaṃjātarasaṃ tu yat ǁ [100]
atikrāntarasaṃ vā'pi vipannarasameva vā ǀ
jñeyaṃ vidhiviruddhaṃ tu bhujyate nibhṛte na yat ǀ
tadevaṃvidhamannaṃ syādviruddhamupayojitam ǁ [101]

(15) 好みに関する矛盾[ヴィルッダ]とは、嫌いなものを食べることである。

(16) 品質の高さに関する矛盾[ヴィルッダ]とは、未熟なものや熟し過ぎのものや傷んだ味がするもののことである。

(17) 他人から干渉されながら食事をすることは食事の決まり事に関する矛盾[ヴィルッダ]である。

上記のような食事の仕方を不適合〈矛盾〉[ヴィルッダ]という。[100–101]

「食い合わせ」による病気

ṣāṇḍhyāndhyavīsarpadakodarāṇāṃ visphoṭakonmādabhagandarāṇām ǀ
mūrcchāmadādhmānagalagrahāṇāṃ pāṇḍvāmayasyāmaviṣasya caiva ǁ [102]
kilāsakuṣṭhagrahaṇīgadānāṃ śothāmlapittajvara pīnasānām ǀ
santānadoṣasya tathaiva mṛtyorvirudhamannaṃ pravadanti hetum ǁ [103]

「食い合わせ」は、勃起障害[シャーンディヤ]、盲目[アーンディヤ]、丹毒を含む急速に拡大する皮膚病[ヴィサルパ]、腹水[ダコーダラ]、膿胞[ヴィスポータカ]、精神異常[ウンマーダ]、痔瘻[バガンダラ]、失神[ムールッチャー]、酩酊[マダ]、中耳炎[アードマーナ][注1]、喉頭痙攣〈開口障害〉[ガラグラハ]、貧血[パーンドゥ・アーマ]、アーマ・ヴィシャ(未消化物中毒)、白斑[キラーサ]、ハンセン病〈皮膚病〉[クシュタ]、グラハニー病(吸収不良)[グラハニー・ガダ]、浮腫[ショータ]、過酸性胃炎[アムラピッタ]、発熱[ジュヴァラ]、鼻炎[ピーナサ]、先天性疾患[サンターナ・ドーシャ]、そして死亡[ムリタ]の原因にもなる。[102–103]

注1 総論篇 第15章13節では、鼓腸。

「食い合わせ」による病気の治療

eṣāṃ khalvapreṣāṃ ca vairodhikanimittānāṃ vyādhīnāmime bhāvāḥ pratikārā bhavanti ǀ tadyathā —
vamanaṃ virecanaṃ ca, tadvirodhināṃ ca dravyāṇāṃ saṃśamanārthamupayogaḥ, tathāvidhaiśca

dravyaiḥ pūrvamabhisaṃskāraḥ śarīrasyeti ॥ ［104］

上に述べたものやその他の「食い合わせ」による病気を和らげるための方法がある。それは、催吐法〈嘔吐誘発〉、催下法、鎮静させるための拮抗薬の服用、類似の食物や薬剤で予防的に体を慣らしておくことである。［104］

bhavataścātra —
viruddhāśanajān rogān pratihanti virecanam ।
vamanaṃ śamanaṃ caiva pūrvaṃ vā hitasevanam ॥ ［105］
sātmyato'lpatayā vāpi dīptāgnestaruṇasya ca ।
snigdhavyāyāmabalināṃ viruddhaṃ vitathaṃ bhavet ॥ ［106］

つぎは詩節である。
「食い合わせ」による病気を鎮めるのは、催下法［ヴィレーチャナ］、催吐法〈嘔吐誘発〉［ヴァマナ］、鎮静法［シャマナ］、予防的な健康法である。矛盾［ヴィルッダ］を不活性化できるのは、順応［サートミヤ］している食事、少量の食事、強い消化力、年少者、油剤法や運動を実行している者、体力のある者だけである。［105–106］

第26章のまとめ

tatra ślokah —
matirāsīnmaharṣīṇāṃ yā yā rasaviniścaye ।
dravyāṇi guṇakarmabhyāṃ dravyasaṃkhyā rasāśrayā ॥ ［107］
kāraṇaṃ rasasaṅkhyāyā rasānurasalakṣaṇam ।
parādīnāṃ guṇānāṃ ca lakṣaṇāni pṛthakpṛthak ॥ ［108］
pañcātmakānāṃ ṣaṭtvaṃ ca rasānāṃ yena hetunā ।
ūrdhvānulomabhājaśca yadguṇātiśayādrasāḥ ॥ ［109］
ṣaṇṇāṃ rasānāṃ ṣaṭtve ca savibhaktā vibhaktayaḥ ।
uddeśaścāpavādaśca dravyāṇāṃ guṇakarmaṇi ॥ ［110］
pravarāvaramadhyatvaṃ rasānāṃ gauravādiṣu ।
pākaprabhāvayorliṅgaṃ vīryasaṃkhyāviniścayaḥ ॥ ［111］
ṣaṇṇāmāsvādyamānānāṃ rasānāṃ yat svalakṣaṇam ।
yadyadviruddhyate yasmādyena yatkāri caiva yat ॥ ［112］
vairodhikanimittānāṃ vyādhīnāmauṣadhaṃ ca yat ।
ātreyabhadrakāpyīye tat sarvamavadanmuniḥ ॥ ［113］

最後は、要約の詩節［シュローカ］である。

聖仙たちのラサ(味)に関する諸見解。食物と薬物の属性と作用。食物と薬物のラサ(味)の組み合わせの数。ラサ(味)の数に関する議論。ラサ(味)とアヌラサ(附随の味〈隠れた味〉)の定義。パラーディ・グナ(優などの属性〈十種の属性〉)。六味における五大元素の区分。上方に移動する薬物と下方に移動する薬物の優勢な属性。ラサ(味)の種々の組み合わせ。薬物(ラサ(味))の属性と作用についての特徴と例外。ラサ(味)の属性別3段階分類。ヴィパーカ(消化後の味)とプラバーヴァ（特殊作用)の定義。ヴィールヤ(効力〈薬力源〉)の数の結論。六味の特徴。「食い合わせ(対立する組み合せの食事)」と矛盾[ヴィルッダ]。「食い合わせ」による病気とその治療。以上が「アートレーヤ、バドラカーピヤ…」で始まる章の内容である。[107–113]

---

iti agniveśakṛte tantre carakapratisaṃskṛte ślokasthāne ātreyabadrakāpyīyo nāma ṣaḍviṃśo'dhyāyaḥ (26)

以上で、アグニヴェーシャが著し、チャラカが改訂した本集・総論篇の第26章「アートレーヤ、バドラカーピヤ…」を終わる。(26)

saptaviṃśo'dhyāyaḥ

CHAPTER 27

第27章
飲食物の摂取規定の章

（飲食物の分類）

athāto'nnapānavidhimadhyāyaṃ vyākhyāsyāmaḥ ‖ [1]
iti ha smāha bhagavānātreyaḥ ‖ [2]

それでは「飲食物の摂取規定[ヴィディ]」の章を述べよう、と尊者アートレーヤが語り始めた。[1–2]

生命の根源

iṣṭavarṇagandharasasparśaṃ vidhivihitamannapānaṃ prāṇināṃ prāṇisaṃjñakānāṃ prāṇamācakṣate kuśalāḥ, pratyakṣaphaladarśanāt; tadindhanā hyantaragneḥ sthitiḥ; tat sattvamūrjayati, taccharīradhātuvyūhabalavarṇendriyaprasādakaraṃ yathoktamupasevyamānaṃ, viparītamahitāya saṃpadyate ‖ [3]

好ましい色[ヴァルナ]と匂いと味と感触をもつ飲食物を摂取規定どおりに食べれば、飲食物は生命の根源となると、熟達者は直接観察に基づいて考察した。体内の消化の火[アンタラグニ]の燃焼状態は燃料に左右されるからである。飲食物は適切に摂取されれば、精神活動、ダートゥ（身体要素）、体力、色つやを生み出し感覚機能を鋭敏にするが、不適切であれば有害なものとなる。[3]

飲食物の作用

tasmāddhitāhitāvabodhanārthamannapānavidhimakhilenopdekṣyāmo'gniveśa! [4 (1)]

そこで、健康によいか悪いかを知るためにあらゆる飲食物について説明しよう。アグニヴェーシャよ。[4(1)]

tat svabhāvādudakaṃ kledayati, lavaṇaṃ viṣyandayati, kṣāraḥ pācayati, madhu saṃdadhāti, sarpiḥ snehayati, kṣīraṃ jīvayati, māṃsaṃ bṛṃhayati, rasaḥ prīṇayati, surā jarjarīkaroti, śīdhuravadhamati, drākṣāsavo dīpayati, phāṇitamācinoti, dadhi śophaṃ janayati, piṇyākaśākaṃ glapayati, [4(2)]

本来、水は湿らせ、塩は浸透〈液化〉させ、アルカリ[クシャーラ]は消化を促進し、蜂蜜は結合させ、ギー（バター・オイル）は油分を与え、牛乳は生命力を増進させ、肉類は太らせ〈滋養を与え〉、肉の煮汁は栄養を与え、スラー酒（穀物酒の１種）は老化を起こし、シードゥ酒（糖酒）は衰弱させ、ブドウ酒は食欲を起こし〈消化を促進し〉、パーニタ（サトウキビの濃汁＝糖蜜）はドーシャを蓄積し、ダヒ（発酵乳）[ダディ]は腫脹〈浮腫〉[ショーパ]を起こし、ピニヤーカ・シャーカ[練り胡麻〈セリ科アギの葉＊〉[注1]]は疲労させる。[4(2)]

注１　piṇyāka：油粕、植物の１種、あぎAsafoetida（梵和）。

prabhūtāntarmalo māṣasūpaḥ, dṛṣṭiśukraghnaḥ kṣāraḥ prāyaḥ pittalamamlamanyatra dāḍimāmalakāt, prāyaḥ śleṣmalaṃ madhuramanyatra madhunaḥ purāṇācca śāliṣaṣṭika-yavagodhūmāt, prāyastiktaṃ vātalamavṛṣyaṃ cānyatra vetrāgrāmṛtāpaṭolapatrāt, prāyaḥ kaṭukam vātalamavṛṣyaṃ cānyatra pippalīviśvabheṣajāt || [4]

マーシャ[マメ科ケツルアズキ（英名ブラックグラム）]の豆スープは便の量を増やす。アルカリ[クシャーラ]は視力と精液を損ねる。ザクロとアーマラキー[āmalakaトウダイグサ科アンマロク]を除く酸味の食品は概してピッタを増悪させる。蜂蜜と古いシャーリ米、シャシュティカ米、大麦、小麦を除く甘味の食品は概してカパを増悪させる。ヴェートラ[ヤシ科カラムス・テヌイス＊]の先端〈若芽〉[アグラ]、グドゥーチー[amṛtā ツヅラフジ科イボナシツヅラフジ]とパトーラ[ウリ科トリコサンテス・ディオイカ]の葉を除く苦味の食品は概してヴァータを増悪させ性欲を抑制する。ピッパリー[コショウ科インドナガコショウ]とショウガを除く辛味の食品も概してヴァータを増悪させ性欲を抑制する。[4]

飲食物の分類

paramato vargasaṃgraheṇāhāradravyāṇyanuvyākhyāsyāmaḥ || [5]
śūkadhānyaśamīdhānyamāṃsaśākaphalāśrayān |
vargān haritamadyāmbugorasekṣuvikārikān || [6]
daśa dvau cāparau vargau kṛtānnāhārayoginām |
rasavīryavipākaiśca prabhāvaiśca pracakṣmahe || [7]

つぎは、飲食物をシューカ・ダーニヤ(芒を有する穀物、禾穀類＝イネ科の穀物)、シャミー・ダーニヤ(莢を有する穀物、菽穀類＝マメ科の穀物)、マーンサ(肉)、シャーカ(野菜)、パラ(果実)、ハリタ(生食用野菜)、マディヤ(酒精飲料)、ジャラ(水)、ゴーラサ(牛乳製品)、イクシュ（サトウキビ製品)、クリタ・アンナ(加熱調理食品)、アーハーラ・ヨーギー（調味・香辛料〈補助食品〉[注1])の12群に分類して、それぞれのラサ(味)、ヴィールヤ(効力〈薬力源〉)、ヴィパーカ(消化後の味)、プラバーヴァ（効能)の観点から説明していこう。[5–7]

注1　[アーハーラ・ヨーギー]

第1群：禾穀類

シャーリ米類

atha śūkadhānyavargaḥ —
raktaśālirmahāśāliḥ kalamaḥ śakunāhṛtaḥ |
tūrṇako dīrghasūkaśca gauraḥ pāṇḍukalāṅgulau || [8]
sugandhako lohavālaḥ sārivākhyaḥ pramodakaḥ |
pataṅgastapanīyaśca ye cānye śālayaḥ śubhāḥ || [9]
śītā rase vipāke ca madhurāścālpamārutāḥ |
baddhālpavarcasaḥ snigdhā bṛṃhaṇāḥ śukramūtralāḥ || [10]
raktaśālirvarasteṣāṃ tṛṣṇāghnastrimalāpahaḥ |
mahāṃstasyānu kalamastasyāpyanu tataḥ pare || [11]
yavakā hāyanāḥ pāṃsuvāpyanaiṣadhakādayaḥ |
śālīnāṃ śālayaḥ kurvantyanukāraṃ guṇāguṇaiḥ || [12]

ラクタシャーリ、マハーシャーリ、カラマ、シャクナーフリタ、トゥールナカ、ディールガシューカ、ガウラ、パーンドゥカ、ラーングラ、スガンダカ、ローハヴァーラ、サーリヴァ、プラモーダカ、パタンガ、タパニーヤなどのシャーリ米類は冷性で、ラサ(味)もマドゥラ(甘味)で、ヴィパーカもマドゥラ(消化後甘味)であり、ヴァータ増悪作用はわずかで、硬くて小量の便を生む。シャーリ米類は油性の性質があり、体格を向上させ〈滋養になり〉、精液を増やし、利尿作用がある。これらの品種のうち赤いシャーリ米[ラクタシャーリ]が最も優れていて、渇きを抑え、3つのドーシャを鎮静する。ついでマハーシャーリが優れていて、そのつぎがカラマで、その他の品種はそのつぎである。ヤヴァカ、ハーヤナ、パーンスヴァーピヤ、ナイシャダカなどの品種はシャーリ米類のなかでは性質は劣っているが、長所も短所も高品質の品種と同様である。[8–12]

シャシュティカ米類とその他の品種

śītaḥ snigdho'guruḥ svādus tridoṣaghnaḥ sthirātmakaḥ ।
ṣaṣṭikaḥ pravaro gauraḥ kṛṣṇagaurastato'nu ca । [13]
varakoddālakau cīnaśāradojjvaladarduraḥ ।
gandhanāḥ kuruvindāśca ṣaṣṭikālpāntarā guṇaiḥ ॥ [14]
madhuraścāmlapākaśca vrīhiḥ pittakaro guruḥ ।
bahumūtrapurīṣoṣmā tridoṣastveva pāṭalaḥ ॥ [15]

シャシュティカ米類(早稲米)は冷性の効力があり、油性で、重性ではなく、甘味で、安定性〈強靭性〉を増進し、3つのドーシャを鎮静する。シャシュティカ米類の中では、ガウラ米(白色の品種)が最上で、ついでクリシュナガウラ米(灰白色の品種)である。ヴァラカ米、ウッダーラカ米、チーナ米、シャーラダ米、ウッジュヴァラ米、ダルドゥラ米、ガンダナ米、クルヴィンダ米は、シャシュティカ米よりも性質はわずかに劣っている。ヴリーヒ米は甘味で重性であるが、アムラ・ヴィパーカ(消化後酸味[アムラ・パーカ])なので、ピッタを増悪させる。パータラ米は尿、便、熱を増やし、3つのドーシャを増悪させる[13–15]

雑穀

sakoradūṣaḥ śyāmākaḥ kaṣāyamadhuro laghuḥ ।
vātalaḥ kaphapittaghnaḥ śītaḥ saṃgrāhiśoṣaṇaḥ ॥ [16]
hastiśyāmākanīvāratoyaparṇīgavedhukāḥ ।
praśāntikāmbhaḥ śyāmākalauhityāṇupriyaṅgavaḥ ॥ [17]
mukundo jhiṇṭīgarmūṭī varukā varakāstathā ।
śibirotkaṭajūrṇāhvāḥ śyāmākasadṛśā guṇaiḥ ॥ [18]

varaka, śibira, utka † a, jūrṇahva — these are similar to śyāmāka in properties. [16–18]
シュヤーマーカ[イネ科インドヒエ＊]はコーラドゥーシャ[スズメノコビエ]と同様、渋味・甘味であり、軽性で、ヴァータを増悪させ、カパとピッタを鎮静する。冷性で、秘結〈収斂〉作用[サングラーヒン]と吸収作用〈乾燥性〉[ショーシャナ]がある。ハスティシュヤーマーカ[イネ科インドヒエの変種＊]、ニーヴァーラ、トーヤパルニー、ガヴェードゥカ[ジュズダマ]、プラシャーンティカー、アンバシュヤーマーカ[インドヒエの変種]、ラウヒトャ、アヌ、プリヤング[アワ]、ムクンダ、ジンティー、ガルムーティー[注1]、ヴァルカ、ヴァラカ[インドヒエの変種＊]、シビラ、ウトカタ、ジュールナフヴァ[＊]は性質はシュヤーマーカ[インドヒエ＊]とほぼ同じである。[16–18]

注1　ジンティガルムーティ

大麦と竹の種子

rūkṣaḥ śīto'guruḥ svādurbahuvātaśakṛdyavaḥ |
sthairyakṛt sakaṣāyaśca balyaḥ śleṣmavikāranut || [19]
rūkṣaḥ kaṣāyānuraso madhuraḥ kaphapittahā |
medaḥkrimiviṣaghnaśca balyo veṇuyavo mataḥ || [20]

ヤヴァ［オオムギ］は、乾性、冷性、非重性、甘味で、おなら［ヴァータ］と便を多量に生み、安定性〈強靭性〉があり、わずかに渋味〈収斂作用〉があり、体力増進作用があり、カパ性の症状を抑える。
ヴェーヌヤヴァ（大麦の形をしたタケの種子）は乾性、付随の味〈隠れた味〉［アヌラサ］として渋味があり、甘味で、カパとピッタを鎮静させ、脂肪と寄生虫と毒を除去し、体力を増す。[19–20]

小麦、オヒシバ、シコクビエ

sandhānakṛdvātaharo godhūmaḥ svāduśītalaḥ |
jīvano bṛmhaṇo vṛṣyaḥ snigdhaḥ sthairyakaro guruḥ || [21]
nāndīmukhī madhūlī ca madhurasnigdhaśītale |
ityayaṃ śūkadhānyānāṃ pūrvo vargaḥ samāpyate || [22]

ゴードゥーマ［コムギ］は、組織再生［サンダーナ］を早め、ヴァータを鎮静し、甘味、冷性、生命力を増進し［ジーヴァナ］、体格を向上し〈滋養を与え〉［ブリンハナ］、精力を増し［ヴリシャ］、油性で、安定性〈強靭性〉を増進し、重性である。ナーンディームキー［オヒシバ］とマドゥーリー［シコクビエ］は甘味、油性、冷性である。
以上が第1群の禾穀類(かこくるい)［シューカ・ダーニャ］（イネ科の穀物）である。[21–22]

第2群：豆類

緑豆、マーシャ、ラージャマーシャ

atha śamīdhānyavargaḥ —
kaṣāyamadhuro rūkṣaḥ śītaḥ pāke kaṭurlaghuḥ |
viśadaḥ śleṣmapittaghno mudgaḥ sūpyottamo mataḥ || [23]
vṛṣyaḥ paraṃ vātaharaḥ snigdhoṣṇo madhuro guruḥ |

balyo bahumalaḥ puṃstvaṃ māṣaḥ śīghraṃ dadāti ca ॥ ［24］
rājamāṣaḥ saro rucyaḥ kaphaśukrāmlapittanut ।
tat svādurvātalo rūkṣaḥ kaṣāyo viśādo guruḥ ॥ ［25］

ムドガ［リョクトウ＊（英名グリーン・グラム）］は、渋味・甘味で、乾性、冷性、カトゥ・ヴィパーカ（消化後辛味）で、軽性である。清澄性で、カパとピッタを鎮静する。豆スープ用の豆類では最高である。
マーシャ［ケツルアズキ＊（英名ブラック・グラム）］は、精力を増し、優秀なヴァータ鎮静剤で、油性、温性、甘味、重性、体力を増し、便を多量に生じ、即座に性的能力を高める〈精液を形成する〉。
ラージャマーシャ［ヴィグナ・ウングイクラタ（英名ブラック・アイ・ピー）］は、便通をよくし、美味で〈食欲を増進し〉、カパと精液とアムラピッタ（過酸性胃炎〈胃酸過多〉）を抑える。甘味、ヴァータ増悪、乾性、渋味〈収れん作用〉、清澄性、重性という性質がある。［23–25］

クラッタ、マクシュタカなど

uṣṇāḥ kaṣāyāḥ pāke'mlāḥ kaphaśukrānilāpahā ।
kulatthā grāhiṇaḥ kāsahikkāśvāsārśasāṃ hitāḥ ॥ ［26］
madhurā madhurāḥ pāke grāhiṇo rūkṣaśītalāḥ ।
makuṣṭhakāḥ praśasyante raktapittajvarādiṣu ॥ ［27］
caṇakāśca masūrāśca khaṇḍikāḥ saharenavaḥ ।
laghavaḥ śītamadhurāḥ sakaṣāyā virūkṣaṇāḥ ॥ ［28］
pittaśleṣmaṇi śasyante sūpeṣvālepaneṣu ca ।
teṣaṃ masūraḥ saṃgrāhī kalāyo vātalaḥ param ॥ ［29］

クラッタ［ドリコス・ビフロルス（英名ホースグラム）］は、温性で、渋味で、アムラ・ヴィパーカ（消化後酸味［アムラ・パーカ］）である。カパと精液とヴァータを減少させ、秘結作用があり、咳、しゃっくり、呼吸困難、痔疾に有益である。
マクシュタカ［ファゼオルス・アコニティフォリウス（英名モスビーン）］は甘味で、マドゥラ・ヴィパーカ（消化後甘味）で、秘結、乾性、冷性といった性質をもつ。ラクタピッタ（出血）や発熱などに有用である。
チャナカ［ヒヨコマメ］とマスーラ［レンズマメ］とカンディカー［グラスピーの変種］とハレーヌ［エンドウ］は軽性、冷性、甘味、軽度の渋味、乾性といった性質がある。ピッタとカパに有益で、豆スープや泥膏にも有用である。これらのうち、マスーラ［レンズマメ］には秘結作用があり、カラーヤ［グラスピー］はヴァータ増悪作用が強い。［26–29］

胡麻、フジマメ類

snigdhoṣṇo madhurastiktaḥ kaṣāyaḥ kaṭukastilaḥ |
tvacyaḥ keśyaśca balyaśca vātaghnaḥ kaphapittakṛt || [30]
madhurāḥ śītalā gurvyo balaghnyo rūkṣaṇātmikāḥ |
sasnehā balibhirbhojyā vividhāḥ śimbijātayaḥ || [31]
śimbī rūkṣā kaṣāyā ca koṣṭhe vātaprakopinī |
na ca vṛṣyā na cakṣuṣyā viṣṭabhya ca vipacyate || [32]

ティラ[ゴマ科ゴマ]は油性、温性、甘味、苦味、渋味、辛味という性質をもつ。皮膚と毛髪と体力に有益で、ヴァータを鎮静し、カパとピッタを増悪させる。
さまざまな種類のフジマメ類[シンビー・ジャータ]は甘味、冷性、重性で、体力を奪い、乾燥させる。体力ある人が油脂類とともに食べるのに適している。シンビー[フジマメの変種＊]は乾性で渋味があり、腸[コーシュタ]内でヴァータを増悪させ、精力を減退させ、視力に有益ではなく、消化に際しおならを発生する。[30–32]

キマメ、オランダヒユなど

āḍhakī kaphapittaghnī vātalā, kaphavātanut |
avalgujaḥ saiḍagajo, niṣpāvā vātapittalāḥ || [33]
kākāṇḍomā(lā)tmaguptānāṃ māṣavat phalamādiśet |
dvitīyo'yaṃ śamīdhānyavargaḥ prokto maharṣiṇā || [34]

アーダキー[キマメ]はヴァータを増悪させ、カパとピッタを鎮静する。アヴァルグジャ[オランダヒユ]とチャクラマルダ[eḍagaja コエビスグサ(局方名ケツメイシ)]はカパとヴァータを鎮静する。ニシュパーヴァ[フジマメ＊]はヴァータとピッタを増悪させる。カーカーンドーラー[ムクナ・モノスペルマまたはタチナタマメ]とカピカッチュー[ātmaguptā ハッショウマメの基準変種]の豆はマーシャ[ケツルアズキ]と同様の性質をもつ。
以上が大聖仙によって語られた第2群の豆類[シャミー・ダーニャ]である。[33–34]

第3群：肉類

プラサハ(餌をもぎ取って食べる鳥獣)

atha māṃsavargaḥ —

gokharāśvataroṣṭrāśvadvīpisiṃharkṣavānarāḥ ।
vṛkovyāghrastarakṣuśca babhrumārjāramūṣikāḥ ॥ [35]
lopāko jambukaḥ śyeno vāntādaścāṣavāyasau ।
śaśaghnīmadhuhā bhāso gṛdhrolūkakuliṅgakāḥ ॥ [36]
dhūmikā kuraraśceti prasahā mṛgapakṣiṇaḥ ।

ゴー［ウシ］、カラ［ロバ］、アシュヴタラ［ラバ］、ウシュトラ［ラクダ］、アシュヴァ［ウマ］、ドゥヴィーピ［ヒョウ］、シンハ［ライオン］、リクシャ［クマ］、ヴァーナラ［サル］、ヴリカ［オオカミ］、ヴィヤーグラ［トラ］、タラクシュ［ハイエナ］、バブル［茶色の大型のマングース］、マールジャーラ［ネコ］、ムーシカ［ネズミ］、ローパカ［キツネ］、ジャンブカ［ジャッカル］、シエーナ［タカ］、ヴァーンターダ［イヌ］、チャーシャ［アオカケス］、ヴァーヤサ［カラス］、シャシャグニー［イヌワシ］、マドゥハー［ハチクマ］、バーサ［ヒゲワシ］、グリドラ［ハゲワシ］、ウルーカ［フクロウ］、クリンガカ［ハイタカ］、ドゥーミカー［小型のフクロウ＊］、クララ［ミサゴの１種］。以上の動物と鳥類がプラサハ（餌をもぎ取って食べる鳥獣）である。[35–36]

ブーミシャヤ（土穴動物）

śvetaḥ śyāmaścitrapṛṣṭhaḥ kālakaḥ kākulīmṛgaḥ ॥ [37]
kūrcikā cillaṭo bheko godhā śallakagaṇḍakau ।
kadalī nakulaḥ śvāviditi bhūmiśayāḥ smṛtāḥ ॥ [38]

白色と黒褐色と斑点模様と黒色のカークリームリガ［ニシキヘビ］、クールチカー［ハリネズミ］、チッラタ［ジャコウネズミ］、ベーカ［カエル］、ゴーダー［イグアナ］、シャッラカ［センザンコウ］、ガンダカ［ヤモリ］、カダリー［マーモット］、ナクラ［マングース］、シュヴァーヴィド［ヤマアラシ］。以上はブーミシャヤ（地中の巣穴で眠る動物）である。[37–38]

アーヌーパ・ムリガ（沼沢地生息動物）

sṛmaraścamaraḥ khaḍgo mahiṣo gavayo gajaḥ ।
nyaṅkurvarāhaścānūpā mṛgāḥ sarve rurustathā ॥ [39]

スリマラ［イノシシ］、チャマラ［ヤク］、カドガ［サイ］、マヒシャ［スイギュウ］、ガヴァヤ［ガヤル］、ガジャ［ゾウ］、ニャンク［アンテロープ］、ヴァラーハ［ブタ］、ルル［シカ］。以上はアーヌーパ・ムリガ（沼沢地に生息する動物）である。[39]

ヴァーリシャヤ(水生動物)

kūrmaḥ karkaṭako matsyaḥ śiśumārastimiṅgilaḥ |
śuktiśaṅkhodrakumbhīraculukīmakarādayaḥ || [40]
iti vāriśayāḥ proktā

クールマ(カメ)、カルカタカ(カニ)、マツィヤ(魚類)、シシュマーラ(イリエワニ)、ティミンギラ(クジラ)、シュクティ（シンジュガイ)、シャンカ(カンク・スネイル(巻き貝の１種))、ウドラ(ナマズ)、クンビーラ(クロコダイル科ガビアル)、チュルキー（ガンジスカワイルカ)、マカラ(グレート・インディアン・クロコダイル)など。以上がヴァーリシャヤ(水中に生息する動物)である。[40]

アンブチャーリン(水禽類)

vakṣyante vāricāriṇaḥ |
haṃsaḥ krauñco balākā ca bakaḥ kāraṇḍavaḥ plavaḥ || [41]
śarāriḥ puṣkarāhvaśca keśarī maṇituṇḍakaḥ |
mṛṇālakaṇṭho madguśca kādambaḥ kākatuṇḍakaḥ || [42]
utkrośaḥ puṇḍarīkākṣo megharāvo'mbukukkuṭī |
ārā nandīmukhī vāṭī sumukhāḥ sahacāriṇaḥ || [43]
rohiṇī kāmakālī ca sāraso raktaśīrṣakaḥ |
cakravākastathā'nye ca khagāḥ santyambucāriṇaḥ || [44]

ハンサ[ハクチョウ]、クラウンチャ［アネハヅル]、バラーカ[カンムリヅル＊]、バカ[ツル]、カーランダヴァ［マガン]、プラヴァ［ペリカン]、シャラーリ[ハサミアジサシ]、プシュカラーフヴァ［レンカク]、ケーシャリー［ダイシャクシギ＊]、マニトゥンダカ[タゲリの１種]、ムリナーラカンタ[スネークバード］、マドグ[ウの１種(リトル・コーモラント)]、カーダンバ[コガモの１種(ウィスリング・ティール)]、カーカトゥンダカ[アジサシの１種(コモン・リバー・ターン)]、ウトクローシャ［ラッパチョウ]、プンダリーカークシャ［アカハジロ]、メーガラーヴァ［サケビドリ]、アンブクックティー［クイナ科バン＊]、アーラー［ソリハシセイタカシギ]、ナンディームキー［フラミンゴ]、ヴァーティー［カイツブリ]、スムカ[カモメの１種(ラフィング・ガル)]、サハチャーリン[ウミツバメ]、ローヒニー［ネッタイチョウ]、カーマカーリー［グンカンドリ]、サーラサ[ツルの１種(サーラサ・クレイン)]、ラクタシールシャカ[サギの１種(頭部が赤いサーラサ)]、チャクラヴァーカ[アカツクシガモ]などの水鳥。以上がアンブチャーリン(水上を移動する鳥)である。[41–44]

ジャーンガラ・ムリガ(乾地森林動物)

pṛṣātaḥ śarabho rāmaḥ śvadaṃṣṭro mṛgamātṛkā ǀ
śaśoraṇau kuraṅgaśca gokarṇaḥ koṭṭakārakaḥ ǁ ［45］
cāruṣko hariṇaiṇau ca śambaraḥ kālapucchakaḥ ǀ
ṛṣyaśca varapotaśca vijñeyā jāṅgalā mṛgāḥ ǁ ［46］

プリシャタ［シカの1種(スポッテッド・ディア)］、シャラバ［シカ科ワピチ(オオジカ)］、ラーマ［シカの1種(カシミール・ディア)］、シュヴァダンシュトラ［マメジカ］、ムリガマートリカー［アカシカ〈ホッグジカ〉］、シャシャ［ウサギ］、ウラナ［野生のヒツジ(ウリアル)］、クランガ［ノロジカ］、ゴーカルナ［ミュールジカ］、コーッタカーラカ［インドキョン(ホエジカ)］、チャールシュカ［ガゼル］、ハリナ［アカシカ］、エーナ［インドレイヨウ(ブラックバック)］、シャンバラ［シカ科サンバー(水鹿(スイロク))］、カーラプッチャカ［シカの1種(ブラックテイルド・ディア)］、リシヤ［ジャコウジカ］、ヴァラポータ［シカの1種］。以上がジャーンガラ・ムリガ(乾燥地の森林に生息する動物)である。［45–46］

ヴィシュキラ(家禽(かきん))

lāvo vartīrakaścaiva vārtīkaḥ sakapiñjalaḥ ǀ
cakoraścopacakraśca kukkubho raktavartmakaḥ ǁ ［47］
lāvādyā viṣkirāstvete vakṣyante vartakādayaḥ ǀ
vartako vartikā caiva barhī tittirikukkuṭau ǁ ［48］
kaṅkaśārapadendrābhagonardagirivartakāḥ ǀ
krakaro'vakaraścaiva vāraḍaśceti viṣkirāḥ ǁ ［49］

（1）ラーヴァ［ウズラ(コモン・クウェィル)[注1]］、ヴァルティーラカ［ウズラの1種(レイン・クウェィル)］、ヴァールティーカ［ヤブウズラ＊(ジャングルブッシュ・クウェィル)］、カピンジャラ［ヤマウズラの1種(グレイ・パートリッジ)］、チャコーラ［キジの1種(グリーク・フェザント)］、ウパチャクラ［キジの1種(小型のチャコーラ)］、クックバ［キジの1種(クロウ・フェザント)］、ラクタヴァルトマ［セキショクヤケイ(レッド・ジャングル・フォウル)］。以上がラーヴァディヤ・ヴィシュキラ(ウズラなどの穀類を散らかして食べる家禽)という下位群である。

（2）ヴァルタカ［雄のノガン〈ミフウズラ(ボタン・クウェイル)〉］、ヴァルティカー［雌のノガン〈ミフウズラ〉］、バルヒー［クジャク］、ティッティラ［ヤマウズラ］、クックタ［雄のニワトリ］、カンカ［サギ］、シャーラパダ［コウノトリ］、インドラーバ［オオハゲコウ］、ゴーナルダ［ヤマウズラの1種(ヒル・パートリッジ)］、ギリヴァルタカ［トキ＊］、クラカラ［タシギ］、アヴァカラ［アマサギ］、ヴァーラダ［ヘラサギ］。以上がヴァルタカーディ・ヴィシュキラ(ノガンなどの家禽)という下位群である。［47–49］

注1　ウズラ(common quail)＝キジ目キジ科、ミフウズラ(button quail)＝ツル目ミフウズラ科、ノ

ガン（bustard）＝ツル目ノガン科。ノガンは飛翔力が強いが、ミフウズラは遠くまで飛べない。

プラトゥダ（ついばむ鳥類）

śatapatro bhṛṅgarājaḥ koyaṣṭirjīvañjīvakaḥ |
kairātaḥ kokilo'tyūho gopāputraḥ priyātmajaḥ || [50]
laṭṭā laṭṭa(ṭū)ṣako babhrurvaṭahā ḍiṇḍimānakaḥ |
jaṭī dundubhipākkāralohapṛṣṭhakuliṅgakāḥ || [51]
kapotaśukaśāraṅgāściraṭīkaṅkuyaṣṭikāḥ |
sārikā kalaviṅkaśca caṭako'ṅgāracūḍakaḥ || [52]
pārāvātaḥ pāṇḍa(na)vika ityuktāḥ pratudā dvijāḥ |

シャタパトラ［キツツキ科クマゲラ］、ブリンガラージャ［モズ＊］、コーヤシュティ［ホトトギス科バンケン］、ジーヴァンジーヴァカ［キュウカンチョウ］、カイラータ［ブッチャーズ・バード］、コーキラ［オニカッコウ］、アティユーハ［ヒヨドリ］、ゴーパープトラ［ムクドリモドキ科コウウチョウ］、プリヤートマジャ［ヒタキ科チメドリ］、ラッター［ベニサンショウクイ］、ラッタシャカ［サンショウクイ］、バブル［ベンガル・ツリーパイ］、ヴァタハー［ツリーパイ］、ディンディマーナカ［オオハシ］、ジャティー［ヤツガシラ］、ドゥンドゥビ［サイチョウ］、パーッカーラ［ゴシキドリ］、ローハプリシュタ［カワセミ］、クリンガカ［ハイタカ］、カポータ［ハト（ダブ）］、シュカ［オウム〈インコ（グリーン・パラキート）〉］、シャーランガ［ダルマインコ＊（ラージ・インディアン・パラキート）］、チラティー［チメドリ］、カンク［ブロッサムヘッデッド・パラキート］、ヤシュティカー［サンバード］、サーリカ［ツグミ＊（シャマ・スラッシュ）］、カラヴィンカ［イエスズメ］、チャタカ［スズメ］、アンガーラチューダカ［ミソサザイ＊（ファイヤー・クレステッド・レン）］、パーラーヴァタ［ハト（ピジョン）］、パーンダヴィカ［ジュズカケバト］。以上がプラトゥダ（餌をつついて食べる鳥類）である。［50–52］

肉類分類の命名法

prasahya bhakṣayantīti prasahāstena saṃjñitāḥ || [53]
bhūśayā bilavāsitvādānūpānūpasaṃśrayāt |
jale nivāsājjalajā jalecaryājjalecarāḥ || [54]
sthalajā jāṅgalāḥ proktā mṛgā jāṅgalacāriṇaḥ |
vikīrya viṣkirāśceti pratudya pratudāḥ smṛtāḥ || [55]
yoniraṣṭavidhā tveṣā māṃsānāṃ parikīrtitā |

餌に飛びついて食べる動物と鳥を「プラサハ（捕食禽獣）」といい、地中の巣穴［ブー（ブーミ）］で生息する動物を「ブーシャヤ（土穴動物）」という。同様に、「アーヌーパ・ムリガ（沼沢地生息動物)」は沼沢地[アーヌーパ]に生息する習性から命名された。「ジャラジャ（水生動物)」は水中[ジャラ]で生息するからであり、「ジャレーチャラ(水禽)」は水上を移動するが陸地で生まれた鳥類のことである。「ジャーンガラ・ムリガ(乾地森林動物)」は乾燥地の森林[ジャーンガラ]に生息する。「ヴィシュキラ(家禽(かきん))」は餌を散らかして食べる鳥類で、「プラトゥダ」は餌をついばむ鳥類である。
以上が食肉となる8種類の動物類である。[53–55]

肉類の性質

prasahā bhūśayānūpavārijā vāricāriṇaḥ ‖ [56]
gurūṣṇasnigdhamadhurā balopacayavardhanāḥ |
vṛṣyāḥ paraṃ vātaharāḥ kaphapittavivardhanāḥ ‖ [57]
hitā vyāyāmanityebhyo narā dīptāgnayaśca ye |

プラサハ(捕食禽獣)、ブーシャヤ(土穴動物)、アーヌーパ(沼沢地動物)、ヴァーリジャ(水生動物)、ヴァーリチャーリン(水禽)は、重性、温性、油性 で甘味であり、体力増進と成長を起こし、精力増進作用があり、ヴァータを非常に鎮静し、カパとピッタ増悪させる。運動を毎日している人や消化力が強い人には有益である。[56–57]

肉食鳥獣の性質

prasahānāṃ viśeṣeṇa māṃsaṃ māṃsāśināṃ bhiṣak ‖ [58]
jīrṇārśograhaṇīdoṣaśoṣārtānāṃ prayojayet |

プラサハ(捕食禽獣(ほしょくきんじゅう))のなかでも特に肉食禽獣の肉は、慢性痔核、グラハニー病(吸収不良)[グラハニー・ドーシャ]、肺結核[ショーシャ]で苦しんでいる人に効果がある。[58]

ウズラなどのヴィシュキラ(家禽(かきん))、プラトゥダ(ついばむ鳥類)、ジャーンガラ(乾地森林動物)の肉の性質

lāvādyo vaiṣkiro vargaḥ pratudā jāṅgalā mṛgāḥ ‖ [59]
laghavaḥ śītamadhurāḥ sakaṣāyā hitā nṛṇāṃ |
pittottare vātamadhye sannipāte kaphānuge ‖ [60]

ヴィシュキラ(家禽)の中でラーヴァーディ（ウズラなどの)下位群とプラトゥダ(啄禽)とジャーンガラ(乾地森林動物)の肉は、軽性、冷性で、甘味と軽度の渋味がある。ピッタが最強度でヴァータが中程度でカパが軽度のサンニパータ(3(トリ)ドーシャ増悪)の患者に対して

有益である。[59–60]

ノガンなどのヴィシュキラ(家禽(かきん))の肉の性質

viṣkirā vartakādyāstu prasahālpāntarā guṇaiḥ | [61 (1)]

ヴィシュキラ(家禽)の中でヴァルタカ(ノガン〈ミフウズラ〉)などの下位群は、その性質に関してはプラサハ(捕食禽獣(ほしょくきんじゅう))より少し劣っている。[61 (1)]

山羊肉と羊肉の性質

nātiśītagurusnigdhaṃ māṃsamājamadoṣalam || [61]
śarīradhātusāmānyādanabhiṣyandi bṛmhaṇam |
māṃsaṃ madhuraśītatvādguru bṛṃhaṇamāvikam || [62]
yonāvajāvike miśragocaratvādaniścite |

山羊肉は過度に冷性でも重性でも油性でもなく、ドーシャを増悪させない。ダートゥ（人間の身体組織）と類似性があるので体の肉づきをよくするが、循環経路の閉塞[アビシャンディ]は起こさないからである。羊肉は甘味で効力が冷性で重性〈消化重性〉で、体の肉づきをよくする。山羊と羊は生息地が乾燥地帯と湿地帯の両者に及ぶので、上記の８群に分類できない。[61–62]

個別の肉の性質

sāmānyenopadiṣṭānāṃ māṃsānāṃ svaguṇaiḥ pṛthak || [63]
keṣāṃcidguṇavaiśeṣyādviśeṣa upadekṣyate |
darśanaśrotramedhāgnivayovarṇasvarāyuṣām || [64]
barhī hitatamo balyo vātaghno māṃsaśukralaḥ |
gurūṣṇasnigdhamadhurāḥ svaravarṇabalapradāḥ || [65]
bṛṃhaṇāḥ śukralāścoktā haṃsā mārutanāśanāḥ |
snigdhāścoṣṇāścavṛṣyāśca bṛṃhaṇāḥ svarabodhanāḥ || [66]
balyāḥ paraṃ vātaharāḥ svedanāścaraṇāyudhāḥ |

すでに鳥獣の肉類の一般的な性質を説明したので、ここからは動物別に詳しく説明しよう。

(１) 孔雀[バルヒー] (家禽)：視力、聴力、記銘力〈知力〉、アグニ(消化力)、年令〈若さ〉、顔色、声、長寿に対して卓越して有益である。体力増進、ヴァータ鎮静、筋肉と精液を増加させる性質がある。

（2）白鳥［ハンサ］（水禽）：重性、温性、油性、甘味であり、声と色つやと体力をよくし、体格を向上させ〈滋養〉、精液を増加させ、ヴァータを除去する。

（3）雄鶏［クックタ］（家禽）：油性、温性で、精力増進、体格向上〈滋養〉、音声明瞭化、体力増進、ヴァータ鎮静、発汗といった性質がある。［63–66］

gurūṣṇo madhuro nātidhanvānūpaniṣevaṇāt ‖ ［67］
tittiriḥ saṃjayecchīghraṃ trīn doṣānanilolvaṇān ।
pittaśleṣmavikāreṣu sarakteṣu kapiñjalāḥ ‖ ［68］
mandavāteṣu śasyante śaityamādhuryalāghavāt ।
lāvāḥ kaṣayamadhurā laghavo'gnivivardhanāḥ ‖ ［69］
sannipātapraśamanāḥ kaṭukāśca vipākataḥ ।

（4）山鶉（やまうずら）［ティッティリ］（家禽）：重性、温性、甘味である。乾燥し過ぎでない地域や多湿過ぎない地域に生息し、ヴァータ優勢の3（トリ）ドーシャ増悪［サンニパータ］を鎮静する。

（5）グレイ・パートリッジ［カピンジャラ］（家禽）：冷性と甘味と軽性のため、ピッタとカパとラクタ（血液）の不調と軽度のヴァータ増悪に有効である。

（6）鶉（うずら）［ラーヴァ］（家禽）：渋・甘味、軽性、アグニ（消化力）を増強させる。サンニパータ（3（トリ）ドーシャ増悪）を鎮静し、カトゥ・ヴィパーカ（消化後辛味）である。［67–69］

godhā vipāke madhurā kaṣāyakaṭukā rase ‖ ［70］
vātapittapraśamanī bṛṃhaṇī balavardhanī ।
śallako madhurāmlaśca vipāke kaṭukaḥ smṛtaḥ ‖ ［71］
vātapittakaphaghnaśca kāsaśvāsaharastathā ।

（7）イグアナ［ゴーダー］（土穴動物）：マドゥラ・ヴィパーカ（消化後甘味）、ラサ（味）はカシャーヤ（渋味）とカトゥ（辛味）、ヴァータとピッタを鎮静し、体格向上〈滋養〉と体力増進作用がある。

（8）穿山甲（せんざんこう）［シャッラカ］（土穴動物）：ラサ（味）は甘味と酸味、カトゥ・ヴィパーカ（消化後辛味）、ヴァータとピッタとカパを鎮静し、咳と呼吸困難を治す。［70–71］

kaṣāyaviśadāḥ śītā raktapittanibarhaṇāḥ ‖ ［72］
vipāke madhurāścaiva kapotā gṛhavāsinaḥ ।
tebhyo laghutarāḥ kiṃcit kapotā vanavāsinaḥ ‖ ［73］
śītāḥ saṃgrāhiṇaścaiva svalpamūtrakarāśca te ।
śukamāṃsaṃ kaṣāyāmlaṃ vipāke rūkṣaśītalam ‖ ［74］
śoṣakāsakṣayahitaṃ saṃgrāhi laghu dīpanam ।

caṭakā madhurāḥ snigdhā balaśukravivardhanāḥ ‖ [75]
sannipātapraśamanāḥ śamanā mārutasya ca |

(9) 家鳩(いえばと)[カポータ](ついばむ鳥類)：渋味、清澄性、冷性、ラクタピッタ(出血)を鎮静し、マドゥラ・ヴィパーカ(消化後甘味)である。
(10) 河原鳩(かわらばと)[カポータ](ついばむ鳥類)：家鳩より少し軽性で、冷性、秘結、尿量減少といった性質がある。
(11) インコ＊[シュカ](ついばむ鳥類)：渋味、酸味、カトゥ・ヴィパーカ(消化後辛味)、冷性を増し[シータラ]、肺病〈消耗性疾患〉[ショーシャ]と咳と減少性消耗症[クシャヤ]に効く。秘結、軽性で、消化力増進[ディーパナ]といった性質がある。
(12) 雀[チャタカ](ついばむ鳥類)：甘味、油性、体力と精液の増加、サンニパータ(3(トリ)ドーシャ増悪)と特にヴァータ増悪を鎮静する。[72–75]

kaṣāyo viśado rūkṣaḥ śītaḥ pāke kaṭurlaghuḥ ‖ [76]
śaśaḥ svāduḥ praśastaśca saṃnipāte'nilāvare |
madhurā madhurāḥ pāke tridoṣaśamanāḥ śivāḥ ‖ [77]
laghavo baddhaviṇmūtrāḥ śītāścaiṇāḥ prakīrtitāḥ |
snehanaṃ bṛṃhaṇaṃ vṛṣyaṃ śramaghnamanilāpaham ‖ [78]
varāhapiśitaṃ balyaṃ rocanaṃ svedanaṃ guru |
gavyaṃ kevalavāteṣu pīnase viṣamajvare ‖ [79]
śuṣkakāsaśramātyagnimāṃsakṣayahitaṃ ca tat |
snigdhoṣṇaṃ madhuraṃ vṛṣyaṃ māhiṣaṃ guru tarpaṇam ‖ [80]
dārḍhyaṃ bṛhatvamutsāhaṃ svapnaṃ ca janayatyapi |

(13) 兎[シャシャ](土穴動物)：渋味あり、カトゥ・ヴィパーカ(消化後辛味)、清澄性、乾性、軽性、冷性であり、甘味をもつ。ヴァータの弱いサンニパータ(3(トリ)ドーシャ増悪)に有効である。
(14) インドレイヨウ(ブラックバック)[エーナ](乾地森林動物)：マドゥラ・ラサ(甘味)、マドゥラ・ヴィパーカ(消化後甘味)、3(トリ)ドーシャを鎮静、健康に良く、軽性で、大小便を停滞させ、冷性である。
(15) 豚肉[ヴァラーハ・ピシタ](湿地動物)：油性増進[スネーハナ]、体格向上〈滋養〉、精力増進、疲労回復、ヴァータ鎮静、体力増進、美味〈食欲増進〉、発汗作用があり、重性である。
(16) 牛[ゴー](捕食禽獣)：特にヴァータ性疾患、慢性鼻炎、間欠熱、乾性の咳、疲労、過剰な消化力、筋肉の減少に有効である。
(17) 水牛[マヒシャ](湿地動物)：油性、温性、甘味、精力増進、重性、高栄養[タルパナ]といった性質がある。堅固、肥満、熱意、熟睡を起こす。[76–80]

gurūṣṇā madhurā balyā bṛṃhaṇāḥ pavanāpahāḥ ॥ [81]
matsyāḥ snigdhāśca vṛṣyāśca bahudoṣāḥ prakīrtitāḥ ।
śaivālaśaṣpabhojitvātsvapnasya ca vivarjanāt ॥ [82]
rohito dīpanīyaśca laghupāko mahābalaḥ ।
varṇyo vātaharo vṛṣyaścakṣuṣyo balavardhanaḥ ॥ [83]
medhāsmṛtikaraḥ pathyaḥ śoṣaghnaḥ kūrma ucyate ।
khaḍgamāṃsamabhiṣyandi balakṛnmadhuraṃ smṛtam ॥ [84]
snehanaṃ bṛṃhaṇaṃ varṇyaṃ śramaghnamanilāpaham ।

(18) 魚類[マツィヤ]（水生動物）：重性、温性、甘味、体力増進、体格向上〈滋養〉、ヴァータ鎮静、油性、精力増進といった性質があり、多くの短所がある。
(19) ローヒタ魚（水生動物）：藻[シャイヴァーラ（マツモ＊）]と草を食べ、眠らないので、消化力増進、消化軽性[ラグ・パーカ]、体力増進といった性質がある。
(20) 亀[クールマ]（水生動物）：色つやをよくし、ヴァータを鎮静し、精力を増進し、眼によく、体力を増進させ、記銘力と記憶力〈知力〉を与え、健康によく、肺病〈消耗性疾患〉を根治する。
(21) 犀（さい）[カドガ（カンガ）]（沼沢地動物）：循環経路閉塞[アビシャンディ]、体力増進、甘味、油性増進、体格向上〈滋養〉、顔色向上、疲労回復、ヴァータ鎮静の作用がある。[81–84]

卵の性質

dhārtarāṣṭracakorāṇāṃ dakṣāṇāṃ śikhināmapi ॥ [85]
caṭakānāṃ ca yāni syuraṇḍāni ca hitāni ca ।
kṣīṇaretaḥsu kāseṣu hṛdrogeṣu kṣateṣu ca ॥ [86]
madhurāṇyavidāhīni sadyobalakarāṇi ca ।

白鳥[ダールタラーシュトラ]、チャコーラ（雉（きじ）の１種）、鶏[ダクシャ]、孔雀[シキン]、雀[チャタカ]の卵は、精液減少[クシーナ・レータス]、咳、心臓病、外傷〈胸部外傷〉[クシャタ]に対して有益である。甘味で、焼灼感を与えず、速やかに体力を増す。[85–86]

肉類は最良の滋養薬

śarīrabṛṃhaṇe nānyat khādyaṃ māṃsādviśiṣyate ॥ [87]
iti vargastṛtīyo'yaṃ māṃsānāṃ parikīrtitaḥ ।

体格をよくする〈滋養になるもの〉[ブリンハナ]では、肉類ほど優れた食物はない。
以上が第３群の肉類[マーンサ]である。[87]

第4群：野菜類

ガジュツ、イヌホウズキなど

atha śākavargaḥ —
pāṭhāśuṣāśaṭīśākaṃ vāstūkaṃ suniṣaṇṇakam || [88]
vidyādgrāhi tridoṣaghnaṃ bhinnavarcastu vāstukam |
tridoṣaśamanī vṛṣyā kākamācī rasāyanī || [89]
nātyuṣṇaśītavīryā ca bhedinī kuṣṭhanāśinī |
rājakṣavakaśākaṃ tu tridoṣaśamanaṃ laghu || [90]
grāhi śastaṃ viśeṣeṇa grahaṇyarśovikāriṇām |

（1）パーター［ツヅラフジ科キッサムペロス・パレイラ＊］とカーサマルダ［śuṣā マメ科カッシア・オクキデンタリス］とシャティー［ショウガ科ガジュツ＊］、ヴァーストゥカ［アカザ科シロザ］、スニシャンナカ［デンジソウ科マルシレア・ミヌタ］は3(トリ)ドーシャを鎮静する。便通作用[注1]があるヴァーストゥカ以外のものは秘結作用がある。

（2）カーカマーチー［ナス科イヌホオズキ］は3(トリ)ドーシャ鎮静、強精、ラサーヤナ(強壮)といった性質がある。効力〈薬力源〉［ヴィールヤ］は極度に温性でも冷性でもなく、便塊粉砕作用［ベーダナ］、ハンセン病〈皮膚病〉根治作用がある。

（3）ラージャクシャヴァカ［トウダイグサ科英名アストマ・ウィード＊］は3(トリ)ドーシャを鎮静し、軽性で、秘結作用がある。グラハニー・ドーシャ（吸収不良）と痔核を患っている人にはとくに有益である。[88–90]

注1 ［ビンナ・ヴァルチャス］：ビンナ＝破壊する(梵和)。
アーユルヴェーダでは下剤にはつぎの4種の区別がある。
(1) ベーダナ＝便を分解する (2) アヌローマナ＝便を緩下する (3) レーチャナ＝便を催下する (4) スランサラ=便を滑らす

ツナソ、カタバミ、ツルムラサキ

kālaśākaṃ tu kaṭukaṃ dīpanaṃ garaśophajit || [91]
laghūṣṇaṃ vātalaṃ rūkṣaṃ kālāyaṃ śākamucyate |
dīpanī coṣṇavīryā ca grāhiṇī kaphamārute || [92]
praśasyate'mlacāṅgerī grahaṇyarśohitā ca sā |
madhurā madhurā pāke bhedinī śleṣmavardhinī || [93]
vṛṣyā snigdhā ca sītā ca madaghnī cāpyupodikā |

（4）カーラシャーカ［シナノキ科ツナソ］は辛味、消化力増進［ディーパナ］、毒［ガラ］と浮腫を鎮静する。軽性、温性、ヴァータ増悪、乾性といった性質がある。

（5）アムラチャーンゲーリー［カタバミ＊］は消化力増進、ウシュナ・ヴィールヤ（効力温性〈温性の薬力源〉）、秘結〈収斂〉作用といった性質がある。カパおよびヴァータに効果があり、グラハニー（小腸）と痔核に対しても有益である。

（6）ウポーディカー［ツルムラサキ］はマドゥラ・ラサ（甘味）、マドゥラ・ヴィパーカ（消化後甘）、便塊粉砕、カパ増悪、強精、油性、冷性〈冷却作用〉、酔いざましといった性質がある。［91–93］

備考　本節ではカーラシャーカとカーラーヤを同一の植物とみなしている。カーラシャーカとカーラーヤとは別種であり、カーラーヤはカラーヤと同一の植物だとみなす訳もある。カラーヤは本章29節の豆類の項目に登場している。

ハリビユ、ツルレイシなど

rūkṣo madaviṣaghnaśca praśasto raktapittinām ‖ ［94］
madhuro madurah pāke śītalastaṇḍulīyakaḥ ꠰
maṇḍūkaparṇī vetrāgraṃ kucelā vanatiktakam ‖ ［95］
karkoṭakāvalgujakau paṭolaṃ śakulādanī ꠰
vṛṣapuṣpāṇi śārṅgeṣṭā kembūkaṃ sakaṭhillakam ‖ ［96］
nāḍī kalāyaṃ gojihvā vārtākaṃ tilaparṇikā ꠰
kaulakaṃ kārkaśaṃ naimbaṃ śakaṃ pārpaṭakaṃ ca yat ‖ ［97］
kaphapittaharaṃ tiktaṃ śītaṃ kaṭu vipacyate ꠰

（7）タンドゥリーヤ［taṇḍulīyaka ヒユ科ハリビユ］は乾性、酔いざまし、解毒の作用がある。ラクタピッタ（出血）に有益で、マドゥラ・ラサ（甘味）、マドゥラ・ヴィパーカ（消化後甘味）、冷性〈冷却作用〉がある。

（8）マンドゥーカパルニー［セリ科ツボクサ＊］、ヴェートラ［ヤシ科カラムス・テヌイス＊］の先端、クチェーラー［ツヅラフジ科キッサムペロス・パレイラ］、ヴァナティクタカ［＊］、カルコータカ［ウリ科モモルディカ・ディオイカ］、バークチー［avalguja マメ科オランダヒユ］、パトーラ［ウリ科トリコサンテス・ディオイカ］、シャクラーダニー［ゴマノハグサ科コオウレン＊］、ヴァーサー［vṛṣa キツネノマゴ科英名マラバールナッツ］の花、シャールンゲーシュター［ナス科イヌホオズキ＊］、ケーブカ［kembūka ショウガ科フクジンソウ＊］、カティッラカ［オシロイバナ科ナハカノコソウ］、ナーディー［ヒルガオ科ヨウサイ］、カラーヤ［マメ科グラスピー］、ゴージフヴァー［キク科ラウネア・アスプレニフォリア＊］、ヴァールターカ［ナス科ナス］、ティラパルニカー［フウチョウソウ科ギナンドロプシス・ペンタフィラ＊］、クラカ［ウリ科ツルレイシ＊］、カルカシャ［ウリ科＊］とニンバ［センダン科ニームノキ］とパルパタ［pārpaṭaka ケシ科コバナカラクサケマン＊］。これらは苦味の野菜で、カパとピッタを鎮静し、シータ・ヴィールヤ（効力〈薬力源〉は冷性）でカトゥ・ヴィパーカ（消化後は

辛味)である。[94–97]

煮物用野菜

sarvāṇi sūpyaśākāni phañjī cillī kutumbakaḥ || [98]
ālukāni ca sarvāṇi sapatrāṇi kuṭiñjaram |
śaṇaśālmalipuṣpāṇi karbudāraḥ suvarcalā || [99]
niṣpāvaḥ kovidāraśca patturaścuccuparṇikā |
kumārajīvo loṭṭākaḥ pālaṅkyā māriṣastathā || [100]
kalambanālikāsūryaḥ kusumbhavṛkadhūmakau |
lakṣmaṇā ca prapunnāḍo nalinīkā kuṭherakaḥ || [101]
loṇikā yavaśākaṃ ca kuṣmāṇḍakamavalgujam |
yātukaḥ śālakalyāṇī triparṇī pīluparṇikā || [102]
śākaṃ guru ca rūkṣaṃ ca prāyo viṣṭabhya jīryati |
madhuraṃ śītavīryaṃ ca purīṣasya ca bhedanam || [103]
svinnaṃ niṣpīḍitarasaṃ snehāḍhyaṃ tat praśasyate |

(9)すべての豆類〈煮物用野菜〉[スーピヤシャーカ]、パンジー[ヒルガオ科リヴェア・オルタナ＊]、チッリー[アカザ科シロザ]、クトゥンバカ[シソ科レウカス・リニフォリア＊]、あらゆる種類のアールカ[ヤマノイモ科ヤムイモ＊]とその葉、クティンジャラ[ディゲラ・ムリカタ＊]、シャナ[マメ科サンヘンプ]の花、シャールマリー[パンヤ科キワタノキ]の花、カルブダーラ[マメ科ソシンカ＊]、スヴァルチャラー[キク科ヒマワリ＊]、ニシュパーヴァ[フジマメ＊]、コーヴィダーラ[マメ科フイリソシンカ＊]、パットゥーラ[ヒユ科ケイトウ＊]、チュッチュパルニカー[シナノキ科モロヘイヤ＊]、クマーラジーヴァ[ヒユ科アマランサス・パニクラタス＊]、ローッターカ[バラ科ビワ]、パーランキャー[アカザ科ホウレンソウ]、マーリシャ[ヒユ科ハゲイトウ＊]、カランバ[ヒルガオ科イポメア・レプタンス]、ナーリカー[ムラサキ科オノスマ・エコイデス＊]、アースーリー[アブラナ科カラシナ]、クスンバ[キク科ベニバナ]、ヴリカドゥーマカ[＊]、ラクシュマナー[ナス科マンドラゴラ＊]、チャクラマルダ[prapunnāḍa マメ科コエビスグサ]、ナリニーカー[ハス科ハスの花茎]、クテーラカ[シソ科(英名シュラッビー・バジル]、ローニカー[スベリヒユ科スベリヒユ]、ヤヴァシャーカ[大麦の葉＊]、クシュマーンダカ[ウリ科トウガン]、バークチー[avalguja マメ科オランダヒユ]、ヤートゥカ[＊]、シャーラカルヤーニー[＊]、トリパルニー[イノモトソウ科アジアンタム・ブルム＊]、ピールパルニカー[イネ科サトウキビの白色種＊]。これらの野菜類は重性、乾性で、しばしば消化中の腹部膨満〈消化遅延〉を起こす。マドゥラ(甘味)、シータ・ヴィールヤ(効力〈薬力源〉冷性)で、便通作用がある。これらの野菜は茹でてから、水気を切り、油脂類を加えて食べるとよい。[98–103]

サンヘンプ、ベンガルボダイジュなど

śaṇasya kovidārasya karbudārasya śālmaleḥ ॥ [104]
puṣpaṃ grāhi praśastaṃ ca raktapitte viśeṣataḥ ।
nyagrodhodumbarāśāvatthaplakṣapadmādipallavāḥ ॥ [105]
kaṣāyāḥ stambhanāḥ śītā hitāḥ pittātisāriṇām ।
vāyuṃ vatsādanī hanyāt kaphaṃ gaṇḍīracitrakau ॥ [106]
śreyasī bilvaparṇī ca bilvapatraṃ tu vātanut ।
bhaṇḍī śatāvarīśākaṃ balā jīvantikaṃ ca yat ॥ [107]
parvaṇyāḥ parvapuṣpyāśca vātapittaharaṃ smṛtam ।
laghu bhinnaśakṛttiktaṃ lāṅgalakyurubūkayoḥ ॥ [108]

(10) シャナ[マメ科サンヘンプ]、コーヴィダーラ[マメ科フイリソシンカ＊]、カルブダーラ[マメ科ソシンカ＊]、シャールマリー[パンヤ科キワタノキ]。以上の花は止血〈収斂〉[グラーヒン]作用があるので、とくにラクタピッタ(出血)に有効である。
(11) ヴァタ[nyagrodhaクワ科ベンガルボダイジュ]、ウドゥンバラ[クワ科ウドンゲノキ]、アシュヴァッタ[クワ科インドボダイジュ]、プラクシャ[クワ科ラコールイチジク]、パドマ[ハス科ハス]など。以上の若葉は渋味、抑止〈収斂〉[スタンバ]、冷性といった性質があり、ピッタ性の下痢に有効である。
(12) ヴァトサーダニー[ツヅラフジ科イボナシツヅラフジ＊]はヴァータを鎮静する。
(13) ガンディーラ[トウダイグサ科サボテンタイゲキ＊]とチトラカ[イソマツ科プルンバーゴ・セイラニカ]はカパを鎮静する。
(14) シュレーヤシー[＊]、ビルヴァパルニー[ミカン科リモニア・クレヌラタ＊]、ビルヴァ[ミカン科ベンガルカラタチ(ベルノキ)]の葉はヴァータを鎮静する。
(15) バンディー[マメ科ビルマネムノキ＊]、シャターヴァリー[ユリ科英名クライミング・アスパラガス]の葉、バラー[アオイ科マルバキンゴジカ]、ジーヴァンティー[ガガイモ科レプタデニア・レティクラータ]、パルヴァニー[イネ科ギョウギシバ＊]とパルヴァプシュピー[パンヤ科キワタノキ＊]の葉はヴァータとピッタを鎮静する。
(16) ラーンガリカー[lāṅgalakī ユリ科キツネユリ(園芸名グロリオサ)]とエーランダ[urubūka トウダイグサ科トウゴマ(赤花種)]の葉は軽性で便通作用があり苦味である。[104–108]

ゴマ、ベニバナ、キュウリなど

tilavetasaśākaṃ ca śākaṃ pañcāṅgulasya ca ।
vātalaṃ kaṭutiktāmlamadhomārgapravartanam ॥ [109]
rūkṣāmlamuṣṇaṃ kausumbhaṃ kaphaghnaṃ pittavardhanam ।
trapusairvārukaṃ svādu guru viṣṭambhi śītalam ॥ [110]

mukhapriyaṃ ca rūkṣaṃ ca mūtralaṃ trapusaṃ tvati |
ervārukaṃ ca saṃpakvaṃ dāhatṛṣṇāklamārtinut || [111]
varcobhedīnyalābūni rūkṣāśītagurūṇi ca |
cirbhaṭairvāruketadvadvarcobhedahite tu te || [112]
sakṣāraṃ pakvakūṣmāṇḍaṃ madhurāmlaṃ tathā laghu |
sṛṣṭamūtrapurīṣaṃ ca sarvadoṣanibarhaṇam || [113]

(17) ティラ[ゴマ]とヴェータサ[ヤナギ科サルヤナギ＊]とエーランダ[pañcāṅgula トウダイグサ科トウゴマ]の葉はヴァータを増悪させ、辛味、苦味、酸味、便通作用がある。
(18) クスンバ[キク科ベニバナ]の葉は乾性、酸味、温性、カパ鎮静、ピッタ増悪といった性質がある。
(19) トラプサ[ウリ科キュウリ]とエールヴァールカ[ウリ科メロンの変種]の葉は甘味で重性で、腹部を膨満させ〈消化を緩慢にし〉、冷性、美味[ムカプリヤ]、乾性である。トラプサ[ウリ科キュウリ]は強力な利尿作用がある。エールヴァールカ[ウリ科メロンの変種]の完熟果実は灼熱感、のどの渇き、過労〈疲労困憊〉、不快感〈痛み〉を和らげる。
(20) アラーブ[ウリ科ユウガオ]は、便通作用があり、乾性、冷性、重性である。チルバタ[ウリ科メロン]とエールヴァールカ[ウリ科メロンの変種]もアラーブと同じ性質で、便通に有効である。
(21) クーシュマンダ[ウリ科トウガン]の完熟果実は弱アルカリ性、甘味、酸味、軽性、利尿、便通、3（トリ）ドーシャ鎮静といった性質がある。[109–113]

スイレン、ハスなど

kelūṭaṃ ca kadambaṃ ca nadīmāṣakaṃ aindukam |
viśadaṃ guru śītaṃ ca samabhiṣyandi cocyate || [114]
utpalāni kaṣāyāṇi raktapittaharāṇi ca |
tathā tālapralambaṃ syādurahkṣatarujāpaham || [115]
kharjūraṃ tālaśasyaṃ ca raktapittakṣayāpaham |
tarūṭabisaśālūkakrauñcādanakaśerukam || [116]
śṛṅgāṭakāṅkaloḍyaṃ ca guru viṣṭambhi śītalam |
kumudotpalanālāstu sapuṣpāḥ saphalāḥ smṛtāḥ || [117]
śītāḥ svādukaṣāyāstu kaphamārutakopanāḥ |
kaṣāyamīṣadviṣṭambhi raktapittaharaṃ smṛtam || [118]
pauṣkaraṃ tu bhavedbījaṃ madhuraṃ rasapākayoḥ |

(22) ケールータ[＊]、カダンバ[アカネ科クビナガタマバナノキ]、ナディーマーシャカ[＊]、アインドゥカ[マメ科フイリソシンカ＊]は清澄性、重性、冷性、循環経路閉塞作用[アビシャンディ]がある。

(23) ウトパラ[スイレン科ムラサキスイレン*]は渋味、ラクタピッタ(出血)をおさえる。

(24) ターラ[ヤシ科パルミラヤシ]の茎の柔らい先端部〈新芽〉は胸部損傷[クシャタ]と痛みを治す。

(25) カルジューラ[ヤシ科サトウナツメヤシ]とターラ[ヤシ科ヤシ]の核果は、ラクタピッタ(出血)と減少性消耗症〈消耗性疾患〉[クシャヤ]に有効である。

(26) タルータ[*]とビサ[ハスの花茎]、シャールーカ[ハスの地下茎(蓮根)]、クラウンチャーダナ[*]、カシェールカ[カヤツリグサ科(英名ラッシュ・ナッツ)]、シュリンガータカ[アカバナ科英名シンガラ・ナッツ]、アンカローディヤ[スイレン科オニバス*]は重性で、腹部を膨満〈消化を遅延〉させ、冷性である。

(27) クムダ[スイレン科シロバナヒツジグサ]とウトパラ[スイレン科ムラサキスイレン]の茎と花と果実は冷性で、甘味と渋味があり、カパとヴァータを増悪させる。

(28) プシュカラ[ハス*]の種子は甘味、消化後甘味、渋味、わずかに腹部を膨満させ、ラクタピッタ(出血)を鎮静する。[114–118]

ヤムイモ類、キノコ類など

balyaḥ śīto guruḥ snigdhastarpaṇo bṛhaṇātmakaḥ ‖ [119]
vātapittaharaḥ svādurvṛṣyo muñjātakaḥ param |
jīvano bṛṃhaṇo vṛṣyaḥ kaṇṭhyaḥ śasto rasāyane ‖ [120]
vidārikando balyaśca mūtralaḥ svādu śītalaḥ |
amlikāyāḥ smṛtaḥ kando grahaṇyarśohito laghuḥ ‖ [121]
na atyuṣṇaḥ kaphavātaghno grāhī śasto madātyaye |
tridoṣaṃ baddhaviṇmūtraṃ sārṣapaṃ śākamucyate ‖ [122]
(tadvat syādraktanālasya rūkṣamamlaṃ viśeṣataḥ |)
tadvat piṇḍālukaṃ vidyāt kandatvācca mukhapriyam |
sarpacchatrakavarjyāstu bahvyo'nyāśchatrajātayaḥ ‖ [123]
śītāḥ pīnasakartryśca madhurā gurvya eva ca |
caturthaḥ śākavargo'yaṃ patrakandaphalāśrayaḥ ‖ [124]

(29) ムンジャータカ[ラン科(英名サレップ)]は、体力増進、冷性、重性、油性、高栄養、体格向上〈滋養〉[ブリンハナ]といった性質があり、ヴァータとピッタを鎮静し、甘味とすぐれた精力増進作用がある。

(30) ヴィダーリー[マメ科カイコンクズまたはヤマノイモ科ヤムイモ類(英名ホワイト・ヤム)*]の塊茎は生命力増進、滋養[ブリンハナ]、強精作用があり、のどに有益で、ラサーヤナ(強壮)、体力増進、利尿作用、甘味、冷性といった性質がある。

(31) アムリカー[タデ科ダイオウ属またはヤマノイモ科ヤムイモ類(英名ベーテル・ヤム)*]の塊茎[カンダ]は、グラハニー病(吸収不良)と痔核に有効で、軽性、過度に温性ではなく、カパとヴァータを鎮静し、秘結作用があり、アルコール依存症に有効である。
(32) サルシャパ[アブラナの変種]の葉[シャーカ]は3(トリ)ドーシャを増悪させ、秘結と抗利尿作用がある。ラクタナーラ[アオイ科ロゼリソウ(ローゼル)]はサルシャパと同じ性質であるが、乾性と酸味が強い。ピンダールカ[ヤムイモ類(英名コモン・ヤム)]もサルシャパと同じ性質であるが、塊茎なので美味である。
(33) サルパッチャトラカ[キノコ類の1種]以外のキノコ類は冷性で、鼻炎を起こし、甘味で重性である。
以上が第4群の野菜類[シャーカ]で、葉[パトラ]、塊茎[カンダ]、果実[パラ]を含む。[119–124]

第5群：果実類

ブドウ、ナツメヤシ、イチジクなど

atha phalavargaḥ —
tṛṣṇādāhajvaraśvāsaraktapittakṣatakṣayān |
vātapittamudāvartaṃ svarabhedaṃ madātyayam || [125]
tiktāsyatāmāsyaśoṣaṃ kāsaṃ cāśu vyapohati |
mṛdvīkā bṛṃhaṇī vṛṣyā madhurā snigdhaśītalā || [126]
madhuraṃ bṛṃhaṇaṃ vṛṣyaṃ kharjūraṃ guru śītalam |
kṣaye'bhighāte dāhe ca vātapitte ca taddhitam || [127]
tarpaṇaṃ bṛṃhaṇaṃ phalgu guru viṣṭambhi śītalam |
parūṣakaṃ madhūkaṃ ca vātapitte ca śasyate || [128]

(1) ムリドヴィーカー[ブドウ類]は口渇、灼熱感、発熱、呼吸困難、ラクタピッタ(出血)、損傷〈胸部損傷〉[クシャタ]、減少性消耗症〈消耗性疾患〉[クシャヤ]、ヴァータとピッタの増悪、ウダーヴァルタ(腸蠕動不全)、嗄声、アルコール依存症、口内苦味、口内乾燥、咳を鎮静する。体格向上〈滋養作用〉[ブリンハナ]、精力増進、甘味、油性、冷性といった性質がある。
(2) カルジューラ[ヤシ科サトウナツメヤシ]は甘味、滋養作用、精力増進、重性、冷性といった性質がある。減少性消耗症〈消耗性疾患〉[クシャヤ]、外傷、灼熱感、ヴァータ・ピッタ性疾患に有効である。
(3) パルグ[クワ科イチジク]は高栄養[タルパナ]、体格向上〈滋養作用〉[ブリンハナ]、重性、腹部膨満〈消化緩慢〉、冷性といった性質がある。
(4) パルーシャカ[シナノキ科インドウオトリギ]とマドゥーカ[アカテツ科イリッペ]はヴァータ性と

ピッタ性の疾患に奨められる。[125–128]

アムラノキ、ココヤシ、モモなど

madhuraṃ bṛṃhaṇaṃ balyamāmrātaṃ tarpaṇaṃ guru |
sasnehaṃ sleṣmalaṃ śītaṃ vṛṣyaṃ viṣṭabhya jīryati || [129]
tālaśasyāni siddhāni nārikelaphalāni ca |
bṛṃhaṇasnigdhaśītāni balyāni madhurāṇi ca || [130]
madhurāmlakaṣāyaṃ ca viṣṭambhi guru śītalam |
pittaśleṣmakaraṃ bhavyaṃ grāhi vaktraviśodhanam || [131]
amlaṃ parūṣakaṃ drākṣā badarāṇyārukāṇi ca |
pittaśleṣmaprakopīṇi karkandhunikucānyapi || [132]
nātyuṣṇaṃ guru saṃpakvaṃ svāduprāyaṃ mukhapriyam |
bṛṃhaṇam jīryati kṣipraṃ nātidoṣalamārukam || [133]

(5) アームラータ[ウルシ科アムラノキ]は甘味、体重増加〈滋養作用〉、体力増進、高栄養、重性、軽度油性、カパ増悪、冷性、精力増進、消化による腹部膨満〈消化緩慢〉[注1]といった性質がある。
(6) ターラ[ヤシ科パルミラヤシ]とナーリケーラ[ヤシ科ココヤシ]の完熟果実は体重増加〈滋養作用〉、油性、冷性、体力増進、甘味といった性質がある。
(7) バヴィヤ[ビワモドキ科ビワモドキ]は甘味、酸味、渋味、腹部膨満〈消化緩慢〉、重性、冷性、ピッタとカパの増悪、秘結、口内清浄といった性質がある。
(8) 酸味のパルーシャカ[シナノキ科インドウオトリギ]、ドラークシャー[ブドウ類]、バダラ[クロウメモドキ科ナツメ*]、アールカ[バラ科モモ]、カルカンドゥ[クロウメモドキ科ナツメの小型種*]、ニクチャ[クワ科ラクーチャパンノキ]はピッタとカパを増悪する。
(9) 完熟したアールカ[バラ科モモ]は温性すぎず、重性で、甘味に富み、食欲増進し、体重増加〈滋養作用〉、消化が早く、不健全過ぎることはない。[129–133]

注1　[ジーリヤティ・ヴィシュタビヤ]

グアバ、セイヨウナシなど

dvividhaṃ śītaṃ uṣṇaṃ ca madhuraṃ cāmlameva ca |
guru pārāvataṃ jñeyamarucyatyagnināśanam || [134]
bhavyādalpāntaraguṇaṃ kāśmaryaphalaṃ ucyate |
tathaivālpāntaraguṇaṃ tūdamamlaṃ parūṣakāt || [135]
kaṣāyamadhuraṃ ṭaṅkaṃ vātalaṃ guru śītalam |
kapitthamāmaṃ kaṇṭhaghnaṃ viṣaghnaṃ grāhi vātalam || [136]

madhurāmlakaṣāyatvāt saugandhyācca rucipradam |
paripakvaṃ ca doṣaghnaṃ viṣaghnaṃ grāhi gurvapi || [137]

(10) パーラーヴァタ[フトモモ科グアバ]には2種あり、1種は冷性・甘味で、他方は温性・酸味である。2種とも重性で、食欲不振〈味覚不良〉[アルチ]とアグニ(消化力)の亢進を鎮静する。
(11) カーシュマリヤ[クマツヅラ科キダチキバナヨウラク]の果実の性質はバヴィヤ[ビワモドキ科ビワモドキ]と少し異なるだけである。
(12) 酸味のトゥーダ[クワ科カラグワ]の性質もパルーシャカ[シナノキ科インドウオトリギ]と少し異なる。
(13) タンカ[バラ科セイヨウナシ]は渋味、甘味、ヴァータ増悪、重性、冷性の性質がある。
(14) カピッタ[ミカン科ナガエミカン]の未熟果実はのどに有害で、解毒、秘結、ヴァータ増悪の性質がある。完熟果実は甘味、酸味、渋味、芳香がある。したがって美味で、ドーシャ鎮静、解毒、秘結、重性の性質がある。[134–137]

ベルノキ、マンゴー、ナツメなど

bilvaṃ tu durjaraṃ pakvaṃ doṣalaṃ pūtimārutam |
snigdhoṣṇatīkṣṇaṃ tadbālaṃ dīpanaṃ kaphavātajit || [138]
raktapittakaraṃ bālamāpūrṇaṃ pittavardhanam |
pakvamāmraṃ jayedvāyuṃ māṃsaśukrabalapradam || [139]
kaṣāyamadhuraprāyaṃ guru viṣṭambhi śītalam |
jāmbavaṃ kaphapittaghnaṃ grāhi vātakaraṃ param || [140]
badaraṃ madhuraṃ snigdhaṃ bhedanaṃ vātapittajit |
tacchuṣkaṃ kaphavātaghnaṃ pitte na ca virudhyate || [141]

(15) ビルヴァ[ミカン科ベンガルカラタチ(ベルノキ)]の完熟果実は消化困難でドーシャを悪化させ、悪臭のおならを出す。未熟果実は油性、温性、鋭性、消化力増進、カパとヴァータ鎮静といった性質がある。
(16) アームラ[ウルシ科マンゴー]の若い果実はラクタピッタ(出血)を起こし、未熟果実はピッタを増悪させる。完熟果実はヴァータを鎮静し、筋肉と精液と体力を増強させる。
(17) ジャンブー[フトモモ科ムラサキフトモモ]の果実は渋味と甘味が強く、重性、腹部膨満〈消化緩慢〉、冷性、カパ・ピッタ鎮静、秘結、極度のヴァータ増悪の性質がある。
(18) バダラ[クロウメモドキ科ナツメ*]の果実は甘味、油性、便通、ヴァータ・ピッタ鎮静といった性質がある。乾燥果実はカパとヴァータを鎮静し、ピッタを増悪させない。[138–141]

ヤサイカラスウリ、バナナなど

kaṣāyamadhuraṃ śītaṃ grāhi simbi(ñci)tikāphalam ।
gāṅgerukaṃ(kī) karīraṃ ca bimbaṃ(bī) todanadhanvanam ॥ [142]
madhuraṃ sakaṣāyaṃ ca śītaṃ pittakaphāpaham ।
saṃpakvaṃ panasaṃ mocaṃ rājādanaphalāni ca ॥ [143]
svādūni sakaṣāyāṇi snigdhaśītagurūṇi ca ।
kaṣāyaviśadatvācca saugandhyācca rucipradam ॥ [144]
avadaṃśakṣamaṃ hṛdyaṃ vātalaṃ lavalīphalam ।
nīpaṃ śatāhvakaṃ pīlu tṛṇaśūnyaṃ vikaṅkatam ॥ [145]
prācīnāmalakaṃ caiva doṣaghnaṃ garahāri ca ।

(19) シンビティカー［クロウメモドキ科ナツメ(最大種)］の果実は渋味・甘味、冷性、秘結作用がある。

(20) ガーンゲールキー［シナノキ科グレウィア・テナックス〈銀杏〉］、カリーラ［フウチョウソウ科フウチョウボク(英名ケイパー)］、ビンビー［ウリ科ヤサイカラスウリ］、トーダナ［シナノキ科グレウィア・アジアティカ＊］、ダンヴァナ［同科グレウィア・ティリアエフォリア］は甘味、軽度渋味、冷性、ピッタ・カパ鎮静の性質がある。パナサ［クワ科ナガミパンノキ］、モーチャ［バショウ科バナナ］、ラージャーダナ［アカテツ科ミムソプス・ヘキサンドラ］の完熟果実は甘味、軽度渋味、油性、冷性、重性である。

(21) ラヴァリー［ミカン科ルヴンガ・スカンデス＊］の果実は渋味と清澄性と芳香があるので風味がよい。アヴァダンシャ（薬味）として香辛料料理に用いられ、風味良好〈健胃・強心剤〉で、ヴァータを増悪する。

(22) ニーパ［アカネ科クビナガタマバナノキ］、シャターフヴァカ［セリ科イノンド(英名ディル)＊］、ピール［トゲマツリ科サルヴァドラ・ペルシカ］、ケータキ［tṛṇaśūnya タコノキ科アダン］、ヴィカンカタ［ニシキギ科ギムノスポリア・モンタナ＊］、プラーチーナーマラカ［イイギリ科フラクルティア・カタフラクタ(英名インディアン・プラム)］は３つのドーシャと毒を鎮静する。［142–145］

インドガキ、ザクロなど

aiṅgudaṃ tiktamadhuraṃ snigdhoṣṇaṇṃ kaphavātajit ॥ [146]
tindukaṃ kaphapittaghnaṃ kaṣāyaṃ madhuraṃ laghu ।
vidyādāmalake sarvān rasāṃllavaṇavarjitān ॥ [147]
rūkṣaṃ svādu kaṣāyāmlaṃ kaphapittaharaṃ param ।
rasāsṛṅmāṃsamedojāndoṣān hanti bibhītakam ॥ [148]
svarabhedakaphotkledapittarogavināśanam ।
amlaṃ kaṣāyamadhuraṃ vātaghnaṃ grāhi dīpanam । [149]

snigdhoṣṇaṃ dāḍimaṃ hṛdyaṃ kaphapittāvirodhi ca |
rūkṣāmlaṃ daḍimaṃ yattu tat pittānilakopanam || [150]
madhuraṃ pittanutteṣāṃ pūrvaṃ dāḍimamuttamam |

(23) イングディー［ハマビシ科バラニテス・アギプティアカ］の果実は苦味・甘味、油性、温性で、カパとヴァータを鎮静する。
(24) ティンドゥカ［カキノキ科インドガキ］はカパとピッタを鎮静し、渋味、甘味、軽性である。
(25) アーマラキー［āmalaka トウダイグサ科アンマロク］には塩味以外の味がすべて含まれている。乾性、甘味、渋味、酸味で、カパとピッタの鎮静作用は優れている。
(26) ビビータキー［bibhītaka シクンシ科セイタカミロバラン］は栄養体液［ラサ］、血液組織、筋肉組織、脂肪組織の病気を治す。嗄声、痰〈粘液〉増加、ピッタ性疾患を鎮静する。
(27) ダーディマ［ザクロ科ザクロ］のうち、酸・甘・渋味のザクロはヴァータ鎮静、下痢止め、消化力増進、油性、温性、風味良好〈健胃・強心〉という性質があり、カパとピッタを増悪させない。乾性で酸味のザクロはピッタとヴァータを増悪させる。一方、甘味のみのザクロはピッタを鎮静する。この3種のザクロのうち、最初に挙げた酸・甘・渋味のザクロが最上である。[146–150]

タマリンド、シトロン、ダイダイなど

vṛkṣāmlaṃ grāhi rūkṣoṣṇaṃ vātaśleṣmaṇi śasyate || [151]
amlikāyāḥ phalaṃ pakvaṃ tasmādalpāntaraṃ guṇaiḥ |
guṇaistaireva saṃyuktaṃ bhedanaṃ tvamlavetasam || [152]
śūle'rucau vibandhe ca mande'gnau madyaviplave |
hikkāśvāse ca kāse ca vamyāṃ varcogadeṣu ca || [153]
vātaśleṣmasamuttheṣu sarveṣvevopadiśyate |
kesaraṃ mātuluṅgasya laghu śeṣamato'nyathā || [154]
rocano dīpano hṛdyaḥ sugandhistvagvivarjitaḥ |
karcūraḥ kaphavātaghnaḥ śvāsahikkārśasāṃ hitaḥ || [155]
madhuraṃ kiṃcidamlaṃ ca hṛdyaṃ bhaktaprarocanam |
durjaraṃ vātaśamanaṃ nāgaraṅgaphalaṃ guru || [156]

(28) ヴリクシャームラ［オトギリソウ科ガルシニア・インディカ］は秘結性、乾性、温性で、ヴァータ性とカパ性の病気によい。アムリカー［マメ科チョウセンマダモ(英名タマリンド)］の完熟果実はヴリクシャームラと同じ性質であるが、軽度である〈ヴリクシャームラとは少し性質が異なる〉。
(29) アムラヴェータサ［オトギリソウ科ガルシニア・ペドゥンクラタ＊］もヴリクシャームラと同じ性質であるが、便塊粉砕〈便通〉作用がある。そして、疝痛、食欲不振〈味覚不良〉、便

秘、消化力低下、アルコール依存症、しゃっくり、呼吸困難、咳、嘔吐、便通異常、ヴァータ性疾患とカパ性疾患のすべてに有効である。

(30) マートゥルンガ[ミカン科シトロン〈ザボン〉]のケーサラ(雄しべ様の部分〈繊維〉)は軽性であるが、他の部分は重性である。

(31) カルチューラ[ショウガ科ガジュツ]の外皮を除去したものは美味〈食欲増進〉、消化力増進、風味良好〈健胃・強心〉、芳香、カパ鎮静、ヴァータ鎮静といった性質がある。呼吸困難、しゃっくり、痔核に有効である。

(32) ナーガランガ[ミカン科ダイダイ*]の果実は甘味、軽度の酸味、風味良好〈健胃・強心〉、料理の風味付け、消化困難、ヴァータ鎮静、重性といった性質がある。[151–156]

アーモンド、ピスタチオ、クルミなど

vātāmābhiṣukākṣoṭamukūlakanikocakāḥ |
gurūṣṇasnigdhamadhurāḥ sorumāṇā balapradāḥ || [157]
vātaghnā bṛṃhaṇā vṛṣyāḥ kaphapittābhivardhanāḥ |
priyālameṣāṃ sadṛśaṃ vidyādauṣṇyaṃ vinā guṇaiḥ || [158]
śleṣmalaṃ madhuraṃ śītaṃ śleṣmātakaphalaṃ guru |
śleṣmalaṃ guru viṣṭambhi cāṅkoṭaphalamagnijit || [159]
gurūṣṇaṃ madhuraṃ rūkṣaṃ keśaghnaṃ ca śamīphalam |
viṣṭambhayati kārañjaṃ vātaśleṣmāvirodhi ca || [160]

(33) 木の実類：ヴァーターマ[バラ科アーモンド]、アビシュカ[ウルシ科ピスタチオ]、アクショータ[クルミ科ペルシアグルミ]、ムクーラカ[マツ科ピヌス・ゲラルディアナ(松の実)*]、ニコーチャカ[ウルシ科ピスタチオ]とウルマーナ[バラ科アンズ*]は重性、温性、油性、甘味、体力増進[バラ・プラダ]、ヴァータ鎮静、体格向上〈滋養〉[ブリンハナ]、強精、カパ増大、ピッタ増大といった性質がある。プリヤーラ[ウルシ科アーモンデット]は温性ではないが、他の性質は前記の木の実類と似ている。

(34) シュレーシュマータカ[ムラサキ科(英名アッシリアン・プラム)]の果実はカパ増大、甘味、冷性、重性といった性質がある。

(35) アンコータ[ウリノキ科 アランギウム・サルヴィフォリウム]の果実はカパ増大、重性、腹部膨満〈消化緩慢〉、身体熱を低下させる。

(36) シャミー[ネムノキ亜科プロソピス・スピキゲラ]の果実は重性、温性、甘味、乾性といった性質があり、脱毛を起こす。

(37) カランジャ[マメ科クロヨナ]の果実は消化過程でガスを発生させ、ヴァータとカパに対立しない。[157–160]

ワイルドマンゴー、レモン、フサナリイチジクなど

āmrātakaṃ dantaśaṭhamamlaṃ sakaramardakam ।
raktapittakaraṃ vidyādairāvātakameva ca ॥ [161]
vātaghnaṃ dīpanaṃ caiva vārtākaṃ kaṭu tiktakam ।
vātalaṃ kaphapittaghnaṃ vidyāt parpaṭakīphalam ॥ [162]
pittaśleṣmaghnamamlaṃ ca vātalaṃ cākṣikīphalam ।
madhurāṇyamlapākīni pittaśleṣmaharāṇi ca ॥ [163]
aśvatthodumbaraplakṣanyagrodhānāṃ phalāni ca ।
kaṣāyamadhurāmlāni vātalāni gurūṇi ca ॥ [164]
bhallātakāsthyagnisamaṃ tanmāṃsaṃ svādu śītalam ।
pañcamaḥ phalavargo'yamuktaḥ prāyopayogikaḥ ॥ [165]

(38) アームラータカ[ウルシ科アムラノキ(英名ワイルドマンゴー)]とダンタシャタ[ミカン科レモン]とカラマルダカ[キョウチクトウ科カリッサ(英名ベンガル・カラント)]とアイラーヴァタ[オレンジ*]は酸味で、ラクタピッタ(出血)を起こす。

(39) ヴァールターカ[ナス科ナス]はヴァータ鎮静、消化力増進、辛味、苦味といった性質がある。

(40) パルパタキー [ナス科フィサリス・ミニマ(英名ウィンター・チェリー)*]の果実はヴァータを増加させ、カパとピッタを鎮静する。

(41) アクシキー [アカネ科モリンダ・コレイア*]の果実はピッタとカパを鎮静し、酸味で、ヴァータを増大させる。

(42) アヌパーキー [*]の果実は甘味、アムラ・ヴィパーカ(消化後酸味)で、ピッタとカパを鎮静する。

(43) アシュヴァッタ[クワ科インドボダイジュ]、ウドゥンバラ[クワ科ウドンゲノキ(別名フサナリイチジク)]、プラクシャ [クワ科ラコールイチジク]、ニャグローダ[クワ科ベンガルボダイジュ]の果実は、渋・甘味、酸味で、ヴァータを増悪させ、重性である。

(44) バッラータカ[ウルシ科スミウルシノキ(英名マーキング・ナッツ)]の石果は火のように腐食性があるが、食用の果肉部は甘味で冷性である。

以上が第5群の一般的な果実類[パラ・ヴァルガ]である。[161–165]

第6群：生食用野菜類(香味野菜類)

ショウガ、ダイコンなど

atha haritavargaḥ —
rocanaṃ dīpanaṃ vṛṣyamārdrakaṃ viśvabheṣajam ।
vātaśleṣmavibandheṣu rasastasyopadiśyate ॥ [166]
rocano dīpanastīkṣṇaḥ sugandhirmukhaśodhanaḥ ।
jambīraḥ kaphavātaghnaḥ krimighno bhaktapācanaḥ ॥ [167]
bālaṃ doṣaharaṃ, vṛddhaṃ tridoṣaṃ, mārutāpaham ।
snigdhasiddhaṃ, viśuṣkaṃ tu mūlakaṃ kaphavātajit ॥ [168]
hikkākāsaviṣaśvāsapārśvaśūlavināśanaḥ ।
pittakṛt kaphavātaghnaḥ surasaḥ pūtigandhahā ॥ [169]

(1) ヴィシュヴァベーシャジャ［ショウガ科ショウガ(生ショウガ)］は風味をよくし〈食欲増進し〉［ローチャナ］し、消化力増進［ディーパナ］と強精作用があり、その搾り汁はヴァータ性疾患、カパ性疾患、便秘に処方される。

(2) ジャンビーラ［シソ科オキムム・グラティッシムムまたはミカン科シトロン＊］は風味をよくし〈食欲増進し〉［ローチャナ］、消化力増進、鋭性、芳香、口内浄化、カパとヴァータを鎮静〈除去〉し、駆虫作用があり、消化を促進する 。

(3) ムーラカ［アブラナ科ダイコン］の未熟のものは3つのドーシャを鎮静〈除去〉し、成熟したものは3(トリ)ドーシャを増悪させ、油で調理したものはヴァータを鎮静〈除去〉する。乾燥したものはカパとヴァータを鎮静〈除去〉する。

(4) スラサー［シソ科カミメボウキ(英名ホリーバジル)］は、しゃっくり、咳、毒、呼吸困難、側腹の疝痛を鎮静〈消滅〉し、ピッタを増悪させ、カパとヴァータを鎮静〈除去〉し、悪臭を除去する。[166–169]

アジョワン、レモングラスなど

yavānī cārjakaścaiva śigruśāleyamṛṣṭakam ।
hṛdyānyāsvādanīyāni pittamutkleśayanti ca ॥ [170]
gaṇḍīro jalapippalyastumburuḥ śṛṅgaverikā ।
tīkṣṇoṣṇakaṭurūkṣāṇi kaphavātaharāṇi ca ॥ [171]
puṃstvaghnaḥ kaṭurūkṣoṣṇo bhūstṛṇo vaktraśodhanaḥ ।
kharāhvā kaphavātaghnī bastirogarujāpahā ॥ [172]
dhānyakaṃ cājagandhā ca sumukhaśceti rocanāḥ ।

sugandhā nātikaṭukā doṣānutkleśayanti ca ‖ [173]

(5) ヤヴァーニー[セリ科アジョワン]、アルジャカ[シソ科オキムム・グラティッシムム(英名シュラッビー・バジル)＊]、シグル[ワサビノキ科ワサビノキ]、シャーレーヤ[セリ科ウイキョウ(フェンネル)]、ムリシュタカ[アブラナ科クロガラシ]は、風味良好〈健胃・強心剤〉で、食物に香味を与え、ピッタを増加させる。
(6) ガンディーラ[トウダイグサ科サボテンタイゲキ＊]、ジャラピッパリー[クマツヅラ科イワダレソウ＊]、トゥンブル[ミカン科フユザンショウ]、シュリンガヴェーリカー[ショウガの芽]は、鋭性、温性、辛味、乾性をもち、カパとヴァータを鎮静〈除去〉する。
(7) ブーストリナ[イネ科.レモンガヤ(レモングラス)]は、精力を減退し、辛味、乾性、温性をもち、口内を浄化する。
(8) カラーフヴァー[セリ科セロリの種＊]は、カパとヴァータを除去し、膀胱の病気と不快感〈有痛性の泌尿器疾患〉を除去する。
(9) ダーニヤカ[セリ科コエンドロ(英名コリアンダー)]とアジャガンダー[セリ科(英名クリーピング・タイム)＊]とスムカ[シソ科(英名バジル)＊]は、風味をよくし〈食欲を増進し〉、芳香があり、辛味が強過ぎず、ドーシャを刺激する。[170–173]

ニンジン、タマネギなど

grāhī gṛñjanakastīkṣṇo vātaśleṣmārśasāṃ hitaḥ |
svedane'bhyavahāre ca yojayettamapittināṃ ‖ [174]
śleṣmalo mārutaghnaśca palāṇḍurna ca pittanut |
āhārayogī balyaśca gururvṛṣyo'tha rocanaḥ ‖ [175]
krimikuṣṭhakilāsaghno vātaghno gulmanāśanaḥ |
snigdhaścoṣṇaśca vṛṣyaśca laśunaḥ kaṭuko guruḥ ‖ [176]
śuṣkāṇi kaphavātaghnānyetānyeṣāṃ phalāni ca |
haritānamayaṃ caiva ṣaṣṭho vargaḥ samāpyate ‖ [177]

(10) グリンジャナカ[セリ科ニンジン＊]は、秘結性があり、鋭性で、ヴァータとカパと痔核に対して有益であり、ピッタが悪化していないの人の発汗法[スヴェーダナ]および食事として処方される。
(11) パラーンドゥ[ユリ科タマネギ]は、カパを増悪させ、ヴァータ鎮静〈除去〉作用はあるが、ピッタ鎮静〈除去〉作用はない。料理の調味料[アーハーラ・ヨーギー]となり、体力を増進し、重性で、強精作用があり、風味をよくする〈食欲を増進する〉[ローチャナ]。
(12) ラシュナ[ユリ科ニンニク]は、寄生虫とハンセン病〈皮膚病〉[クシュタ]、白斑[キラーサ]、ヴァータ、グルマ(腹部腫瘤)を鎮静する。油性、温性、強精、辛味、重性の性質がある。

以上の生食用野菜とその果実を乾燥させたものは、カパとヴァータを鎮静〈除去〉する。以上が第６群の生食用野菜類(香味野菜類)[ハリタ・ヴァルガ]である。[174–177]

第7群：酒類

スラー酒、マディラー酒、ジャガラ酒

atha madyavargaḥ —
prakṛtyā madyamamloṣṇamamlaṃ coktaṃ vipākataḥ |
sarvaṃ sāmānyatastasya viśeṣa upadekṣyate || [178]
kṛśānāṃ saktamūtrāṇāṃ grahaṇyarśovikāriṇām |
surā praśastāvātaghnī stanyaraktakṣayeṣu ca || [179]
hikkāśvāsapratiśyāyakāsavarco grahārucau |
vamyānāhavibandheṣu vātaghnī madirā hitā || [180]
śūlapravāhikāṭopakaphavātārśasāṃ hitaḥ |
jagalo grāhirūkṣoṣṇaḥ śophaghno bhaktapācanaḥ || [181]

酒精飲料〈酒〉は本来は酸味で温性であるが、アムラ・ヴィパーカ(消化後酸味)とされる。これは酒精飲料〈酒〉の一般的な特徴である。つぎに各々の特徴を説明する。

(１) スラー酒(穀物酒の１種)[注1]：やせた人、排尿障害の人、グラハニー病(吸収不良)や痔核の人に対して有益であり、ヴァータを鎮静〈除去〉し、母乳が少ない人や貧血の人にも有益である。
(２) マディラー酒：しゃっくり、呼吸困難、急性鼻炎〈はなかぜ〉、咳、硬い糞塊、食欲不振〈味覚不良〉[アルチ]、嘔吐〈吐き気〉、大腸硬化〈便秘〉[アーナーハ]、便秘〈腸閉塞または尿閉塞〉[ビバンダ]、ヴァータ鎮静〈除去〉に対して有益である。
(３) ジャガラ酒：疝痛、赤痢、鼓腸[アートーパ]、カパ、ヴァータ、痔核に対して有益である。秘結性、乾性、温性、浮腫除去、食物の消化を促進する。[178–181]

注１　本篇の第25章の6種の穀物酒(スラー、サウヴィーラ、トゥショーダカ、マイレーヤ、メーダカ、ダーニヤ・アムラ)のひとつである。

アリシュタ酒、砂糖酒など

śoṣārśograhaṇīdoṣa pāṇḍurogārucijvarān |
hantyariṣṭaḥ kaphakṛtān rogān rocanadīpanaḥ || [182]
mukhapriyaḥ sukhamadaḥ sugandhirbastiroganut |

jaraṇīyaḥ pariṇato hṛdyo varṇyaśca śārkaraḥ ‖ [183]
rocano dīpano hṛdyaḥ śoṣaśophārśasāṃ hitaḥ |
snehaśleṣmavikāraghno varṇyaḥ pakvaraso mataḥ ‖ [184]
jaraṇīyo vibandhaghnaḥ svaravarṇaviśodhanaḥ |
lekhanaḥ śītarasiko hitaḥ śophodarārśasām ‖ [185]

(4) アリシュタ酒：消耗性疾患〈肺病〉、痔核、グラハニー・ドーシャ（吸収不良)、貧血、食欲不振〈味覚不良〉、発熱、カパ性疾患を鎮静し、食欲を増進し[ローチャナ]、消化力を増進する[ディーパナ]。
(5) シャールカラ酒(砂糖酒)：口当たりがよく、酔い心地がよく、芳香あり、膀胱(泌尿器)の病気を治し、消化を助け、よく消化された後は健胃・強心剤となり、色つやをよくする。
(6) パクヴァラサ酒：食欲を増進し、消化力を増進させ、風味良好〈健胃・強心剤〉で、憔悴・腫れ物・痔疾に対して有効であり、脂肪およびカパに由来する病気を除去し、顔色をよくすると考えられている。
(7) シータラシカ酒：消化を促進し、秘結を除去し、発声器官と顔色を清澄にし、やせさせる〈脂肪を削り取る〉作用があり、腫れ物・腹水・痔疾に対して有効である。[182–185]

含蜜糖酒、アークシキー酒など

sṛṣṭabhinnaśakṛdvāto gauḍastarpaṇadīpanaḥ |
pāṇḍurogavraṇahitā dīpanī cākṣikī matā ‖ [186]
surāsavastīvramado vātaghno vadanapriyaḥ |
chedī madhvāsavastīkṣṇo maireyo madhuro guruḥ ‖ [187]
dhātakyā'bhiṣuto hṛdyo rūkṣo rocanadīpanaḥ |
mādhvīkavannacātyuṣṇo mṛdvīkekṣurasāsavāḥ ‖ [188]
rocanaṃ dīpanaṃ hṛdyaṃ balyaṃ pittāvirodhi ca |
vibandhaghnaṃ kaphaghnaṃ ca madhu laghvalpamārutam ‖ [189]

(8) ガウダ酒(含蜜糖酒)：便とおならを放出させ、高栄養[タルパナ]と消化力増進の作用がある。
(9) アークシキー酒：貧血や創傷に効果があり、消化力増進作用がある。
(10) スラー・アーサヴァ酒(スラー酒で作ったアーサヴァ（薬味酒))：激しく酩酊させ、ヴァータを除去し、口当たりはよい。
(11) マドゥ・アーサヴァ酒(マドゥーカ酒)：去痰〈やせさせる〉、鋭性[ティークシュナ]の作用がある。

(12) マイレーヤ酒(穀物酒の1種)：甘味、重性である。
(13) ムリドヴィーカ[ブドウ]とイクシュ・ラサ[サトウキビの汁]をダータキー[ミソハギ科(英名レッドベルブッシュ)]の花と共に発酵させたアーサヴァ（薬味酒）：風味良好〈健胃・強心〉、乾性、食欲増進、消化力増進があり、マードヴィーカ酒に似ているが強い温性ではない。
(14) マドゥ酒(蜂蜜酒)：食欲増進[ローチャナ]、消化力増進[ディーパナ]、風味良好〈健胃・強心〉[フリディヤ]、体力増進[バリヤ]、ピッタに拮抗せず、便秘を除去し、カパを除去し、軽性で、ヴァータをわずかに増加させる。[186–189]

大麦濁酒、四国稗酒など

surā samaṇḍā rūkṣoṣṇā yavānāṃ vātapittalā |
gurvī jīryati viṣṭabhya śleṣmalā tu madhūlikā || [190]
dīpanaṃ jaraṇīyaṃ ca hṛtpāṇḍukrimiroganut |
grahaṇyarśohitaṃ bhedi sauvīrakatuṣodakam || [191]
dāhajvarāpahaṃ sparśāt pānādvātakaphāpaham |
vibandhaghnamavasraṃsi dīpanaṃ cāmlakāñjikam || [192]

(15) 大麦濁酒(マンダ(滓)を含んだ大麦のスラー酒)：乾性と温性があり、ヴァータとピッタを増大させる。
(16) マドゥーリカ酒[注1]：重性、消化中の腹部膨満〈消化緩慢〉、カパ増悪の性質がある。
(17) サウヴィーラカ酒(大麦酒)と(19)トゥショーダカ酒(発酵粥)：消化力を増進させ、消化を促進させ、心臓病・貧血・寄生虫病を除去し、グラハニー病(吸収不良)と痔疾に対して有効で、便通作用がある。
(18) アムラカーンジカ酒(酢〈酸味の発酵粥〉)：塗布することによって灼熱感と発熱をおさえ、飲用することによってヴァータとカパを除去する。便秘を除去し、峻下作用、消化力増進作用がある。[190–192]

注1　マドゥーリカ酒はイネ科シコクビエを原料とする酒で、メーダカ酒ともいう。

酒の性質

prāyaśo’bhinavaṃ madyaṃ guru doṣasamīraṇam |
srotasāṃ śodhanaṃ jīrṇaṃ dīpanaṃ laghu rocanam || [193]
harṣaṇaṃ prīṇanaṃ madyaṃ bhayaśokaśramāpaham |
prāgalbhyavīryapratibhātuṣṭipuṣṭibalapradam || [194]
sāttvikairvidhivadyuktyā pītaṃ syādamṛtaṃ yathā |
vargo’yam saptamo madyamadhikṛtya prakīrtitaḥ || [195]

一般に新酒［ナヴァ・マディヤ］は重性であり、ドーシャを増加させる。古い酒は循環経路［スロータス］を浄化し、消化力増進、軽性、食欲増進の性質がある。また酒は、高揚感を与え、滋養を与え〈気持ちよくし〉、恐怖感・悲しみ・疲労を除去し、自信・勇気・想像力・満足感・肥満・体力を与える。酒はサットヴァ（英知）に満ちた人［サーットヴィカ］が、摂取規定に従い、理にかなった飲み方をすれば、甘露［アムリタ］のようになる。
以上が第７群の酒類［マディヤ・ヴァルガ］である。［193–195］

第8群：水

雨水の属性

atha jalavargaḥ —
jalamekavidhaṃ sarvaṃ patatyaindraṃ nabhastalāt |
tat patat patitaṃ caiva deśakālāvapekṣate ‖ ［196］
khāt patat somavāyvarkaiḥ spṛṣṭaṃ kālānuvartibhiḥ |
śītoṣṇasnigdharūkṣādyairyathāsannaṃ mahīguṇaiḥ ‖ ［197］

すべての水［ジャラ］は、雨として空から降ってきたものである。水の性質は、降って落ちる途中や落ちた場所と時によって決まる。水が空から降下するあいだに、月と大気と太陽の影響を受け、冷性、温性、油性、乾性などの性質を付与され、また大地に留まることによっても同様の性質を付与される。［196–197］

雨水と土壌

śītaṃ śuci śivaṃ mṛṣṭaṃ vimalaṃ laghu ṣaḍguṇam |
prakṛtyā divyamudakam, bhraṣṭaṃ pātramapekṣate ‖ ［198］
śvete kaṣāyaṃ bhavati pāṇḍare syāttu tiktakam |
kapile kṣārasaṃsṛṣṭamūṣare lavaṇānvitam ‖ ［199］
kaṭu parvātavistāre madhuraṃ kṛṣṇamṛttike |
etat ṣāḍguṇyamākhyātaṃ mahīsthasya jalasya hi |
tathā'vyaktarasaṃ vidyādaindraṃ kāraṃ himaṃ ca yat ‖ ［200］

雨水〈天水〉には、元来、冷性、健康によい、純粋、美味、透明性、軽性の６つの長所［シャド・グナ］が備わっている。地上に降った水の性質は、水をたたえる土の性質で決まる。土壌が白ければ水は渋味となり、黄白色であれば苦味、茶色〈黄褐色〉であれば塩基味、ウーシャラ土(塩類土壌)であれば塩味、丘陵地であれば辛味、黒色の土壌であれば甘味となる。以上が地上の水の6つの属性である。雨水、雹、雪にはラサ(味)は現れていない。[198–200]

インドラ神の水

yadantarikṣāt patatīndrasṛṣṭaṃ coktaiśca pātraiḥ parigṛhyate'mbhaḥ |
tadaindramityeva vadanti dhīrā narendrapeyaṃ salilaṃ pradhānam || [201]
īṣatkaṣāyamadhuraṃ susūkṣmamaṃ viśadaṃ laghu |
arūkṣamanabhiṣyandi sarvaṃ pānīyamuttamam || [202]

インドラ神によって空から落下し規定の聖杯にたたえられた水を、賢者は「アインドラ(インドラ神が降らせた水)」と呼ぶ。この水は王侯の飲用水となる重要な水である。この最良の水の性質は、軽度の渋味・甘味、希薄、清澄性、軽性、非乾性〈軟性〉、非閉塞性〈非粘着性〉[アナビシャンディ]である。[201–202]

季節別の水の属性

gurvabhiṣyandi pānīyaṃ vārṣikaṃ madhuraṃ navam |
tanu laghvanabhiṣyandi prāyaḥ śaradi varṣati || [203]
tattu ye sukumārāḥ syuḥ snigdhabhūyiṣṭhabhojanāḥ |
teṣāṃ bhojye ca bhakṣye ca lehye peye ca śasyate || [204]
hemante salilaṃ snigdhaṃ vṛṣyaṃ balahitaṃ guru |
kiṃcittato laghutaraṃ śiśire kaphavātajit || [205]
kaṣāyamadhuraṃ rūkṣaṃ vidyādvāsantikaṃ jalam |
graiṣmikaṃ tvanabhiṣyandi jalamityeva niścayaḥ |
ṛtāvṛtāvihākhyātaḥ sarva evāmbhaso guṇāḥ || [206]

(1) ヴァルシャー(雨季)の新鮮な雨水:重性、経路閉塞性〈粘着性〉[アビシャンディ]、甘味である。
(2) シャラド(秋季)の雨水:希薄、軽性、非閉塞性〈融解性〉である。虚弱な人が油脂分に富んだ食事を常食し、飲食物の種々の形状、つまり食べ物・噛み物・舐め物・飲み物を用意するときに用いるとよい。
(3) ヘーマンタ(初冬)の雨水:油性、強精、体力増進、重性の性質がある。
(4) シシラ(厳冬)の雨水:少し軽性で、カパとヴァータを鎮静する。
(5) ヴァサンタ(春季)の雨水:渋味、甘味、乾性である。
(6) グリーシュマ(夏季)の雨水:非閉塞性〈非粘着性〉[アナビシャンディ]である。

以上、季節別の雨水〈水〉の性質を明解に説明した。［203–206］

季節はずれの雨水と秋の水

vibhrānteṣu tu kāleṣu yat prayacchati toyadāḥ |
salilaṃ tattu doṣāya yujyate nātra saṃśayaḥ || ［207］
rājabhī rājamātraiśca sukumāraiśca mānavaiḥ |
sugṛhītāḥ śaradyāpaḥ prayoktavyā viśeṣataḥ || ［208］

季節はずれの雲が降らせる雨水は疑いようもなく悪影響を与える。王や王と同等の者、虚弱な者は、とくに秋季に採取し貯えた水を用いるべきである。［207–208］

河川水の属性

nadyaḥ pāṣāṇavicchinnavikṣubdhābhihatodakāḥ |
himavatprabhavāḥ pathyāḥ puṇyā devarṣisevitāḥ || ［209］
nadyaḥ pāṣāṇasikatāvāhinyo vimalodakāḥ |
malayaprabhavā yāśca jalaṃ tāsvamṛtopamam || ［210］
paścimābhimukhā yaśca pathyāstā nirmalodakāḥ |
prāyo mṛduvahā gurvyo yāśca pūrvasamudragāḥ || ［211］
pāriyātrabhavā yāśca vindhyasahyabhavāśca yāḥ |
śirohṛdrogakuṣṭhānāṃ tā hetuḥ ślīpadasya ca || ［212］

（1）ヒマラヤ山を水源とする河川水：聖仙がやむことなく使用してきた水である。水流は遮られ、激流となり、打ち付けられるので、有益で純潔な水である。
（2）ヒマラヤ山を水源とする河川水：石と砂を運ぶので甘露［アムリタ］のように清澄な水である。
（3）西へ流れる川の水：清浄な水で有益である。
（4）東の海へ流れる川の水：主に緩やかに流れるので重性である。
（5）パーリヤートラ山とヴィンディヤ山とサヒヤ山を水源とする河川水：頭部疾患、心疾患、ハンセン病〈皮膚病〉［クシュタ］、糸状虫症〈象皮病〉［シュリーパダ］を起こす。［209–212］

その他の水

vasudhā kīṭasarpākhumalasaṃdūṣitodakāḥ |
varṣājalavahā nadyaḥ sarvadoṣasamīraṇāḥ || ［213］

vāpīkūpataḍāgotsasaraḥprasravaṇādiṣu ।
ānūpaśailadhanvānāṃ guṇadoṣairvibhāvayet ॥ ［214］
picchilaṃ krimilaṃ klinnaṃ parṇaśaivālakardamaiḥ ।
vivarṇaṃ virasaṃ sāndraṃ durgandhaṃ na hitaṃ jalam ॥ ［215］
visraṃ tridoṣaṃ lavaṇamambu yadvaruṇālayam ।
ityambuvargaḥ prokto'yamaṣṭamaḥ suviniścitaḥ ॥ ［216］

土、糞尿、昆虫、蛇、鼠によって汚染された水が流れる川や、雨季だけ流れる川の水は、すべてのドーシャを増悪させる。長方形の貯水池、井戸、貯水槽〈池〉、泉、湖、小川〈滝〉などの水の長所と短所は、それが沼沢地帯か丘陵地帯か乾燥地帯かに位置するかで決まる。粘液性で、昆虫類を混じ、腐敗し、葉・藻［シャイヴァーラ（マツモ＊）］・泥を多量に含み、変な色で、変な味で、濃密で 、悪臭がある水は有益ではない。大海の塩水は生臭い臭いがしてドーシャを増悪させる。
以上が第８群の水［ジャラ（アンブ）・ヴァルガ］の説明である。［213–216］

第9群：乳製品

牛乳、水牛乳、駱駝乳

atha gorasavargaḥ —
svādu śītaṃ mṛdu snigdhaṃ bahalaṃ ślakṣṇapicchilam ।
guru mandaṃ prasannaṃ ca gavyaṃ daśaguṇaṃ payaḥ ॥ ［217］
tadevaṃguṇamevaujaḥ sāmānyādabhivardhayet ।
pravaraṃ jīvanīyānāṃ kṣīramuktaṃ rasāyanam । ［218］
mahiṣīṇāṃ gurutaraṃ gavyācchītataraṃ payaḥ ।
snehānyūnamanidrāya hitamatyagnaye ca tat ॥ ［219］
rūkṣoṣṇaṃ kṣīramuṣṭrīṇāmīṣatsalavaṇaṃ laghu ।
śastaṃ vātakaphānāhakrimiśophodarārśasām ॥ ［220］

（1）牛乳：甘味、冷性、柔性、油性、濃密、平滑、粘液性、重性、緩慢性、清浄という10の属性をもつ。以上の属性はオージャスと類似の属性なので、牛乳はオージャス（活力素）を高めることができる。したがって、牛乳は活力剤〈延命薬〉［ジーヴァニーヤ］としてもラサヤーナ（強壮剤）としても最高のものである。
（2）水牛乳：牛乳よりもより重性でより冷性である。脂肪分に富んでいるので、不眠症や消化力が強すぎる人に有益である。

(3)駱駝乳：乾性、温性、軽度の塩味、軽性で、ヴァータ性疾患、カパ性疾患、大腸硬化〈鼓腸〉[アーナーハ]、寄生虫、腫脹〈浮腫〉[ショーパ]、腹部疾患[ウダラ]、痔核に処方される。[217–220]

奇蹄動物乳、山羊乳、羊乳、母乳

balyaṃ sthairyakaraṃ sarvamuṣṇaṃ caikaśaphaṃ payaḥ |
sāmlaṃ salavaṇaṃ rūkṣaṃ śākhāvātaharaṃ laghu || [221]
chāgaṃ kaṣāyamadhuraṃ śītaṃ grāhi payo laghu |
raktapittātisāraghnaṃ kṣayakāsajvarāpaham || [222]
hikkāśvāsakaraṃ tūṣṇaṃ pittaśleṣmalamāvikam |
hastinīnāṃ payo balyaṃ guru sthairyakaraṃ param || [223]
jīvanaṃ bṛṃhaṇaṃ sātmyaṃ snehanaṃ mānuṣaṃ payaḥ |
nāvanaṃ raktapitte ca tarpaṇaṃ cākṣiśūlinām || [224]

(4)奇蹄動物乳(馬やロバなど)：体力増進、安定性〈強靭性〉増強、温性、軽度の酸味と塩味、乾性、軽性で、四肢のヴァータ性疾患を鎮静する。
(5)山羊乳：渋味・甘味、冷性、秘結性、軽性で、ラクタピッタ(出血)、下痢、減少性消耗症[クシャヤ]、咳、発熱を鎮静する。
(6)羊乳：しゃっくりと呼吸困難を起こし、温性で、ピッタとカパを増悪させる。
(7)象乳：体力増進、重性、優秀な安定性〈強靭性〉増進がある。
(8)人乳(母乳)：生命力増進、体格向上〈滋養〉、適合性[サートミヤ]、油性増進の作用があり、ラクタピッタ(出血)の点鼻薬[ナーヴァナ]としても、眼痛の滋養点眼薬[タルパナ]としても用いられる。[221–224]

ダヒ(発酵乳)

rocanaṃ dīpanaṃ vṛṣyaṃ snehanaṃ balavardhanam |
pāke'mlamuṣṇaṃ vātaghnaṃ maṅgalyaṃ bṛṃhaṇam dadhi || [225]
pīnase cātisāre ca śītake viṣamajvare |
arucau mūtrakṛcchre ca kārśye ca dadhi śasyate || [226]
śaradgrīṣmavasanteṣu prāyaśo dadhi garhitam |
raktapittakaphottheṣu vikāreṣvahitaṃ ca tat || [227]

(7)ダヒ(発酵乳)[ダディ]：食欲増進、消化力増進、強精、油性増進、体力増進、アムラ・パーカ(消化後酸味)、温性、ヴァータ鎮静、吉祥、体格向上〈滋養〉の作用がある。鼻炎、下痢、悪寒、間欠熱、食欲不振〈味覚不良〉、排尿障害、極度のやせに有効である。一般的に、秋と夏と春には食べてはいけない。ラクタ(血液)とピッタとカパによる疾患〈ラクタピッタとカパ性疾患〉のときも有害である。[225–227]

乳清、バターミルク、フレッシュ・バターなど

tridoṣaṃ mandakaṃ, jātaṃ vātaghnaṃ dadhi, śukralaḥ ।
sarah, śleṣmānilaghnastu maṇḍaḥ srotoviśodhanaḥ ॥ [228]
śophārśograhaṇīdoṣamūtragrahodarārucau ।
snehavyāpadi pāṇḍutve takraṃ dadyādgareṣu ca ॥ [229]
saṃgrāhi dīpanaṃ hṛdyaṃ navanītaṃ navoddhṛtam ।
grahaṇyarśovikāraghnamarditārucināśanam ॥ [230]

(８) マンダカ(凝乳の過程が遅く[マンダ]完全に凝固していない発酵乳「不完全凝固発酵乳[マンダカ・ダディ]」)：３つのドーシャを増悪させる。完全凝固発酵乳[ジャータ・ダディ]はヴァータを鎮静する。

(９) 発酵乳の乳脂膜[ダディ・サラ]：精液を増加させる。

(10) 乳清[ダディ・マンダ)] (カードウォター)：カパとヴァータを鎮静し、循環経路[スロータス]を浄化する。

(11) タクラ(バターミルク)：腫脹〈浮腫〉、痔核、グラハニー・ドーシャ(吸収不良)、排尿障害、腹部疾患[ウダラ]、食欲不振〈味覚不良〉、スネーハ・ヴィヤーパド(高脂血症)〈油剤法の副作用〉、蒼白〈貧血〉、中毒に用いられる。

(12) 甘性バター[注1](フレッシュバター)：秘結作用、消化力増進作用、風味良好〈健胃・強心剤〉であり、グラハニー・ローガ(吸収不良)、痔核、顔面麻痺、食欲不振〈味覚不良〉を鎮静する。[228–230]

注１　[ナヴァニータ]：甘性バターは新鮮なクリームから造るバターのことで、乳酸発酵させたクリームから造るバターは酸性バターまたは発酵バターという。

ギー（バターオイル）

smṛtibuddhyagniśukraujaḥkaphamedovivardhanam ।
vātapittaviṣonmādaśoṣālakṣmījvarāpaham ॥ [231]
sarvasneḥottamaṃ śītaṃ madhuraṃ rasapākayoḥ ।
sahasravīryaṃ vidhibhirghṛtaṃ karmasahasrakṛt ॥ [232]
madāpasmāramūrcchāyaśoṣonmādagarajvarān ।
yonikarṇaśiraḥśūlaṃ ghṛtaṃ jīrṇamapohati ॥ [233]
sarpīṇṣyajāvimahiṣīkṣīravat svāni nirdiśet ।

(13) ギー（牛のギー）：記憶力、理性〈知性〉[ブッディ]、アグニ、精液、オージャス（活力素）、カパ、メーダス（脂肪組織）を増進させる。ヴァータ、ピッタ、中毒、精神異常、消耗性疾患〈肺病〉、不運、発熱を鎮静する。油脂類な中でもっとも優秀で、冷性、マドラ・ラサ（甘味）、マドラ・ヴィパーカ（消化後甘味）である。多数の効力〈薬力源〉[ヴィールヤ]をもつので、規定の処方を適切に用いれば多数の作用を発揮する。
(14) 古いギー：酩酊、てんかん、失神、肺結核、精神異常、中毒、発熱、女性性器・耳・頭の痛みを鎮静する。
(15–17) 山羊、羊、水牛のギー：山羊乳、羊乳、水牛乳と同じ性質をもつ。[231–233]

初乳、移行乳、チーズ類など

pīyūṣo moraṭaṃ caiva kilāṭā vividhāśca ye ‖ [234]
dīptāgnīnāmanidrāṇāṃ sarva eva sukhapradāḥ |
guravastarpaṇā vṛṣyā bṛṃhaṇāḥ pavanāpahāḥ ‖ [235]
viśadā guravo rūkṣā grāhiṇyastakrapiṇḍakāḥ |
gorasānāmayaṃ vargo navamaḥ parikīrtitaḥ ‖ [236]

(18–20) ピーユーシャ（初乳）、モーラタ（産後２、３週の移行乳）、種々のキラータ（濃縮乳）：消化力亢進、不眠症に有用である。重性、高栄養、精力増進、体格向上〈滋養〉、ヴァータ鎮静の作用がある。
(21) タクラピンダカー（バターミルク[タクラ]の固形成分〈チーズ〉）：清澄性、重性、乾性、秘結の作用がある。
以上が第９群の乳製品[ゴーラサ・ヴァルガ]の説明である。[234–236]

第10群：サトウキビ製品と蜂蜜

サトウキビ汁

athekṣuvargaḥ —
vṛṣyaḥ śītaḥ saraḥ snigdho bṛṃhaṇo madhuro rasaḥ |
śleṣmalo bhakṣitasyekṣoryāntrikastu vidahyate ‖ [237]
śaityāt prasādānmādhuryāt pauṇḍrakādvaṃśako'varaḥ |

サトウキビの搾り汁：サトウキビを噛んで汁を飲むと、強精、冷性、便通作用、油性、体格向上〈滋養〉、甘味の性質を示し、カパを増悪させる。一方、機械で搾った汁は灼熱感を増す。冷性と純粋性と甘味の点で、パウンドラカ品種のサトウキビはヴァンシャカ品種よりも優れている。[237]

含蜜糖と分蜜糖

prabhūtakrimimajjāsṛṅmedomāmsakaro guḍaḥ || [238]
kṣudro guḍaścaturbhāgatribhāgārdhāvaśeṣitaḥ |
raso gururyathāpūrvaṃ dhautaḥ svalpamalo guḍaḥ || [239]
tato matsyaṇḍikākhaṇḍaśarkarā vimalāḥ param |
yathā yathaiṣaṃ vaimalyaṃ bhavecchaityaṃ tathā tathā || [240]

含蜜糖[グダ]および粗製含蜜糖[クシュドラ・グダ]は、寄生虫、骨髄、血液、脂肪、筋肉を増大させる。サトウキビ汁を4分の1に煮詰めたもの、3分の1に煮詰めたもの、2分の1に煮詰めたものは、順に重性度が高くなる。グダ(含蜜糖)はマラ(糖蜜)を少量しか含まない精製された部分である。さらに精製していくと、マツィヤンディカー（半固体の糖蜜)、カンダ(帯黄色の砂糖)、シャルカラー（白砂糖、分蜜糖)が現れる。マラ(糖蜜)が除去されるにしたがい、冷性が生じる。[238–240]

精製砂糖の種類

vṛṣyā kṣīṇakṣatahitā sasnehā guḍaśarkarā |
kaṣāyamadhurā śītā satiktā yāsaśarkarā || [241]
rūkṣā vamyatisāraghnī cchedanī madhuśarkarā |
tṛṣṇāsṛkpittadāheṣu praśastāḥ sarvaśarkarāḥ || [242]

(1) サトウキビ糖[グダ・シャルカラー]：強精作用があり、消耗した人と損傷〈胸部外傷〉のある人に有益で、油性〈軽度油性〉である。
(2) ヤーサ糖[ヤーサ・シャルカラー][注1]：渋味・甘味、冷性、軽度の苦味がある。
(3) 蜂蜜糖[マドゥ・シャルカラー]：乾性、制吐、下痢止め、去痰〈消耗・燃焼〉の作用がある。すべての精製砂糖はのどの渇き、ラクタピッタ(出血)、灼熱感に有効である。[241–242]

注1　ヤーサ：ヤヴァーサ[マメ科ヘディサルム・アルハギ(英名キャメル・ソーン)]、ドゥラーラバー[ハマビシ科ファゴニア・クレティカ]。

蜂蜜

mākṣikaṃ bhrāmaraṃ kṣaudraṃ pauttikaṃ madhujātayaḥ |

mākṣikaṃ pravaraṃ teṣāṃ viśeṣadbhrāmaraṃ guru | [243]
mākṣikaṃ tailavarṇaṃ syād, ghṛtavarṇaṃ tu pauttikam |
kṣaudraṃ kapilavarṇaṃ syāc, chvetaṃ bhrāmaraṃ ucyate || [244]
vātalaṃ guru śītaṃ ca raktapittakaphāpaham |
sandhātṛ cchedanaṃ rūkṣaṃ kaṣāyaṃ madhuraṃ madhu || [245]
hanyānmadūṣṇamuṣṇārtam athavā saviṣānvayāt |
gururūkṣakaṣāyatvācchaityāccālpaṃ hitaṃ madhu || [246]

蜂蜜にはつぎの４種がある。
(１) マークシカ蜂蜜(マクシカー（ハナバチ)が採取した蜜)：もっとも良質。油のような色。
(２) ブラーマラ蜂蜜(ブラマラ(カリバチ)が採取した蜜)：もっとも重性。白色。
(３) クシャウドラ蜂蜜(クシュドラー（インセクト・ハニー)が採取した蜜)：茶色。
(４) パウッティカ蜂蜜(プッティカー（大型のハナバチ)が採取した蜜)：ギーのような色。
蜂蜜はヴァータを増悪させ、重性、冷性で、血液性疾患、ピッタ性疾患〈ラクタピッタ＝出血〉、カパ性疾患を鎮静する。また、結合促進〈創傷治癒〉、去痰〈消耗・燃焼〉、乾性、渋味、甘味の性質がある。蜂蜜を熱して食べたり、熱に冒された人が蜂蜜を食べると、毒が生じ、命取りとなる。重性、乾性、渋味、冷性という性質があるので、蜂蜜は少量摂取するのが有益である。[243–246]

nātaḥ kaṣṭatamaṃ kiṃcinmadhvāmāttaddhi mānavam |
upakramavirodhitvāt sadyo hanyādyathā viṣam || [247]
āme soṣṇā kriyā kāryā sā madhvāme virudhyate |
madhvāmaṃ dāruṇaṃ tasmāt sadyo hanyādyathā viṣam || [248]
nānādravyātmakatvācca yogavāhi paraṃ madhu |
itīkṣuvikṛtiprāyo vargo'yaṃ daśamo mataḥ || [249]

マドゥ・アーマ(蜂蜜摂取に起因するアーマ病[マドヴァーマ])ほど重篤なものはない。相反する治療によって、中毒死のように即死させてしまう。アーマ病〈消化不良〉では通常は温熱療法を処方するが、マドゥ・アーマ(蜂蜜によるアーマ病)は重病なので、これが対立する療法となり、毒に冒されたように即死する。蜂蜜は種々の物質に由来するので、もっとも優秀な作用相乗剤〈基剤〉[ヨーガヴァーヒン]である。
以上が第10群のサトウキビ製品と蜂蜜の説明である。[247–249]

第11群：加熱調理食品

汁状粥、糊状粥、重湯

atha kṛtānnavargaḥ —
kṣuttṛṣṇāglānidaurbalyakukṣirogajvarāpahā ।
svedāgnijananī peyā vātavarconulomanī ।［250］
tarpaṇī grāhiṇī laghvī hṛdyā cāpi vilepikā ।
maṇḍastu dīpayatyagniṃ vātam cāpyanulomayet ॥［251］
mṛdūkaroti srotāṃsi svedaṃ saṃjanayatyapi ।
laṅghitānāṃ viriktānāṃ jīrṇe snehe ca tṛṣyatām ॥［252］
dīpanatvāllaghutvācca maṇḍaḥ syāt prāṇadhāraṇaḥ

（1）ペーヤー（汁状粥）：空腹、口渇、倦怠感、衰弱、腹部疾患、発熱を鎮静する。発汗、食欲増進、駆風、便通の作用がある。
（2）ヴィレーピカー（糊状粥）：滋養、秘結、軽性、風味良好〈健胃・強心〉［フリディヤ］の作用がある。
（3）マンダ（重湯）[注1]：食欲増進、駆風、循環経路［スロータス］の柔軟化、発汗の作用がある。消化力増進と軽性の性質があるので、減量療法や浄化療法を受けた人と油剤が消化されてのどの渇きを感じている人にとっては、体力保持〈生命維持〉をするものである。［250–252］

注1　マンダ：煮た穀物の浮きかす。重湯：水分を多くした粥の上澄み液。

備考　「チャラカの食卓」（出帆新社）に、本章250節から285節の訳とインド料理に関する詳しい記載がある。

煎り米の汁状粥、重湯、粉

lājapeyā śramaghnī tu kṣāmakaṇṭhasya dehinaḥ ॥［253］
tṛṣṇātisāraśamano dhātusāmyakaraḥ śivaḥ ।
lājamaṇḍo'gnijanano dāhamūrcchānivāraṇaḥ ॥［254］
mandāgniviṣamāgnīnāṃ bālasthavirayoṣitām ।
deyaśca sukumārāṇāṃ lājamaṇḍaḥ susaṃskṛtaḥ ॥［255］
kṣutpipāsāpahaḥ pathyaḥ śuddhānāṃ ca malāpahaḥ ।
śṛtaḥ pippaliśuṇṭhībhyāṃ yukto lājāmladāḍimaiḥ ॥［256］
kaṣāyamadhurāḥ śītā laghavo lājasaktavaḥ ।

(4) ラージャ・ペーヤー（煎り米の汁状粥)：声が弱っている人にとっては疲労回復剤である。

(5) ラージャ・マンダ(煎り米〈香煎〉の重湯)：口渇と下痢を鎮静し、恒常性〈身体構成要素の平衡〉を維持促進し、健康によく、消化力増進し、灼熱感と失神を鎮める。よく調理した〈味付けをした〉重湯は、消化力が低下している人や不規則な消化力の人、子供、高齢者、女性、虚弱な人に処方される。この重湯に酸味のザクロとナガコショウと干しショウガを加えて煮たものは、空腹と口渇を癒し、身体経路に有益で〈健康によく、浄化法を受けた人の老廃物を排泄する。

(6) ラージャ・サクトゥ（煎り米の粉末)：渋味、甘味、冷性、軽性の性質がある。[253–256]

米飯

sudhautaḥ prasrutaḥ svinnaḥ saṃtaptaścaudano laghuḥ || [257]
bhṛṣṭataṇḍulamicchanti garaśleṣmāmayeṣvapi |
adhauto'prasruto'svinnaḥ śītaścāpyodano guruḥ || [258]
māṃṣaśākavasātailaghṛtamajjaphalaudanāḥ |
balyāḥ saṃtarpaṇā hṛdyā guravo bṛṃhayanti ca || [259]
tadvanmāṣatilakṣīramudgasaṃyogasādhitāḥ |

(7) オーダナ(米飯)：米をよく洗い、煮汁を水切りした、十分に炊けている温かいオーダナ(米飯)は軽性である。中毒とカパ性疾患の場合には、煎り米のオーダナ(米飯)を処方する。米をよく洗わず、煮汁を水切りせず、十分に炊けていず、冷めたオーダナ(米飯)は重性である。肉、野菜、獣脂、植物油〈ごま油〉、ギー、骨髄、果実を加えた炊き込み御飯は体力増強、栄養豊富、風味良好〈健胃・強心〉、重性、体格向上〈滋養〉の作用がある。ケツルアズキ(ブラックグラム)、ゴマ、牛乳、リョクトウ(グリーングラム)を加えた炊き込み御飯も同様の作用がある。[257–259]

クルマーシャなど

kulmāṣā guravo rūkṣā vātalā bhinnavarcasaḥ || [260]
svinnabhakṣyāstu ye kecit saupyagaudhūmayāvikāḥ |
bhiṣak teṣāṃ yathādravyamādiśedgurulāghavam || [261]
akṛtaṃ kṛtayūṣaṃ ca tanuṃ sṃskārikaṃ rasam |
sūpamamlamanamlaṃ ca guruṃ vidyādyathọttaram [262]

(8) クルマーシャ（香辛料入りの団子)：重性、乾性、ヴァータ増悪、便を軟らかくする作用がある。

（9）その他の穀類（豆類[サウビヤ]、小麦、大麦）の煮物：医者が一緒に調理する食材を選び、重性にするか軽性にするかを決定する。

（10）香辛料抜きの野菜スープ、香辛料入りの野菜スープ[ユーシャ]、少量の香辛料入りの肉スープ[ラサ]、多量の香辛料入りの肉スープ、酸味の豆スープ[スーパ]、酸味でない豆スープ。この順に重性度が増す。［260–262］

サクトゥ（香煎）

saktavo vātalā rūkṣā bahuvarconulominaḥ |
tarpayanti naraṃ sadyaḥ pītāḥ sadyobalāśca te ‖［263］
madhurā laghavaḥ śītāḥ saktavaḥ śālisaṃbhavāḥ |
grāhiṇo raktapittaghnāstṛṣṇācchardijvarāpahāḥ ‖［264］

（11）サクトゥ（香煎）：大麦の煎り粉はヴァータ増悪、乾性、便量増加、駆風の作用がある。大麦煎り粉を液状にして飲用すると、その人は即座に栄養で満たされ、すぐに体力がみなぎる。

（12）シャーリ米の香煎[シャーリ・サクトゥ]は甘味、軽性、冷性、秘結の作用があり、ラクタピッタ（出血）、口渇、嘔吐、発熱を鎮静する。［263–264］

穀物粉の料理

hanyādvyādhīn yavāpūpo yāvako vāṭya eva ca |
udāvartapratiśyāyakāsamehagalagrahān ‖［265］
dhānāsaṃjñāstu ye bhakṣyāḥ prāyaste lekhanātmakāḥ |
śuṣkatvāttarpaṇāścaiva viṣṭambhitvācca durjarāḥ ‖［266］
virūḍhadhānāḥ śaṣkulyo madhukroḍāḥ sapiṇḍakāḥ |
pūpāḥ pūpalikādyāśca guravaḥ paiṣṭikāḥ param ‖［267］

（13）大麦のアプーパ[注1]、ヤーヴァカ[注2]、ヴァーティヤ[注3]：ウダーヴァルタ（腸の蠕動不全）、急性鼻炎（はなかぜ）、咳、プラメーハ（尿疾患）、咽喉疾患〈咽喉痙攣〉を鎮静する。

（14）ダーナー（煎った穀物）：乾燥しているので主に痩せさせる作用がある。高栄養であり、腹部膨満〈消化緩慢〉作用があるので消化困難である。

（15）ヴィルーダ・ダーナー（発芽した穀物を煎ったもの）、シャシュクリ、マドゥクローダー、ピンダカ、プーパ、プーパリカーなどは重性である。小麦粉（または米粉）料理はもっとも重性である。［265–267］

注1　[ヤヴァ・アプーパ]：大麦粉を練り、薄くのばし砂糖と香辛料で味付けし、ギーまたは油で揚

げたパンケーキ。

注2　大麦粉を練り、薄くのばし油で揚げたもの。

注3　煎った大麦の粥。

肉、野菜などの料理

phalamāṃsavasāśākapalalakṣaudrasamskṛtāḥ |
bhakṣyā vṛṣyāśca balyāśca guravo bṛṃhaṇātmakāḥ || [268]
veśavāro guruḥ snigdho balopacayavardhanaḥ |
guravastarpaṇā vṛṣyāḥ kṣīrekṣurasapūpakāḥ || [269]
saguḍāḥ satilāścaiva sakṣīrakṣaudraśarkarāḥ |
bhakṣyā vṛṣyāśca balyāśca paraṃ tu guravaḥ smṛtāḥ || [270]

(16) 果実、肉、獣脂、野菜、練り胡麻、蜂蜜を使用した料理：強精、体力増強、重性、体格向上〈滋養〉の性質がある。

(17) ヴェーシャヴァーラ(挽き肉料理)[注1]：重性、油性で、体力と成長〈肥満〉を増長する。

(18) 牛乳とサトウキビ汁のプーパ(パンケーキ)：重性、高栄養、強精の性質がある。

(19) 含蜜糖[グダ]、胡麻、牛乳、蜂蜜、砂糖の料理：強精、体力増強で、非常に重性である。[268–270]

注1　挽き肉、ナガコショウ、コショウ、ショウガ、氷砂糖、ギーを一緒に煮たもの。

小麦料理、豆料理

sasnehāḥ snehasiddhāśca bhakṣyā vividhalakṣaṇāḥ |
guravastarpaṇā vṛṣyā hṛdyā gaudhūmikā matāḥ || [271]
saṃskārāllaghavaḥ santi bhakṣyā gaudhūmapaiṣṭikāḥ |
dhānāparpaṭapūpādyāstān buddvā nirdiśettathā || [272]
pṛthukā guravo bhṛṣṭān bhakṣayedalpaśastu tān |
yāvā viṣṭabhya jīryanti sarasā bhinnavarcasaḥ || [273]
sūpyānnavikṛtā bhakṣyā vātalā rūkṣaśītalāḥ |
sakaṭusnehalavaṇānalpaśo bhakṣayettu tān || [274]

(20) 油脂を加えたり油脂で調理した小麦料理：重性、高栄養、強精、風味良好〈健胃・強心〉の作用がある。

(21) 小麦や小麦粉料理[ガウドゥーマ]、たとえば煎った穀物[ダーナー]、パルパタ、プーパなど：調理により軽性となる。

(22) プリトゥカ(押し米)：重性で、健康増進作用があり〈煎ってから[注1]〉、少量だけ食べるべきである。

(23) ヤーヴァ(大麦料理)：消化過程で腹部膨満を起こし〈消化が遅く〉。スープと一緒に食べると下剤となる。〈煎っていない大麦は下痢を起こす。〉

(24) 豆料理：ヴァータ増悪、乾性、冷性である。辛味の香辛料と油脂と塩を加えたものを少量食べるとよい。［271–274］

注1 ［ブリシュタ］

一般的注意、ヴィマルダカ

mṛdupākāśca ye bhakṣyāḥ sthūlāśca kaṭhināśca ye ।
guravaste vyatikrāntapākāḥ puṣṭibalapradāḥ ॥［275］
dravyasaṃyogasaṃskāraṃ dravyamānaṃ pṛthak tathā ।
bhakṣyāṇāmādiśedbuddhvā yathāsvaṃ gurulāghavam ॥［276］
(nānādravyaiḥ samāyuktaḥ pakvāmaklinnabharjitaiḥ ।
vimardako gururhṛdyo vṛṣyo balavatāṃ hitaḥ ॥［277］)

かさばって硬い食材は、加熱不足であれば重性であり、十分加熱すれば栄養と体力を与える。料理が重性か軽性かは、主材料、材料の組み合わせ、調理法、材料の量を調べて決定する。

(25) 熟した〈調理した〉もの、未熟の〈生の〉もの、湿らせたもの、油で揚げたものを含むヴィマルダカ[注1]：重性、強心、強精の作用があり、強健な人にとっては有益である。［275–277］

注1 肉、野菜などをすりつぶしたものだと思われる。

発酵乳製品、甘味飲料

rasālā bṛṃhaṇī vṛṣyā snigdhā balyā rucipradā ।
snehanaṃ tarpaṇaṃ hṛdyaṃ vātaghnaṃ saguḍaṃ dadhi ॥［278］
drākṣākharjūrakolānāṃ guru viṣṭambhi pānakam ।
parūṣakāṇāṃ kṣaudrasya yaccekṣuvikṛtiṃ prati ॥［279］
teṣāṃ kaṭvamlasaṃyogān pānakānāṃ pṛthak pṛthak ।
dravyaṃ mānaṃ ca vijñāya guṇakarmāṇi cādiśet ॥［280］

(26) ラサーラー[注1]：体格向上〈滋養〉、強精、油性、体力増進、食欲増進の作用がある。

(27) 含蜜糖［グダ］を加えたダヒ(発酵乳［ダディ］)：油性増進、高栄養、風味良好〈健胃・強心〉、ヴァータ鎮静の作用がある。

(28) ブドウ、サトウナツメヤシ、ナツメのパーナカ(甘味飲料)：重性で腹部膨満〈消化緩慢〉作用がある。

(29) パルーシャカ[シナノキ科インドウオトリギ]、蜂蜜、サトウキビ製品で作ったパーナカ(甘味飲料)：重性で腹部膨満〈消化緩慢〉作用がある。

このような甘味飲料に辛味や酸味のものを添加する割り合いや材料、それに量を考慮して、飲料の性質と作用を決めなくてはならない。[278–280]

注1　ラサーラー：シナモン、カルダモン、タマラニッケイ、セイロンテツボク、干しショウガと砂糖を加えた発酵乳。

ラーガシャーダヴァ、マンゴーとアンマロクの舐剤

kaṭvamlasvādulavaṇā laghavo rāgaṣāḍavāḥ |
mukhapriyāśca hṛdyāśca dīpanā bhaktarocanāḥ || [281]
āmrāmalakalehāśca bṛṃhaṇā balavardhanāḥ |
rocanāstarpaṇāścoktāḥ snehamādhuryagauravāt || [282]
buddhvā saṃyogasaṃskāraṃ dravyamānaṃ ca tacchritam |
guṇakarmāṇi lehānāṃ teṣāṃ teṣāṃ tathā vadet || [283]

(30) 種々のラーガシャーダヴァ（あるいはラーガとシャーダヴァ）：辛味、酸味、甘味、塩味、軽性で、口当たりがよく、風味良好〈健胃・強心〉で、消化力を増進し、食物に風味を付ける。

(31) アームラ[ウルシ科マンゴー]とアーマラキー[āmalaka トウダイグサ科アンマロク]のレーハ(舐剤)：体格向上〈滋養〉、体力増進、食欲増進[ローチャナ]、滋養作用があるのは、油性増進、甘味、重性の性質があるからである。

レーハ(舐剤)の性質と作用は材料の組み合わせ、調理法、材料の量に基づいて決定する。[281–283]

酢酸発酵飲料

raktapittakaphotkledi śuktaṃ vātānulomanam |
kandamūlaphalādyaṃ ca tadvadvidyāttadāsutam || [284]
śiṇḍākī cāsutaṃ cānyat kālāmlaṃ rocanaṃ laghu |
vidyādvargaṃ kṛtānnānāmekādaśatamaṃ bhiṣak || [285]

(32) シュクタ[注1](酢〈酢酸発酵飲料〉の1種)：ラクタ、ピッタ、カパを刺激し〈ラクタピッタ(出血)とカパを刺激し〉、駆風〈ヴァータ鎮静〉作用がある。発酵飲料の性質は、含有材料である塊茎、根、果実などの性質に基づいて決まる。

(33) シンダーキー：酢酸発酵飲料の１種で、時間の経過とともに（酢酸発酵によって）酸味になる。食欲増進、軽性の作用がある。

以上が第11群の加熱調理食品［クリタ・アンナ・ヴァルガ］の説明である。[284–285]

 注１ シュクタ（チュクラ）：乳清［マストゥ］、砂糖、蜂蜜、発酵粥を混合し、３日間、密閉保存したもの。

第12群：調味料

ごま油

atha āhārayogivargaḥ —
kaṣāyānurasaṃ svādu sūkṣmamuṣṇaṃ vyavāyi ca |
pittalaṃ baddhavinmūtraṃ na ca śleṣmābhivardhanam ‖ [286]
vātaghneṣūttamaṃ balyaṃ tvacyaṃ medhāgnivardhanam |
tailaṃ saṃyogasaṃskārāt sarvarogāpahaṃ matam ‖ [287]
tailaprayogādajarā nirvikārā jitaśramāḥ |
āsannātibalāḥ saṃkhye daityādhipatayaḥ purā ‖ [288]

（１）ごま油：甘味で附随の味［アヌラサ］は渋味、微細性［スークシュマ］、温性、易吸収性〈拡散性〉、ピッタ増悪、カパを増悪させない、秘結、抗利尿、もっとも優秀なヴァータ鎮静、体力増進、皮膚に有益、記銘力と食欲の増進の作用がある。薬剤添加や加工〈加熱処理〉をしたごま油は、すべての病気を鎮静することができる。その昔、悪魔の王はごま油の使用により、老化と病気と疲労とは無縁で、戦いにも非常に強くなった。[286–288]

ひまし油、からし油、アーモンデット油

airaṇḍatailaṃ madhuraṃ guru śleṣmābhivardhanam |
vātāsṛggulmahṛdrogājīrṇajvaraharaṃ param ‖ [289]
kaṭūṣṇaṃ sārṣapaṃ tailaṃ raktapittapradūṣaṇam |
kaphaśukrānilaharaṃ kaṇḍūkoṭhavināśanam ‖ [290]
priyālatailaṃ madhuraṃ guru śleṣmābhivardhanam|
hitamicchanti nātyauṣṇyātsaṃyoge vātapittayoḥ ‖ [291]

（２）ひまし油（カスター・オイル）：甘味、重性、カパ増悪、ヴァータラクタ（痛風）

〈ヴァータ〉鎮静、グルマ(腹部腫瘤)〈ラクタグルマ[注1]〉鎮静、心疾患鎮静、長期の発熱鎮静の性質と作用がある。

(3) からし油(マスタード・オイル)：辛味、温性、ラクタ(血液組織)とピッタの汚染、カパと精液組織とヴァータの減少、かゆみとじんま疹様皮疹の鎮静の性質と作用がある。

(4) プリヤーラ油(アーモンデット・オイル)：甘味、重性、カパ増悪の性質があるが、強い温性なので〈強い温性ではないので〉ヴァータとピッタが結合している場合は奨められない。[289–291]

注1　ラクタグルマ[アスリジュ・グルマ]：とくに女性にみられる腹部腫瘤。

あまに油、べにばな油、その他の植物油

ātasyaṃ madhurāmlaṃ tu vipāke kaṭukaṃ tathā ǀ
uṣṇavīryaṃ hitaṃ vāte raktapittaprakopaṇam ǁ [292]
kusumbhatailamuṣṇaṃ ca vipāke kaṭukaṃ guru ǀ
vidāhi ca viśeṣeṇa sarvadoṣaprakopaṇam ǁ [293]
phalānāṃ yāni cānyāni tailānyāhārasaṃvidhau ǀ
yujyante guṇakarmabhyāṃ tāni brūyādyathāphalam ǁ [294]

(5) あまに油：甘味、酸味、カトゥ・ヴィパーカ(消化後辛味)、ウシュナ・ヴィールヤ効力〈薬力源〉温性)である。
ヴァータに有効であるが、ラクタ(血液組織)とピッタ〈ラクタピッタ(出血)〉を悪化させる。

(6) クスンバ油(べにばな油)：温性、カトゥ・ヴィパーカ(消化後辛味)、重性である。とくに、胃酸過多を伴う灼熱感と3つのドーシャの増悪〈撹乱〉[プラコーパ]を起こす。

(7) その他の種子油：原料の果実(種子)の性質と作用に準じる。[292–294]

髄脂と獣脂

madhuro bṛṃhaṇo vṛṣyo balyo majjā tathā vasā ǀ
yathāsattvaṃ tu śaityoṣṇe vasāmajjñorvinirdiśet ǁ [295]

(8) 髄脂[マッジャー]と獣脂[ヴァサー]：甘味、体格向上〈滋養〉、強精、体力増進の性質と作用がある。冷性か温性かは本の動物の種類による。[295]

干しショウガ、ナガコショウ、黒コショウ、アギ

sasnehaṃ dīpanaṃ vṛṣyamuṣṇaṃ vātakaphāpaham |
vipāke madhuraṃ hṛdyaṃ rocanaṃ viśvabheṣajam || [296]
śleṣmalā madhurā cārdrā gurvī snigdhā ca pippalī |
sā śuṣkā kaphavātaghnī katūṣṇā vṛṣyasaṃmatā || [297]
nātyarthamuṣṇaṃ maricamavṛṣyaṃ laghu rocanam |
cheditvācchoṣaṇatvācca dīpanaṃ kaphavātajit || [298]
vātaśleṣmavibandhaghnaṃ katūṣṇaṃ dīpanaṃ laghu |
hiṅgu śūlapraśamanaṃ vidyāt pācanarocanam || [299]

(9) 干しショウガ[ヴィシュヴァベーシャジャ]：軽度の油性増進、消化力増進、強精、温性、ヴァータとカパを鎮静、マドゥラ・ヴィパーカ(消化後甘味)、風味良好〈健胃・強心〉、食欲増進作用がある。

(10) ナガコショウ[ピッパリー]：青々としたものはカパ増悪、甘味、重性、油性の性質がある。乾燥したものは、カパとヴァータを鎮静、辛味、温性、強精の性質と作用がある。

(11) 黒コショウ[マリチャ]：強い温性ではなく、強精ではなく、軽性、食欲増進作用があり、枯渇性と乾燥性があるため、消化力増進作用があり、カパとヴァータを鎮静する。

(12) ヒング[セリ科アギ]：ヴァータとカパと便秘を鎮静し、辛味、温性、消化力増進、軽性、鎮痙〈疝痛緩和〉、消化促進、食欲増進の作用がある。[296–299]

塩類

rocanaṃ dīpanaṃ vṛṣyaṃ cakṣuṣyamavidāhi ca |
tridoṣaghnaṃ samadhuraṃ saindhavaṃ lavaṇottamam || [300]
saukṣmyādauṣṇyāllaghutvācca saugandhyācca rucipradam |
sauvarcalaṃ vibandhaghnaṃ hṛdyamudgāraśodhi ca || [301]
taikṣṇyādauṣṇyādvyavāyitvāddīpanaṃ sūlanāśanam |
ūrdhvaṃ cādhaśca vātānāmānulomyakaraṃ biḍam || [302]

(13) サインダヴァ塩(岩塩)：最上の塩である。食欲増進、消化力増進、強精、視力向上、灼熱感を起こさない、3(トリ)ドーシャ鎮静、軽度甘味の性質と作用がある。

(14) サウヴァルチャラ塩(植物由来の塩)：浸透性〈微細性〉、温性、軽性、芳香性の性質があるので、食欲を増進し、便通〈便秘解消〉、風味良好〈健胃・強心〉、おくび正常化の作用がある。

(15) ビダ塩：鋭性、温性、即吸収性〈拡散性〉の性質があるので、消化力増進、鎮痙薬〈疝痛緩和〉、上下の方向にヴァータを駆逐する。［300–302］

satiktakaṭu sakṣāraṃ tīkṣṇamutkledi caudbhidam |
na kālalavaṇe gandhaḥ sauvarcalaguṇāśca te || ［303］
sāmudrakaṃ samadhuraṃ, satiktaṃ kaṭu pāṃśujam |
rocanaṃ lavaṇaṃ sarvaṃ pāki sraṃsyanilāpaham || ［304］

(16) アウドビダ塩（土壌由来の塩）：軽度の辛味・苦味・アルカリ〈腐食性〉、鋭性、湿潤化[注1]の性質がある。
(17) カーラ塩（黒色の塩）：臭い以外はサウヴァルチャラ塩の性質と同じである。
(18) サームドラ塩（海水由来の塩）：軽度の甘味がある。
(19) パーンシュジャ塩：辛味と軽度の苦味がある。
すべての塩は食欲増進、消化促進、便通作用、ヴァータ緩和の作用がある。［303–304］

注1　［ウトクレーダ］

ヤヴァクシャーラ、クシャーラ

hṛtpāṇḍugrahaṇīrogaplīhānāhagalagrahān |
kāsaṃ kaphajamarśāṃsi yāvaśūko vyapohati || ［305］
tīkṣṇoṣṇo laghurūkṣaśca kledī paktā vidāraṇaḥ |
dāhano dīpanaśchettā sarvaḥ kṣāro'gnisannibhaḥ || ［306］

(20) ヤーヴァシューカ（大麦の禾（のぎ）由来のアルカリ〈大麦灰〉）：心臓病、貧血、グラハニー・ローガ（吸収不良）、脾腫〈脾臓疾患〉、大腸硬化〈便秘〉［アーナーハ］、咽喉障害〈喉頭痙攣〉［ガラグラハ］、カパ性咳、痔疾を鎮静する。
(21) アルカリ［クシャーラ］：鋭性、温性、軽性［ラグ］、乾性、湿潤化〈軟化〉、消化促進 、腐食性[注1]、焼灼、消化力増進、組織切断の性質があり、火のようである。［305–306］

注1　［ヴィダーラナ］

香辛料

kāravī kuñcikājājī yavānī dhānyatumburu |
rocanaṃ dīpanaṃ vātakaphadaurgandhyanāśanam || ［307］

(22)：カーラヴィー［セリ科ヒメウイキョウ（英名キャラウェイ）＊］、クンチカー［キンポウゲ科ニゲラ・サティヴァ（英名ブラック・クミン）］、アジャージー［セリ科クミン］、ヤヴァーニー［セリ科アジョワン〕、ダーニヤ〔セリ科コエンドロ(英名コリアンダー)〕、トゥンブル〔ミカン科フユザンショウ(園芸名カレーリーフ)〕：食欲増進、消化力増進、ヴァータ・カパ・悪臭鎮静の性質がある。〔307〕

āhārayogināṃ bhaktiniścayo na tu vidyate |
samāpto dvādaśaścāyaṃ varga āhārayogināṃ || 〔308〕

調味料を列挙すると際限がない。
以上が第12群の調味料〔アーハーラ・ヨーギ・ヴァルガ〕の説明である。〔308〕

食品全般の注意事項

穀物

śūkadhānyaṃ śamīdhānyaṃ samātītaṃ praśasyate |
purāṇaṃ prāyaśo rūkṣaṃ prāyeṇābhinavaṃ guru || 〔309〕
yadyadāgacchati kṣipraṃ tat tallaghutaraṃ smṛtam |
nistuṣaṃ yuktibhṛṣṭaṃ ca sūpyaṃ laghu vipacyate || 〔310〕

穀物は１年おいたものを使用することを奨める。古い穀物は概して乾性で、新しいものは概して重性である。短期間で収穫される作物はより軽性とみなされる。殻を除き適切に煎った豆類は容易に消化される。〔309–310〕

肉類

mṛtaṃ kṛśaṃ cātimedyaṃ vṛddhaṃ bālaṃ viṣairhatam |
agocarabhṛtaṃ vyālasūditaṃ māṃsamutsṛjet || 〔311〕
ato'nyathā hitaṃ māṃsaṃ bṛṃhaṇaṃ balavardhanam |

自然死をした動物、やせた動物、太りすぎの動物、高齢の動物、若い動物、毒殺された動物、牧草地で飼育されていない動物〈不自然な生息環境で育った動物〉、蛇や虎などに咬まれた動物などの肉は廃棄すべきである。上記以外の動物の肉は健康によく、体格向上〈滋養〉、体力増進の作用がある。〔311〕

肉の煮汁

prīṇanaḥ sarvabhūtānāṃ hṛdyo māṃsarasaḥ param ‖ [312]
śuṣyatāṃ vyādhimuktānāṃ kṛśānāṃ kṣīṇaretasām ǀ
balavarṇārthināṃ caiva rasaṃ vidyādyathāmṛtam ‖ [313]
sarvarogapraśamanaṃ yathāsvaṃ vihitaṃ rasam ǀ
vidyāt svaryaṃ balakaraṃ vayobuddhīndriyāyuṣām ‖ [314]
vyāyāmanityāḥ strīnityā madyanityāśca ye narāḥ ǀ
nityaṃ māṃsarasāhāranāturāḥ syurna durbalāḥ ‖ [315]

すべての生物にとって、肉の煮汁は滋養を与え〈気持ちよくし〉、風味良好〈健胃・強心〉[フリディヤ]である。肺病〈消耗性疾患〉、病後の回復期にある人、やせた人、精子減少症の人、体力と色つやをよくしたい人にとっては甘露[アムリタ]である。処方どおりに調理した肉スープはすべての病気を鎮静する。音声に有益で、青春・理性・感覚器機能・寿命を向上させる。運動、女性、酒に夢中になっている人でも、肉の煮汁を欠かさず食事に取り入れていれば、病気にならず衰弱することもない。[312–315]

廃棄すべき野菜、果物など

krimivātātapahataṃ śuṣkaṃ jīrṇamanārtavam ǀ
śākaṃ niḥsnehasiddhaṃ ca varjyaṃ yaccāparisrutam ‖ [316]
purāṇamāmaṃ saṃkliṣṭaṃ krimivyālahimātapaiḥ ǀ
adeśakālajaṃ klinnaṃ yatsyātphalamasādhu tat ‖ [317]
haritānāṃ yathāśākaṃ nirdeśaḥ sādhanādṛte ǀ
madyāmbugorasādīnāṃ sve sve varge viniścayaḥ ‖ [318]

昆虫・風・日光によって傷んだ野菜、乾涸びた野菜、古い野菜、季節外れの野菜、油脂類を用いずに調理した野菜、茹で汁を水きりしていない野菜は廃棄すべきである。古い果物、未熟の果物、昆虫・動物・雪・日光によって傷んだ果物、不自然な場所や季節に成った果物、腐った果物は食用に適さない。生食用野菜については、調理法以外は野菜についての注意事項と同じである。酒類、水、乳製品などについては、それぞれの項で述べたとおりである。[316–318]

食後の飲み物

ドーシャ別の食後の飲み物

yadāhāraguṇaiḥ pānaṃ viparītaṃ tadiṣyate |
annānupānaṃ dhātūnāṃ dṛṣṭaṃ yanna virodhi ca || [319]
āsavānāṃ samuddiṣṭāmaśītiṃ caturuttarām |
jalaṃ peyamapeyaṃ ca parīkṣyānupibeddhitam || [320]
snigdhoṣṇaṃ mārute śastaṃ pitte madhuraśītalam |
kaphe'nupānaṃ rūkṣoṣṇaṃ

食後の飲み物[アヌパーナ]は、食事の性質とは正反対であるがダートゥ（身体構成要素）とは正反対〈対立〉[ヴィローダ]ではないものにする。84種のアーサヴァ（薬味酒）と水 — 飲料水と飲用に適さない水 — についてはすでに述べたが、適切に吟味した有益な食後の飲み物を飲むべきである。ヴァータ〈ヴァータ増悪〉には、油脂に富んだ温かい飲み物がよい。ピッタ〈ピッタ増悪〉には、甘くて冷たい飲み物がよい。カパ〈カパ増悪〉には、油分を含まない温かい飲み物がよい。[319–320]

症状別の食後の飲み物

kṣaye māṃsarasaḥ param || [321]
upavāsādhvabhāṣyastrīmārutātapakarmabhiḥ |
klāntānāmanupānārthaṃ payaḥ pathyaṃ yathāmṛtam || [322]
surā kṛśānāṃ puṣṭayarthamanupānaṃ vidhīyate |
kārśyārthaṃ sthūladehānāmanu śastaṃ madūdakam || [323]
alpāgnīnāmanidrāṇāṃ tandrāśokabhayaklamaiḥ |
madyamāṃsocitānāṃ ca madyamevānuśasyate || [324]

衰弱した者には、肉の煮汁が最上の食後の飲み物である。断食、徒歩旅行、演説、女性関係、風、日光、浄化法〈激しい運動〉によって疲労した人には、食後の牛乳飲用は甘露のように有益である。やせている人を肥らせるためには、酒[スラー]（穀物酒の１種）を食後の飲み物として処方する。肥満の人をやせさせるためには、蜂蜜水が食後の飲み物として奨められる。消化力が低下している人、眠気、不安、恐怖、極度疲労のために眠れない人、とくに酒[マディヤ]や肉を食べ慣れている人、このような人には、酒[マディヤ]を食後の飲み物として処方する。[321–324]

食後の飲み物の作用と性質

athānupānakarmaguṇān pravakṣyāmaḥ — anupānaṃ tarpayati, prīṇayati, ūrjayati, bṛṃhayati, paryāptimabhinirvartayati, bhuktamavasādayati, annasaṅghātaṃ bhinatti, mārdavamāpādayati, kledayati, jarayati,sukhapariṇāmitāmāśuvyavāyitāṃ cāhārasyopajanayatīti ‖［325］

食後の飲み物［アヌパーナ］の作用と性質を説明しよう。食後の飲み物［アヌパーナ］は栄養を満たし、滋養を与え〈気持ちよくし〉、活力を与え、体格を大きくし〈滋養を与え〉、満足をもたらし、食べたものを定着させ、食物塊を砕き、柔らかくし、流動化し、消化し、身体組織内への順調な同化と迅速な吸収〈拡散〉を助ける。［325］

bhavati cātra —
anupānaṃ hitaṃ yuktaṃ tarpayatyāśu mānavam |
sukhaṃ pacati cāhāramāyuṣe ca balāya ca ‖［326］
nordhvāṅgamārutāviṣṭā na hikkāśvāsakāsinaḥ |
na gītabhāṣyādhyayanaprasaktā norasi kṣatāḥ ‖［327］
pibeyurudakaṃ bhuktvā taddhi kaṇṭhorasi sthitam |
snehamāhārajaṃ hatvā bhūyo doṣāya kalpate ‖［328］

つぎは詩節である。
健康によい〈正しく処方された〉食後の飲み物の飲用は、栄養を満たし〈満足させ〉、食物の消化を容易にし、寿命と体力を増進させる。上半身のヴァータが増悪している人、しゃっくり・呼吸困難・せきに苦しんでいる人、歌唱・演説・暗唱に専念している人、胸部に外傷がある人は食後に水を飲んではいけない。水がのどと胸部に留まり、食物の油分を除去し、さらに症状を悪化させるからである。［326–328］

annapānaikadeśo'yamuktaḥ prāyopayogikaḥ |
dravyāṇi na hi nirdeṣṭuṃ śakyaṃ kārtsnyena nāmabhiḥ ‖［329］
yathā nānauṣadhaṃ kiṃciddeśajānāṃ vaco yathā |
dravyaṃ tattattathā vācyamanuktamiha yadbhavet ‖［330］

以上、飲食物のうち、一般的に用いられるものを説明した。すでに述べたとおり、薬物でない物はないので、すべての物〈飲食物〉［ドラヴィヤ］の名称を挙げるのは不可能である。ここで述べなかった物〈飲食物〉については土地の言い伝えを基にして判断するとよい。［329–330］

消化に関する重性・軽性

生息場所と食性

caraḥ śarīrāvayavāḥ svabhāvo dhātavaḥ kriyāḥ |
liṅgaṃ pramāṇaṃ saṃskāro mātrā cāsmin parīkṣyate ‖ [331]
caro'nūpajalākāśadhanvādyo bhakṣyasaṃvidhiḥ |
jalajānūpajāścaiva jalānūpacarāśca ye ‖ [332]
gurubhakṣyāśca ye sattvāḥ sarve te guravaḥ smṛtāḥ |
laghubhakṣyāstu laghavo dhanvajā dhanvacāriṇaḥ ‖ [333]

ついで、生息場所と食性[チャラ]、身体部位、本性[スヴァバーヴァ]、身体構成要素[ダートゥ]、行動、性別、大きさ、調理法、量を検討する。「チャラ」は、湿地帯、水辺、空中 、砂漠などの生息場所と食性を意味する。水中や湿地帯で生まれた生物の肉は、そのような場所で行動し重性の餌を食べるので、重性である。これに対し、乾燥地で生まれた動物の肉は、そのような場所で行動し軽性の餌を食べるので、軽性である。[331–333]

食肉の部位

śarīāvayavāḥ sakthiśiraḥskandhādayastathā |
sakthimāṃsādguruḥ skandhastataḥ kroḍastataḥ śiraḥ ‖ [334]
vṛṣaṇau carma meḍhraṃ ca śroṇī vṛkkau yakṛdgudam |
māṃsādgurutaraṃ vidyādyathāsvaṃ madhyamasthi ca ‖ [335]

身体部位とは、大腿、頭部、肩などのことである。肩肉はもも肉より重性で、むね肉は肩肉より重性で、頭部の肉はむね肉より重性である。睾丸、皮、陰茎、骨盤〈臀部〉、腎臓、肝臓 、直腸や胴体と骨つき肉は、肉より重性である。[334–335]

本来の重性・軽性

svabhāvāllaghavo mudgāstathā lāvakapiñjalāḥ |
svabhāvādguravo māṣā varāhamahiṣāstathā ‖ [336]
dhātūnāṃ śoṇitādīnāṃ guruṃ vidyādyathottaram |
alasebhyo viśiṣyante prāṇino ye bahukriyāḥ ‖ [337]
gauravaṃ liṅgasāmānye puṃsāṃ strīṇāṃ tu laghavam |
mahāpramāṇā guravaḥ svajātau laghavo'nyathā ‖ [338]

リョクトウ[ムドガ]、ウズラ[ラーヴァ]、グレイ・パートリッジ[カピンジャラ]は本来、軽性である。ケツルアズキ[マーシャ]、豚肉、水牛肉は本来、重性である。ダートゥ（血液、筋肉などの身体構成要素)では血液組織から順次、重性度が増していく。活動的な動物の肉は活動的でない動物の肉よりも軽性である。性別では、一般的に雄の肉の方が雌の肉よりも重性である。同一種類の動物では、大型動物が重性で、小型動物が軽性である。
[336–338]

調理と量による重性・軽性の変化

gurūṇāṃ lāghavaṃ vidyāt saṃskārāt saviparyayam ।
vrīherlājā yathā ca syuḥ saktūnāṃ sidhapiṇḍikāḥ ॥ [339]
alpādāne gurūṇāṃ ca laghūnāṃ cātisevane ।
mātrā kāraṇamuddiṣṭaṃ dravyāṇāṃ gurulāghave ॥ [340]
gurūṇāmalpamādeyaṃ laghūnāṃ tṛptiriṣyate ।
mātrāṃ dravyāṇyapekṣante mātrā cāgnimapekṣate ॥ [341]

加熱調理により重性のものは軽性となり、逆も成立する。たとえば、重性のヴリーヒ米は煎ってラージャー(煎り米)にすると軽性となる。一方、香煎団子[サクトゥ・シッダピンディカー]は、香煎を調理する過程で重性に変化する。重性のものでも少量しか食べなければ、軽性となる。同様に、軽性のものでも大量に食べれば、重性となる。このように、量は物質[ドラヴィヤ]が重性か軽性かを決める要因のひとつである。したがって、重性の食品でも少量を食べるべきであるし、軽性の食品は満腹するまで食べてよい。食物[ドラヴィヤ]が重性か軽性かは量によって決まり、量はアグニ(消化力)によって決まる。[339–341]

アグニ(消化力)と重性・軽性

balamārogyamāyuśca prāṇāścāgnau pratiṣṭhitāḥ ।
annapānendhanaiścāgnirjvalati vyeti cānyathā ॥ [342]
gurulāghavacinteyaṃ prāyeṇālpabalān prati ।
mandakriyānanārogyān sukumārānsukhocitān ॥ [343]
dīptāgnayaḥ kharāhārāḥ karmanityā mahodarāḥ ।
ye narāḥ prati tāṃścintyaṃ nāvaśyaṃ gurulāghavam ॥ [344]

体力、健康、寿命、生気〈生命力〉[プラーナ]は、アグニ(消化力)によって決まる。アグニ(消化力)は飲食物という燃料があれば燃え盛るが、なければ正常に機能しない。重性か軽性かの検討は、特に、体力が減退した者、非活動的な者、不健康な者、虚弱な者、安楽な生活に慣れた者にとっては重要である。しかし、消化力が旺盛な者、硬い食物を常食する

者、労働をし過ぎている者、大食の者にとっては大して重要ではない。[342–344]

食物礼讃

hitābhirjuhuyānnityamantaragniṃ samāhitaḥ |
annapānasamidbhirnā mātrākālau vicārayan || [345]
āhitāgniḥ sadā pathyānyantaragnau juhoti yaḥ |
divase divase brahma japatyatha dadāti ca || [346]
naraṃ niḥśreyase yuktaṃ sātmyajñaṃ pānabhojane |
bhajante nāmayāḥ kecidbhāvino'pyantarādṛte || [347]
ṣaṭtriṃśataṃ sahasrāṇi rātrīṇāṃ hitabhojanaḥ |
jīvatyanāturo janturjitātmā saṃmataḥ satām || [348]

量と時に配慮しつつ、健康な飲食物をアンタラ・アグニ(体内の消化の火)に規則的に捧げるべきである。灯明に供物を捧げた者は、健康によい供物を体内の火に捧げ、日々、ブラフマン(究極の真理)に注意を向け〈毎日瞑想をし〉、施しをし、飲食物の順応性[サートミヤ]を知る者は完璧な至福に恵まれ、現世でも来世でも病気になることはない。自己抑制をし、健康的な食物を食べる者は、三万六千夜(百年)を健康に生き、善人から気に入られる〈崇められる〉。[345–348]

prāṇāḥ prāṇabhṛtāmannamannaṃ loko'bhidhāvati |
varṇaḥ prasādaḥ sausvaryaṃ jīvitaṃ pratibhā sukham || [349]
tuṣṭiḥ puṣṭirbalaṃ medhā sarvamanne pratiṣṭhitam |
laukikaṃ karma yadvṛttau svargatau yacca vaidikam || [350]
karmāpavarge yaccoktaṃ tacāpyanne pratiṣṭhitam |

食物は生命あるものの生命そのものだから、人々は食物を追い求めるのである。色つや、上機嫌、美声、人生〈長命〉、想像力〈理解力〉、幸福、満足感、肥満〈成長〉、体力、知性。以上は食物によって決まる。生活のために行う世俗的行為も、天上界へ行くためのヴェーダ(バラモン教の聖典)に則った行為も、解脱を得る行為も食物に依存している。[349–350]

第27章のまとめ

tatra ślokaḥ —
annapānaguṇāḥ sāgryā vargā dvādaśa niścitāḥ || [351]
saguṇānyanupānāni gurulāghavasaṃgrahaḥ |

annapānavidhāvuktaṃ tat parīkṣyaṃ viśeṣataḥ ॥ [352]

最後は、要約の詩節[シュローカ]である。
飲食物の性質、飲食物の12群の分類とその代表的なもの、食後の飲み物とその性質、重性か軽性かの検討。これらすべてが「飲食物の摂取規定」の章で語られた。本章は特に検討すべきである。[351–352]

---

ityagniveśakṛte tantre carakapratisaṃskṛte ślokasthāne'nnapānavidhirnāma saptaviṃśo'dhyāyaḥ (27)

以上で、アグニヴェーシャが著し、チャラカが改訂した本集・総論篇の第27章「飲食物の摂取規定」を終わる。(27)

aṣṭaviṃśo’dhyāyaḥ

CHAPTER 28

第28章
「飲食物の種々の形状…」の章
（飲食物の代謝とダートゥ性疾患）

athāto vividhāśitapītīyamadhyāyaṃ vyākhyāsyāmaḥ || [1]
iti ha smāha bhagavānātreyaḥ || [2]

それでは「飲食物の種々の形状…」の章を述べよう、と尊者アートレーヤが語り始めた。[1–2]

飲食物の代謝

飲食物のゆくえ

vividhamaśitaṃ pītaṃ līḍhaṃ khāditaṃ jantorhitamantaragnisandhukṣitabalena yathāsvenoṣmaṇā samyagvipacyamānaṃ kālavadanavasthitasarvadhatupākamanupahatasarvadhātūṣmamāruta-srotaḥ kevalaṃ śarīramupacayabalavarṇasukhāyuṣā yojayati śarīradhātūnūrjayati ca | dhātavo hi dhātvāhārāḥ prakṛtimanuvartante || [3]

飲食物の種々の形状には食べ物、飲み物、舐め物、噛み物があるが、飲食物が健康な人に摂取されると、それぞれのダートゥ・アグニ（身体構成要素の消化因子）によって正しく燃焼され、時の流れのように間断なく続くダートゥ（身体構成要素）の変換過程（代謝）に組み込まれ、ダートゥ・アグニやヴァータやスロータス（身体経路）を冒さず、全身に発育や体力や色つやや幸福な生活を授け、身体組織に活力を補給する。ダートゥ（身体構成要素）は、前段階のダートゥ（身体構成要素）から栄養を受け取りつつ正常な状態を保っている。[3]

tatrāhāraprasādākhyo rasaḥ kiṭṭaṃ ca malākhyamabhinirvartate | kiṭṭāt svedamūtrapurīṣavātapitta-śleṣmāṇaḥ karṇākṣināsikāsyalomakūpaprajananamalāḥ keśaśmaśrulomanakhādayaścāvayavāḥ puṣyanti | [4 (1)]

この過程で、食物の透明な精髄〈栄養液〉[アーハーラ・プラサーダ]として知られているラサ(精髄)と、マラ(老廃物)として知られている排出物〈残渣物〉[キッタ]とが生成される。排出物は、汗、尿、便、ヴァータ、ピッタ、カパ、耳・目・鼻・口・毛胞・外陰部の排泄物、毛髪、顎ひげ、口ひげ、爪などの生成を助けている〈栄養を与えている〉。[4(1)]

puṣyanti tvāhārarasādrasarudhiramāṃsamedosthimajjaśukraujāṃsi pañcendriyadravyāṇi dhātuprasādasaṃjñakāni śarīrasandhibandhapicchādayaścāvayavāḥ | te sarva eva dhātavo malākhyāḥ prasādākhyāśca rasamalābhyāṃ puṣyantaḥ savṃ mānamanuvartante yathāvayaḥśarīram | [4 (2–3)]

アーハーラ・ラサ(食物の精髄)は、ラサ(栄養体液)、ラクタ(血液)、マーンサ(筋肉)、メーダス(脂肪)、アスティ（骨)、マッジャー（髄）、シュクラ(精液)、オージャス(活力素)の生成を助けている〈栄養を与えている〉し、「ダートゥ・プラサーダ(ダートゥの透明な精髄〈栄養液〉)」として知られる５つの感覚器機能の基本要素も、靭帯や関節内の潤滑物質もまた、アーハーラ・ラサ(食物の精髄)から栄養を与えられている。これらのすべてのダートゥ（身体構成要素)は精髄〈栄養液〉[プラサーダ]と老廃物[マラ]という形をとり、それぞれラサとマラ(老廃物)から適切な栄養を受け取りつつ、年令と体格に応じた正常な量を維持している。[4 (2–3)]

evaṃ rasamalau svapramāṇāvasthitāvāśrayasya samadhātordhātusāmyamanuvartayataḥ | [4 (4)]

このようにして、ラサ(精髄)とマラ(老廃物)は、正常量を維持しつつ、身体内にすでに存在しているダートゥ（身体構成要素)の平衡を維持している。[4 (4)]

nimittatastu kṣīṇavṛddhānāṃ prasādākhyānāṃ dhātūnāṃ vṛddhikṣayābhyāmāhāramūlābhyāṃ rasaḥ sāmyamutpādayatyārogyāya kiṭṭaṃ ca malānāmevameva | [4 (5)]

ダートゥの中の精髄[プラサーダ]として知られるものが減少または増加すると、食物由来のラサが増加または減少して平衡を維持し健康を保つ。同様の事がマラ(老廃物)の場合にも起こる。[4 (5)]

svamānātiriktāḥ punarutsrgiṇaḥ śītoṣṇaparyāyaguṇaiścopacaryamāṇā malāḥ śarīradhātusāmyakarāḥ samupalabhyante ॥ [4]

排出物〈残渣物〉、つまりマラ(老廃物)が正常量よりも増加したときは、必要に応じて冷性や温性のもので治療する。そうすれば、ダートゥの平衡を保つことができる。[4]

排出物[キッタ]の役割

teṣāṃ tu malaprasādākhyānāṃ dhātūnāṃ srotāṃsyayanamukhāni । tāni yathāvibhāgena yathāsvaṃ dhātūnāpūrayanti । evamidaṃ śarīramaśitapītalīḍhakhāditaprabhavaṃ । aśitapītalīḍhakhāditaprabhavāścāsmiñ śarīre vyādhayo bhavanti । hitāhitopayogaviśeṣāstvatra śubhāśubhaviśeṣakarā bhavantīti ॥ [5]

身体を構成している精髄〈栄養液〉[プラサーダ]および老廃物[マラ]の通り道はスロータス[スローターンシ](身体経路)である。スロータスは各構成要素に必要な量の栄養を運ぶ。このように、身体は食べ物・飲み物・舐め物・噛み物の産物である。同様に、病気もまた、食べ物・飲み物・舐め物・噛み物の産物である。有益な[ヒタ]食物は身体によい影響を与え、有害な[アヒタ]食物は身体に悪い影響を与える。[5]

無益な食事以外の病気の原因

evaṃ vādinaṃ bhagavantamātreyamagniveśa uvāca — dṛśyante hi bhagavan! hitasamākhyātamapyāhāramupayuñjānā vyādhimantaścāgadāśca, tathaivāhitasamākhyātam; evaṃ dṛṣṭe kathaṃ hitāhitopayogaviśeṣātmakaṃ śubhāśubhaviśeṣam upalabhāmaha iti ॥ [6]

尊者アートレーヤが話し終えたとき、アグニヴェーシャが質問した。「先生、有益な食物を食べている人には、病人もいれば健康な人もいます。有害な食物を食べている人も同じです。このような有様をどのように解釈すればよいのでしょうか。よい結果・悪い結果は、有益・有害な食物を食べることに、起因しているのでしょうか。」[6]

tamuvāca bhagavānātreyaḥ — na hitāhāropayogināmagniveśa! tannimittā vyādhayo jāyante, na ca kevalaṃ hitāhāropayogādeva sarvavyādhibhayam atikrāntaṃ bhavati, santi hyṛte'pyahitāhāropayogādanyā rogaprakṛtayaḥ, tadyathā — kālaviparyayaḥ, prajñāparādhaḥ, śabdasparśarūparasagandhāścāsātmyā iti । tāśca rogaprakṛtayo rasān samyagupayuñjānamapi puruṣamaśubhenopapādayanti; tasmāddhitāhāropayogino'pi dṛśyante vyādhimantaḥ । [7 (1–2)]

尊者アートレーヤは答えた。「アグニヴェーシャよ。有益な食物[ヒタ・アーハーラ]を食べている者は、食事に起因する病気には罹らない。有益な食物を食べることだけで、すべての病気への恐れから逃れられるわけではない。有害な食物［アヒタ・アーハーラ］以外にも病気の原因があるからである。それは、時間的異常、知的過失、不適切な音・触・光景・味・嗅である。この3つの病因が、有益な食事をしているにもかかわらず、病気を起こすのである。これが、有益な食物を食べている人も病気になる理由である。」[7 (1–2)]

ahitāhāropayogināṃ punaḥ kāraṇato sadyo na doṣavān bhavatyapacāraḥ | na hi sarvāṇyapathyāni tulyadoṣāṇi, na ca sarve doṣāstulyabalāḥ ; na ca sarvāṇi śarīrāṇi vyādhikṣamatve samarthāni bhavanti | tadeva hyapathyaṃ deśakālasaṃyogavīryapramāṇātiyogādbhūyastaramapathyaṃ saṃpadyate | [7 (3)]

また、有害な食事をしている人でも、過ちが直ちに病気を起こすのではない。これはつぎの理由による。つまり、有害な食物がだれにも等しく有害ではないし、ドーシャの強さはだれもが等しいわけではないし、病気に対する免疫力もだれもが同じではないからである。同じような害のある生活法も、場所、時節、組み合わせ、効力〈薬力源〉［ヴィールヤ］、量次第では、さらに不健全ものとなるからである。[7 (3)]

sa eva doṣaḥ saṃsṛṣṭayonirviruddhopakramo gambhīrānugataścirasthitaḥ prāṇāyatanasamuttho marmopaghātī kaṣṭatamaḥ kṣiprakāritamaśca saṃpadyate | śarīrāṇi cātisthūlānyatikṛśānyaniviṣṭamāṃsaśoṇitāsthīni durbalānyasātmyāhāropacitānyalpāhārāṇyalpasattvāni ca bhavantyavyādhi-sahāni, viparītāni punarvyādhisahāni | [7 (4–5)]

同じドーシャでも、他のドーシャと関連していたり、治療が矛盾していたり、深部であったり、長期に及んだり、生命の気息〈生命維持中枢〉［プラーナ］が存在する臓器であったり、必須器官［マルマン］を冒している場合は、治療困難となり、死に直面することもある。肥りすぎ、やせすぎ、筋肉・血液・骨が弛んでいる、虚弱、不適切な食事［アサートミャ・アーハーラ］の常食、栄養不良〈小食〉、意志薄弱のような人は、病気に対する抵抗力がない。反対の性質の人は病気に対する抵抗力がある。[7 (4–5)]

ebhyaścaivāpathyāhāradoṣaśarīraviśeṣebhyo vyādhayo mṛdavo dāruṇāḥ kṣiprasamutthāścirakāriṇaśca bhavanti | ta eva vātapittaśleṣmāṇaḥ sthānaviśeṣe prakupitā vyādhiviśeṣānabhinirvartayantyagniveśa! || [7]

誤った食事、生来の病的要素［ドーシャ］、体調の変化によって、病気は軽症にも重症にも、急性にも慢性にも変化する。この生来の病的要素であるヴァータ、ピッタ、カパが別々の部位で増悪し別々の病気を起こすのである。アグニヴェーシャよ。[7]

tatra rasādiṣu sthāneṣu prakupitānāṃ doṣāṇāṃ yasmin sthāne ye ye vyādhayaḥ saṃbhavanti tāṃstān yathāvadanuvyākhyāsyāmaḥ ॥ [8]

つぎに、ラサ(栄養体液)を始めとする各身体構成要素におけるドーシャ異常による疾患を列挙する。[8]

身体構成要素別の症状

栄養体液の悪化による疾患

aśraddhā cāruciścāsyavairasyamarasajñatā ।
hṛllāso gauravaṃ tandrā sāṅgamardo jvarastamaḥ ॥ [9]
pāṇḍutvaṃ srotasāṃ rodhaḥ klaivyaṃ sādaḥ kṛśāṅgatā ।
nāśo'gnerayathākālaṃ valayaḥ palitāni ca ॥ [10]
rasapradoṣajā rogāḥ, —

食物への無関心、食欲不振〈味覚不良〉[アルチ]、口内の異味〈味覚障害〉、味覚消失、吐き気、鈍重感、眠気[タンドラー]、身体痛と発熱〈身体痛を伴う発熱〉、眼前暗黒〈失神〉、顔面蒼白、循環経路[スロータス]の閉塞、性交不能、倦怠感〈衰弱〉、痩せ、消化力減退、若年性のしわ、若白髪。— 以上がラサ・ダートゥ(栄養体液組織)の悪化による症状である。[9–10]

血液の悪化による疾患

— vakṣyante raktadoṣajāḥ ।
kuṣṭhavīsarpapiḍakā raktapittamasṛgdaraḥ ॥ [11]
gudameḍhrāsyapākaśca plīhā gulmo'tha vidradhiḥ ।
nīlikā kāmalā vyaṅgaḥ piplavastilakālakāḥ ॥ [12]
dadruścarmadalaṃ śvitraṃ pāmā koṭhāsramaṇḍalam ।
raktapradoṣājjāyante, —

つぎは、ラクタ(血液)の悪化による症状である。ハンセン病〈皮膚病〉[クシュタ]、丹毒を含む急速に拡大する皮膚病[ヴィサルパ]、小膿疱〈毛包性膿皮症〉、ラクタピッタ(出血)、月経過多、肛門・陰茎・口の化膿〈炎症〉、脾臓疾患[注1]、グルマ(腹部腫瘤)、膿瘍[ヴィドラディ]、ニーリーカー(青黒色のあざ)、黄疸、ヴィヤンガ(そばかす〈暗藍色のあざ[注2]〉)、ピプル(赤色のあざ)、ティラカーラカ(ほくろ)、白癬、尋常性乾癬[チャルマダラ]、白斑、丘疹、じんま疹様皮疹、紅色輪状斑[アスラマンダラ]。 ― 以上がラクタ(血液)の悪化[プラドーシャ]による疾患である。[11–12]

注１　[プリーハー]

注２　そばかす

筋肉の悪化による疾患

— śṛṇu māṃsapradoṣajān ॥ [13]
adhimāṃsārbudaṃ kīlaṃ galaśālūkaśuṇḍike ।
pūtimāṃsālajīgaṇḍagaṇḍamālopajihvikāḥ ॥ [14]
vidyānmāṃsāśrayān, —

さあ、マーンサ(筋肉)の悪化による症状をお聞きなさい。アディマーンサ(肉芽腫)[注1]、アルブダ(腫瘍、筋腫)、キーラ(痔核、筋腫)、ガラシャールーカ(口蓋垂炎)、ガラシュンディカー（扁桃・咽頭・喉頭炎)、プーティマーンサ(腐肉形成〈侵食性潰瘍〉)、アラジー（乾性壊疽)、ガンダ(甲状腺腫)[注2]、ガンダマーラー（頚部リンパ腺肥大)[注3]、ウパジフヴィカー(急性舌炎)。 ― 以上がマーンサ(筋肉)の悪化[プラドーシャ]による症状である。[13–14]

注１　総論篇18章33節参照。

注２　腺肥大

注３　頚部リンパ腺肥大

脂肪の悪化による疾患

— medaḥ saṃśrayāṃstu pracakṣmahe ।
ninditāni pramehāṇāṃ pūrvarūpāṇi yāni ca ॥ [15]

さらに、メーダス(脂肪組織)の悪化による疾患について述べよう。それは望ましくない体格[ニンディタ]とプラメーハ(尿疾患)の前駆症状である。[15]

骨の悪化による疾患

adhyasthidantau dantāsthibhedahśūlaṃ vivarṇatā ।
keśalomanakhaśmaśrudoṣāścāsthipradoṣajāḥ ॥ [16]

アディ・アスティ（骨の肥大)、アディ・ダンタ(歯の肥大)、ダンタ・ベーダ(歯の痛み)[注1]、アスティ・シューラ(骨の痛み)、頭髪・体毛・爪・顎ひげ・口ひげの脱色と病変。― 以上がアスティ(骨)の悪化[プラドーシャ]による疾患である。[16]

注1 総論篇第20章11節参照。

骨髄の悪化による疾患

ruk parvaṇāṃ bhramo mūrcchā darśanaṃ tamasastathā |
aruṣāṃ sthūlamūlānāṃ parvajānāṃ ca darśanam || [17]
majjāpradoṣāt, —

関節痛、めまい[ブラマ]、失神[ムールッチャ]、眼前暗黒、深部創傷の出現〈関節の根深い創傷の進行〉。以上がマッジャー(骨髄)の悪化[プラドーシャ]による症状である。[17]

精液の悪化による疾患

— śukrasya doṣāt klaivyamaharṣaṇam |
rogi vā klībamalpāyurvirūpaṃ vā prajāyate || [18]
na cāsya jāyate garbhaḥ patati prasravatyapi |
śukraṃ hi duṣṭaṃ sāpatyaṃ sadāraṃ bādhate naram [19]

シュクラ(精液)の悪化により、勃起不能、性交不能の症状が起こる。その子孫には病気、不妊症、短命、奇形が起こる。通常は、妊娠させることはできず、たとえ妊娠させても流早産となる。精液が悪化していれば、その人だけでなく、妻や子供にも害を及ぼす。[18–19]

感覚機能の悪化による疾患

indriyāṇi samāśritya prakupyanti yadā malāḥ |
upaghātopatāpābhyāṃ yojayantīndriyāṇi te || [20]

ドーシャが感覚機能を悪化させると、機能消失〈低下〉や機能不全〈亢進〉が起こる。[20]

靭帯などの悪化による疾患

snāyau sirākaṇḍarābhyo duṣṭāḥ kliśnanti mānavam |
stambhasaṃkocakhallībhirgranthisphuraṇasuptibhiḥ || [21]

靭帯と脈管と腱でドーシャが悪化すると、硬直、萎縮、変形〈手足の痛風性疼痛〉[注1]、結節

〈腫瘍[注2]〉、拍動感〈振戦[注3]〉、しびれが起こる。[21]

注１　［カッリー］：khallī＝手足の痛風性疼痛(梵和大辞典)。

注２　［グランティ］：granthi＝結び目(梵和大辞典)

注３　［スプラナ］

老廃物の悪化による疾患

malān āśritya kupitā bhedaśoṣapradūṣaṇam |
doṣā malānāṃ kurvanti saṅgotsargāvatīva ca || [22]

マラ(老廃物)内のドーシャが悪化すると、マラ(老廃物)の粉砕〈便塊の粉砕[注1]〉、乾燥、その他の異常〈老廃物の変色、肌色の悪化〉、過剰停留、過剰分泌が起こる。[22]

注１　［ベーダ］

飲食物と健康

有益な飲食物のすすめ

vividhādaśitāt pītādahitāllīḍhakhāditāt |
bhavantyete manuṣyāṇāṃ vikārā ya udāhṛtāḥ || [23]
teṣāmicchananutpattiṃ seveta matimān sadā |
hitānyevāśitādīni na syustajjāstathā''mayāḥ || [24]

上述の疾患は、種々の有害な食物 — 食べ物、飲み物、舐め物、噛み物 — の摂取により起こる。このような疾患の発症を予防するために、賢者は有益な飲食物を摂取し、有害な飲食物の摂取による疾患を起こさせないようにしなければならない。[23–24]

身体構成要素別の疾患の治療

rasajānāṃ vikārāṇāṃ sarvaṃ laṅghanamauṣadham |
vidhiśoṇitike'dhyāye raktajānāṃ bhiṣagjitam || [25]
māṃsajānāṃ tu saṃśuddhiḥ śastrakṣārāgnikarma ca |
aṣṭauninditike'dhyāye medojānāṃ cikitsitam || [26]
asthyāśrayāṇāṃ vyādhīnāṃ pañcakarmāṇi bheṣajam |
bastayaḥ kṣīrasarpīṃṣi tiktakopahitāni ca || [27]

(1)ラサ(栄養体液)の悪化による症状に対する療法は、あらゆる種類の減量法[ランガナ]である。
(2)ラクタ(血液)の悪化による症状に対する療法は、「適切に造られた血液」の章で述べた。
(3)マーンサ(筋肉)の悪化による症状に対する療法は、浄化法、外科療法、アルカリ療法(腐蝕療法)、焼灼療法である。
(4)メーダス(脂肪)の悪化による症状に対する療法は、「8種の望ましくない体格」の章で述べた。
(5)アスティ(骨)の悪化による症状に対する療法は、5つの浄化療法[パンチャ・カルマ]、浣腸〈経腸法〉、苦味薬を添加した牛乳とギーの服用である。[25–27]

majjaśukrasamutthānāmauṣadhaṃ svādutiktakam |
annaṃ vyavāyavyāyāmau śuddhiḥ kāle ca mātrayā || [28]
śāntirindriyajānāṃ tu trimarmīye pravakṣyate |
snāyvādijānāṃ praśamo vakṣyate vātarogike || [29]
na vegāndhāraṇe'dhyāye cikitsāsaṃgrahaḥ kṛtaḥ |
malajānāṃ vikārāṇāṃ siddhiścoktā kvacitkvacit || [30]

(6)マッジャー(骨髄)とシュクラ(精液)の悪化による症状の療法は、甘味と苦味が勝った食事、性交、運動、季節に応じた適量のドーシャの浄化である。
(7)感覚器官〈感覚機能〉[インドリヤ]の悪化による症状の療法は、「三大必須器官」の章(治療編第26章)で述べることにする。
(8)靱帯などの悪化による症状の療法も、「ヴァータ・ヴィヤーディ(ヴァータ性疾患)」の章(治療編第28章)で述べることにする。
(9)マラ(老廃物)の悪化による症状の療法は、「生理的衝動を抑えてはいけない…」という章(総論編第7章)の中で簡潔に述べたし、他の章のあちこちで述べた。[28–30]

ドーシャの移動

vyāyāmādūṣmaṇastaikṣṇyāddhitasyānavacāraṇāt |
koṣṭhācchākhā malā yānti drutatvānmārutasya ca || [31]
tatrasthāśca vilambante kadācinna samīritāḥ |
nādeśakāle kupyanti bhūyo hetupratīkṣiṇaḥ || [32]
vṛddhyā viṣyandanāt pākāt srotomukhaviśodhanāt |
śākhā muktvā malāḥ koṣṭhaṃ yānti vāyośca nigrahāt || [33]

運動や消化の火の異常な強さや健康的な生活をしないことによって、また、ヴァータの迅速性によって、ドーシャが腹部〈消化管系〉[コーシュタ]から末端系[シャーカ]へと拡散する。ドーシャは、そこでしばらく増悪せずに留まり、増悪因子に出会うまで待機している。なぜなら、ドーシャが、不適切な場所や時に、悪化することはけっしてないからである。一方、増悪や浸透〈液化〉や熟成〈化膿〉や身体経路[スロータス]の開口部[ムカ]の浄化やヴァータの抑制により、ドーシャは末端系を離れ腹部〈消化管系〉に戻る。[31–33]

健康人と病人の違い

ajātānāmanutpattau jātānāṃ vinivṛttaye ǀ
rogāṇāṃ yo vidhirdṛṣṭaḥ sukhārthī taṃ samācaret ǁ [34]
sukhārthāḥ sarvabhūtānāṃ matāḥ sarvāḥ pravṛttayaḥ ǀ
jñānājñānaviśeṣāttu mārgāmārgapravṛttayaḥ ǁ [35]

幸福〈健康〉[スカ]を願う者は、未発症の病気を予防するためや発症した病気を治療するための養生法に従うべきである。すべての生物の活動は本能的に幸福を追求しているが、よい道を選ぶか悪い道を選ぶかは賢明か無知かにかかっている。[34–35]

賢人と凡人の違い

hitamevānurudhyante praparīkṣya parīkṣakāḥ ǀ
rajomohāvṛtātmānaḥ priyameva tu laukikāḥ ǁ [36]
śrutaṃ buddhiḥ smṛtirdākṣyaṃ dhṛtirhitaniṣevaṇam ǀ
vāgviśuddhiḥ śamo dhairyamāśrayanti parīkṣakam ǁ [37]
laukikaṃ nāśrayantyete guṇā moharajaḥ śritam ǀ
tanmūlā bahavo yanti rogāḥ śārīramānasāḥ ǁ [38]

賢明な者は、検討を加えてから有益な養生法に力を入れる。一方、世間一般の人々はラジャス(激情)とタマス(無知)で覆われているので、選り好みをする。賢人は、学問や理性や記憶力、器用さ 、自制、有益な養生法の習慣、弁舌の純粋さ、心の平穏、忍耐が備わっている。一方、ラジャス(激情)とタマス(無知)で満たされている凡人にはこれらの素養は備わっていない。これが、凡人が自ら招いた様々の心身の病いに陥る理由である。[36–38]

prajñāparādhāddhyahitānarthān pañca niṣevate ǀ
saṃdhārayati vegānśca sevate sāhasāni ca ǁ [39]
tadātvasukhasaṃjñeṣu bhāveṣvajño'nurajyate ǀ
rajyate na tu vijñātā vijñāne hyamalīkṛte ǁ [40]

知的過失[プラジュニャー・アパラーダ]により、凡人は有害な感覚対象[アヒタ・アルタ]に浸り、生理的欲求を抑え、危険を伴う仕事に着手する。無知な者は目先の快楽に執着するが、賢明な者は理解力が卓越しているため、そのようなことはしない。[39–40]

食事に関する8項目

na rāgānnāpyavijñānādāhārānupayojayet I
parīkṣya hitamaśnīyāddeho hyāhārasaṃbhavaḥ II [41]
āhārasya vidhāvaṣṭau viśeṣā hetusaṃjñakāḥ I
śubhāśubhasamutpattau tān parīkṣya prayojayet II [42]

執着や無知によって食べ物を選んではいけない。正しくは、吟味のうえ有益なものだけを選ぶべきである。なぜなら、身体は食物の産物だからである。よい結果をもたらすか悪い結果をもたらすかが係っている食事に関して、考慮すべき8項目[注1]がある。これを適切に吟味してから食事をすべきである。[41–42]

注1 8項目は ヴィマーナ・スターナ(判断篇)の第1章21節によると以下のとおりである。1. プラクリティ(性質) 2. カラナ(調理) 3. サンヨーガ(組み合わせ) 4. ラーシ(量) 5. デーシャ(産地) 6. カーラ(時期、季節) 7. ウパヨーガサンスター(消化力を考慮した食事) 8. ウパヨークトリ(食べる人の順応性)
前章3節にある飲食物の摂取規定とは、この8項目を吟味することである。

健康に害があるものは避けるべし

parihāryāṇyapathyāni sadā pariharannaraḥ I
bhavatyanṛṇatāṃ prāptaḥ sādhūnāmiha paṇḍitaḥ II [43]
yattu rogasamutthānamaśakyamiha kenacit I
parihartuṃ na tat prāpya śocitavyaṃ manīṣibhiḥ II [44]

つねに不健全な要素[アパティヤ]を避けるべきである。そうすることによって、賢者は高貴な人々の賞賛を得る。人が避けることができないような種類の病気の原因について、賢者は思い煩うべきではない。[43–44]

第28章のまとめ

tatra ślokāḥ —
āhārasaṃbhavaṃ vastu rogāścāhārasaṃbhavāḥ I
hitāhitaviśeṣācca viśeṣaḥ sukhaduḥkhayoḥ II [45]

sahatve cāsahatve ca duḥkhānāṃ dehasattvayoḥ ।
viśeṣo rogasaṅghāśca dhātujā ye pṛthakpṛthak ॥［46］
teṣāṃ caiva praśamanaṃ koṣṭhācchākhā upetya ca ।
doṣā yathā prakupyanti śākhābhyaḥ koṣṭhametya ca ॥［47］
prājñājñayorviśeṣaśca svasthāturahitaṃ ca yat ।
vividhāśitapītīye tat sarvaṃ saṃprakāśitam ॥［48］

最後は、要約の詩節［シュローカ］である。
食べ物の産物、食べ物が起こす病気、有益・有害な食べ物ものに起因する幸福・不幸、心身の状態の差異による病気への抵抗力と抵抗力の欠如、ダートゥ（身体構成要素）別の疾患とその治療、ドーシャの腹部〈消化管系〉から末端系へとその逆への移動、賢人と凡人の違い、健康人と病人にとって有益なもの。これらすべてが「飲食物の種々の形状…」の章で語られた。［45–48］

---

ityagniveśakṛte tantre carakapratisaṃskṛte sūtrasthāne vividhāśitapītīyo nāmāṣṭāviṃśo 'dhyāyaḥ (28)

以上で、アグニヴェーシャが著し、チャラカが改訂した本集・総論篇の第28章「飲食物の種々の形状…」を終わる。(28)

ityannapāna catuṣkaḥ［Ⅶ］

飲食物に関する７番目の四章群を終わる。［Ⅶ］

संग्रहाध्यायौ

sangrahādhyāyau

VIII

結びの二章

ūnatriṃśo'dhyāyaḥ

CHAPTER 29

第29章 10の生気〈生命〉の座の章

（総論篇の全容）

athāto'daśaprāṇāyatanīyamadhyāyaṃ vyākhyāsyāmaḥ ‖ [1]
iti ha smāha bhagavānātreyaḥ ‖ [2]

それでは「10の生気〈生命〉の座[ダシャ・プラーナ・アーヤタナ]」の章を述べよう、と尊者アートレーヤが語り始めた。[1–2]

10の生気〈生命〉の座

daśaivāyatanānyāhuḥ prāṇāyeṣu pratiṣṭhitāḥ |
śaṅkhau marmatrayaṃ kaṇṭho raktaṃ śukraujasī gudam ‖ [3]
tānīndriyāṇi vijñānaṃ cetanāhetumāmayān |
jānīte yaḥ sa vai vidvān prāṇābhisara ucyate ‖ [4]

生気〈生命〉の座[プラーナ・アーヤタナ]は10箇所しかない。それは、左右のこめかみ、三大必須器官[マルマ・トラヤ]（心臓、膀胱、頭）、のど、血液、精液、オージャス（活力素）、肛門・直腸部である。これらの生気〈生命〉の座や感覚器官〈感覚機能〉[インドリヤ]や意識〈専門知識〉[ヴィジュニャーナ]や意識の根源や病気を把握している博学な医者は、生気（生命）の救済者[プラーナ・アビサラ]として知られる。[3–4]

総論篇の全容と2種の医者

2種の医者

dvividhāstu khalu bhiṣajo bhavantyagniveśa! prāṇānāmeke'bhisarā hantāro rogāṇāṃ, rogāṇām eke'bhisarā hantāraḥ prāṇānāmiti ‖ [5]
evaṃvādinaṃ bhagavantamātreyamagniveśa uvāca — bhagavaṃste kathamasmābhirveditavyā bhaveyuriti ‖ [6]

アグニヴェーシャよ。医者には2種ある。ひとつは生気〈生命〉を救済し病気を根絶する医者で、もうひとつは病気を悪化させ生気〈生命〉を奪う医者である。尊者アートレーヤが話し終えたとき、アグニヴェーシャが尋ねた。「先生、わたしたちはどのようにして両者を見分ければよいのでしょうか。」[5–6]

生命の救済者[プラーナービサラ]の見分け方

bhagavānuvāca — ya ime kulīnāḥ paryavadātaśrutāḥ paridṛṣṭakarmāṇo dakṣāḥ śucayo jitahastā jitātmānaḥ sarvopakaraṇavantaḥ sarvendriyopapannāḥ prakṛtijñāḥ pratipattijñāśca te jñeyāḥ prāṇānāmabhisarā hantāro rogāṇām ; tathāvidhā hi kevale śarīrajñāne śarīrābhinirvṛttijñāne prakṛtivikārajñāne ca niḥsaṃśayāḥ, sukhasādhyakṛcchrasādhyayāpyapratyākhyeyānāṃ ca rogāṇāṃ samutthānapūrvarūpaliṅgavedanopaśayaviśeṣajñāne vyapagatasaṃdehāḥ, [7 (1–2)]

尊者アートレーヤは言った。高貴な家系の者、教典に精通した者、実践的知識に精通した者、熟練した者、清廉潔癖である者、外科手技を訓練した者[注1]、自制心を有する者、すべての必要治療器具を準備できる者[注2]、すべての感覚機能が正常な者、体質〈本質〉を理解している者[注3]、治療方針を理解している〈迅速かつ沈着に適格な判断を下せる〉[注4]者が、病気を根絶し生命を救済する医者[プラーナービサラ]だと見なされる。このような医者は、解剖学、発生学と生理学〈身体の発生と生理機能〉、病理学〈健康と病気の様相〉の判断を誤ることがない。また、発病の原因、前駆症状、主症状、苦痛と緩解の区別すなわち完全な臨床所見の判断を誤ることがない。また、容易に治癒するか、難治性か、緩和可能〈姑息的治療の対象〉[注5]か、治療放棄すべきかの判断を誤ることもない。[7 (1–2)]

注1　[ジタハスタ]：jtahasta＝その手を訓練せる（梵和）。総論篇の第16章を参照。
注2　[サルヴァ・ウパカラナヴァト]：ウパカラナヴァト＝手段を具えたる、能力の十分なる（梵和）。
注3　[プラクリティ・ジュニャ]
注4　[プラティパッティ・ジュニャ]
注5　[ヤーピヤ]：第10章17–18節参照。

薬剤に関する四章群（第1章から第4章）

trividhasyāyurveda sūtrasya sasaṃgrahavyākaraṇasya satrividhauṣadhagrāmasya pravaktāraḥ, pañcatriṃśato mūlaphalānāṃ caturṇāṃ ca snehānāṃ pañcānāṃ ca lavaṇānāmaṣṭānāṃ ca mūtrāṇāmaṣṭānāṃ ca kṣīrāṇāṃ kṣīratvagvṛkṣāṇāṃ ca ṣaṇṇāṃ śirovirecanādeśca pañca-karmāśrayasyauṣadhagaṇasyāṣṭāviṃśateśca yavāgūnāṃ dvātriṃśataścūrṇapradehānāṃ ṣaṇṇāṃ ca virecanaśatānāṃ pañcānāṃ ca kaṣāyaśatānāṃ prayoktāraḥ, ［7 (3–4)］

このような医者は、アーユルヴェーダの三大原則（病因学と症候学と治療学）を簡潔にも詳細にも熟知している者であり、三大薬物（動物由来と植物由来と鉱物由来の薬物）についても同様である。また、35種の根と果実、４種の油脂、５種の塩、８種の尿、８種の乳、６種の乳液と樹皮、経鼻頭部浄化法［シローヴィレーチャナ］をはじめとする５種の浄化療法［パンチャカルマ］に用いる薬剤、28種の薬用粥、32種の泥膏、600種の浄化剤、500種の煎剤にも精通している。［7 (3–4)］

健康法に関する四章群（第5章から第8章）

svsthavṛttavihitabhojanapānaniyamasthānacaṅkramaṇaśayanāsanamātrādravyāñjanadhūmanāvana-abhyañjanaparimārjanavegāvidhāraṇavidhāraṇavyāyāmasātmyendriyaparīkṣopakramaṇasadvṛtta-kuśalāḥ, ［7 (5)］

このような医者は、飲食物、立つこと、歩くこと、横たわること、座ること、量、物質、眼軟膏［アンジャナ］、薬用喫煙［ドゥーマ］、経鼻頭部浄化法〈鼻腔への油剤滴下〉［ナーヴァナ］、オイルマッサージ〈油剤塗布〉、清拭〈油剤除去〉、生理的衝動を抑えないこと、精神的衝動の抑制、運動 、順応［サートミヤ］、感覚器機能の検討と知識〈治療〉、善行に関して規定された養生法について熟知している。［7 (5)］

基本事項の訓示に関する四章群（第9章から第12章）

catuṣpādopagṛhīte ca bheṣaje ṣoḍaśakale saviniścaye satriparyeṣaṇe savātakalākalajñāne vyapagatasaṃdehāḥ, ［7 (6)］

このような医者は、16事項からなる治療の四本柱、病気の性質〈予後の鑑別〉、３つの探求〈念願〉、ヴァータの長所と短所に関する知識にも疑いがない。［7 (6)］

準備に関する四章群(第13章から第16章)

caturvidhasya ca snehasya caturviṃśatyupanayasyopakalpanīyasya catuḥṣaṣṭiparyantasya ca vyavasthāpayitāraḥ, bahuvidhavidhānayuktānāṃ ca snehya svedyavamyavirecyavividhauṣadhopacārāṇāṃ ca kuśalāḥ, [7 (7-8)]

このような医者は、４種の油剤、24種の調合油剤、64種の医療用品〈味に基づく64種の分類〉、油剤法・発汗法・催吐法〈嘔吐誘発〉・催下法(下剤法)などの療法に使用する薬剤とその手順に熟練している者である。[7 (7–8)]

疾患に関する四章群(第17章から第20章)

śirorogāderdoṣāṃśavikalpajasya ca vyādhisaṃgrahasya sakṣayapiḍakāvidradhestrayāṇāṃ ca śophānāṃ bahuvidhaśophānubandhānāmaṣṭacatvārimśataśca rogādhikaraṇānāṃ catvāriṃśaduttarasya ca nānātmajasya vyādhiśatasya [7 (9)–1]

さらにこのような医者は、頭部疾患など、ドーシャの増減による症状、減少[クシャヤ]、毛包性膿皮症、膿瘍、３種の腫脹〈浮腫〉、腫脹の種々の合併症、48種の疾患、単一ドーシャの増悪に起因する140種の疾患、[7 (9)–1]

栄養管理に関する四章群(第21章から第24章)

tathā vigarhitātisthūlātikṛśānāṃ sahetulakṣaṇopakramāṇāṃ svapnasya ca hitāhitasyāsvpnātisvapnasya ca sahetūpakramasya ṣaṇṇāṃ ca laṅghanādīnāmupakramāṇāṃ saṃtarpaṇāpatarpaṇajānāṃ ca rogāṇāṃ sarūpapraśamanānāṃ śoṇitajānāṃ ca vyādhīnāṃ madamūrcchāyasaṃnyāsānāṃ ca sakāraṇarūpauṣadhopacārāṇāṃ kuśalāḥ, [7 (9)]

望ましくない体格である肥満とやせすぎの原因と症状と治療、有益な睡眠と有害〈無益〉な睡眠、不眠と過剰睡眠の原因と治療、減量法などの６種の療法、栄養過多と栄養不足による病気の症状と治療、血液性疾患とマダ(酩酊〈意識混濁〉)とムールッチャー（失神）とサンニヤーサ(昏睡)の症状と治療、[7 (9)]

飲食物に関する四章群(第25章から第28章)

kuśalāścāhāravidhiviniścayasya prakṛtyā hitāhitānāmāhāravikārāṇāmagryasaṃgrahasyāsavānāṃ ca caturaśīterdravyaguṇakarmaviniścayasya rasānurasasaṃsrayasya savikalpavairodhikasya dvādaśavargāśrayasya cānnapānasya saguṇaprabhāvasya sānupānaguṇasya navavidhasyārthasaṃ grahasyāhāragateśca hitāhitopayogaviśeṣātmakasya ca śubhāśubhaviśeṣasya dhātvāsrayāṇāṃ ca rogāṇāṃ sauṣadhasaṃgrahāṇāṃ ［7 (10)］

食物の検討、もともと有益な食品と有害な食品、最重要事項群、84種のアーサヴァ（薬味酒)、ラサ(味)とアヌラサ(附随の味〈隠れた味〉)に基づく薬物の性質と作用、ラサ(味)の組み合わせ、「食い合わせ(対立する組み合せの食事)」、12群に分類した飲食物の性質と効能、食後の飲み物[アヌパーナ]の性質と作用、食物の重性・軽性に関する９つの判断点、飲食物のゆくえ〈代謝〉、有益な食品と有害な食品の効能と害、身体構成要素別の疾患とその治療、［7 (10)］

結びの２章(第29章と第30章)

daśānāṃ ca prāṇāyatanānāṃ yaṃ ca vakṣyāmyarthedaśamahāmūlīye triṃśattamādhyāye tatra ca kṛtsnasya tantroddeśalakṣaṇasya tantrasya ca grahaṇadhāraṇāvijñānaprayogakarmakārya-kālakartṛkaraṇakuśalāḥ, kuśalāśca smṛtimatiśāstrayuktijñānasyātmanaḥ śīlaguṇairavisaṃvādanena ca saṃpādanena sarvaprāṇiṣu cetaso maitrasya mātāpitṛbhrātṛbandhuvat, evaṃyuktā bhavantyagniveśa! prāṇānāmabhisarā hantāro rogāṇāmiti ॥ ［7］

「10の生気〈生命〉の座」と「心臓に根差す十大脈管」と題する第30章で述べる事柄について熟知している。また、このような医者は、本集全体の概説にも詳説に精通し、その習得、保持、理解、応用、治療法、健康、時節 、医者と器具〈薬剤と器具〉にも精通し、一方、記憶力、知性、学識〈理論的知識〉、合理的応用力〈実践的知識〉[ユクティ]を備え、高尚な品性に矛盾しないやり方で医療を実践し、すべての生き物に対して親兄弟や親類縁者に対するようにやさしく接する。以上のような特長を備えている医者こそ、生命を長らえさせ病気を根治させる医者である。［7］

病気を悪化させる医者の見分け方

ato viparītā rogāṇāmabhisarā hantāraḥ prāṇānāṃ, bhiṣakchadmapraticchannāḥ kaṇṭakabhūtā lokasya pratirūpakasadharmāṇo rājñāṃ pramādāccaranti rāṣṭrāṇi ॥ ［8］

これと正反対の特長をもつ者は 、病気を悪化させ生気〈生命〉を奪う者であり、医者に扮装して素性を隠し、世間の苦痛の種となり、国王たちの不注意に乗じて医者そっくりに装い国々を転々としている。［8］

teṣāmidaṃ viśeṣavijñānaṃ bhavati — atyarthaṃ vaidyaveśena ślāghamānā viśikhāntaram-anucaranti karmalobhāt, śrutvā ca kasyacidāturyamabhitaḥ paripatanti, saṃśravaṇe cāsyātmano vaidyaguṇānuccairvadanti, yaścāsya vaidyaḥ pratikarma karoti tasya ca doṣānmuhurmuhurudāharanti, āturamitrāṇi ca praharṣaṇopjāpopasevādibhiricchantyātmīkartum, svalpecchutāṃ cātmanaḥ khyāpayanti, karma cāsādya muhurmuhuravalokayanti dākṣyeṇājñānamātmanaḥ pracchādayitukāmāḥ, [9 (1)]

かれらを見分ける特長はつぎのとおりである。かれらは医者の格好をし、ことさら自画自賛し、餌食を求めてあちらこちらを転々とし、だれかが病気になっていると聞くと駆け付け、自分の医者としての才能を声高に叫び、再三にわたって掛かり付けの医者の欠点をあげつらい、その一方で娯楽やお世辞や世話などで病人の友人に気に入られようとし、報酬は少ししか求めないと主張し、患者を見つけると、無知を隠すために器用さを装おい頻繁に周囲に目を配る。[9 (1)]

vyādhiṃ cāpāvartayitumaśaknuvanto vyādhitamevānupakaraṇamaparicārakamanātmavantamupadiśanti, antagataṃ cainamabhisamīkṣyānyamāśrayanti deśamapadeśamātmanaḥ kṛtvā, prākṛtajanasannipāte cātmanaḥ kauśalamakuśalavadvarṇayanti, adhīravacca dhairyamapavadanti dhīrāṇāṃ, vidvajjanasannipātaṃ (cābhisamīkṣya) pratibhayamiva kāntāramadhvagāḥ pariharanti dūrāt, yaścaiṣāṃ kaścit sūtrāvayavo bhavatyupayuktastamaprakṛte prakṛtāntare vā satatamudāharanti, na cānuyogamicchantyanuyoktuṃ vā, mṛtyoriva cānuyogādudvijante, na caiṣāmācāryaḥ śiṣyaḥ sabrahmacārī vaivādiko vā kaścit prajñāyata iti ‖ [9]

かれらは病気を治すこともできず、患者の準備や看護や自制心が不足していたことを責める。患者の最期がせまれば変装してどこかへ逃れる。世間一般の人の中にあっては、患者のように自分の技能を説明する。勇敢な者の忍耐力に苛立ち軽蔑する。旅人が険しい森を遠ざけるように、学者の集まりから遠ざかる。たとえば教典[スートラ]の一部を覚えていたら、関連があろうとなかろうと、つねにそれを引き合いに出す。質問に満足に答えないし、だれかに質問することもない。質問を死のように恐れる。かれらには指導者も弟子も同窓生も議論しあう同僚も存在しない。[9]

にせ医者を排斥せよ

bhavanti cātra —
bhiṣakchadma praviśyaivaṃ vyādhitāṃstarkayanti ye |
vītaṃsamiva saṃśrtya vane śākuntikā dvijān ‖ [10]
śrutadṛṣṭakriyākālamātrājñānabahiṣkṛtāḥ |
varjanīyā hi te mṛtyoścarantyanucarā bhuvi ‖ [11]
vṛttihetorbhiṣaṅmānapūrṇān mūrkhaviśāradān |
varjayedāturo vidvān sarpāste pītamārutāḥ ‖ [12]

つぎは詩節である。

狩猟者が鳥を捕獲するために森で網を張るように、患者を探し求めて医者の格好をする者は、学問・診察・治療・時節・量の知識を欠いており、食い扶持を求めて死神の使いのように地上を転々とする。賢明な患者は、空気で満ちた蛇のように医者の自惚れで満ちた大ばか者を避けねばならない。[10–12]

優秀な医者を尊敬せよ

ye tu śāstravido dakṣāḥ śucayaḥ karmakovidāḥ ।
jitahastā jitātmānastebhyo nityaṃ kṛtaṃ namaḥ ॥ [13]

これに対し、学識があり、熟練していて、清廉潔癖で、治療経験豊富で、訓練した手をもち、自制心のある医者はつねに尊敬に値する。[13]

第29章のまとめ

tatra ślokaḥ —
daśaprāṇāyatanike ślokasthānārthasaṃgrahaḥ ।
dvividhā bhiṣajaścoktāḥ prāṇasyāyatanāni ca ॥ [14]

最後は、要約の詩節［シュローカ］である。

「10の生気〈生命〉の座」の章で、シュローカスターナ（総論篇）の全容、２種の医者、生気〈生命〉の座が語られた。[14]

---

ityagniveśakṛte tantre carakapratisaṃskṛte ślokasthāne daśaprāṇāyatanīyo nāmonatriṃśo'dhyāyaḥ ।（29）

以上で、アグニヴェーシャが著し、チャラカが改訂した本集・総論篇の第29章「10の生気〈生命〉の座」を終わる。（29）

trimśo'dhyāyaḥ

CHAPTER 30

第30章 心臓に根差す十大脈管の章

（本集の全容）

athāto'rthe daśamahāmūlīyamadhyāyaṃ vyākhyāsyāmaḥ ॥ [1]
iti ha smāha bhagavānātreyaḥ ॥ [2]

それでは「心臓に根差す十大脈管」の章を述べよう、と尊者アートレーヤが語り始めた。[1–2]

心臓に根差す十大脈管

心臓の別名

arthe daśa mahāmūlāḥ samāsaktā mahāphalāḥ ।
mahaccārthaśca hṛdayaṃ paryāyairucyate budhaiḥ ॥ [3]

心臓には十大脈管［ダシャ・マハー・ムーラ］が根差しており、非常に重要である。「マハト」[注1]と「アルタ」[注2]という用語は、「フリダヤ（心臓）」[注3]と同じ意味で用いられる。[3]

注1　マハトは通常、「広大」、「重要」などの意味で用いられる。

注2　アルタは通常、「利益」、「財産」、「目的」、「意味」などの意味で用いられる。

注3　フリダヤは「心臓」、「核心」などの意味で用いられる。

心臓の重要性と十大脈管

ṣaḍaṅgamaṅgaṃ vijñānamindriyāṇyarthapañcakam ǀ
ātmā ca saguṇaścetaścintyaṃ ca hṛdi saṃśritam ǁ ［4］
pratiṣṭhārthaṃ hi bhāvānāmeṣāṃ hṛdayamiṣyate ǀ
gopānasīnāmāgārakarṇikevārthacintakaiḥ ǁ ［5］
tasyopaghātānmūrcchāyaṃ bhedānmaraṇamṛcchati ǀ
yaddhi tat sparśavijñānaṃ dhāri tattatra saṃśritam ǁ ［6］
tat parasyaujasaḥ sthānaṃ tatra caitanyasaṃgrahaḥ ǀ
hṛdayaṃ mahadarthaśca tasmāduktaṃ cikitsakaiḥ ǁ ［7］
tena mūlena mahatā mahāmūlā matā daśa ǀ
ojovahāḥ śarīre'smin vidhamyante samantataḥ ǁ ［8］

６部分からなる身体、思考力、感覚器官〈感覚機能〉［インドリヤ］、５つの感覚対象、属性［グナ］[注1]を伴う我［アートマン］、思考器官と思考の対象は、すべて心臓につかさどられている。心臓は、家の細い梁を支える中央の桁のように、上記の諸要素を支える基体であると、心臓の専門医は考えている。心臓が少しでも傷つくとムールッチャー（失神）を起こし、重症の場合は激痛が起こり死に至る。知覚(反射)があることによって確認される生命[注2]は心臓に位置している。心臓は、最上のオージャス(活力素)の存在場所でもあり、意識〈精神〉の貯蔵庫でもある。それで医者は、心臓のことを「マハト」（偉大)とか「アルタ」（すべての目的を達成する)とか呼ぶのである。この心臓を根源として十大脈管が延び、オージャスを運びつつ全身を脈動させている。［4–8］

注１　総論篇第１章49節の注釈(A)を参照。

注２　［ダーリ］：総論篇第１章42節を参照。

オージャスの作用

yenaujasā vartayanti prīṇitāḥ sarvadehinaḥ ǀ
yadṛte sarvabhūtānāṃ jīvitaṃ nāvatiṣṭhate ǁ ［9］
yat sāramādau garbhasya yattadgarbharasādrasaḥ ǀ
saṃvartamānaṃ hṛdayaṃ samāviśati yat purā ǁ ［10］
yasya nāśāttu nāśo'sti dhāri yadhṛdayāśritam ǀ
yaccharīrarasasnehaḥ prāṇā yatra pratiṣṭhitāḥ ǁ ［11］
tatphalā bahudhā vā tāḥ phalantīva (ti) mahāphalāḥ ǀ

オージャスで満たされることによって生物は生命を維持できる。オージャスがなければ生物は生存できない。オージャスは胎児の最初の精髄であり、胎児の滋養になる要素の精髄でもあり、最初に胎児の心臓循環に入るものである。オージャスが破壊されると胎児が破滅する。オージャスは心臓に位置して生命を維持している。オージャスは栄養体液の最良の部分〈脂肪〉[スネーハ]であり、生気[プラーナ]を生み出し、それらの結果あるいはそれらが種々の効果を生む。したがってそれら(脈管)は「マハーパラー〈十大脈管〉(重要な成果あるいは偉大な成果を有するもの)」と呼ばれる。[9–11]

シラー、ダマニー、スロータスの語源

dhmānāddhamanyaḥ sravaṇāt srotāṃsi saraṇāt sirāḥ || [12]

ダマニー(動脈)は「脈動する[ドマーナート](吹く)」ので、スロータス(身体経路)は「流す[スラヴァナート]」ので、シラー(静脈)は「すみやかに移動させる[サラナート]」ので、そう呼ばれる。[12]

心臓と十大脈管とオージャスのために

tanmahat tā mahāmūlāstaccaujaḥ parirakṣatā |
parihāryā viśeṣeṇa manaso duḥkhahetavaḥ || [13]
hṛdyaṃ yat syādyadaujasyaṃ srotasāṃ yat prasādanam |
tattat sevyaṃ prayatnena praśamo jñānameva ca || [14]

心臓と十大脈管とオージャスを保護したいと思う者は、精神的苦痛をもたらすことを避けるべきである。さらに、心臓とオージャスに効果のある療法を受け、スロータス(身体経路)の浄化法と精神の安定と知識の習得に尽力するべきである。[13–14]

6事項のもっとも優秀なもの

atha khalvekaṃ prāṇavardhanānamutkṛṣṭatamamekaṃ balavardhanānāmekaṃ bṛmhaṇānāmekaṃ nandanānāmekaṃ harṣaṇānāmekamayanānāmiti | tatra ahiṃsā prāṇināṃ prāṇavardhanānāmutkṛṣṭatamaṃ, vīryaṃ balavardhanānāṃ, vidyā bṛmhaṇānāṃ, indriyajayo nandanānāṃ, tattvāvabodho harṣaṇānāṃ, brahmacaryamayanānāmiti ; evamāyurvedavido manyante || [15]

つぎの6事項 — 寿命を延ばすもの[プラーナ・ヴァルダナ]、体力増進させるもの[バラ・バルダナ]、体格を向上させる〈滋養を与える〉もの[ブリンハナ]、幸福を増進させるもの[ナンダナ]、喜びを与えるもの[ハルシャナ]、至高への道[アヤナ] — の中でもっとも優秀なもの〈効果的なもの〉はただひとつである。
(1)生きとし生けるものにとって、非暴力〈不殺生〉[アヒンサー]が寿命を延ばすものの中で

もっとも優秀なものである。
（２）体力増進させるものの中でもっとも優秀なものは勇気［ヴィーリャ］である。
（３）体格を向上させる〈滋養を与える〉ものの中でもっとも優秀なものは知識である。
（４）幸福を増進させるものの中でもっとも優秀なものは感覚機能の制御〈自己抑制〉［インドリヤ・ジャヤ］である。
（５）現実の認識〈真理の理解〉［タットヴァ・アヴァボーダ］が喜びを与えるものの中でもっとも優秀である。
（６）禁欲〈梵行〉［ブラフマチャリヤ］が至高への道の中でもっとも優秀である。
　アーユルヴェーダ学者はこのように考えている。［15］

アーユルヴェーダの学習法

アーユルヴェーダの伝達法

tatrāyurvedavidastantrasthānādhyāyapraśnānāṃ pṛthaktvena vākyaśo vākyārthaśo'rthāvayavaśca pravaktāro mantavyāḥ | tatrāha — kathaṃ tantrādīni vākyaśo vākyārthaśo'rthāvayavaśaścoktāni bhavantīti ‖ ［16］

タントラ（本集）、スターナ（篇）、アディヤーヤ（章）、プラシュナ（論点）を「原典復唱［ヴァーキャ］」、「原典解釈［ヴァーキャ・アルタ］」、「要約〈詳細説明〉［アルタ・アヴァヤヴァ］」をして伝達することができる者がアーユルヴェーダを知る人〈アーユルヴェーダ学者〉とみなされる。この発言に対しだれかがこう言った。「どのようにして本集などを「原典復唱」、「原典解釈」、「要約〈詳細説明〉」によって伝えることができるのでしょうか。」［16］

atrocyate tantramārṣaṃ kārtsnyena yathāmnāyamucyamānaṃ vākyaśo bhavatyuktam ‖ ［17］
buddhyā samyaganupraviśyārthatatatvaṃ vāgbhirvyāsasamāsapratijñāhetūdāharaṇopanayani-gamanayuktābhistrividhaśiṣyabuddhigamyābhirucyamānaṃ vākyārthaśo bhavatyuktam ‖ ［18］
tantraniyatānāmarthadurgāṇāṃ punarvibhāvanairuktamarthāvayavaśo bhavatyuktam ‖ ［19］

これに対する答えはこうである。聖仙たちが叙述した本集を完全かつ伝承に従って復唱することを「原典復唱」という。知性によって真の意味を把握し、詳細にしたり簡潔にしたり、提案［プラティジュニャー］・理由［ヘートゥ］・実例［ウダーハラナ］・相関関係〈適用〉［ウパナヤ］・結論［ニガマナ］を示したりして、3種類（優秀・平均・鈍感）の弟子に理解させること。これを「原典解釈」による伝達という。本集に難解な箇所があれば、それを議論し要約する〈詳細に説明する〉ことを「要約〈詳細説明〉」による伝達という。［17–19］

8つの質問

tatra cet praṣṭāraḥ syuḥ — caturṇāmṛksāmayajuratharvavedānāṃ kaṃ vedamupadiśantyāyurvedavidaḥ?, kimāyuḥ?, kasmādāyurvedaḥ?, kimarthamāyurvedaḥ?, śāśvato'śāśvato vā?, kati kāni cāsyāṅgāni?, kaiścāyamadhyetavyaḥ?, kimarthaṃ ca? iti ॥ [20]

だれかがこう質問するかもしれない。(1)アーユルヴェーダ学者は4種のヴェーダ、つまりリグヴェーダ、サーマヴェーダ、ヤジュルヴェーダ、アタルヴァヴェーダのうちどのヴェーダを教えるのか。(2)生命[アーユス]とは何か。(3)なぜアーユルヴェーダなのか。(4)アーユルヴェーダの目的は何か。(5)それは永遠に続くのか否か。(6)その部門はいくつあり、どのようなものか。(7)だれがそれを学ぶべきか。(8)何のために学ぶのか。[20]

(1)アーユルヴェーダとアタルヴァヴェーダ

tatra bhiṣajā pṛṣṭenaivaṃ caturṇāmṛksāmayajuratharvavedānāmātmano'tharvavede bhaktirādeśyā, vedo hyāthavaṇo dānasvastyayanabalimaṅgalahomaniyamaprāyaścittopavāsamantrādiparigrahāccikitsāṃ prāha ; cikitsā cāyuṣo hitāyopadiśyate ॥ [21]

以上のような質問を受けた医者は、4種のヴェーダ、つまりリグヴェーダ、サーマヴェーダ、ヤジュルヴェーダ、アタルヴァヴェーダのうちアタルヴァヴェーダに対する忠誠を誓わねばならない。アタルヴァン(祭火僧)のヴェーダは、喜捨[ダーナ]、安寧祈願[スヴァスティヤヤナ]、供養[バリ]、吉祥な祭式[マンガラ]、護摩[ホーマ]、戒律の順守[ニヤマ]、贖罪[プラーヤシュチッタ]、断食[ウパヴァーサ]、真言[マントラ]の記述によって、医療を取り扱っているからである。医療は生命を向上させるためのものである。[21]

(2)アーユスの同義語

vedaṃ copadiśyāyurvācyaṃ ; tatrāyuścetanānuvṛttirjīvitamanubandho dhāri cetyeko'rthaḥ ॥ [22]

ヴェーダについて言及したら、つぎは「アーユス(生命〈寿命〉)」を説明すべきである。「アーユス」は「チェータナー・アヌヴリッティ(意識の連続)」、「ジーヴィタ(生命あるもの)」、「アヌバンダ(連続的流れ〈つなぐもの〉)」、「ダーリ(身体を支えるもの)」という4つの同義語を挙げることによって説明できる。[22]

備考　総論篇第1章4節を参照。

(3)-1 アーユルヴェーダの定義

tadāyurvedayatītyāyurvedah ; kathamiti cet? ucyate — svalakṣaṇataḥ sukhāsukhato hitāhitataḥ pramāṇāpramāṇataśca ; yataścāyuṣyāṇyanāyuṣyāṇi ca dravyaguṇakarmāṇi vedayatyato'pyāyurvedaḥ | tatrāyuṣyāṇyanāyuṣyāṇi ca dravyaguṇakarmāṇi kevalenopadekṣyante tantreṇa || [23]

アーユルヴェーダ(生命〈寿命〉の学問)はアーユス(生命〈寿命〉)を知らせるための学問である。どのようにして知らせるのか。その答えはこうである。アーユス(生命〈寿命〉)を定義し、それが幸福か幸福でないか有益か有益でないかを規定し、寿命の尺度の有無にも言及する。また、「アーユルヴェーダ」と呼ぶのは、物質[ドラヴィヤ](薬物を含む)および属性[グナ]と作用[カルマ]が生命にとって有益か有害かの知識を授けるからである。物質[ドラヴィヤ]および属性[グナ]と作用[カルマ]が生命にとって役に立つか立たないかは、本集全体にわたって取り扱われる。[23]

(3)-2 幸福か不幸かの基準

tatrāyuruktaṃ svalakṣaṇato yathāvadihaiva pūrvādhyāye ca | tatra śarīramānasābhyāṃ rogābhyāmanabhidrutasya viśeṣeṇa yauvanavataḥ samarthānugatabalavīryayaśaḥ pauruṣaparākramasya jñānavijñānendriyendriyārthabalasamudaye vartamānasya paramardhiruciravividhopabhogasya samṛddhasarvārambhasya yatheṣṭavicāriṇaḥ sukhamāyurucyate ; asukhamato viparyayeṇa ; [24 (1–2)]

アーユス(生命〈寿命〉)の定義は本章でも第1章でも述べた。人生[アーユス]が幸福であるというのはつぎのようなことである。心身共に病気に冒されていないこと。とくに若々しいこと。体力、勇気、名声、男らしさ〈積極性〉[パウルシャ]、武勇が優れていること。学識と専門的知識があり、強じんな感覚器官〈感覚機能〉[インドリヤ]と感覚対象[インドリヤ・アルタ]の受容力を持っていること。莫大な財産とさまざまな有益な快楽を享受していること。どのような行為にも期待する結果が得られ、思いのままに行動できること。以上が幸福な人生[スカ・アーユス]であり、以上の反対が不幸な人生[アスカ・アーユス]である。[24 (1–2)]

(3)-3 有益か否かの基準

hitaiṣiṇaḥ punarbhūtānāṃ parasvāduparatasya satyavādinaḥ śamaparasya parīkṣyakāriṇo'pramattasya trivargaṃ parasparеṇānupahatamupasevamānasya pūjārhasaṃpūjakasya jñānavijñānopaśamaśīlasya vṛddhopasevinaḥ suniyatarāgaroṣerṣyāmadamānavegasya satataṃ vividhapradānaparasya tapojñānapraśamanityasyādhyātmavidastatparasya lokamimaṃ cāmuṃ cāvekṣamāṇasya smṛtimatimato hitamāyurucyate ; ahitamato viparayeṇa ॥ [24]

つぎのような生き方は有益な人生である。生きとし生けるものに好意をよせる。他人の所有物を取ることは慎む。真実を話す。平穏である。状況を察してから方策を講じる。不注意ではない。人生の三大目的[トリ・ヴァルガ]（法〈徳〉・実利〈富〉・願望〈快楽〉）を互いに矛盾しないように追求する。尊敬すべき人を敬う。学識と専門的知識と心の平穏に専心する。高齢者との交流を保つ。愛着、嫌悪〈激怒〉、嫉妬、酩酊〈傲慢〉、高慢という情動を抑える。さまざまな慈善活動を行う。つねに苦行と学識と平穏に専心する。根源的真理〈最高我〉[アディアートマ]の知識をもち、それに専心する。現世と来世の両方を気遣う。記憶力と理解力に恵まれている。以上のことに反対の生き方は、有益ではない人生である。[24]

(3)-4　尺度の有無

pramāṇamāyuṣastvarthendriyamanobuddhiceṣṭādīnāṃ vikṛtilakṣaṇairupalabhyate'nimittaiḥ ; ayamasmāt kṣaṇānmuhūrtāddivasāttripañcasaptadaśadvādaśāhāt pakṣānmāsāt ṣaṇmāsāt saṃvatsarādvā svabhāvamāpatsyata iti ; tatra svabhāvaḥ pravṛtteruparamo maraṇamanityatā nirodha ityeko'rthaḥ ; ityāyuṣaḥ pramāṇam ; ato viparītamapramāṇamariṣṭādhikāre dehaprakṛtilakṣaṇamadhikṛtya copadiṣṭamāyuṣaḥ pramāṇamāyurvede ॥ [25]

寿命の尺度〈余命〉は、対象〈感覚刺激の受容〉[アルタ]、感覚器官〈感覚機能〉[インドリヤ]、精神〈思考機能〉[マナス]、理性、生活態度などに関係した偶発的な病的徴候によって知ることができる。たとえば、人が即座に死ぬか、1時間後か、1日後か、あるいは、3日後か、5日後か、7日後か、10日後か、12日後か、半月後か、1カ月後か、半年後か、1年後かが分かる。「スヴァバーヴァ（本来の状態に戻ること）」、「プラヴリッティ・ウパラマ（活動の停止）」、「マラナ（死）」、「アニティヤター（永遠ではないこと）」、「ニローダ（消滅）」は、同義語である。以上が尺度がある寿命〈予測できる余命〉[アーユシャ・プラマーナ]である。これとは反対の尺度がない寿命〈予測できない余命〉については、アリシュタ（突然あらわれる死の兆候）に関する章で述べる。アーユルヴェーダでは、寿命の尺度は体格[デーハ]、体質[プラクリティ]、吉凶を示唆する特徴[ラクシャナ]との関連でも言及される。[25]

(4)アーユルヴェーダの目的

prayojanaṃ cāsya svasthasya svāsthyarakṣaṇamāturasya vikārapraśamanaṃ ca ॥ [26]

アーユルヴェーダの目的は、健康な人の健康をまもり、病人の病気を治すことである。[26]

(5)-1 アーユルヴェーダの永遠性

so'yamāyurvedaḥ śāśvato nirdiśyate, anāditvāt, svabhāvasaṃsiddhalakṣaṇatvāt, bhāvasvabhāvanityatvācca | na hi nābhūt kadācidāyuṣaḥ santāno buddhisantāno vā, śāśvataścāyuṣo vedayitā, anādi ca sukhaduhkhaṃ sadravyahetulakṣaṇamaparāparayogāt | eṣa cārthasaṃgraho vibhāvyate āyurvedalakṣaṇamiti | [27 (1–3)]

アーユルヴェーダは永遠に持続するといわれている。アーユルヴェーダには始まりがないからであり、その特長は宇宙の本質[スヴァバーヴァ]によって定義され完成したものだからであり、物質の本質[バーヴァ・スヴァバーヴァ]は不変だからである。生命の絶え間ない流れ〈連続性〉や理性の絶え間ない流れ〈連続性〉が存在しなかったことはないからである。アーユルヴェーダを知る者も永遠に存在し続ける。安楽(健康)[スカ]と苦痛(病気)[ドゥカ]、そしてこれらに伴う物質的要因や原因や症状もまた永遠に存在し続ける。これらは互いに関係しあっているからである。以上のすべての点がアーユルヴェーダの永遠性を示している。[27 (1–3)]

(5)-2 アーユルヴェーダの永遠性

gurulaghuśītoṣṇasnigdharūkṣādīnāṃ dravyāṇāṃ sāmānyaviśeṣābhyāṃ vṛddhihrāsau, yathoktaṃ — gurubhirabhyasyamānairgurūṇāmupacayo bhavatyapacayo laghūnāṃ, evamevetareṣāmiti, eṣa bhāvasvabhāvo nityaḥ, svalakṣaṇaṃ ca dravyāṇāṃ pṛthivyādīnāṃ ; santi tu dravyāṇi guṇāśca nityānityāḥ | na hyāyurvedasyābhūtvotpattirupalabhyate, anyatrāvabodhopadeśābhyām ; etadvai dvayamadhikṛtyotpattimupadiśantyeke | svābhāvikaṃ cāsya lakṣaṇamakṛtakaṃ, yaduktamihādye'dhyāye ca ; yathā — agnerauṣṇyaṃ, apāṃ dravatvam | bhāvasvabhāvanityatvamapi cāsya, yathoktaṃ — gurubhirabhyasyamānairgurūṇāmupacayo bhavatyapacayo laghūnāmiti || [27]

重性、軽性、冷性、温性、油性、乾性などの属性をもつ物質は、類似の原則[サーマーニャ]と相違の原則[ヴィシェーシャ]にしたがって増加したり減少したりする。すでに述べたように、重性の物質を常用することによって、重性は増加し軽性は減少する。他の属性をもつ物質についても同様である。このような本質的な現象は不変である。地元素[プリティヴィー]などの物質の特徴もまた不変である。物質とそれに伴う属性は不変のものも不変でないものもある。アーユルヴェーダが、知識と伝授なしに無から生じるわけがない。ある者はこの両者の存在ゆえに、アーユルヴェーダが生まれたという。アーユルヴェーダには自然の法則に基づいている[スヴァーバーヴィカ]という特徴があり、作為的なもの[クリタカ]ではない。このことは本章でも第1章でも述べたとおりで、火が熱いのと水が液体であるのと同じく自明のことである。物質の本質[バーヴァ・スヴァバーヴァ]、たとえば、「重性の物質を常用することによって、重性は増加し軽性は減少する」という法則が永遠に持続するように、アーユルヴェーダも永遠に持続する。[27]

(6)アーユルヴェーダの8部門

tasyāyurvedasyāṅgānyaṣṭau ; tadyathā — kāyacikitsā, śālākyaṃ, śalyāpahartṛkaṃ, viṣagaravairodhikapraśamanaṃ, bhūtavidyā, kaumārabhṛtyakaṃ, rasāyanaṃ, vājīkaraṇamiti ॥ [28]

アーユルヴェーダにはつぎの8部門がある。カーヤチキツァー(内科部門)、シャーラーキヤ(鎖骨から上を取り扱う部門)、シャリヤ・アパハルトリカ(異物を取り除く部門〈外科部門〉)、ヴィシャ・ガラ・ヴァイローディカ・プラシャマナ(毒、人為的毒、組み合わせの悪い食事による中毒の解毒部門〈毒物学部門〉)、ブータ・ヴィディヤー(鬼神や微生物を取り扱う部門)、カウマーラブリティヤ(小児科部門〈育児部門〉)、ラサーヤナ(体力向上を取り扱う部門〈強壮法部門〉)、ヴァージーカラナ(強精法部門)。[28]

(7)アーユルヴェーダの学習者

sa cādhyetavyo brāhmaṇarājanyavaiśyaiḥ । [29 (1)]

アーユルヴェーダの学習者は、ブラーフマナ(司祭階級)、クシャトリヤ(王侯・武士階級)、ヴァイシャ(庶民階級)である。[29 (1)]

(8)アーユルヴェーダを学ぶ目的

tatrānugrahārthaṃ prāṇināṃ brahmaṇaiḥ, ārakṣārthaṃ rājanyaiḥ, vṛttyarthaṃ vaiśyaiḥ, sāmānyato vā dharmārthakāmaparigrahārthaṃ sarvaiḥ । tatra yadadhyātmavidāṃ dharmapathasthānāṃ dharmaprakāśakānāṃ vā mātṛpitṛbhrātṛbandhugurujanasya vā vikārapraśamane prayatnavān bhavati, yaccāyurvedoktamadhyātmamanudhyāyati vedayatyanuvidhīyate vā, so'sya paro dharmaḥ ; yā punarīśvarāṇāṃ vasumatāṃ vā sakāśāt sukhopahāranimittā bhavatyarthāvāptirārakṣaṇaṃ ca, yā ca svaparigṛhītānāṃ prāṇināmāturyādārakṣā, so'syārthaḥ ; yat punarasya vidvadgrahaṇayaśaḥ śaraṇyatvaṃ ca, yā ca saṃmānasuśrūṣā, yacceṣṭānāṃ viṣayāṇāmārogyamādhatte so'sya kāmaḥ । iti yathāpraśnamuktamaśeṣeṇa ॥ [29]

ブラーフマナ(司祭階級)は、生命あるものすべての福祉を目的としてアーユルヴェーダを学習すべきである。クシャトリヤ(王侯・武士階級)はかれらの保護を目的として、ヴァイシャ(庶民階級)は生計を目的として学習すべきである。この3者に共通することは、法〈徳〉[ダルマ]・実利〈富〉[アルタ]・願望〈快楽〉[カーマ]の達成を目的とすることである。根源的真理の探求者、有徳の道を歩む者、徳を説法する者、あるいは両親・家族・親族・教師の病気の鎮静に勤しむ者。あるいは、アーユルヴェーダにおいて説かれている根源的真理について熟慮し、教え、実践する者。このような者は最高の義務〈徳〉[ダルマ]を果たしている。王侯や富裕な者に健康をもたらすことによって報酬と庇護を受けた者、あるいは治療によって患者を病気からまもる者は、アルタ(利益と目的達成)を得ている。知識人から敬意を払われること。賞賛と庇護を得ること。名誉と役職が得られたり、愛する者が世俗的快楽を得て、病気をしないようにすること。以上が、かれのカーマ(願望〈快楽〉)である。[29]

篇・章の題名

医者の8つの質問

atha bhiṣāgādita eva bhiṣajā praṣṭavyo'ṣṭavidhaṃ bhavati — tantraṃ, tantrārthān, sthānaṃ, sthānārthān, adhyāyam, adhyāyārthān, praśnaṃ, praśnārthānśceti; pṛṣṭena caitad-vaktavyamaśeṣeṇa vakyaśo vākyārthaśo'rthāvayavaśaśceti ॥ [30]

医者は、まず、他の医者に８つの事項 — 本集、本集の意図〈内容〉、篇、篇の意図〈内容〉、章、章の意図〈内容〉、論点、論点の意図〈内容〉 — を問うべきである。問われた医者は、質問事項に対して「原典復唱」、「原典解釈」、「要約〈詳細説明〉」の方法[注1]で完全に説明すべきである。[30]

注１　本章16節参照。

アーユルヴェーダの類義語

tatrāyurvedaḥ śākhā vidyā sūtraṃ jñānaṃ śāstraṃ lakṣaṇaṃ tantramityanarthāntaram ॥ [31]

アーユルヴェーダと同等の意味をもつ用語として、シャーカー（医学部門)、ヴィディヤー（知識)、スートラ(教典)、ジュニャーナ(学識)、シャーストラ(学術書)、ラクシャナ(症候学)、タントラ(本集〈体系〉)がある。[31]

本集の主題

tantrārthaḥ punaḥ svalakṣaṇairupadiṣṭaḥ | sa cārthaḥ prakaraṇāirvibhāvyamāno bhūya eva śarīravṛttihetuvyādhikarmakāryakālakartṛkaraṇa-vidhiviniścayāddaśaprakaraṇaḥ ; tāni ca prakaraṇāni kevalenaopadekṣyante tantreṇa ॥ [32]

本集の意図〈内容〉はすでにアーユルヴェーダの定義として述べたが、主題[プラカラナ]に準じて、つぎの10題目に区分する。—身体(解剖学)[シャリーラ]、身体の機能(生理学)[ヴリッティ]、原因(病因学)[ヘートゥ]、疾患(病理学)[ヴィヤーディ]、療法(治療学)[カルマ]、治療対象〈健康達成〉(衛生学)[カーリヤ]、時(環境〈気候学〉と病気の段階)[カーラ]、行為者(医者)[カルトリ]、手段(治療法〈薬理学〉)[カラナ]、方法(治療手順と処方)[ヴィディ]— これらの主題は本集全体で検討される。[32]

スターナ(篇)の題名

tantrasyāṣṭau sthānāni ; tadyathā — ślokanidānavimānaśārīrendriyacikitsitakalpasiddhisthānāni ।
tatra triṃśadadhyāyakaṃ ślokasthānam, aṣṭāṣṭādhyāyakāni nidānavimānaśārīrasthānāni, dvādaśakamindriyāṇāṃ, triṃśakaṃ cikitsitānāṃ, dvādaśake kalpasiddhisthāne bhavataḥ ॥ [33]

(3)本集は8つのスターナ(篇)からなる。つまり、シュローカ(スートラ)篇(総論篇)、ニダーナ篇(病因・診断篇)、ヴィマーナ篇(特殊基準篇)、シャーリーラ篇(身体篇)、インドリヤ篇(予後篇)、チキツィタ(チキツァー)篇(治療篇)、カルパ篇(薬学篇)、シッディ篇(治療成功篇)である。シュローカ・スターナ(総論篇)は30章からなる。ニダーナ・スターナ(病因・診断篇)、ヴィマーナ・スターナ(特殊基準篇)、シャーリーラ・スターナ(身体篇)はそれぞれ8章からなる。インドリヤ・スターナ(予後篇)は12章、チキツィタ・スターナ(治療篇)は30章、カルパ・スターナ(薬学篇)とシッディ・スターナ(治療成功篇)はそれぞれ12章からなる。[33]

bhavati cātra —
dve triṃśake dvādaśakaṃ trayaṃ ca trīṇyaṣṭakānyeṣu samāptiruktā ।
ślokauṣadhāriṣṭavikalpasiddhinidānamānāśrayasaṃjñakeṣu ॥ [34]
sve sve sthāne yathāsvaṃ ca sthānārtha upadekṣyate ।
saviṃśamadhyāyaśataṃ śṛṇu nāmakramāgatam ॥ [35]

つぎは詩節である。
本集はシュローカ篇(総論篇)、チキツァー篇(治療篇)、インドリヤ篇(予後篇)、カルパ篇(薬学篇)、シッディ篇(治療成功篇)、ニダーナ篇(病因・診断篇)、ヴィマーナ篇(特殊基準篇)、シャーリーラ篇(身体篇)の8篇で完結する。このうち最初の2篇はそれぞれ30章を有し、つぎの3篇はそれぞれ12章を有し、最後の3篇はそれぞれ8章を有する。各篇の領域はそれぞれの篇で述べる。
さて、これから120章の題名を順に挙げるからお聞きなさい。[34–35]

シュローカ・スターナの章の題名

dīrghñjīvo’pyapāmārgataṇḍulāragvadhādikau ǀ
ṣaḍvirekāśrayaśceti catuṣko bheṣajāśrayaḥ ǁ [36]
mātrātasyāśitīyau ca na vegāndhāraṇaṃ tathā ǀ
indriyopakramaśceti catvāraḥ svāsthyavṛttikāḥ ǁ [37]
khuḍḍākaśca catuṣpādo mahāṃstisraiṣaṇastathā ǀ
saha vātakalākhyena vidyānnairdeśikān budhaḥ ǁ [38]
snehanasvedanādhyāyāvubhau yaścopakalpanaḥ ǀ
cikitsāprābhṛtaścaiva sarva eva prakalpanāḥ ǁ [39]

薬剤に関する四章群[ベーシャジャ・チャトゥシュカ]はつぎの４章で構成されている。
(１)長寿(長寿について)　(２)アパーマールガの種子(パンチャカルマで使用する薬)　(３)アーラグヴァダ(皮膚病などの泥膏)　(４)浄化用植物の６つの使用部分(600種類の浄化剤)
健康法に関する四章群[スヴァスタ・チャトゥシュカ]はつぎの４章で構成されている。
(５)適量の食事(正しい日常生活)　(６)人の食事(正しい日常生活)　(７)生理的衝動を抑えてはいけない…　(８)感覚機能序説(五感に関して)
訓示に関する四章群[ニルデーシャ・チャトゥシュカ]はつぎの４章で構成されている。
(９)四本柱の概略(治療における４つの柱の概説)　(10)四本柱の詳細(治療における４つの柱の詳説)　(11)３つの探求(人生における３つの願望)　(12)ヴァータの長所と短所
準備に関する四章群[カルパナー・チャトゥシュカ]はつぎの４章で構成されている。
(13)油剤法(油剤療法)　(14)発汗法(発汗療法)　(15)医療用品の準備(よい医療の条件)　(16)治療に優れた医者(名医の義務)[36–39]

備考　章題名の(　)内は「アーユルヴェーダ通信」第19巻、第20巻を参考にした。

kiyantaḥ śirasīyaśca triśophāṣṭodarādikau ǀ
rogādhyāyo mahāṃścaiva rogādhyāyacatuṣṭayam ǁ [40]
aṣṭau ninditasaṃkhyātastathā laṅghanatarpaṇe ǀ
vidhiśoṇitikaścaiva vyākhyātāstatra yojanāḥ ǁ [41]
yajjaḥpuruṣasaṃkhyāto bhadrakāpyānnapānikau ǀ
vividhāśitapītīyaścatvāro’nnaviniścayāḥ ǁ [42]
daśaprāṇāyatanikastathā’rthedaśamūlikaḥ ǀ
dvāvetau prāṇadehārthau proktau vaidyaguṇāśrayau ǁ [43]

疾患に関する四章群[ローガ・チャトゥシュカ]はつぎの４章で構成されている。
(17)頭部疾患の種類　(18)３種類の腫脹　(19)８種類の腹部疾患　(20)主要疾患(病気に関する総論)

栄養管理に関する四章群[ヨージャナー・チャトゥシュカ]はつぎの4章で構成されている。
(21) 8種類の望ましくない体格(肥満とやせすぎ) (22)減量法(排泄療法と滋養療法) (23)高栄養法(排泄療法と滋養療法への対処) (24)適切に造られた血液(造血の仕組み)
飲食物に関する四章群[アンナ・パーナ・チャトゥシュカ]はつぎの4章で構成されている。
(25)人間の源 (26)アートレーヤ、バドラカーピヤ(アートレーヤなどの講話) (27)飲食物(飲食物の性質) (28)種々の飲食物(飲食物の種類)
結びの2章 — (29) 10の生気〈生命〉の座(生命に大切な10の要素) (30)心臓に根差す十大脈管 — は、生気〈生命〉[プラーナ]と身体、それに医者の資質にも言及している。[40–43]

auṣadhasvasthanirdeśakalpanārogayojanāḥ |
catuṣkāḥ ṣaṭ krameṇoktāḥ saptamaścānnapānikaḥ || [44]
dvau cāntyau saṃgrahādhyāyāviti triṃśakamarthavat |
ślokasthānaṃ samuddiṣṭaṃ tantrasyāsyaśiraḥ śubham || [45]
catuṣkāṇāṃ mahārthānāṃ sthāne'smin saṃgrahaḥ kṛtaḥ |
ślokārthaḥ saṃgrahārthaśca ślokasthānamataḥ smṛtam || [46]

薬剤、健康法、訓示、準備、疾患、栄養管理に関する6つの四章群と7番目の飲食物に関する四章群に、最後の結びの2章、全部で30章で構成されているこの意義深いシュローカ・スターナは、本集の幸先のよい先頭を飾っている。この先頭の篇に、深い意味をもつ7つの四章群が編纂されたのである。この篇がシュローカ・スターナと呼ばれるのは、シュローカ(詩節)を集めたものだからである。[44–46]

ニダーナ・スターナの章の題名

jvarāṇāṃ raktapittasya gulmānāṃ mehakuṣṭhayoḥ |
śoṣonmādanidāne ca syādapasmāriṇāṃ ca yat || [47]
ityadhyāyāṣṭakamidaṃ nidānasthānamucyate |

ニダーナ・スターナ(病因・診断篇)はつぎの8章で構成されている。
(1)発熱[ジュヴァラ] (2)ラクタピッタ(出血) (3)グルマ(腹部腫瘤) (4)プラメーハ(尿疾患) (5)皮膚病〈難治性皮膚病〉[クシュタ] (6)消耗性疾患〈肺病〉[ショーシャ] (7)精神異常[ウンマーダ] (8)てんかん[アパスマーラ] [47]

ヴィマーナ・スターナの章の題名

raseṣu trividhe kukṣau dhvaṃse janapadasya ca || [48]
trividhe rogavijñāne srotaḥsvapi ca vartane |

rogānīke vyādhirūpe rogāṇāṃ ca bhiṣagjite ‖ [49]
aṣṭau vimānānyuktāni mānārthāni maharṣiṇā |

ヴィマーナ・スターナ(特殊基準篇)において、診断基準のために大聖仙[マハリシ]によって語られているのは、つぎの８章である。
(１)ラサ(味) (２)胃[ククシ]の３区分 (３)疫病 (４)３種類の診断法(病気を理解するための要因の決定) (５)スロータス(循環経路) (６)病気の特徴 (７)患者の特徴〈患者の外観による診断〉 (８)病気の治療(治療の必要条件)[48–49]

シャーリーラ・スターナの章の題名

katidhāpuruṣīyaṃ ca gotreṇātulyameva ca ‖ [50]
khuḍḍikā mahatī caiva garbhāvakrāntirucyate |
puruṣasya śarīrasya vicayau dvau viniścitau ‖ [51]
śarīrasaṃkhyā sūtraṃ ca jāteraṣṭamamucyate |
ityuddiṣṭāni muninā śārīrāṇyatrisūnunā ‖ [52]

シャーリーラ・スターナ(解剖篇〈身体篇〉)において、アトリの息子である大聖仙[マハリシ]によって語られているのは、つぎの８章である。
(１)人間の特徴(魂について) (２)異系氏族との結婚(胎児の発育) (３)胎児の形成：概略(胎児の発生) (４)胎児の形成：詳細(胎児の形成) (５)人間の分析(個人と宇宙) (６)身体の分析 (７)身体部位の数(臓器の数) (８)出産・育児(子孫を作る方法)[50–52]

インドリヤ・スターナの章の題名

varṇasvarīyaḥ puṣpākhyastṛtīyaḥ parimarśanaḥ |
caturtha indriyānīkaḥ pañcamaḥ pūrvarūpikaḥ ‖ [53]
katamāniśarīrīyaḥ pannarūpo'pyavākśirāḥ |
yasyaśyāvanimittaśca sadyomaraṇa eva ca ‖ [54]
aṇujyotiriti khyātastathā gomayacūrṇavān |
dvādaśādhyāyakaṃ sthānamindriyāṇāmiti smṛtam ‖ [55]

インドリヤ・スターナ(死の徴候・症状篇〈予後篇〉)はつぎの12章で構成されている。
(１)色つや[ヴァルナ]と声(死の前兆となる顔色や声) (２)予後を示す症状の開花(死の前兆となる香り) (３)触診(触覚の変化) (４)感覚機能(五感の特徴) (５)前駆症状 (６)疾患の特徴(患者の肉体的特徴) (７)瞳孔のひずんだ像(影と光沢の変化) (８)瞳孔

の逆さまの像(影)　(9)眼の褪色(眼の変化)　(10)切迫した死(突然死が迫っていることを示す兆候)　(11)微細な斑点(体温の低下)　(12)牛糞様粉末[53–55]

チキツァー・スターナの章の題名

abhayāmalakīyaṃ ca prāṇakāmīyameva ca |
karapracitakaṃ vedasamutthānaṃ rasāyanam || [56]
saṃyogaśaramūlīyamāsiktakṣīrakaṃ tathā |
māṣaparṇabhṛtīyaṃ ca pumāñjātabalādikam || [57]
catuṣkadvayamapyetadadhyāyadvayamucyate |
rasāyanamiti jñeyaṃ vājīkaraṇameva ca || [58]
jvarāṇāṃ raktapittasya gulmānāṃ mehakuṣṭhayoḥ |
ṣośonmāde'pyapasmāre kṣataśothodarārśasām || [59]
grahaṇīpāṇḍurogāṇāṃ śvāsakāsātisāriṇām |
chardivīsarpatṛṣṇānāṃ viṣamadyavikārayoḥ || [60]
dvivraṇīyaṃ trimarmīyamurustambhikameva ca |
vātaroge vātarakte yonivyāpatsu caiva yat || [61]
triṃśaccikitsitānyuktāni —

チキツァー・スターナ(治療篇)は30章で構成されている。最初の2章はラサーヤナ(強壮法)とヴァージーカラナ(強精法)で、それぞれ4つの部分で構成されている。
第1章ラサーヤナはつぎの4部構成である。
(1の1)ハリータキー[abhayāシクンシ科カリロク]・アーマラキー[トウダイグサ科アンマロク]、(1の2)長寿への渇望、(1の3)手もぎのアンマロク、(1の4)ラサーヤナの重要性〈アーユルヴェーダの元々の目的〉
第2章ヴァージーカラナはつぎの4部構成である。
(2の1)シャラ[イネ科ムンジャソウ]の根、(2の2)牛乳に浸した米、(2の3)ケツルアズキの葉で育った牛、(2の4)体力を回復した人
残りの28章はつぎのとおりである。
(3)発熱[ジュヴァラ]　(4)ラクタピッタ　(5)グルマ　(6)プラメーハ　(7)クシュタ　(8)消耗性疾患〈肺結核〉[ショーシャ]　(9)精神異常[ウンマーダ]　(10)てんかん[アパスマーラ]　(11)胸部損傷〈肺結核〉[クシャタ]　(12)腫脹〈浮腫〉[ショータ]　(13)腹部疾患[ウダラ]　(14)痔核[アルシャス]　(15)グラハニー病(吸収不良)　(16)貧血[パーンドゥ]　(17)呼吸困難[シュヴァーサ](しゃっくりと呼吸困難)　(18)咳[カーサ]　(19)下痢[アティサーラ]　(20)嘔吐[チャルディ]　(21)丹毒を含む急速に拡大する皮膚病[ヴィサルパ]　(22)口渇[トリシュナー]　(23)毒物[ヴィシャ・ヴィカーラ]　(24)アルコール依存症[マディヤ・ヴィカーラ]　(25)2種類の創傷〈潰瘍〉[ドヴィ・ヴラニーヤ]　(26)三大必須器官の疾患[トリ・マルミーヤ]　(27)ウールスタンバ(大腿硬直〈痙性対麻痺〉)

(28)ヴァータ性疾患　(29)ヴァータラクタ(痛風)　(30)ヨーニヴィヤーパト(婦人科疾患)［56–61］

カルパ・スターナの章の題名

— athḥ kalpān pracakṣmahe ǀ
phalajīmūtakekṣvākukalpo dhāmārgavasya ca ǁ［62］
pañcamo vatskasyoktaḥ ṣaṣṭhaśca kṛtavedhane ǀ
śyāmātrivṛtayoḥ kalpastathaiva caturaṅgule ǁ［63］
tilvakasya sudhāyāśca saptalā śaṅkhinīṣu ca ǀ
dantīdravantyoḥ kalpaśca dvādaśo'yaṃ samāpyate ǁ［64］

つぎに述べる調合薬に関する篇はカルパ・スターナ(薬学篇)と呼ばれ、つぎの12章で構成されている。
(１)マダナの果実　(２)ジームータ　(３)イクシュヴァーク　(４)ダーマールガヴァ　(５)ヴァツァカ　(６)クリタヴェーダナ　(７)シュヤーマーとトリヴリト　(８)アーラグヴァダ[caturaṅgula]　(９)ティルヴァカ　(10)スヌヒー［sudhā］(11)サプタラーとシャンキニー　(12)ダンティーとドラヴァンティー［62–64］

シッディ・スターナの章の題名

kalpanā pañcakarmākhyā bastisūtrī tathaiva ca ǀ
snehavyāpadikī siddhirnetravyāpadikī tathā ǁ［65］
siddhiḥ śodhanayoścaiva bastisiddhistathaiva ca ǀ
prāsṛtī marmasaṃkhyātā siddhirbastyāśrayā ca yā ǁ［66］
phalamātrā tathā siddhiḥ siddhiścottarasaṃjñitā ǀ
siddhayo dvādaśaivaitāṃstantraṃ cāsu samāpyate ǁ［67］
sve sve sthāne tathādhyāye cādhyāyārthaḥ pravakṣyate ǀ
taṃ brūyāt sarvataḥ sarvaṃ yathāsvaṃ hyarthasaṃgrahāt ǁ［68］

シッディ・スターナ(治療成功篇)はつぎの12章で構成されている。
(１)浄化療法[パンチャカルマ]の取り扱い(調合剤の正しい適用法)　(２)油性浣腸に適応する人と適応しない人(浄化療法[パンチャカルマ]を成功に導く方法)　(３)経腸法(浣腸)を成功に導く方法　(４)油性浣腸の取り扱い(油剤浣腸がうまくいかなかった場合の処置)　(５)不適切な浣腸器具による副作用の処置(不適切なバスティ器具から生じる弊害の処置)　(６)催吐法〈嘔吐誘発〉と催下法による副作用の処置(催吐法と下剤療法がうまくいかなかった場合の処置)　(７)経腸法(浣腸)による副作用の処置(バスティがうまくいかなかった場合の処置)　(８)種々の浣腸剤

〈1プラスリタ量の浣腸剤〉(プラスリタ量のバスティ剤の正しい用い方)　(9)三大必須器官の疾患の処置(3つのマルマにおける疾患の治療)　(10)経腸法(浣腸)の実施(効果的なバスティ剤)　(11)マダナパラ製剤による浣腸　(12)尿道と膣の潅注浴〈経腸法(浣腸)後の体調管理〉(優れたバスティ調剤)[65–68]

タントラとスターナの語源

pṛcchā tantrādyathāmnāyaṃ vidhinā praśna ucyate |
praśnārtho yuktimāṃstasya tantreṇaivārthaniścayaḥ || [69]
niruktaṃ tantraṇāttantraṃ, sthānamarthapratiṣṭhayā |
adhikṛtyārthamadhyāyanāmasaṃjñā pratiṣṭhitā || [70]
iti sarvaṃ yathāpraśnamaṣṭakaṃ saṃprakāśitam |
kārtsnyena coktastantrasya saṃgrahaḥ suviniścitaḥ || [71]

本集[タントラ]のどのような主題についてでも、一般に認められた様式で問いただされれば、それを「質問〈論点〉[プラシュナ]」という。質問に対する説明〈論点の意図〉[プラシュナ・アルタ]は、本集に沿った内容を合理的に説明することである。「タントラ(本集)」という用語は「タントラナ(普及と保護)」からきている。「スターナ(篇)」は「アルタ・プラティシュター(主題を収める)」からきている。アディヤーヤ(章)の題名はさまざまな主題に基づいている。
以上、質問された「アシュタカ(8種の論点)」に応答した。また、本集の明確な内容もすべて述べられた。[69–71]

結び

不完全な知識しかない6種類の医者

santi pāllavikotpātāḥ saṃkṣobhaṃ janayanti ye |
vartakānāmivotpātāḥ sahasaivāvibhāvitāḥ || [72]
tasmāttān pūrvasaṃjalpe sarvatrāṣṭakamādiśet |
parāvaraparīkṣārthaṃ tatra śāstravidāṃ balam || [73]
śabdamātreṇa tantrasya kevalasyaikadeśikāḥ |
bhramantyalpabalāstantre jyāśabdeneva vartakāḥ || [74]

(1)不完全で表面的な知識しかもたない者が不意に逃げ去るのは、突然飛び立つノガン

〈ミフウズラ〉［ヴァルタカ］のようである。したがって、話の初めに、有能か無能かを見極めるために８種の質問を試すべきである。本集を熟知している者だけがそれに耐えられるからである。

（２）一方、本集の一部しか知らない者は、弓の弦の音を聞いたノガン〈ミフウズラ〉のように、本集のすべてという言葉を聞いただけで目が眩むのである。［72–74］

paśuḥ paśūnāṃ daurbalyāt kaścinmadhye vṛkāyate ।
sa satyaṃ vṛkamāsādya prakṛtiṃ bhajate paśuḥ ॥［75］
tadvadajño'jñamadhyasthaḥ kaścinmaukharyasādhanaḥ ।
sthāpayatyāptamātmānamāptaṃ tvāsādya bhidyate ॥［76］
babhrurgūḍha ivorṇābhirabuddhirabahuśrutaḥ ।
kiṃ vai vakṣyati sañjalpe kuṇḍabhedī jaḍo yathā ॥［77］
sadvṛttairna vigṛhṇīyādbhiṣagalpaśrutairapi ।
hanyāt praśnāṣṭakenādavitarāṃstvāptamāninaḥ ॥［78］
dambhino mukharā hyajñāḥ prabhūtābaddhabhāṣiṇaḥ ।
prāyaḥ, prāyeṇa sumukhāḥ santo yuktālpabhāṣiṇaḥ ॥［79］
tatvajñānaprakāśārthamahaṅkāramanāśritaḥ ।
svalpādhārājñamukharān marṣayenna vivādinaḥ ॥［80］

（３）ある動物は弱い動物の前ではオオカミのように振る舞うが、本当のオオカミに気付くと本来の姿に戻る。同様に、愚者は愚者たちの間では多弁によって権威を誇示することができるが、真に権威をもつ者の面前ではそれはできない。

（４）大型で茶色のマングース〈ケナガイタチ〉［バブル］が自分の剛毛を逆立て身を隠しているように、広汎な知識をもたない愚者は会話では、何とぎこちない馬鹿者のように話すことか。医者は、学識のない高貴な者と論争してはいけないが、大家のふりをする者には８種の質問で会話を始めて懲らしめるべきである。

（５）愚者はしばしば傲慢で口数多く脈絡なく話すが、紳士は見栄えが良く口数少なく関連性のある話をする。真の知識の重要性を知らしめるためには公平な立場で、学識がなく多弁で論争好きの者を容認してはならない。生きとしいけるものを憐れみ真の知識に誠実に身をゆだねる者は、恥ずべき論争を止めさせることに注意を払うべきである。［75–80］

paro bhūteṣvanukrośastatvajñāna(ne) parā dayā ।
yeṣāṃ teṣāmasadvādanigrahe niratā matiḥ ॥［81］
asatpakṣākṣaṇitvārtidambhapāruṣyasādhanāḥ ।
bhavantyanāptāḥ sve tantre prāyaḥ paravikatthakāḥ ॥［82］
tān kālapāśasadṛśān varjayecchāstradūṣakān ।

praśamajñānavijñānapūrṇāḥ sevyā bhiṣaktamāḥ ॥ [83]

（6）本集を熟知していない者は、浅ましい見解を用いたり、時間不足や病気を口実にしたり、傲慢な態度や辛辣な態度とって、他者を非難する。このような権威ある書物を汚す者は死神の罠を模倣する者であるから、近づいてはいけない。冷静さと学識と理解力に溢れた善良な医者に頼るべきである。[81–83]

苦痛と幸福の源

samagraṃ duhkhamāyattamavijñāne dvayāśrayam ।
sukhaṃ samagraṃ vijñāne vimale ca pratiṣṭhitam ॥ [84]
idamevamudārārthamajñānāṃ na prakāśakam ।
śāstraṃ dṛṣṭipraṇaṣṭānāṃ yathaivādityamaṇḍalam ॥ [85]

精神と身体の両者に係わるすべての苦痛は無知によるものである。すべての幸福は明瞭な専門知識の中にある。この広範な本集は、盲目の人にとっての太陽の光輪と同じで、無知の人には光明を与えない。[84–85]

第30章のまとめ

tatra ślokāḥ —
arthe daśamahāmūlāḥ saṃjñā cāsāṃ yathā kṛtā ।
ayanāntāḥ ṣaḍagryāśca rūpaṃ vedavidāṃ ca yat ॥ [86]
saptakaścāṣṭakaścaiva paripraśnāḥ sanirṇayāḥ ।
yathā vācyaṃ yadarthaṃ ca ṣaḍvidhāścaikadeśikāḥ ॥ [87]
arthedaśamahāmūle sarvametat prakāśitam ।
saṃgrahaścāyamadhyāyastantrasyāsyaiva kevalaḥ ॥ [88]
yathā sumanasāṃ sūtraṃ saṃgrahārthaṃ vidhīyate ।
saṃgrahārthaṃ tathā’rthānāmṛṣiṇā saṃgrahaḥ kṛtaḥ ॥ [89]

最後は、要約の詩節[シュローカ]である。心臓に根差す十大脈管、名称の重要性、至高への道を最後とする6種のもっとも優秀なもの、アーユルヴェーダ学者の特徴、7種と8種の質問と返答、6種の不完全な知識しかない医者。これらすべてが「心臓に根差す十大脈管」の章で語られた。実は、本章は本集全体の要約を含んでいる。花を束ねるのに糸[スートラ]が役立つように、さまざまな題目を束ねるためにこのスートラ・スターナ(総論篇)を聖仙が著作したのである。[86–89]

ityagniveśakṛte tantre carakapratisaṃskṛte ślokasthāne'rthe daśa mahāmūlīyo nāma triṃśo-'adhyāyaḥ（30）

以上で、アグニヴェーシャが著し、チャラカが改訂した本集・総論篇の第30章「心臓に根差す十大脈管」を終わる。(30)

agniveśakṛte tantre carakapratisaṃskṛte ǀ
iyatā'vadhinā sarvaṃ sūtrasthānaṃ samāpyate ǁ［90］

以上で、アグニヴェーシャが著し、チャラカが改訂した本集・総論篇のすべてを終わる。[90]

索　引

配列はカタカナ表記の五十音順とし、「サンスクリット語ローマ字表記」「和訳」「主な章[節](ページ)」を付した。なお、和訳は試訳であり、確定的なものではない。

カタカナ表記	ローマ字表記	和訳	章[節](ページ)
●ア行			
アーガントゥ	āgantu	外因性	11[45](158)
アーサヴァ	āsava	アーサヴァ(薬味酒)	25[48](350)
アースタ	āsuta	酢酸発酵飲料	25[49](353)
アーダーナ	ādāna	吸収期	6[4](091)
アーディヤ・ローガ	āḍhyaroga	痛風〈リウマチ性疾患〉	14[18](198)
アートマン	ātman	我、自己	11[10](148)
アーナーハ	ānāha	鼓腸〈便秘〉	18[32](262)
アーヌーパ・ムリガ	ānūpa mṛga	沼沢地生息動物	27[39](394)
アーハーラ・プラサーダ	āhāraprasāda	食物の透明な精髄〈栄養液〉	28[4(1)](450)
アーハーラ・ヨーギー	āhārayogī	調味料	26[43(3)-1](367)
アーハーラ・ラサ	āhāra-rasa	食物の精髄	28[4(2-3)](450)
アープタ・アーガマ	āptāgama	信頼すべき教本	11[27](151)
アープタ・ウパデーシャ	āptopadeśa	信頼すべき大家の教示	11[17](149)
アーマ	āma	未消化物、アーマ病	2[22](033)
アーマ・ヴィシャ	āmaviṣa	未消化物毒素、未消化物中毒	26[84(1-2)](377)
アーマ・プラドーシャ	āmapradoṣa	アーマ病(消化不良)	13[76](188)
アーマーシャヤ	āmāśaya	胃(未消化物臓器)	11[48](160)
アーマヤ	āmaya	病気	6[50](099)
アーヤーマ	āyāma	拘縮〈強直性痙攣〉	19[3](270)
アーユシャ・プラマーナ	āyuṣaḥ-pramāṇa	寿命の尺度	30[25](477)
アーユス	āyus	生命〈寿命〉、人生	1[42](009)
アーユルヴェーダ	āyurveda	アーユルヴェーダ	1[41](009)
アーレーパナ	ālepana	泥膏貼付	1[90](020)
アーンタリクシャ	āntarikṣa	空中で収集した雨水	25[38](339)
アウシャダ	auṣadha	薬物、療法	1[70](016)
アガダ	agada	中毒、解毒薬	1[96](021)
アクシ・ローガ	akṣiroga	眼疾患	19[4(5)](273)
アグニ	agni	火(消化の火)	7[32](107)
アグネーヤ	agneya	アグニ(火要素)が優勢な状態	6[5](092)

アサートミヤ・アーハーラ	asātmyāhāra	不適切な食事	28[7(4-5)](452)
アジールナ	ajīrṇa	不消化	1[88-91](021)
アスティ	asthi	①骨	28[4(2-3)](450)
		②核果	4[9](050)
アスリジュ	asṛj	血液	27[289-291](437)
アティサーラ	atīsāra	下痢	19[4(3)](271)
アディマーンサ	adhimāṃsa	肉腫〈肉芽腫〉	18[33](263)
アディヤーヤ	adhyāya	章	30[16](474)
アニティヤター	anityatā	永遠ではないこと、死	30[25](477)
アヌタイラ	aṇutaila	鼻腔用油剤の１種	5[56](080)
アヌパーナ	anupāna	食後の飲み物、補助飲料	27[319](442)
アヌバンダ	anubandha	①生命(連続的流れ)	1[42](009)
		②症状の併発	20[23](288)
アヌマーナ	anumāna	推測力、推論	11[17](149)
アヌラサ	anurasa	付随の味〈隠れた味〉	26[9](358)
アパスマーラ	apasmāra	てんかん	26[84(3-6)](378)
アパタルパナ	apatarpaṇa	栄養不足、痩躯法	23[26](317)
アパティヤ	apathya	体によくない〈不健全〉	25[45](349)
アパティヤ	apatya	子供、子孫	11[33](154)
アバヤー・プラーシャ	abhayāprāśa	ミロバラン製剤	23[9](314)
アパラトヴァ(アパラ)	aparatva(apara)	劣性(「十種の属性」のひとつ)	26[29](362)
アビヤーサ	abhyāsa	実践〈反復〉	26[30](363)
アビヤンガ(アビヤンジャナ)	abhyaṅga(abhyañjana)	オイルマッサージ(塗油)	5[86](084)
アヒンサー	ahiṃsā	非暴力(不殺生)	30[15](473)
アプーパ	apaūpa	穀物料理の１種	27[265](432)
アムラ・ラサ	amlarasa	酸味	26[43(2)-1](366)
アヤナ	ayana	至高への道、通路	30[15](473)
アラサカ	alasaka	腸鈍麻(＝便秘)	11[49](161)
アラジー	alajī	①糖尿病性せつ〈せつ〉	11[49(1)](160)
		②アラジー型膿疱〈乾性壊疽〉	17[88](248)
アリシュタ	aṛṣṭa	①死の兆候	30[25](477)
		②アリシュタ酒(薬用酒の１種)	27[182](419)
アルシャ(アルシャス)	arśa(arśas)	痔、痔核	11[49](161)
アルタ	artha	①実利〈富〉	1[15](005)
		②心臓	30[3](471)
		③対象〈感覚刺激の受容〉	30[25](477)
		④意図	30[69](487)
アルタ・アヴァヤヴァ	arthāvayava	要約〈詳細説明〉	30[16](474)
アルブダ	arbuda	腫瘍	18[33](263)
アンジャナ	añjana	①眼軟膏	1[91](021)
		②輝安鉱(硫化アンチモン)	1[70](016)
アンタラグニ	antaragni	体内の消化の火	27[3](387)
インドリヤ・アルタ	indriyārtha	感覚対象〈刺激〉	1[54](013)
インドリヤ・ジャヤ	indriyajaya	感覚機能の制御〈自己抑制〉	30[15](474)
ヴァーキヤ・アルタ	vākyārtha	「原典解釈」(文章の意味)	30[16](474)
ヴァーキヤ	vākya	原典復唱(論証)	30[16](474)
ヴァージーカラナ	vājīkaraṇa	強精法部門	30[28](479)

ヴァータ(ヴァーユ)	vāta(vāyu)	ヴァータ	1[57](013)
ヴァータラ	vātala	ヴァータが優勢な者(ヴァータ体質)	7[39](108)
ヴァータラクタ	vātarakta	痛風	3[21-23(1)](041)
ヴァーナスパティヤ	vānaspatya	花と実の植物	1[71](017)
ヴァーユ	vāyu	風元素、ヴァーユ神	1[48](010)
ヴァイディヤ	vaidya	医師	9[22](135)
ヴァイローディカ	vairodhika	食い合わせ、不適合食	26[82](377)
ヴァサー	vasā	筋肉脂肪、獣脂	1[68](016)
ヴァサンタ	vasanta	春季	6[4](091)
ヴァナスパティ	vanaspati	実の植物	1[71](017)
ヴァマナ	vamana	催吐法〈嘔吐誘発〉	2[8](030)
ヴァルシャー	varṣā	雨季	6[4](091)
ヴァルナ	varṇa	①色つや	30[53](484)
		②皮膚の色	11[30](152)
ヴィールドゥ	vīrdhu	つる性植物	1[71](017)
ヴィールヤ	vīrya	①効力〈薬力源〉	26[13](360)
		②勇気	30[15](474)
ヴィカーラ	vikāra	病気	9[4](132)
ヴィクリティ	vikṛti	異常	12[13](171)
ヴィサルガ	visarga	放出期	6[4](091)
ヴィサルパ	visarpa	丹毒を含む急速に拡大する皮膚病、丹毒	19[4(2)](271)
ヴィシェーシャ	viśeṣa	相違	1[28](007)
ヴィシャ	viṣa	毒物、中毒	22[33](310)
ヴィジュニャーナ	vijñāna	専門的知識、世俗的知識	9[21](135)
ヴィスーチカー	visūcikā	コレラ様下痢、急性腸過敏症	11[49](161)
ヴィチャルチカー	vicarcikā	湿疹〈水疱〉	3[11](039)
ヴィディ	vidhi	①方法(治療手順と処方)	30[32](481)
		②規定(食事の摂取規定)	26[87](381)
ヴィディヤー	vidyā	伝承的知識、学識	9[21](135)
ヴィバーガ	vibhāga	分離〈分析〉	26[33](363)
ヴィパーカ	vipāka	消化後の味	26[31](363)
ヴィヤーディ	vyādhi	疾患(病理学)	30[32](481)
ヴィヤーヤーマ	vyāyāma	運動	7[31-33](107)
ヴィルッダ	viruddha	対立、不適合、矛盾	26[87](381)
ヴィレーチャナ	virecana	催下法〈瀉下〉	1[79](018)
ヴィレーピー(ヴィレーピカー)	vilepī(vilepikā)	糊状粥、濃厚なアラビキ粥	13[23](180)
ヴィローダ	virodha	対立、正反対	26[81](376)
ウールスタンバ	ūrustambha	大腿硬直〈痙性対麻痺〉	19[4(8)](274)
ヴェーシャヴァーラ	veśavāra(vesavāra)	挽き肉料理	27[269](433)
ウダーヴァルタ	udāvarta	腸蠕動不全〈便秘〉	2[13](031)
ウダマンタ	udamantha	冷たい飲料	6[18](095)
ウダラ・ローガ	udararoga	腹部疾患	19[3](269)
ウドヴァルタナ	udvartana	強擦法	6[24](096)
ウドガルシャナ	udgharṣaṇa	プラガルシャナ、粉剤塗擦法	23[14](315)
ウトサーダナ	utsādana	香油按摩	11[37](156)

ウパガ	upaga	補助薬	4[13](057)
ウパジフヴィカー	upajihvikā	急性舌炎、口蓋垂肥大	5[30](077)
ウパナーハ	upanāha	泥膏貼付、泥膏	1[92-96](021)
ウパナヤ	upanaya	相関関係〈適用〉	30[18](474)
ヴラナ	vraṇa	創傷〈潰瘍〉	19[4(7)](274)
ヴリシヤ	vṛṣya	強精剤、強精作用	2[32](035)
ヴリッディ	vṛddhi	肥大	18[30](262)
ヴリッティ	vṛtti	身体の機能(生理学)	30[32](481)
ウンマーダ	unmāda	精神異常	26[102](383)
オーカ・サートミヤ	oka-sātmya	後天性サートミヤ	6[49](099)
オージャス	ojas	オージャス(活力素)	17[74](245)
オーシャディ	oṣadhi	一年生植物	1[72](017)
オーダナ	odana	米飯	13[23](180)

●カ行

カーサ	kāsa	咳	19[4(4)-1](272)
カーシーサ	kāsīsa	緑礬(硫酸鉄鉱物)	3[5](038)
カーマラー	kāmalā	黄疸	19[4(7)](274)
カーヤチキツァー	kāyacikitsā	内科部門	30[28](479)
カーラ	kāla	時	30[32](481)
カーリヤ	kārya	①結果	1[53](012)
		②治療対象〈健康達成〉(衛生学)	30[32](481)
ガイリカ	gairika	紅土	1[70](016)
カウマーラブリティヤ	kaumārabhṛtya	小児科部門〈育児部門〉	30[28](479)
カシャーヤ	kaṣāya	①渋味	6[6](092)
		②煎剤	4[3](045)
カシャーヤ・ヨーニ	kaṣāyayoni	煎剤薬効源	4[6](046)
カトゥ(カトゥカ)	kaṭu(kaṭuka)	辛味	6[6](092)
カパ	kapha	カパ〈カファ〉、シュレーシュマ	1[57](013)
ガラ	gara	人為的毒	27[91-93](404)
ガラガンダ	galagaṇḍa	甲状腺腫〈頚部リンパ腺腫〉	18[19](261)
ガラグラハ	galagraha	咽喉痙攣〈開口障害〉	18[22](261)
ガラシュンディカー	galaśuṇḍikā	扁桃・咽頭・喉頭炎	18[20](261)
カラナ	karaṇa	①手段(治療法〈薬理学〉)	30[32](481)
		②半日	15[9](215)
		③道具	11[32](153)
カルトリ	kartṛ	行為者	30[32](481)
カルナ・タルパナ	karṇatarpaṇa	耳孔をゴマ油で満たすこと	5[84](084)
カルナ・ローガ	karṇaroga	耳疾患	19[4(5)](273)
カルマ	karma	①行為、、療法(治療学)	11[31](153)
		②作用、薬理作用	1[28](007)
		③薬物(治療学)	30[32](481)
カルマ・ドリシュティ	karmadṛṣṭi	実践的な知識	9[23](135)
カンダ	khaṇḍa	帯黄色の砂糖	27[240](428)

キッタ	kiṭṭa	排出物〈残渣物〉	28[4(1)](450)
キラーサ	kilāsa	白斑(らい性皮疹)〈らい腫〉	19[4(6)](273)
キラータ	kilāṭa	濃縮乳	5[11](073)
クールチカー	kūrcikā	凝固乳	5[11](073)
クシーナ	kṣīna	衰弱	1[109](023)
クシーナ・クシャタ	kṣīnakṣata	肺結核	1[109](023)
クシーナ・レータス	kṣīnaretas	精液減少〈精子減少〉	27[86](402)
クシーラ・ドーシャ	kṣīradoṣa	母乳異常	19[4(1)](270)
クシャーラ	kṣāra	アルカリ物質(灰剤)、腐食剤(腐食療法)	1[73](017)
クシャタ	kṣata	損傷〈胸部損傷〉、肺結核	1[109](023)
クシャヤ	kṣaya	減少症〈消耗〉、欠如	17[3](233)
クシュタ	kuṣṭha	①皮膚病	1[96](021)
		②ハンセン病〈皮膚病〉	13[91](191)
		③キク科トウヒレン属モッコウ	3[4](038)
クシュドラ・グダ	kṣudraguḍa	粗製含蜜糖	27[239](428)
グダ・シャルカラー	guḍaśarkarā	サトウキビ糖	27[241](428)
グナ	guṇa	性質、属性、〈徳〉	1[28](007)
クピタ・アクピタ	kupitākupitas	憎悪・鎮静	12[8(1)-1](168)
クライビヤ(クライヴィヤ)	klaibya(klaivya)	勃起不能症	19[4(5)](273)
グラハニー	grahanī	小腸(栄養吸収臓器)	13[69](187)
グラハニー・ローガ(グラハニー・ガダ)	grahaṇīroga (grahaṇīgada)	グラハニー病	27[228-230](426)
グリタ	ghṛta	ギー(バターオイル)	13[11](177)
クリタ・アンナ	kṛtānna	加熱調理食品、料理	27[7](389)
グリドラシー	gṛadhrasī	坐骨神経痛	19[4(7)](274)
クリミ	krimi	病原菌、寄生虫	17[14](235)
クリミジャ・フリドローガ	krimija hṛdroga	病原菌性心疾患	17[40](239)
クリミ・ローガ	krimiroga	寄生虫病	17[29](237)
グル・アーダヤ(グルヴァーダヤ)	gurvādaya	重性ではじまる性質。別名「シャリーラ・グナ」	1[49](011)
グルマ	gulma	腹部腫瘍	7[24](105)
クルマーシャ	kulmāṣa	香辛料入りの穀物団子	26[84](380)

●サ行

サーットヴィカ	sāttvika	サットヴァ(英知)に満ちた人	27[195](421)
サートミヤ	sātmya	順応性、健康によいこと	26[86](381)
サーマーニャ	sāmānya	類似	1[28](007)
サウミヤ	saumya	①ソーマ(月)の冷たい性質が優勢な状態	6[5](092)
		②君(親しい者へのよびかけ)	13[9](176)
サクトゥ	saktu	香煎(炒った穀類の粉)	27[263](432)
サットヴァ	sattva	①サットヴァ(英知、純粋)	8[5](116)
		②精神	8[4](116)
サットヴァ・アヴァジャヤ	sattvāvajaya	精神の解放(心理療法)	11[54](162)
サマヴァーヤ	samavāya	分離不可能な結合	1[29](007)
サルピス	sarpis	ギー(バターオイル)	1[86](020)

サンキヤー	saṅkhyā	数理、数	26[29](362)
サンスカーラ	saṃskāra	加熱調剤、加工	13[13](177)
サンターパ	saṃtāpa	灼熱感	24[35-41](326)
サンタルパナ	saṃtarpaṇa	①高栄養法	23[30](317)
		②栄養過多	23[3-4](313)
		③滋養効果	23[39](319)
サンニパータ	sannipāta	3(トリ)ドーシャ性	18[15](260)
サンニヤーサ	saṃnyāsa	昏睡	19[4(8)](274)
サンヨーガ	saṃyoga	①結合(十種の属性の一つ)	26[32](363)
		②処方の組み合わせ	4[29](067)
		③接触	11[38](156)
ジーヴァニーヤ	jīvanīya	延命薬、活力剤	4[8](048)
ジーヴィタ	jīvita	生命あるもの	1[42](009)
シールシャ・ヴィレーチャナ	śīrsavirecana	経鼻頭部浄化法	1[79](018)
シシラ	śiśira	厳冬	6[4](091)
ジフヴァー・ニルレーカナ	jihvānirlekhana	舌をこする器具	5[75](083)
シャーカ	śāka	野菜、葉	13[23](180)
シャーカー	śākhā	①四肢〈体表組織系〉、末端系	17[113](253)
		②医学部門	30[31](480)
シャーストラ	śāstra	学術書	30[31](480)
ジャータ・ダディ	jātadadhi	完全凝固発酵乳	27[228](426)
シャーラーキヤ	śālākya	鎖骨から上を取り扱う部門	30[28](479)
シャシュクリ	śaṣkuli	胡麻入り米ドーナツ	27[267](432)
シャド・ウパクラマー	ṣaḍupakramā	6種の療法	22[44](312)
シャド・ラサ	ṣaḍrasa	6種の味〈六味〉	26[44](370)
シャド・グナ	ṣaḍguṇa	6つの長所〈六徳〉	9[21](135)
シャドダートゥ	ṣaḍdhātu	6要素〈六大〉	11[12](148)
シャブダ・アーダヤ	śabdādaya	「音」ではじまるもの	26[10](358)
シャミー・ダーニヤ	śamīdhānya	莢を有する穀物。菽穀類	27[6](389)
シャラド	śarad	秋	6[7](093)
シャリーラ	śarīra	身体(解剖学)	30[32](481)
シャルカラー	śarkarā	白砂糖(砂糖)、キビ砂糖	27[240](428)
シャンカカ	śaṅkhaka	①側頭部の病変	5[45](078)
		②顔面の丹毒	18[26](262)
シュヴァーサ	śvāsa	呼吸困難	19[4(4)-1](272)
シューカ・ダーニヤ	śūkadhānya	禾穀類	18[6](257)
シューラ	śūla	疝痛	4[17](063)
シュヴァーサ	śvāsa	呼吸困難	19[4(4)-1](272)
ジュヴァラ	jvara	発熱	19[4(7)](273)
シュクタ	śukta	シュクタ(酢酸発酵飲料の1種)	27[284](435)
シュクラ	śukra	精液	13[14](178)
ジュニャーナ	jñāna	知識、哲学的知識	1[39](008)
シュラマ	śrama	疲労	16[14](225)
シュレーシュマラ	śleṣmala	カパ体質	7[39](109)
ショーシャ	śoṣa	消耗性疾患〈肺病〉、肺結核	19[4(5)](273)
ショータ(ショーパ)	śotha(śopha)	腫脹〈浮腫〉	19[4(6)](273)
ショーニタピッタ	śoṇitapitta	ラクタピッタ(出血)	1[105-109](023)

シラー	sirā	静脈	13[48](183)
シローヴィレーチャナ	śirovirecana	経鼻頭部浄化法	4[13](057)
シローローガ	śiroroga	頭部疾患	19[4(4)-2](272)
スヴァスタ・ヴリッタ	svasthavṛtta	健康法	7[45](110)
スヴァバーヴァ	svabhāva	①本来の性質・本性・本質	6[5](092)
		②自然の理	11[6](147)
		③死	30[25](477)
スヴェーダナ	svedana	発汗法	14[3](195)
スートラ	sūtra	経典、糸	30[31](480)
スーパ	sūpa	豆スープ	27[262](432)
スタンバナ	stambhana	停滞法〈収斂法〉	22[4](305)
スネーハ	sneha	油性・油剤、滑らかさ	22[11](306)
スネーハナ	snehana	油剤法、油性化作用・油性増進	22[4](305)
スロータス	srotas	身体経路、循環経路	27[193](421)
ソーマ	soma	月、アプ(水元素)の別名	26[40](365)

●タ行

ダートゥ	dhātu	身体構成要素、要素	9[4](132)
ダートゥ・アグニ	dhātvagni	身体構成要素の消化因子	28[3](449)
ダートゥ・ガティ	dhātugati	ダートゥの正常な循環	18[49](266)
ダートゥ・サーミヤ	dhātusāmya	身体構成要素の平衡	1[53](012)
ダートゥ・プラサーダ	dhātuprasāda	ダートゥの透明な精髄〈栄養液〉	28[4(2-3)](450)
ダーナー	dhānā	煎った穀物	27[266](432)
ダーハ	dhāha	灼熱感	1[110](023)
ダイヴァ・ヴィヤパーシュラヤ	daivavyapāśraya	信仰療法(運命に基づく療法)	11[54](162)
タイラ	taila	油、植物油、ごま油	1[86](020)
タクラ	takra	乳漿(バターミルク)	13[78](189)
タクラピンダカー	takrapiṇḍakā	乳漿の固形成分〈チーズ〉	27[236](427)
ダシャムーラ	daśamūla	十根(大五根と小五根)	2[27](034)
タットヴァ・アヴァボーダ	tattvāvabodha	現実の認識〈真理の理解〉	30[15](474)
ダディ	dadhi	発酵乳、ダヒ	7[61](113)
ダディ・サラ	dadhi-sara	発酵乳の乳脂膜	27[228](426)
ダディマンダ	dadhimaṇḍa	乳清	15[7(7-8)](214)
タマス	tamas	タマス(無知・静的)	1[57](013)
ダマニー	dhamanī	動脈	30[12](473)
タルパナ	tarpaṇa	①滋養飲料	5[39](078)
		②高栄養	27[80](401)
		③滋養点眼薬	27[224](425)
ダルマドヴァーラ	dharmadvāra	聖典	11[28](152)
タントラ	tantra	①治療法	25[40(6)](348)
		②本集	30[69](487)
チェータス	cetas	精神	8[4](116)
チェータナー・アヌヴリッティ	cetanānuvṛtti	意識の連続	30[22](475)
チキツァー	cikitsā	治療学、治療	9[5](132)
チャラ	cara	食性	27[332](444)
チャルディ	chardi	嘔吐	11[49](161)

ディーパニーヤ	dīpanīya	消化力増進薬、消化力増進	15[7](215)
ディヴァースヴァプナ	divāsvapna	昼寝	21[39](300)
ティクタ	tikta	苦味	26[78](376)
ティスラ・エーシャナー	tisraiṣaṇa	3つの探求〈念願〉	11[3](145)
ディナ・チャリヤー	dinacaryā	毎日の健康法	5[14](074)
ティラカー	tilakā	ほくろ	18[25](262)
ティラ・クシャーラ	tilakṣāra	胡麻のアルカリ	3[14](040)
デーハ・ヴリッタ	dehavṛtta	身体の維持	21[51](301)
ドラヴィヤ	dravya	物質、薬物	26[10](358)
トラヤ・ウパスタンバ	traya-upastambhā	3本の支柱(生命を維持する3本の支柱)	11[35](154)
トラヨー・ローガー	trayo-rogā	3種類の病気	11[45](158)
トラヨー・ローガ・マールガー	trayō-rogāmārgā	3種類の病路	11[48](159)
トリ・ヴァルガ	trivarga	人生の三大目的	11[47](159)
トリ・カーラ	trikāla	三時(過去・現在・未来)	11[21-22](150)
トリ・スカンダ	triskandha	3本柱〈3原則〉	1[25](006)
トリ・ローカ	triloka	三世界(天・地・空)	1[37](008)
トリヴィダー・ガティ	trividhā-gati	三進路	17[112](252)
トリヴィダム・アウシャダム	trividhamauṣadham	3種類の療法	11[54](162)
トリカトゥ	trikaṭu	三辛、原文はトリ・ウーシャナまたはヴィヨーシャ	13[93](192)
トリシュナー	tṛṣṇā	口渇、のどの渇き	19[4(4)-1](272)
トリ・スートラ	trisūtra	3教典〈3原則〉	1[24](006)
トリ・マルミーヤ	trimarmīya	三大必須器官	30[61](485)
トリパラー	triphalā	三果	2[9](030)

●ナ行 ……………………………………………………………………

ナーヴァナ	nāvana	①経鼻頭部浄化法〈鼻腔への油剤滴下〉	5[35](077)
		②点鼻薬	27[224](425)
ナースティカ	nāstika	無神論	11[15](149)
ナヴァニータ	navanīta	甘性バター(フレッシュバター)	27[230](426)
ナヴァ・マディヤ	nava	新酒	27[193](421)
ナスタ	nasta	経鼻頭部浄化法、経鼻法	1[85](019)
ナスヤ・カルマ(ナスヤ)	nasyakarma(nasya)	経鼻法、経鼻頭部浄化法	7[47](110)
ナンダナ	nandana	幸福を増進させるもの	30[15](473)
ニーリカー	nīlikā	青黒色の母班	18[25](262)
ニジャ・ヴィカーラ	nijavikāra	内因性疾患	19[5](276)
ニティヤガ	nityaga	流転するもの	1[42](009)
ニドラー	nidrā	睡眠	17[52](241)
ニヒシュヴァーサ	niḥśvāsa	激しい運動後の息切れ、呼気	7[4](101)
ニルヴァーパナ	nirvāpaṇa	熱感を鎮める、冷却作用	13[14](178)
ニローダ	nirodha	消滅、死	30[25](477)

●ハ行 ……………………………………………………………………

バーヴァ・スヴァバーヴァ	bhāvasvabhāva	物質の本質	30[27(1-3)](478)
パーチャニーヤ	pācanīya	消化促進薬、消化力促進	15[7](215)
パーナカ	pānaka	甘味飲料	27[279, 280](435)
パーニタ	phāṇita	糖蜜の1種、サトウキビの濃汁	27[4(2)](388)
パーンドゥ	pāṇḍu	貧血	7[62](113)
パクヴァーシャヤ	pakvāśaya	腸(消化物臓器)	14[9](196)
パクシン	pakṣin	鳥類、鳩	6[28](097)
バスマ	bhasma	灰、灰剤	1[73](017)
パタ	patha	身体の通路	25[45](349)
パティヤ	pathya	体によい〈健全〉	16[22](226)
パラークラマ	parākrama	武勇、戦う勇気	5[100](087)
パラーディ・グナ(パラ・アーダヤ)	parādi-guṇa(parādaya)	優[パラ]で始る属性(十種の属性)	26[29](363)
パラトヴァ	paratva	優性(「十種の属性」のひとつ)	26[29](362)
バラ・バルダナ	blavardhana	体力増進させるもの	30[15](473)
パラローカ・エーシャナー	paralokaiṣaṇā	来世の探求	11[6](147)
パリークシャ	parīkṣa	検討、診察	11[17](149)
パリシェーカ	pariṣeka	灌注法、潅水発汗法	14[44](203)
ハリターラ(アーラ)	haritāla(āla)	石黄(三硫化ヒ素)	3[5](038)
パリチャーラカ	paricāraka	付添人〈看護人〉	15[7(1-2)](213)
パリナーマ	pariṇāma	①時間の経過、変移(季節)	11[42](158)
		②代謝	25[40(4)](346)
パリマーナ	parimāṇa	測量、「十種の属性」のひとつ	26[29-30](363)
ハルシャナ	harṣaṇa	喜びを与えるもの	30[15](473)
パルパタ	parpaṭa	小麦粉料理の1種	27[272](433)
パンチャカルマ	pañcakarma	5種の浄化療法	2[14, 15](032)
ピーナサ	pīnasa	鼻炎、慢性鼻炎	16[8](224)
ピーユーシャ	pīyūṣa	初乳	27[234](427)
ヒタ・アーハーラ	hitāhāra	有益な食物	25[31](337)
ピダカー	piḍakā	せつ〈吹き出物〉、膿疱〈炎症性腫脹〉	17[82](246)
ヒッカー	hikkā	しゃっくり	19[4(4)-1](272)
ピッタ	pitta	ピッタ	1[57](013)
ピッタラ	pittala	ピッタが優勢な者(ピッタ体質)	7[39](108)
ピンダカ	piṇḍaka	米粉の団子(チ)	27[267](432)
ブータ・ヴィディヤー	bhūtavidyā	鬼神や微生物を取り扱う部門	30[28](479)
プラーナ・アビサラ	prāṇābhisara	医者(生命を救済する者)	29[3-4](463)
プラーナ・エーシャナー	prāṇaiṣaṇā	生命の探求	11[4](146)
プラーナ・ヴァルダナ	prāṇavardhana	寿命を延ばすもの	30[15](473)
プラカーシャ	prakāśa	明るさ	26[11(3)](359)
プラカラナ	prakaraṇa	主題	30[32](481)
プラガルシャナ	pragharṣaṇa	粉剤塗擦法(ウドガルシャナ)	3[29(1)](044)
プラクリティ	prakṛti	①正常(健康)	9[4](132)
		②体質	15[5](212)
プラコーパ	prakopa	憎悪〈撹乱〉	14[14-15](197)
プラシュナ・アルタ	praśnārtha	質疑に対する応答、論点の意図	30[69](487)
プラジュニャー・アパラーダ	prajñāparādha	知的過失	20[5](280)

プラティシヤーヤ	pratiśyāya	急性鼻炎(はなかぜ)	19[4(5)](273)
プラティヤクシャ	pratyakṣa	直接観察	11[7](147)
プラデーハ	pradeha	泥膏、泥膏塗布	3[13](040)
プラバー	prabhā	輝き	26[11(3)](359)
プラバーヴァ	prabhāva	①特殊作用	26[67](374)
		②効能・効果	25[36](339)
ブラフマチャリヤ	brahmacarya	禁欲〈梵行〉	30[15](474)
プラマーナ	pramāṇa	①量・尺度	30[25](477)
		②認識手段	11[33](153)
プラメーハ	prameha	糖尿病を含む尿疾患	5[45](078)
プラモーハ	pramoha	失神	2[6](030)
プラヤトナ・アンター	prayatnāntā	「努力」で終わる性質	1[49](011)
プラヴリッティ・ウパラマ	pravṛttyuparama	活動の停止、死	30[25](477)
プリーハー(プリーハ)	plīhā(plīha)	脾臓	11[49](161)
プリタクトヴァ	pṛthaktva	区分〈個別性〉	26[29](362)
フリダヤ	hṛdaya	心臓	30[3](471)
フリディヤ	hṛdya	①強壮薬〈健胃・強心薬〉	4[10(10)](052)
		②風味良好〈健胃・強心〉	27[312](441)
プリトゥカ	pṛthuka	押し米	5[9](073)
フリドローガ	hṛdroga	心疾患	19[4(4)-2](272)
ブリハト・パンチャムーラ	bṛhatpañcamūla	大五根	2[27-29](035)
ブリンハナ	brimṃhana	①滋養法・滋養薬	22[4](305)
		②体格向上〈滋養作用〉	27[126](409)
ブリンハニーヤ	brimṃhanīya	滋養薬、体格を向上させるもの	25[40(1)-1](342)
プルシャ(プマーンス)	puruṣa(pumāṃs)	人間	1[47](010)
ヘートゥ	hetu	原因(病因学)	30[17-19](474)
ヘーマンタ	hemanta	初冬	6[4](091)
ペーヤー	peyā	汁状粥	27[250](430)
ボージャナ	bhojana	食事、食事療法	20[13](284)

●マ行

マートラー	mātrā	適量、量	5[1](071)
マートラー・プラマーナ	mātrāpramāṇa	適量の尺度	5[4](071)
マーンサ	māṃsa	筋肉	28[4(2-3)](450)
マストゥ	mastu	乳清	13[66](187)
マダ	mada	酩酊〈意識混濁〉	29[7(9)](466)
マダ・アートゥラ	madātura	アルコール依存症〈酩酊状態〉	13[55](185)
マツィヤンディカー	matsyaṇḍikā	半固体の糖蜜	27[240](428)
マッジャー	majjā	骨髄組織、骨髄内脂肪(髄脂)	13[11](177)
マディヤ・ヴィカーラ	madyavikāra	アルコール依存症	30[60](485)
マドゥ・アーマ	madhvāma	蜂蜜による消化不良	27[248](429)
マドゥ・シャルカラー	madhuśarkarā	蜂蜜糖	27[242](428)
マドゥ・メーハ	madhumeha	糖尿病	17[80](246)
マドゥラ	madhura	甘味	26[40](365)
マナサ・サンブラマ	manasa-saṃbhrama	精神錯乱	22[37](310)
マナス	manas	精神〈思考機能〉	1[48](010)

マナハシラー	manaḥśilā	鶏冠石（四硫化ヒ素）	1[70](016)
マニ（ラトナ）	maṇi(ratna)	宝石	1[70](016)
マハーカシャーヤ	mahākaṣāya	煎剤群	4[8](047)
マハーガダ	mahāgada	大疾患〈神経症〉	19[3](270)
マハースネーハ	mahāsneha	主要な油脂類	1[75](017)
マハト	mahat	心臓の同義語のひとつ	30[3](471)
マラ	mala	老廃物	28[4(1)](450)
マラ・アヤナーニ	malāyanāni	老廃物の通路	7[42](109)
マラナ	maraṇa	死	30[25](477)
マルマ・トラヤ	marmatraya	三大必須器官（心臓、膀胱、頭）	29[3](463)
マルマン	marman	必須器官〈末魔〉	17[82](246)
マンダ	maṇḍa	重湯	13[22](179)
マンタ	mantha	撹拌、香煎飲料、粘滑性飲料	6[28](096)
マンダカ・ダディ	mandakadadhi	不完全凝固ヨーグルト	18[6](257)
ムートラ	mūtra	尿	19[4(1)](270)
ムールッチャー	mūrcchā	失神	19[4(5)](273)
ムカ・ローガ	mukharoga	口腔疾患	19[4(5)](273)
ムリガ	mṛga	獣類、鹿	6[28](096)
ムリドゥ・アグニ	mṛdvagni	消化力減退	17[51](241)
ムリドゥ・コーシュタ	mṛdukoṣṭha	下痢傾向の人	13[6-8](176)
メーダス	medas	脂肪組織	21[4](294)
モークシャ	mokṣa	解脱	1[15](005)
モーラタ	moraṭa	産後２、３週の移行乳	27[234](427)

●ヤ行

ヤーヴァ	yāva	大麦料理	27[273](434)
ヤーヴァカ	yāvaka	大麦を臼で砕き、殻を除いて煮たもの	27[265](432)
ヤーヴァシューカ	yāvaśūka	大麦灰	27[305](439)
ヤヴァーグー	yavāgū	薬用粥	2[17](032)
ヤマカ	yamaka	二種（油脂二種）	2[27](034)
ユーシャ	yūṣa	スープ〈野菜スープ〉	7[61](113)
ユクティ	yukti	①道理	11[9](148)
		②合理的適用	11[25](151)
ヨーニ・ヴィヤーパダ（ヨーニヴィヤーパト）	yonivyāpada (yonivyāpat)	女性性器疾患	19[3](270)

●ラ行

ラージャー	lājā	煎り米	27[339](445)
ラヴァナ・ドヴァヤ	lavaṇadvaya	２種の塩	2[5](030)
ラヴァナ	lavaṇa	塩味、塩	26[76](376)
ラグ・パンチャムーラ	laghupañcamūla	小五根	2[27-29](035)
ラクシャナ	lakṣaṇa	①吉凶を示唆する特徴	11[30](152)
		②症候学	30[31](480)
ラクタ	rakta	血液	17[64-66](243)

ラクタグルマ	raktagulma	腹部腫瘤	27[289](437)
ラクタピッタ	raktapitta	出血〈出血病〉	1[105-109](023)
ラクタ・モークシャ	raktamokṣa	瀉血	7[15](103)
ラサ	rasa	①味	1[64](015)
		②栄養体液	11[48](159)
ラサーヤナ	rasāyana	強壮法(健康増進法)	25[40(3)-1](345)
ラジャス	rajas	ラジャス(激情・動的)	1[57](013)
ラジャス・ヴァラー	rajasvalā	月経中の女性	25[40(5)](347)
ランガナ	laṅghana	減量法	22[9](306)
リトゥ・サートミヤ	ṛtusātmya	季節との順応	6[3](091)
リトゥ・チャリヤー	ṛtucaryā	季節の健康法	6[9](093)
ルークシャスヤ・ウドヴァルタナ	rūkṣasyodavartana	乾性強擦法(ドライマッサージ)	21[12](295)
ルークシャナ	rūkṣaṇa	乾剤法	13[53](185)
レーカナ	lekhana	やせさせる〈脂肪を削り取る〉	26[43(5)-1](369)
レータス・ドーシャ	retodoṣa	精液異常	19[4(1)](270)
レーハ	leha	舐剤	27[282](435)
レーパ	lepa	泥膏	3[13](040)
ローガ	roga	疾患、病気	30[40](483)
ローヒタピッタ	rohitapitta	出血(ラクタピッタの別名)	1[108](023)

一般社団法人 日本アーユルヴェーダ学会
Āyurveda Society in Japan

〒570-0075 大阪府守口市紅屋町6番8号
TEL：06-6994-9250 ／ FAX：06-6485-4889
https://www.ayv-society.com/

『チャラカ本集』翻訳プロジェクト
企画・編集／山内宥厳

●装幀――濱崎実幸

インド医学 **チャラカ本集 改訂版・総論篇**

2024年10月20日 第1刷発行
2025年2月1日 第3刷発行

翻訳者 一般社団法人 日本アーユルヴェーダ学会
『チャラカ本集』翻訳プロジェクト

発行者 岩本恵三

発行所 株式会社せせらぎ出版
https://www.seseragi-s.com
〒530-0043 大阪市北区天満1-6-8 六甲天満ビル10階
TEL. 06-6357-6916 FAX. 06-6357-9279

印刷・製本所 亜細亜印刷株式会社

ISBN978-4-88416-314-3